Nutrição em Cardiologia

Série **ALIMENTAÇÃO e SAÚDE**

Coordenadora **Sueli Longo**

Nutrição em Cardiologia

EDITORES

Marcia Maria Godoy Gowdak

Valéria Arruda Machado

Luís Henrique Wolff Gowdak

editora dos Editores

CONTEÚDO ORIGINAL

editora dos Editores

Série ALIMENTAÇÃO e SAÚDE – Nutrição em Cardiologia
Coordenadora: Sueli Longo
Editores: Marcia Maria Godoy Gowdak • Valéria Arruda Machado • Luís Henrique Wolff Gowdak

Produção editorial:: Adielson Anselme

Diagramação:: Adielson Anselme

Capa:: Adielson Anselme

Fechamento:: PRESTO | Catia Soderi

Impresso no Brasil
Printed in Brazil
1ª impressão – 2022

ISBN: 978-65-86098-76-1

Editora dos Editores
São Paulo: Rua Marquês de Itu,408 – sala 104 – Centro.
(11) 2538-3117
Rio de Janeiro: Rua Visconde de Pirajá, 547 – sala 1121 – Ipanema.
www.editoradoseditores.com.br

Este livro foi criteriosamente selecionado e aprovado por um Editor científico da área em que se inclui. A Editora dos Editores assume o compromisso de delegar a decisão da publicação de seus livros a professores e formadores de opinião com notório saber em suas respectivas áreas de atuação profissional e acadêmica, sem a interferência de seus controladores e gestores, cujo objetivo é lhe entregar o melhor conteúdo para sua formação e atualização profissional.
Desejamos-lhe uma boa leitura!

Dados Internacionais de Catalogação na Publicação (CIP)
(Câmara Brasileira do Livro, SP, Brasil)

Gowdak, Marcia Maria Godoy
Nutrição em cardiologia / Marcia Maria Godoy Gowdak, Valéria Arruda Machado, Luís Henrique Wolff Gowdak. – São Paulo : Editora dos Editores Eireli, 2022. – (Série alimentação e saúde/coordenadora Sueli Longo)

Bibliografia.
ISBN 978-65-86098-76-1

1. Cardiologia 2. Coração - Aspectos nutricionais 3. Coração - Doenças - Prevenção 4. Nutrição – Aspectos da saúde I. Machado, Valéria Arruda. II. Gowdak, Luís Henrique Wolff. III. Longo, Sueli. IV. Título. V. Série.

22-109584 CDD-616.1205

Índices para catálogo sistemático:
1. Coração : Doenças : Nutrição : Medicina 616.1205
Eliete Marques da Silva - Bibliotecária - CRB-8/9380

Coordenadora

SUELI LONGO
Nutricionista. Mestre. Atuação em Nutrição em Esporte e Exercício Físico.

Editores

MARCIA MARIA GODOY GOWDAK

Nutricionista Doutora em Ciências da Faculdade de Medicina da Universidade de São Paulo (FMUSP) na Área de Cardiologia. Docente do Programa de Pós-Graduação Lato Sensu em Cardiologia do Hospital Israelita Albert Einstein (HIAE). Membro do Departamento de Nutrição da Sociedade Brasileira de Hipertensão (SBH) e da Comissão Científica da Sociedade Brasileira de Alimentação e Nutrição (SBAN). Coordenadora do Programa de Educação Nutricional da Escola Vera Cruz.

VALÉRIA ARRUDA MACHADO

Nutricionista Mestre e Doutora em Ciências pela Universidade Federal de São Paulo (UNIFESP) na Área de Cardiologia Coordenadora do Ambulatório de Nutrição do Setor de Lípides, Aterosclerose e Biologia Vascular da Disciplina de Cardiologia da UNIFESP. Diretora Científica do Departamento de Nutrição da Sociedade de Cardiologia do Estado de São Paulo (SOCESP) (biênio 2022/2023). Coordenadora do Ambulatório de Nutrição em Cardiologia da Rede D'Or São Luiz. Proprietária da Clínica Nutrir Corphus

LUÍS HENRIQUE WOLFF GOWDAK

Professor Livre-Docente junto ao Departamento de Cardiopneumologia da Faculdade de Medicina da Universidade de São Paulo (FMUSP). Médico Assistente do Laboratório de Genética e Cardiologia Molecular e Coordenador Clínico do Núcleo de Estudos e Pesquisa em Angina Refratária do Instituto do Coração do Hospital das Clínicas da FMUSP. Fellow da Sociedade Europeia de Cardiologia. Ex-Fellow do Laboratório de Ciência Cardiovascular do Instituto de Gerontologia, Institutos Nacionais de Saúde em Baltimore, EUA.

Colaboradores

Aline Cattani

Nutricionista Graduada pela Universidade do Vale do Rio dos Sinos (UNISINOS). Especialização em Atenção em Terapia Intensiva pelo Programa de Residência Multiprofissional Integrada em Saúde da Universidade Federal de Ciências da Saúde de Porto Alegre (UFCSPA)/Irmandade Santa Casa de Misericórdia de Porto Alegre (ISCMPA)/Secretaria Municipal de Saúde de Porto Alegre (SMSPA). Mestranda do Programa de Pós-Graduação em Ciências da Nutrição da UFCSPA.

Aline Rosignoli da Conceição

Nutricionista, Mestre e Doutoranda em Ciência da Nutrição pela Universidade Federal de Viçosa (UFV). Especialista em Nutrição Clínica e Desportiva pelo Programa de Pós-Graduação Lato Sensu da Faculdade de Tecnologia e Educação de Goiás (FATEG) no IESPE em Juiz de Fora, Minas Gerais.

Ana Carolina Junqueira Vasques

Nutricionista e Mestre pela Universidade Federal de Viçosa (UFV). Doutora em Clínica Médica pela Universidade Estadual de Campinas (UNICAMP). Docente do Curso de Nutrição da Faculdade de Ciências Aplicadas da UNICAMP. Cocoordenadora do Laboratório de Investigação em Metabolismo e Diabetes (LIMED) da UNICAMP. Pesquisadora Associada do Centro de Pesquisa em Obesidade e Comorbidades da UNICAMP.

Ana Luíse Duenhas Berger

Nutricionista Graduada pela Universidade Estadual de Campinas (UNICAMP) com Especialização em Nutrição Hospitalar pela UNICAMP, em Prevenção e Terapêutica Cardiovascular pela Universidade de São Paulo (USP) e em Saúde do Idoso pela Universidade Federal de São Paulo (UNIFESP). Especialista em Nutrição em Cardiologia pela Sociedade de Cardiologia do Estado de São Paulo (SOCESP). Doutoranda do Programa de Cardiologia da Faculdade de Medicina da Universidade de São Paulo (FMUSP). Docente do Curso de Graduação em Nutrição da Universidade de Mogi das Cruzes (UMC).

Ana Maria Pita Lottenberg

Doutorado em Nutrição pela Faculdade de Ciências Farmacêuticas da Universidade de São Paulo (FCF-USP). Pesquisadora do Laboratório de Lípides da Faculdade de Medicina (FMUSP). Coordenadora do Curso de Especialização em Nutrição do Hospital Israelita Albert Einstein (HIAE).

Andréia Queiroz Ribeiro

Professora Associada do Departamento de Nutrição e Saúde na Universidade Federal de Viçosa (UFV). Doutora e Mestre em Ciências Farmacêuticas, com ênfase em Saúde Coletiva da Nutrição pelo Programa de Pós-Graduação em Ciências Farmacêuticas da Universidade Federal de Minas Gerais (UFMG). Especialista em Gerontologia pela Sociedade Brasileira de Geriatria e Gerontologia (SBGG). Orientadora Permanente do Programa de Pós-Graduação em Ciência da Nutrição da UFV. Coordenadora do Grupo de Estudos e Práticas sobre Envelhecimento, Nutrição e Saúde (GREENS/UFV) e do Programa Universidade Aberta à Pessoa Idosa (UNAPI/UFV).

Ariane Ribeiro de Freitas Rocha

Nutricionista pela Universidade Federal Fluminense (UFF). Mestre e Doutoranda em Ciência da Nutrição pela Universidade Federal de Viçosa (UFV) na linha de pesquisa "Saúde e Nutrição de Indivíduos e Grupos Populacionais", com ênfase em composição corporal, risco cardiometabólico e inflamação.

Bárbara Pelicioli Riboldi

Nutricionista. Mestre e Doutora em Epidemiologia pela Universidade Federal do Rio Grande do Sul (UFRGS).

Bárbara Pereira da Silva

Graduada em Nutrição pela Universidade Federal de Viçosa (UFV). Mestre em Ciência da Nutrição pela UFV. Doutora em Ciência da Nutrição pela UFV, com Doutorado Sanduíche na Cornell University, Ithaca, Nova Iorque, Estados Unidos. Professora do Departamento de Nutrição da Faculdade Dinâmica do Vale do Piranga (FADIP).

Camila Alves

Nutricionista com Especialização em Nutrição Clínica em Pediatria pelo Instituto da Criança do Hospital das Clínicas da Faculdade de Medicina da Universidade de São Paulo (HC-FMUSP). Diretora da APAN (Associação Paulista de Nutrição) gestão 2005/2008. Conselheira Efetiva do CRN-3 (Conselho Regional de Nutricionistas) (gestão 2020/2023). Atuação clínica com atendimento de bebês, crianças e adolescentes. Consultoria em escolas desenvolvendo projetos de Educação Alimentar e Nutricional.

Camila Rodrigues de Souza Carvalho

Nutricionista. Especialista em Nutrição Clínica Pontifícia Universidade Católica do Paraná (PUCPR). Especialista em Doenças Renais pela Universidade Federal de São Paulo (UNIFESP). Educadora em Diabetes pela SBD/IDF/ADJ. Mestre em Ciências – Endocrinologia e Metabologia pela UNIFESP. Nutricionista no Centro de Obesidade e Diabetes do Hospital Alemão Oswaldo Cruz.

Carolina Araújo dos Santos

Nutricionista do Departamento de Nutrição e Saúde na Universidade Federal de Viçosa (UFV). Doutora e Mestre em Ciência da Nutrição pelo Programa de Pós-Graduação em Ciência da Nutrição pela UFV. Especialista em Nutrição Parenteral e Enteral pela Sociedade Brasileira de Nutrição Parenteral e Enteral (BRASPEN). Especialista em Nutrição Clínica pelo Grupo de Nutrição Humana (GANEP). Membro do Grupo de Estudos e Práticas sobre Envelhecimento, Nutrição e Saúde (GREENS/UFV) e do Programa Universidade Aberta à Pessoa Idosa (UNAPI/UFV).

Catarina Maria Nogueira de Oliveira Sediyama

Médica pela Universidade Federal de Minas Gerais (UFMG). Mestre e Doutora em Ciência da Nutrição pela Universidade Federal de Viçosa (UFV). Professora do Departamento de Medicina e Enfermagem da UFV.

Celma Muniz Martins

Nutricionista. Mestre e Doutora em Ciências Aplicadas a Cardiologia pela Universidade Federal de São Paulo (UNIFESP). Nutricionista do Ambulatório de Nutrição do Setor de Lipides, Aterosclerose e Biologia Vascular da Disciplina de Cardiologia da UNIFESP. Docente da Universidade Santo Amaro (UNISA).

Ceres Mattos Della Lucia

Nutricionista, Doutora em Ciência da Nutrição Professora Adjunta do Departamento de Nutrição e Saúde pela Universidade Federal de Viçosa (UFV).

Cesar Henrique de Carvalho Moraes

Nutricionista pela Faculdade de Saúde Pública da Universidade de São Paulo (FSP-USP), Mestre em Nutrição Humana Aplicada (Interunidades FEA/FSP/FCF-USP) e Doutorando em Nutrição em Saúde Pública pela FSP-USP. Especialização em Nutrição Aplicada ao Exercício pela Escola de Educação Física e Esporte (EEFE-USP). Pesquisador na área das influências psicossociais sobre a alimentação e das normas sociais sobre escolhas alimentares no ambiente de redes sociais. Tem experiência na adaptação e validação de instrumentos psicométricos e utilização de modelos preditivos utilizando Modelagem de Equações Estruturais para compreender o comportamento alimentar. Docente de Graduação e Pós-Graduação em Nutrição, e Comportamento Alimentar. Atuação clínica focada em mudança de comportamento alimentar. Organizador e coautor do livro Ciência do Comportamento Alimentar (2021).

Christiane Ishikawa Ramos

Nutricionista. Especializada em Nutrição nas Doenças Renais pela Universidade Federal de São Paulo (UNIFESP). Mestre e Doutora em Ciências pelo Programa de Pós-Graduação (PPG) em Nutrição pela UNIFESP. Pós-Doutoranda em Nefrologia pela UNIFESP.

Cristiane Hermes Sales

Nutricionista pela Universidade Federal do Rio Grande do Norte (UFRGN). Especialização em Fitoterapia pela Faculdade do Centro Oeste Paulista (FACOP). Mestre em Ciência de Alimentos (Nutrição Experimental) e Doutora em Ciências (Nutrição Experimental) pela Faculdade de Ciências Farmacêuticas da Universidade de São Paulo (FCF-USP). Dois Pós-Doutorados em Nutrição em Saúde Pública na Faculdade de Saúde Pública (FSP-USP).

Dalila Pinto de Souza Fernandes

Nutricionista pela Universidade Federal de Viçosa (UFV). Doutora e Mestre em Ciência da Nutrição pelo Programa de Pós-Graduação em Ciência da Nutrição (UFV). Membro do Grupo de Estudos e Práticas sobre Envelhecimento, Nutrição e Saúde (GREENS/UFV) e do Programa Universidade Aberta à Pessoa Idosa (UNAPI/UFV).

Daniela Calderaro

Doutora em Ciências pela Faculdade de Medicina da Universidade de São Paulo (USP). Cardiologista da Unidade de Medicina Interdisciplinar em Cardiologia do InCor.

Dennys Esper Cintra

Nutricionista pela Universidade de Alfenas. Mestre em Ciência da Nutrição pela Universidade Federal de Viçosa. Doutor em Clínica Médica pela Universidade Estadual de Campinas (UNICAMP). Pós-Doutor em Clínica Médica pela pela UNICAMP. Especialização em Jornalismo Científico pela UNICAMP. Professor Livre-Docente em Nutrigenômica pela UNICAMP. Coordenador do Laboratório de Genômica Nutricional – LabGeN da UNICAMP.

Elizabeth do Nascimento

Professora Associada do Departamento de Nutrição da Universidade Federal de Pernambuco (UFPE). Graduada em Nutrição com Pós-Graduação em Saúde Coletiva pela Universidade de São Paulo (USP) em nível de Mestrado e em Nutrição na Subárea de Bases Experimentais da Nutrição pela UFPE. Pós-Doutorado no Laboratoire de Physiologie des Adaptations Nutritionelles, Nantes, França. Coordenadora do Grupo de Pesquisa Nutrição Experimental e Programação Metabólica com ênfase em Nutrição Experimental e Coletiva, Esporte e Crononutrição.

Fernanda Pace

Graduada em Ciências Biológicas na Universidade Estadual de Campinas (UNICAMP). Doutorado em Biologia Molecular - Genética de Microrganismos pela UNICAMP/University of Dallas – Southwestern Medical Center, Pós-Doutorado na UNICAMP. Pesquisadora na Universidade de Harvard–Boston Children's Hospital.

Fernando Saldanha Thomé

Médico Nefrologista do Hospital de Clínicas de Porto Alegre. Fellow em Nefrologia pela University of Toronto e pela Université de Montréal. Doutor em Nefrologia pela Universidade Federal do Rio Grande do Sul (UFRGS). Professor Adjunto do Departamento de Medicina Interna da UFRGS. Diretor do Instituto de Doenças Renais de Porto Alegre.

Flávia Moraes Silva

Nutricionista Graduada pela Universidade Federal do Rio Grande do Sul (UFRGS). Mestre e Doutora em Endocrinologia pela UFRGS e Especialista em Terapia Nutricional Enteral e Parenteral pela Pontifícia Universidade Católica do Rio Grande do Sul (PUC-RS). Professora Adjunta do Departamento de Nutrição e Professora Permanente do Programa de Pós-Graduação em Ciências da Nutrição da Universidade Federal de Ciências da Saúde de Porto Alegre (UFCSPA). Tutora da Nutrição do Programa de Residência Multiprofissional em Saúde: Atenção ao Paciente Crítico da UFCSPA/ISCMPA. Bolsista de Produtividade do CNPq.

Francisco Leonardo Torres Leal

Graduado em Educação Física pela Universidade Federal do Piauí (UFPI), Especialista em Treinamento Físico-Desportivo pela UFPI, Mestre em Nutrição Humana Aplicada pela Faculdade de Ciências Farmacêuticas da Universidade de São Paulo (USP). Doutor em Fisiologia Humana pelo Instituto de Ciências Biomédicas da USP. Pós-Doutorado em Metabolismo Molecular pelo Molecular Medicine and Chronic Diseases Research Centre (CiMUS) da Universidade de Santiago de Compostela (USC), Espanha. Professor Adjunto do Departamento de Biofísica e Fisiologia da UFPI. Cientista Líder do Grupo de Pesquisa em Doenças Metabólicas, Exercício e Nutrição (DOMEN) na UFPI. Docente Permanente dos Programas de Pós-Graduação em Alimentos e Nutrição (PPGAN) e Farmacologia (PPGFARM) da UFPI e atualmente coordendador do PPGAN.

Gabriela Corrêa Souza

Graduação em Nutrição pela Universidade Federal de Pelotas (UFPel). Mestrado em Ciências Médicas - Nefrologia pela Universidade Federal do Rio Grande do Sul (UFRGS). Doutorado em Ciências da Saúde: Cardiologia e Ciências Cardiovasculares pela UFRGS. Professora Associada no Curso de Nutrição da UFRGS e Integrante do Grupo de Pesquisa em Insuficiência Cardíaca do Hospital de Clínicas de Porto Alegre, onde coordena o Ambulatório de Nutrição na Insuficiência Cardíaca. Coordenadora da Residência Integrada Multiprofissional e Uniprofissional em Saúde do Hospital de Clínicas de Porto Alegre.

Gary E. Fraser

Distinguished Professor of Epidemiology. Distinguished Professor of Medicine. Loma Linda University, Loma Linda, CA, 92350, USA. Principle Investigator, Adventist Health Studies, for 33 years. These internationally recognized studies in nutritional epidemiology and metabolic consequences, typically engage a population that includes many of both vegetarians and non-vegetarians, to provide large contrasts. He has published more than 200 papers on related topics, has contributed to relevant statistical methods, and also works as a clinical cardologist.

Germano Emílio Conceição Souza

Doutor em Ciências pela Faculdade de Medicina da Universidade de São Paulo (FMUSP). Responsável Técnico – Equipe de IC e Transplante Cardíaco do Hospital Alemão Oswaldo Cruz. Delegado Superintendente do Conselho Regional de Medicina do Estado de São Paulo (CREMESP-SJC). Coordenador dos Serviços de Clínica Médica e Cardiologia do Hospital Regional São José dos Campos.

Helen Hermana Miranda Hermsdorff

Nutricionista e Mestre em Ciência da Nutrição pela Universidade Federal de Viçosa (UFV). Mestre em Nutrição e Metabolismo e Doutora em Alimentação, Fisiologia e Saúde pela Universidad de Navarra (UNAV), Espanha. Professora Associada no Departamento de Nutrição e Saúde da UFV.

Helena Maria Pinheiro Sant'Ana

Nutricionista pela Universidade Federal de Viçosa (UFV). Mestre em Ciência e Tecnologia de Alimentos pela UFV. Doutora em Ciência de Alimentos pela Universidade de São Paulo (USP). Pós-Doutora em Análise de Carotenoides em Frutas, 2018, Università degli Studi di Messina (UNIME), Itália. Professora Titular Aposentada do Departamento de Nutrição e Saúde da UFV.

Henrique Andrade R. da Fonseca

Doutor em Medicina (Cardiologia) pela Universidade Federal de São Paulo (UNIFESP). Pós-Doutorado em Imunologia e Fluido-Complexos pela Universidade de São Paulo (USP/UNIFESP) Clinical Trialist na Academic Research Organization pelo Hospital Israelita albert Einstein (HIAE). Pesquisador pela Sociedade de Cardiologia do Estado de São Paulo (SOCESP). Professor na Disciplina de Cardiologia da USP.

Hércia Stampini Duarte Martino

Nutricionista pela Universidade Federal de Viçosa (UFV). Mestre e Doutora em Ciência e Tecnologia de Alimentos pela UFV. Doutorado Sanduíche em Food Science and Nutrition na *Purdue University (USA)*. Pós-Doutorado em Nutrition and Food Science na *Texas A&M University (USA)*. Visitante Sênior no Centro de Agricultura e Saúde Robert W. Holley na *Cornell University (USA)*. Professora Titular do Departamento de Nutrição e Saúde da UFV.

Isabel Cristina Kasper Machado

Graduação em Nutrição pelo Instituto Metodista de Educação e Cultura (IMEC, POA/RS). Mestrado e Doutorado em Psicologia Clínica pela Universidade do Vale do Rio do Sinos (UNISINOS). Docente no Curso de Gastronomia na Universidade Federal de Ciências da Saúde de Porto Alegre (UFCSPA). Experiência na área de gastronomia e nutrição com ênfase em análise sensorial e harmonização de azeite de oliva extravirgem. Atua também na área de desenvolvimento de alimentos.

Ismênia Marques de Souza

Graduada em Nutrição pela Universidade Estadual do Ceará (UECE). Pós-Graduada em Nutrição Clínica Funcional pela VP Consultoria Nutricional. Mestranda em Ciências pela Faculdade de Saúde Pública da Universidade de São Paulo (FSP-USP). Atua em consultório com foco em obesidade e saúde mental.

Ivani Credidio Trombetta

Graduada e Mestre em Educação Física pela Escola de Educação Física e Esporte da Universidade de São Paulo (EEFE-USP). Doutora em Ciências (Área: Fisiopatologia Experimental) pela Faculdade de Medicina da Universidade de São Paulo (FMUSP). Com Pós-Doutorado (Postdoctoral Fellowship) pela Mayo Clinic College of Medicine, Rochester, MN, EUA. Áreas de Especialidade: Reabilitação Cardiovascular, atuando principalmente nos seguintes temas: Fisiologia do Exercício, Obesidade, Síndrome Metabólica e Apneia Obstrutiva do Sono.

Juliano Garavaglia

Graduação em Tecnologia em Viticultura e Enologia pelo Campus Bento Gonçalves do Instituto Federal de Educação, Ciência e Tecnologia do Rio Grande do Sul (IFRS), Mestrado em Microbiologia Agrícola e do Ambiente pela Universidade Federal do Rio Grande do Sul (UFRGS) e Doutorado em Biologia Celular e Molecular pela UFRGS. Docente permanente do Mestrado em Ciências da Nutrição da Fundação Universidade Federal de Ciências da Saúde de Porto Alegre (UFCSPA). Experiência na área de Microbiologia, com ênfase em Microbiologia Industrial e de Fermentação e Microbiologia de Alimentos, atuando principalmente na Análise Sensorial de Alimentos e Bebidas, com foco na análise sensorial de azeites de oliva extra virgem e vinhos, bem como na caracterização de moléculas voláteis e a composição de vinhos e azeites de oliva.

Jussara Carnevale de Almeida

Nutricionista. Mestre e Doutora em Nutrição e Metabolismo pelo Programa de Pós-Graduação em Ciências Médicas. Endocrinologia pela Faculdade de Medicina da Universidade Federal do Rio Grande do Sul (UFRGS). Professora Associada do Departamento de Nutrição da Faculdade de Medicina da UFRGS. Professora Permanente do Programa de Pós-Graduação em Alimentação, Nutrição e Saúde da Faculdade de Medicina da UFRGS. Professora Permanente do Programa de Pós-Graduação em Ciências Médicas: Endocrinologia da Faculdade de Medicina da UFRGS. Professora da Residência Integrada Multiprofissional do Hospital de Clinicas de Porto Alegre (HCPA). Membro do Time de Gestão do Serviço de Nutrição e Dietética do HCPA.

Karine Scanci da Silva Pontes

Nutricionista pela Universidade do Estado do Rio de Janeiro (UERJ). Residência em Nutrição Clínica com ênfase em Nefrologia pelo Hospital Universitário Pedro Ernesto (HUPE/UERJ). Pós-Graduada em Nutrição Clínica pela Universidade Federal do Rio de Janeiro (UFRJ). Pós-Graduada em Nutrição Esportiva Funcional pela Universidade Cruzeiro do Sul). Mestre em Fisiopatologia Clínica e Experimental. Doutoranda em Fisiopatologia Clínica e Experimental.

Lilian Cuppari

Nutricionista. Mestre e Doutora em Ciências pela Universidade Federal de São Paulo (UNIFESP). Professora afiliada da Disciplina de Nefrologia da UNIFESP. Orientadora dos Programas de Pós-Graduação em Nutrição e em Nefrologia da UNIFESP. Pesquisadora do CNPq.

Luciana Diniz Nagem Janot de Matos

Doutora em Ciências pela Faculdade de Medicina da Universidade de São Paulo (FMUSP). Cardiologista do Centro de Reabilitação do Hospital Israelita Albert Einstein (HIAE). Docente Permanente do Programa de Pós-Graduação Stricto Sensu do HIAE.

Luciana Lima

Doutora e Mestre em Nutrição, ênfase Ciência e Tecnologia dos Alimentos, pelo Departamento de Nutrição da Universidade Federal de Pernambuco (UFPE)., Graduada em Engenharia Química pela Universidade Católica de Pernambuco (UNICAP) e Técnica em Química pela Escola Técnica Federal de Pernambuco (IFPE). Professora Associada da Universidade Federal Rural de Pernambuco (UFRPE). Coordenadora e Colaboradora em projeto de pesquisa na área de vitivinicultura e enologia para determinação do perfil metabólico e avaliação da atividade biológica de uvas e vinhos, em parceria com a UFPE e a EMBRAPA Uva e Vinho.

Luís Henrique Wolff Gowdak

Professor Livre-Docente junto ao Departamento de Cardiopneumologia da Faculdade de Medicina da Universidade de São Paulo (FMUSP). Médico Assistente do Laboratório de Genética e Cardiologia Molecular e Coordenador Clínico do Núcleo de Estudos e Pesquisa em Angina Refratária do Instituto do Coração do Hospital das Clínicas da FMUSP. Fellow da Sociedade Europeia de Cardiologia. Ex-Fellow do Laboratório de Ciência Cardiovascular do Instituto de Gerontologia, Institutos Nacionais de Saúde em Baltimore, EUA.

Luiz Aparecido Bortolotto

Diretor da Unidade de Hipertensão do Instituto do Coração do Hospital das Clínicas da Faculdade de Medicina da Universidade de São Paulo (InCor/HC-FMUSP). Professor Livre-Docente Departamento de Cardiologia da FMUSP.

Marcella Ramos Sant'Ana

Nutricionista e Mestre em Ciência e Tecnologia de Alimentos pela Universidade Federal do Espírito Santo (UFES). Doutora em Ciências da Nutrição e do Esporte e Metabolismo pela Universidade Estadual de Campinas (UNICAMP). Pesquisadora Colaboradora do Laboratório de Genômica Nutricional (LabGeN) da UNICAMP.

Marcella Rodrigues Guedes

Nutricionista com Especialização em Nutrição Clínica pelo Hospital Universitário Pedro Ernesto da Universidade do Estado do Rio de Janeiro (HUPE/UERJ). Doutoranda e Mestre em Fisiopatologia Clínica e Experimental pela UERJ.

Marcelo Macedo Rogero

Nutricionista pela Faculdade de Saúde Pública da Universidade de São Paulo (FSP-USP). Especialista em Nutrição em Esporte pela Associação Brasileira de Nutrição (ASBRAN). Mestre e Doutor em Ciência dos Alimentos pela Faculdade de Ciências Farmacêuticas (FCF-USP). Pós-Doutorado em Ciência dos Alimentos pela FCF-USP. Pós-Doutorado pela Faculdade de Medicina da Universidade de Southampton, Inglaterra. Professor Associado do Departamento de Nutrição da FSP-USP. Coordenador do Laboratório de Genômica Nutricional e Inflamação (GENUIN).

Marcia Cristina Teixeira Martins

Farmacêutica-Bioquímica pela Faculdade Oswaldo Cruz. Nutricionista pela Faculdade de Saúde Pública da Universidade de São Paulo (FSP-USP). Mestre em Farmácia pela Faculdade de Ciências Farmacêuticas (FCF) da USP. Doutora em Ciência dos Alimentos pela Faculdade de Engenharia de Alimentos da Universidade Estadual de Campinas (FEA-UNICAMP). Pós-Doutorado junto ao Adventist Health Study-2 (Loma Linda University). Pós-Doutorado em Nutrição pela FSP-USP, com estágio na Umeå Universitet (Suécia).

Márcia Maria Godoy Gowdak

Nutricionista Doutora em Ciências da Faculdade de Medicina da Universidade de São Paulo (FMUSP) na Área de Cardiologia. Docente do Programa de Pós-Graduação Lato Sensu em Cardiologia do Hospital Israelita Albert Einstein (HIAE). Membro do Departamento de Nutrição da Sociedade Brasileira de Hipertensão (SBH) e da Comissão Científica da Sociedade Brasileira de Alimentação e Nutrição (SBAN). Coordenadora do Programa de Educação Nutricional da Escola Vera Cruz.

Márcia Regina Simas Torres Klein

Professora Associada de Nutrição Clínica do Instituto de Nutrição da Universidade do Estado do Rio de Janeiro (UERJ). Docente Permanente do Programa de Pós-Graduação em Fisiopatologia Clínica e Experimental da UERJ e do Programa de Pós-Graduação em Ciências Médicas da UERJ. Jovem Cientista do Nosso Estado da FAPERJ (2015-2018 e 2018-2021). Membro da Diretoria da Sociedade Brasileira de Hipertensão (2015-atual). Membro do Grupo de Pesquisa da Disciplina de Fisiopatologia Clínica e Experimental – Clinex/UERJ e do Núcleo Multidisciplinar de Tratamento da Doença Renal Crônica da UERJ.

Maria Aderuza Horst

Graduação em Nutrição pela Universidade Estadual do Centro-Oeste (UNICENTRO). Doutorado e Pós-Doutorado em Ciência dos Alimentos pela Faculdade de Ciências Farmacêuticas da Universidade de São Paulo (FCF-USP). Pós-Doutorado pela Universidade Federal de São Paulo (UNIFESP). Professora Adjunta da Faculdade de Nutrição da Universidade Federal de Goiás (UFG).

Maria Carolina Santos Mendes

Nutricionista pela Universidade Federal de Ouro Preto (UFOP). Mestre em Ciência da Nutrição pela Universidade Federal de Viçosa (UFV) e Doutora em Ciências pela Universidade Estadual de Campinas (UNICAMP). Pós-Doutorado na UNICAMP.

Maria Cristina de Oliveira Izar

Professora Livre-Docente da Disciplina de Cardiologia da Escola Paulista de Medicina da Universidade Federal de São Paulo (EPM-UNIFESP) Diretora de Promoção e Pesquisa da Sociedade de Cardiologia do Estado de São Paulo (SOCESP) (biênio 2020-2021). Ex-Presidente do Departamento de Aterosclerose da Sociedade Brasileira de Cardiologia (SBC) (biênio 2018-2019).

Maria do Carmo Gouveia Peluzio

Nutricionista pela Universidade Federal de Viçosa (UFV). Mestre em Agroquímica pela Universidade Federal de Goiás (UFG). Doutora em Ciência pela Universidade Federal de Minas Gerais (UFMG). Pós-Doutorado do Centro de Ciências de la Alimentación y Fisiología/Facultad de Farmacia y Nutrición pela Universidad de Navarra (Espanha). Professora Titular do Departamento de Nutrição e Saúde da UFV.

Maria Silvia Ferrari Lavrador

Nutricionista Doutora em Ciências pela Faculdade de Medicina da Universidade de São Paulo (FMUSP). Graduada em Nutrição pela Universidade Federal de Alfenas (UNIFAL) e Mestrado em Nutrição pela Universidade Federal de São Paulo (UNIFESP). Especialista em Nutrição Materno Infantil e Nutrição em Doenças Crônicas Não Transmissíveis. Foi supervisora responsável pelo ambulatório de obesidade infantil da UNIFESP (2009). Professora de Pós-Graduação no Curso Nutrição nas DCNTs no Hospital Albert Einstein (HIAE) e Nutricionista Colaboradora da Liga de Diabetes do Hospital das Clínicas (HC-FMUSP).

Mariana de Moura e Dias

Nutricionista pela Universidade Federal de Viçosa (UFV). Mestre e Doutoranda em Ciências da Nutrição pela (UFV).

Mariana Grancieri

Nutricionista pela Universidade Federal do Espírito Santo (UFES). Mestre em Ciência e Tecnologia de Alimentos pela UFES. Doutora em Ciência da Nutrição pela Universidade Federal de Viçosa (UFV). Doutorado Sanduíche na University of Illinois at Urbana-Champaign (USA).

Mariana Juste Contin Gomes

Nutricionista pela Universidade Federal de Viçosa (UFV). Mestre em Ciência da Nutrição pela UFV.Doutoranda em Ciência da Nutrição pela UFV.

Mario Fritsch Neves

Professor Titular de Clínica Médica da Universidade do Estado do Rio de Janeiro (UERJ). Mestrado em Cardiologia, Doutorado em Biociências. Fellowship at Clinical Research Institute of Montreal. Presidente da Sociedade Brasileira de Hipertensão (2015-2016).

Marle dos Santos Alvarenga

Nutricionista, Mestre, Doutor e Pós-Doutor pela Faculdade de Saúde Pública da Universidade de São Paulo (USP). Orientador do Programa de Pós-Graduação em Nutrição em Saúde Pública da USP. Coordenador do Grupo Especializado em Nutrição, Transtornos Alimentares e Obesidade (GENTA). Idealizador do Instituto Nutrição Comportamental.

Michelle Rabello da Cunha

Residência em Nutrição Clínica com ênfase em Suporte Nutricional pelo Hospital Universitário Pedro Ernesto da Universidade do Estado do Rio de Janeiro (HUPE-UERJ). Pós-Graduada em Nutrição Clínica Biofuncional, Ortomolecular e Fitoterapia (NUTMED). Mestre em Ciências da Saúde pela UERJ. Doutoranda em Ciência da Saúde pela UERJ.

Nágila Raquel Teixeira Damasceno

Professora Associada do Departamento de Nutrição da Faculdade de Saúde Pública da Universidade de São Paulo (FSP-USP), responsável pelo grupo de pesquisa em Oxidações Biológicas e Metabolismo Lipídico Aplicado às Doenças Crônicas não Transmissíveis (OxLIPID) e coordenadora do Laboratório de Bioquímica da Nutrição Aplicada às Doenças Crônicas não Transmissíveis. Diretora da Divisão de Nutrição e Dietética do Hospital Universitário (HU-USP), Membro da Diretoria do Departamento de Nutrição da Sociedade de Cardiologia do Estado de São Paulo (SOCESP). Coordenadora dos estudos CetoUSP, NeuroFAT, PEDUCA, OncoNutri e Cardionutri.

Nathália Teixeira Cruvinel

Graduação em Nutrição pela Universidade Federal de Goiás (UFG). Pós-Graduação em Nutrição Clínica Funcional-VP. Pós-Graduação em Nutrição Clínica Esportiva pelo Instituto de Especialização e Pós-Graduação (IEPG). Mestranda em Nutrição e Saúde pela Faculdade de Nutrição FANUT/UFG e Membro Efetivo do Grupo de Pesquisa em Genômica Nutricional e Alterações Metabólicas Relacionadas a Doenças Crônicas não Transmissíveis da FANUT-UFG.

Norka Beatriz Barrueto González

Nutricionista pela Pontifícia Universidade Católica de Campinas (PUC-SP). Mestre em Ciências da Nutrição e Doutora em Alimentos e Nutrição (Faculdade de Engenharia de Alimentos da Universidade Estadual de Campinas (UNICAMP). Professora Assistente Doutora do Departamento de Ciências Humanas e Ciências da Nutrição e Alimentação do Instituto de Biociências Campus Botucatu da Universidade Estadual Paulista Júlio de Mesquita Filho (UNESP), onde ministra as disciplinas Composição dos Alimentos, Técnica Dietética e Dietética (Graduação) e Biossegurança na Manipulação de Organismos Geneticamente Modificados (Pós-Graduação). Tem experiência na área de Nutrição Experimental, com ênfase em biodisponibilidade de nutrientes e avaliação da qualidade nutritiva e segurança alimentar de alimentos transgênicos.

Núbia de Souza de Morais

Nutricionista. Mestre e Doutoranda em Ciência da Nutrição pelo Programa de Pós-Graduação em Ciência da Nutrição da Universidade Federal de Viçosa (UFV). Graduação em Nutrição pela UFV. Linha de pesquisa: Saúde e Nutrição de Grupos Populacionais, com ênfase em Análise Nutricional de Populações. Atua principalmente nos temas: adolescentes, estado nutricional, composição corporal e risco cardiometabólico.

Priscila Zuchinali

Nutricionista pela Universidade Federal do Rio Grande do Sul (UFRGS). Mestre e Doutora em Cardiologia pela UFRGS. Assistente de Pesquisa no Centro de Pesquisa do Centro Hospitalar da Universidade de Montreal, Canadá – Departamento de Cardiologia.

Rachel Francischi

Nutricionista pela Universidade de São Paulo (USP), Mestre em Biologia Celular e Funcional com ênfase em Bioquímica pela Universidade Estadual de Campinas (UNICAMP). Nutricionista das Nações Unidas (ONU) para América Latina e Caribe no Programa Mundial de Alimentos (2007-2012). Professora Convidada em Cursos de Graduação e Pós-Graduação (FSP/USP, ICr-HC/USP, UNICAMP, Instituto Nutrição Comportamental, SENAC, FAPES, Universidad de Panama, SESC). Nutricionista da Casa Curumim e da Casa Moara (São Paulo), espaços de atendimento humanizado em saúde da mulher e materno-infantil.

Roberta Marcondes Machado

Doutora em Ciências pela Faculdade de Medicina da Universidade de São Paulo (FM-USP). Especialista em Nutrição nas Doenças Crônicas pelo Hospital Israelita Albert Einstein (HIAE) Colaboradora da Liga de Diabetes da FM-USP.

Silvia Eloiza Priore

Professora Titular do Departamento de Nutrição e Saúde da Universidade Federal de Viçosa (UFV). Nutricionista pela Universidade Federal do Rio de Janeiro (UFRJ). Residente e Especialista em Nutrição em Saúde Pública pela Escola Nacional de Saúde Pública/Fundação Oswaldo Cruz (Fiocruz) e Faculdade de Saúde Pública/Universidade de São Paulo (USP), respectivamente. Mestre e Doutora em Nutrição pela Universidade Federal de São Paulo (UNIFESP).

Silvia Helena Gelás Lage

Diretora da UTI Clínica do Instituto do Coração do Hospital das Clínicas da Faculdade de Medicina da Universidade de São Paulo (InCor/HC-FMUSP). Professora Associada da Faculdade de Medicina da Universidade de São Paulo (FMUSP).

Silvia Ramos

Nutricionista. Doutora em Ciências pela Universidade Federal de São Paulo (UNIFESP). Coordenadora dos Departamentos de Nutrição da SBDiabetes e SBD SP. Educadora em Diabetes ADJ/IDF/ SBD. Membro do Grupo de Educação e Controle Diabetes (GECD – Hrim). Colaboradora do Centro de Diabetes UNIFESP. Conselheira do CRN3 (2020-2023). CEO Insira Educacional.

Solange Silveira Pereira

Nutricionista pela Universidade Federal de Viçosa (UFV). Mestre em Ciência dos Alimentos e Doutora em Bioquímica e Imunologia pela Universidade Federal de Minas Gerais (UFMG). Professora Adjunta do Departamento de Nutrição e Saúde pela UFV.

Talitha Silva Meneguelli

Nutricionista pela Universidade Federal de Juiz de Fora (UFJF). Mestre em Ciência da Nutrição pela Universidade Federal de Viçosa (UFV). Doutoranda em Ciência da Nutrição pela UFV.

Ticiana da Costa Rodrigues

Médica Endocrinologista. Pós-Doutora em Diabetes pela Universidade do Colorado – EUA. Professora Associada do Departamento Medicina Interna Universidade Federal do Rio Grande do Sul(UFRGS). Programa de Pós-Graduação em Endocrinologia pela UFRGS.

Valéria Arruda Machado

Nutricionista Mestre e Doutora em Ciências pela Universidade Federal de São Paulo (UNIFESP) na Área de Cardiologia
Coordenadora do Ambulatório de Nutrição do Setor de Lípides, Aterosclerose e Biologia Vascular da Disciplina de Cardiologia da UNIFESP. Diretora Científica do Departamento de Nutrição da Sociedade de Cardiologia do Estado de São Paulo (SOCESP) (biênio 2022/2023). Coordenadora do Ambulatório de Nutrição em Cardiologia da Rede D'Or São Luiz. Proprietária da Clínica Nutrir Corphus.

Vitor Xavier Crivelin

Graduação em Nutrição pela Universidade Estadual de Campinas (UNICAMP) com um período de Graduação sanduíche na The University of Queensland. Mestre pelo Programa de Ciências da Nutrição e do Esporte e Metabolismo da UNICAMP com área de concentração em Nutrição Esportiva. Pós-graduando em Ciências do Esporte pela UNICAMP.

Viviane Aparecida Rodrigues Sant'Anna

Bacharel em Nutrição, pelo Centro Universitário São Camilo. Doutoranda em Ciências da Saúde pelo Programa de Pós-Graduação em Medicina (Cardiologia), na Universidade Federal de São Paulo (UNIFESP). Nutricionista do ambulatório de Nutrição do Setor de Lípides, Biologia Vascular e Aterosclerose da UNIFESP.

Viviane Zorzanelli Rocha Giraldez

Cardiologista da Unidade Clínica de Lípides do Instituto do Coração (InCor) da Faculdade de Medicina da Universidade de São Paulo (FMUSP), e da Cardiologia Molecular e Check up do Grupo Fleury. Graduada em Medicina pela Faculdade de Medicina da Universidade Federal do Espírito Santo (UFES). Residência em Clínica Médica no Hospital das Clínicas/HC-FMUSP e Residência em Cardiologia no InCor/FMUSP. Realizou Research Fellowship pelo Brigham and Women's Hospital, Harvard Medical School.

Vivianne de Sousa Rocha

Nutricionista pela Universidade Federal do Piauí (UFPI). Mestre em Ciência dos Alimentos e Doutora em Ciências pela Faculdade de Ciências Farmacêuticas da Universidade de São Paulo (USP). Coordenadora de Área e Tutora do Programa de Residência Multiprofissional em Atenção Hospitalar à Saúde do Hospital Universitário/Campus Prof. Antônio Garcia Filho, da Universidade Federal de Sergipe (UFS). Professora Adjunta do Departamento de Nutrição, Campus Prof. Antônio Garcia Filho, da UFS

Apresentação da Série

No momento em que o estilo de vida passa a ser considerado como fator primordial para a manutenção da saúde, bem como prevenção e tratamento de doenças, falar sobre alimentação e nutrição é fundamental.

Gerenciar as escolhas alimentares, praticar exercício físico regularmente, garantir boa qualidade e quantidade de horas de sono, controlar o estresse inerente ao viver. Ações, a princípio simples, mas cuja complexidade na implementação requer atenção dos profissionais da saúde, tanto no que diz respeito a incluir a avaliação destes fatores para a definição do diagnóstico, quanto a estar preparado para estimular novos comportamentos.

Neste contexto, é com imensa satisfação que apresento aos profissionais, docentes e estudantes da área da saúde, a Série Alimentação e Nutrição. Projeto idealizado visando trazer, para cada tema abordado, a discussão sobre a condução das situações cotidianas no atendimento nutricional baseada em evidências científicas.

O projeto editorial dos volumes da Série Alimentação e Nutrição apresenta renomados autores e colaboradores especialistas e com credibilidade científica em suas respectivas áreas de atuação. O trabalho de cada um deles é considerado fundamental na construção da identidade de cada obra.

Desejo a todos boa leitura.

Sueli Longo
Coordenadora da Série
Alimentação e Nutrição

Apresentação do Volume

Os avanços da ciência nas últimas décadas possibilitaram a identificação de fatores de risco associados ao aparecimento e à progressão das doenças cardiovasculares, incluindo aqueles relacionados ao nosso estilo de vida. Desse modo, estratégias de prevenção foram definidas, restando o desafio de implementá-las de maneira efetiva. Ainda assim, as doenças cardiovasculares lideram a triste estatística das causas de morte no Brasil.

O livro *Nutrição em Cardiologia* foi elaborado por cientistas atuando em diferentes universidades do país no estudo da relação entre as diversas áreas da nutrição e saúde cardiovascular.

A obra foi didaticamente dividida em seis partes, que abrangem desde o impacto do consumo de nutrientes sobre as vias de sinalização celular até a apresentação de novas ferramentas de biologia molecular na compreensão e no tratamento dessas doenças. A importância da intervenção nutricional como estratégia preventiva e terapêutica sobre os fatores de risco mereceu destaque. Além de uma detalhada discussão sobre o papel dos macronutrientes na saúde e doença, alguns micronutrientes selecionados foram abordados em capítulos distintos. A sessão de terapia nutricional em situações específicas incluiu, entre os temas habitualmente contemplados em outros livros, um capítulo dedicado à nutrição em tempos de pandemia e os cuidados dietéticos frente à experiência acumulada durante o enfrentamento da Covid-19.

Finalmente, este livro não poderia deixar de incluir os benefícios e controvérsias dos diferentes tipos de padrão alimentar sobre a saúde cardiovascular, assunto frequentemente revisitado à luz das evidências científicas que surgem continuamente.

Esperamos que este tratado sirva de consulta a profissionais das mais diversas áreas de saúde, conscientes de que na aplicação dos conhecimentos mais atuais em nutrição repousa uma das armas mais eficientes para prevenção, controle e tratamento das doenças cardiovasculares.

Prefácio

Para o homem primitivo, o ato de comer esteve sempre intrinsecamente atrelado ao instinto de sobrevivência: comia-se o que havia disponível para não perecer. Em algum momento, porém, ao longo da evolução do *Homo sapiens*, o hábito de se alimentar incorporou valores além da simples saciedade de uma função fisiológica primitiva comum a todas as espécies vivas. A refeição compartilhada entre membros do mesmo clã passa a ser um ponto de convívio social; a diferença de poder aquisitivo entre nobres e plebeus se reflete nos alimentos disponíveis à mesa. Celebrações são marcadas por um cardápio especial e farto. O jejum, adotado por diversas religiões em momentos específicos, revela-se prova de sacrifício e resiliência frente às tentações mundanas. Culturas podem ser facilmente identificadas por seus chamados pratos típicos, em que alimentos comuns a outros povos são preparados de maneira peculiar, garantindo-lhes identidade única. Com a Revolução Industrial, ocorre um aumento significativo na produção de alimentos e o aparecimento de cadeias de restaurantes e mercados, levando à diminuição do preço e ao aumento do acesso aos alimentos. O século XX assiste ao aparecimento do *fast-food*, refeições rápidas e ricas em calorias, adquiridas a preços módicos, oferecidas em lanchonetes espalhadas pelas cidades em desenvolvimento. As porções aumentam na proporção em que diminui a atividade física da população. A combinação entre dietas hipercalóricas ricas em alimentos processados e sedentarismo resulta no aumento da prevalência de diversas condições clínicas como obesidade, hipertensão arterial, diabetes mellitus e as doenças cardiovasculares. O século XXI parece querer reverter esta tendência com a procura de alimentos mais saudáveis, menor consumo de alimentos industrializados e maior atividade física: surge o *estilo de vida saudável*. Os avanços da ciência não permitem mais questionar a relação entre consumo alimentar e a saúde humana: são inequívocos e indissociáveis. Se quisermos viver muito e bem, devemos cuidar do que colocamos em nossos pratos.

Neste *Tratado de Nutrição em Cardiologia*, especialistas das mais diversas áreas do conhecimento nas ciências da saúde apresentam de maneira clara os mais recentes avanços no entendimento entre o comer e o estar saudável. O maior entendimento do metabolismo de macronutrientes e seu impacto sobre a saúde humana, o conhecimento acumulado sobre o aparecimento, desenvolvimento e progressão da aterosclerose, o papel da nutrição humana na prevenção ou no agravamento de doenças crônicas, a comparação entre diversos padrões de consumo alimentar e os benefícios sobre nosso bem-estar, entre outros assuntos, são abordados de maneira didática para aqueles interessados no tema. Como Editores, procuramos fazer uma obra abrangente e que instigue o leitor a querer saber mais sobre a relação entre alimentação e saúde, cientes de que o livro não ambiciona ter respostas definitivas, frente a uma ciência em constante evolução.

Devemo-nos lembrar de que Hipócrates (460–370 AC), há mais de 2.400 anos, já reconhecia a importância da nutrição para a saúde humana ao escrever *que seu remédio seja seu alimento, e que seu alimento seja seu remédio*. Permanecer alheios e indiferentes à nossa alimentação é o caminho mais curto para o surgimento de diversas doenças crônicas.

Boa leitura!
Os Editores

Sumário

carboidratos na dieta associa-se a aumento da mortalidade total sendo que o menor risco foi encontrado com ingestões entre 50% e 55% do consumo energético total.

Ainda que as recomendações nutricionais tenham sido, historicamente, fundamentadas no percentual de ingestão de macronutrientes (carboidratos, proteínas e gorduras) pelo seu evidente impacto sobre o risco de doenças crônicas, mais recentemente as diretrizes internacionais passaram a preconizar orientações nutricionais baseadas em padrões alimentares saudáveis valorizando a matriz alimentar e não somente focada na quantidade dos nutrientes.[6,7]

Quanto à ingestão de carboidratos, existe ainda um debate contínuo sobre o efeito do consumo dos seus diferentes tipos, em particular com relação à ingestão excessiva de sacarose, glicose e frutose e sua associação com a maior prevalência de marcadores de risco cardiometabólico como a intolerância à glicose, hiperinsulinemia, resistência à insulina, lipogênese hepática, hipertensão arterial e ganho ponderal.[8] A classificação dos carboidratos de acordo com o número de unidades de sacarídeos pode ser apreciada na Figura 1.1.

O presente capítulo objetiva discutir os achados mais relevantes da literatura relacionados à ação específica da sacarose, glicose e frutose no aumento do risco cardiovascular, via ativação de vias inflamatórias, aumento da resistência à insulina e outros mecanismos envolvidos no desenvolvimento de doenças cardiovasculares.

▶ SACAROSE

A sacarose é um dissacarídeo (Figura 1.1) composto por 50% de glicose e 50% de frutose, sendo encontrada em grande quantidade na cana de açúcar e seus derivados, no mel e em algumas frutas. A digestão da sacarose ocorre pela ação de uma dissacaridase específica (sacarase), ou complexo sacarase-isomaltase, localizada na borda em escova dos enterócitos do intestino delgado; através de uma reação de hidrólise, ocorre a clivagem da ligação glicosídica entre a frutose e a glicose.

A ingestão de sacarose influencia a taxa de atividade da sacarase no jejuno através da modulação dos níveis de RNA mensageiro (RNAm) do complexo sacarase-isomaltase e do cotransportador de sódio-glicose do tipo 1 (SGLT1). Isso ocorre por meio de uma alteração na taxa de alongamento da transcrição, que pode envolver mecanismos regulatórios epigenéticos, ou seja, modificações químicas (metilação, acetilação, fosforilação, entre outras) nos nucleotídeos e histonas do DNA ao longo do tempo em função de experiências ambientais.[9]

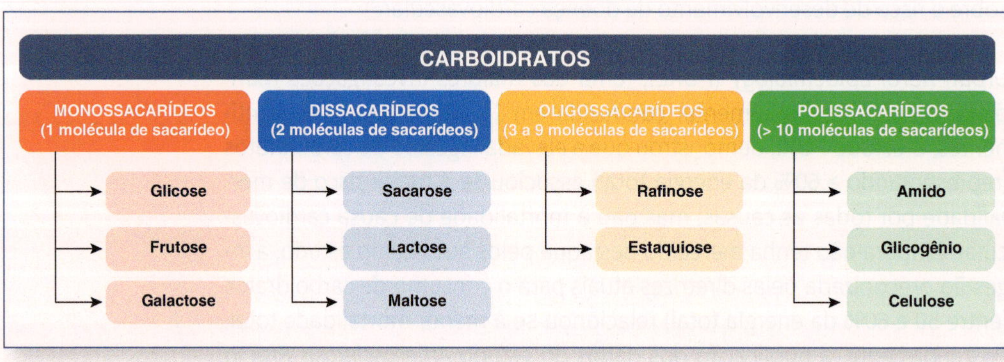

Figura 1.1. Classificação dos carboidratos de acordo com o número de moléculas de sacarídeos presentes em cada molécula de carboidrato.

A absorção de monossacarídeos é mediada principalmente pelo SGLT1 e pelos transportadores de glicose GLUT2 e GLUT5. SGLT1 e GLUT5 estão localizados na membrana da borda em escova dos enterócitos e são relevantes para a absorção de D-glicose/D-galactose e D-frutose, respectivamente, enquanto o GLUT2 está localizado na membrana basolateral.[10] O GLUT2 só é observado na membrana da borda em escova dos enterócitos sob altas concentrações de D-glicose no intestino delgado ou em algumas condições patológicas.

A associação entre alto consumo de sacarose e maior risco cardiovascular já foi demonstrada em trabalhos epidemiológicos (observacionais) e clínicos.[11] Estudo realizado com 106.178 mulheres americanas acompanhadas por 20 anos demonstrou maior risco de doença cardiovascular, revascularização miocárdica e acidente vascular encefálico entre aquelas que consumiram mais de uma porção diária de bebidas adoçadas com açúcar (BAAs) em comparação com o consumo raro, independentemente de outros fatores de risco.[12]

Apesar da atual tendência de redução do consumo de BAAs entre os norte-americanos, até 2004 as bebidas adoçadas representavam uma das maiores fontes de sacarose na dieta segundo dados do *National Health and Nutrition Examination Survey* (NHANES).[13] Embora muitos autores creditem às BAAs uma das maiores responsabilidades para a atual epidemia de obesidade, apenas nos últimos anos grandes estudos epidemiológicos foram capazes de estabelecer a relação entre consumo de BAAs e ganho de peso e, no longo prazo, diabetes mellitus tipo 2 e risco cardiovascular.[14] Da mesma maneira, em 37.716 homens do estudo *Health Professional's Follow-up* (entre 1986 e 2014) e 80.647 mulheres do *Nurses' Health Study* (entre 1980 e 2014) que estavam livres de doenças crônicas no início do estudo, encontrou-se associação positiva e gradativa entre os níveis de ingestão de BAAs e mortalidade total e por doença cardiovascular.[11]

Já há algum tempo que o impacto do consumo de BAAs sobre a pressão arterial tem sido estudado. Van der Schaaf e cols.[15] demonstraram que, em adultos hipertensos ou com doença renal policística, o consumo de dieta rica em sacarose (equivalente a 40% do total de calorias ingerido) por um período de 6 semanas não modificou a pressão arterial. Da mesma forma, indivíduos jovens e saudáveis consumindo dietas isocalóricas por período de 6 semanas com 10% ou 25% das calorias na forma de sacarose não apresentaram aumento de pressão com o consumo das diferentes dietas.[16] No entanto, observou-se aumento da pressão arterial com o consumo de bebidas adoçadas com sacarose (equivalente a 28% do total de calorias) durante um período de 10 semanas em comparação ao consumo de bebidas adoçadas com adoçantes artificiais.[17] Aqui, o aparente efeito deletério observado no grupo sacarose pode estar ligado à diferença significativa do consumo calórico entre os grupos, levando também a maior ganho de peso e de tecido adiposo em relação ao grupo adoçante.

O *Framingham Heart Study*[18] demonstrou que o consumo diário de pelo menos uma porção de refrigerante (350mL) está associado ao aumento de marcadores de doença cardiovascular como aumento da prevalência e da incidência de hipertensão arterial, hipertrigliceridemia e diminuição da concentração de HDL-colesterol. A sacarose e glicose podem elevar a pressão arterial também por ação antinatriurética, com consequente maior retenção de Na^+.[19] O consumo de açúcar pode também estar relacionado ao aumento da atividade do sistema nervoso simpático, já que a administração oral de glicose em indivíduos saudáveis levou ao aumento dos níveis de norepinefrina circulante.[20]

A Organização Mundial de Saúde recomenda o consumo máximo de 10% das calorias totais da dieta na forma de sacarose e admite que uma redução adicional para até o máximo de 5% pode conferir benefícios adicionais a saúde.[21]

▶ GLICOSE

A glicose é um monossacarídeo constituído por seis carbonos e constitui o substrato energético preferencial das células eucarióticas. Uma vez absorvida pelos enterócitos pela via do SGLT1, sua captação pelas diferentes células é dependente de transportadores em função do seu alto peso molecular. Alterações nas concentrações de glicose circulante (hiperglicemia ou hipoglicemia) estão associados a danos celulares que podem aumentar o risco de doenças crônicas ou eventos agudos.

O índice glicêmico (IG) é uma medida fisiológica que reflete o efeito de determinado carboidrato consumido sobre a glicemia comparado a um alimento padrão, normalmente o pão branco ou a glicose (ver Capítulo 11). Resultados de uma metanálise com 21 estudos prospectivos demonstraram que dietas de baixo IG não têm efeito benéfico sobre a mortalidade cardiovascular ou risco de eventos cardiovasculares.[22] Da mesma maneira, não há evidência de efeito benéfico de dietas de baixo IG sobre a modulação da resposta inflamatória avaliada pelas concentrações séricas de citocinas inflamatórias (IL-6 e TNF-α) e proteína C reativa ultrassensível, nos lipídios do sangue ou pressão arterial.[23] No entanto, em indivíduos diabéticos, dietas de baixo IG são mais efetivas na redução das concentrações da HbA1C e glicemia de jejum comparadas às dietas de alto índice glicêmico ou dieta controle.[24]

A glicose pode influenciar os níveis circulantes de triglicérides, contribuindo para o agravamento do perfil de risco aterogênico. No fígado, dois fatores de transcrição são modulados tanto pela insulina como glicose. A insulina ativa a proteína de ligação ao elemento responsivo ao esterol (*sterol regulatory element-binding protein 1* ou SREBP-1c), que ativa transcricionalmente os genes envolvidos na síntese de ácidos graxos; por sua vez, a glicose ativa a proteína de ligação ao elemento responsivo a carboidratos (*carbohydrate-responsive element-binding protein* ou ChREBP), que leva à glicólise e à síntese de ácidos graxos. Juntos, SREBP-1c e ChREBP são necessários para a indução coordenada de mRNA glicolíticos e lipogênicos, assegurando que o fígado sintetize ácidos graxos apenas quando a insulina e os carboidratos (glicose e frutose) estiverem presentes.[25] Estudo experimental com camundongos mostrou que a glicose alimentar sob dieta normo- ou hiperlipídica aumenta a síntese de triglicérides e a expressão total de ChREBP, mas não a de SREBP-1c (**Figura 1.2**).[26]

A manutenção de um estado de hiperglicemia também induz ao estresse oxidativo como demonstrado em estudos *in vitro*.[27] A exposição de células endoteliais a altas concentrações de glicose induz à ativação de diferentes isoformas da NADPH oxidase (NOX). As isoformas NOX1 e NOX4 são ativadas direta ou indiretamente pelo fator nuclear *kappa-light-chain-enhancer* de células B ativadas (NF-κB); NOX1 e NOX2 são fosforiladas pela proteína quinase C (PKC) no estado de estresse oxidativo, aumentando ainda mais a produção de superóxido. Além disso, o estresse oxidativo induzido pela hiperglicemia esgota o cofator da óxido nítrico-sintase endotelial (eNOS), a tetra-hidrobiopterina (BH4), que promove o desacoplamento da eNOS e aumenta os níveis de superóxido. Na sequência, o peroxinitrito gerado (ONOO-) sofre oxidação e promove a degradação proteossomal da enzima limitante trifosfato de guanosina ciclohidrolase-1, responsável pela síntese de BH4 a partir do trifosfato de guanosina (GTP). Estes mecanismos implicam a glicose, em condições de hiperglicemia, na produção de espécies reativas de O_2 e diversas condições clínicas como aterosclerose, hipertensão arterial, doença vascular periférica, doença arterial coronariana, cardiomiopatia, insuficiência cardíaca e arritmias cardíacas.[27]

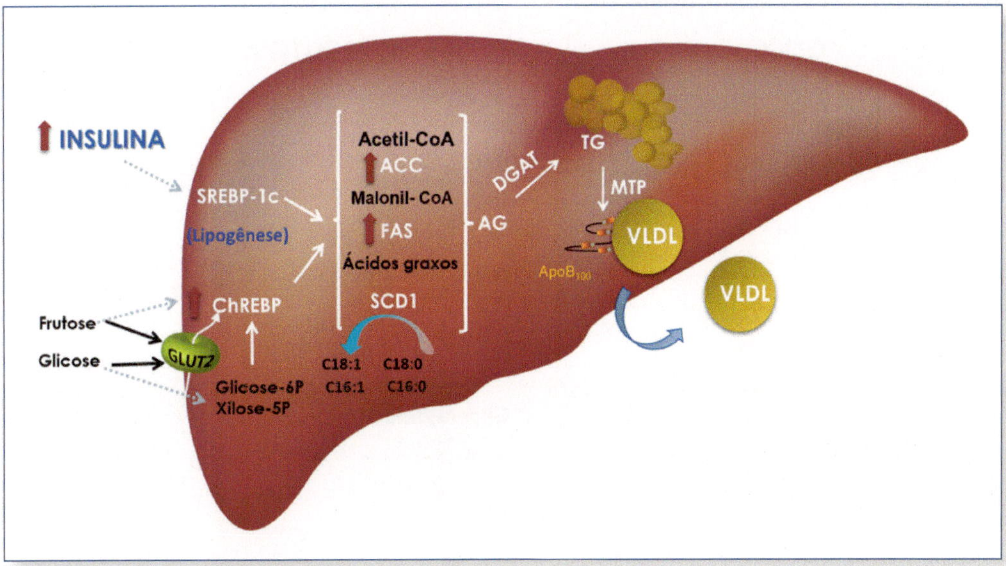

Figura 1.2. Insulina, glicose e frutose e seus efeitos na lipogênese hepática. Insulina atua diretamente no SREBP-1c enquanto frutose e metabólitos da glicose atuam diretamente no aumento da transcrição do ChREBP. Ambos os fatores de transcrição levam à síntese de ácidos graxos pela indução da atividade das enzimas lipogênicas acetil-CoA carboxilase (ACC), ácido graxo sintase (fatty acid sintase – FAS) e estearoil-CoA dessaturase (SCD-1).

▶ FRUTOSE

As principais fontes de frutose na dieta são a sacarose (50% frutose), o xarope de milho rico em frutose (cuja composição varia entre 45 a 55% de frutose e o restante é glicose) e as frutas (média de 6 a 8g de frutose para cada 100g de fruta). O aumento expressivo do consumo de frutose nos Estados Unidos ocorreu após 1967 com a produção em escala industrial do xarope de milho rico em frutose pelo aperfeiçoamento da tecnologia das isomerases. O xarope de milho também vem sendo utilizado em grande escala nos alimentos industrializados no Brasil.

O consumo excessivo de frutose proveniente dos açúcares (sacarose ou xarope milho) associou-se ao aumento do risco de doença cardiovascular,[28] como demonstrado em diversos estudos epidemiológicos[29] e experimentais.[30] Adicionalmente, em grandes quantidades, está relacionada ao aumento da lipogênese *de novo* hepática, elevando as concentrações plasmáticas de triglicérides pós-prandiais, que por sua vez, associam-se ao aumento da inflamação de baixo grau, ao estresse oxidativo e à resistência à insulina.[31]

Duas vias metabólicas estão implicadas na indução de lipogênese *de novo*. Após sua absorção, a frutose é convertida em frutose-1 fosfato (frutose-1-P) pela ação da frutoquinase, enzima quinase altamente específica da frutose. Neste processo, há consumo de ATP, com transferência de um fosfato e a geração de ADP e AMP. Sua metabolização não depende da insulina e não é limitada pela concentração de ATP e citrato, tal qual ocorre no metabolismo da glicose. Em seguida, ocorre ação da aldolase que gera duas trioses-P: gliceraldeído e diidroxicetona. Elevadas concentrações de frutose ativam a conversão do gliceraldeído considerado inativo em gliceraldeído-3-P, molécula apta a receber ácidos graxos pela ação da diacilglicerol acil transferase (DGAT) e formar triglicérides (**Figura 1.3**). Além disso, a frutose

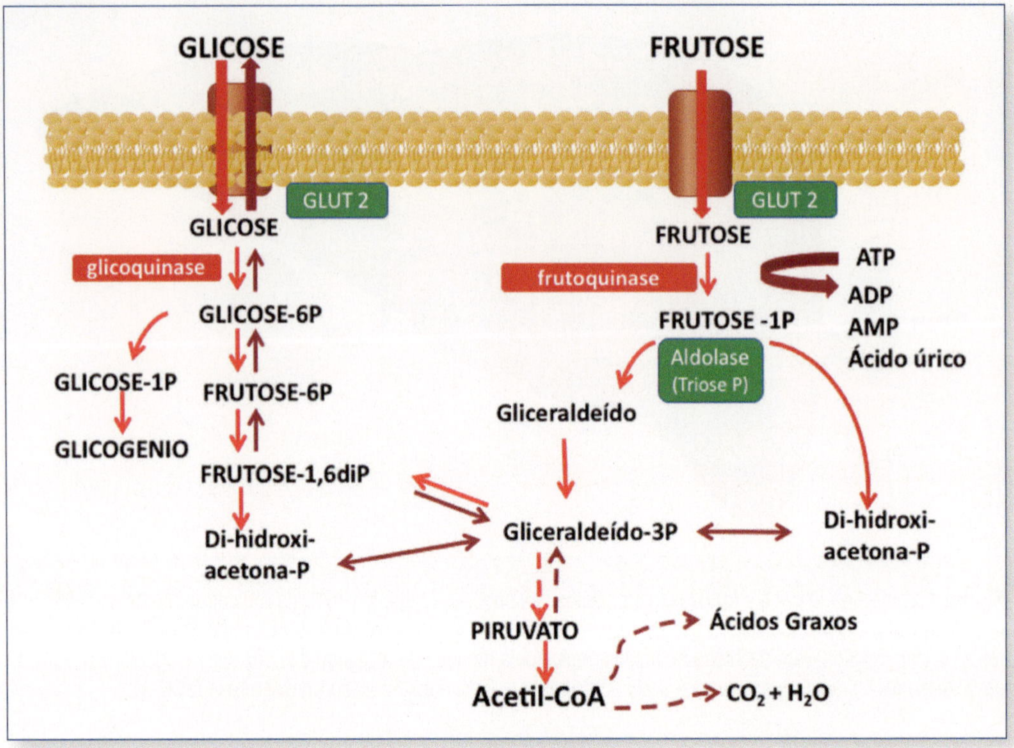

Figura 1.3. Metabolismo da glicose e frutose no hepatócito. Adaptado de Tappy e cols.[33] P= fosfato.

também é capaz de induzir diretamente maior transcrição do ChREBP, fator de transcrição que leva à síntese das enzimas da via lipogênica acetil-CoA carboxilase (ACC), sintase de ácidos graxos (FAS) e estearoil-CoA desaturase-1 (SCD-1) (Figura 1.2). A suplementação crônica de frutose em camundongos comparada à substituição isocalórica de glicose levou à menor taxa de oxidação de ácidos graxos por alterações em três pontos regulatórios distintos: 1) aumento de malonil-CoA intra-hepático, um inibidor endógeno da β-oxidação de ácidos graxos; 2) alteração no tamanho e função das mitocôndrias resultando em acúmulo de mitocôndrias pequenas e danificadas; 3) maior acetilação da desidrogenase acil-CoA de cadeia longa (ACADL) e da palmitoiltransferase de carnitina 1 (CPT-1) mitocondrial, reduzindo a atividade de ambas.[32]

O segundo mecanismo potencialmente envolvido no aumento de risco cardiovascular pelo consumo de frutose está associado ao seu efeito hipertensor, provavelmente secundário à disfunção endotelial.[30] A fim de se avaliar o efeito agudo da ingestão de açúcares sobre a resposta cardiovascular, indivíduos saudáveis receberam 60g de frutose, sacarose ou glicose. O consumo de frutose induziu aumento significativo da pressão arterial resultado da ativação simpática cardíaca e aumento do débito cardíaco, sem alteração da resistência periférica.[30] No mesmo estudo, o consumo de glicose promoveu aumento do débito cardíaco com concomitante vasodilatação periférica, não havendo, portanto, mudança na pressão arterial.

Metanálise recente sobre o impacto de substituições isocalóricas de sacarose (50% frutose) ou frutose por amido (100% glicose) mostrou que a substituição de frutose por glicose reduz os níveis de LDL-colesterol, diminui a resistência à insulina e as concentrações de ácido úrico em 74% e 93%, respectivamente.[8] Tais achados reforçam a noção de que a frutose modula negativamente alguns fatores de risco cardiovascular.

Frutose induz maior concentração plasmática de ácido úrico na síndrome metabólica[34] durante uma etapa intermediária de sua metabolização. Níveis elevados de ácido úrico estão associados a acúmulo de espécies reativas de O_2, disfunção endotelial, redução da biodisponibilidade de NO e elevação da pressão arterial.[35]

Em razão dos efeitos deletérios da frutose sobre importantes vias relacionadas ao risco cardiometabólico, a Organização Mundial de Saúde[21] e as Diretrizes Dietéticas para Americanos (2020-2025)[36] recomendam restringir seu consumo. Dessa forma, a orientação de redução da sacarose deve ser aplicada aos produtos com frutose que, além do açúcar, incluem xaropes, mel, sucos de frutas e concentrados. Por outro lado, devemos lembrar de que as principais autoridades científicas preconizam o consumo diário de 3 a 4 porções de frutas para a prevenção do risco cardiovascular. Nesta recomendação, a quantidade de frutose consumida não extrapola o limite diário aceitável, e ainda assegura a proteção cardiovascular oferecida pelo consumo regular de frutas.

Tópicos relevantes abordados no capítulo:

- Os estudos PURE e ARIC demonstram que o consumo excessivo de carboidratos se associa à maior mortalidade. Salienta-se que o menor risco de morte foi observado na faixa de consumo correspondente ao preconizado pelas diretrizes atuais.
- Mecanismos de ação envolvidos na lipogênese hepática promovidos pelo excesso do consumo de carboidratos.
- Incentivo ao consumo de frutas e redução do consumo de açúcares (sacarose e xarope de milho) para a prevenção do risco cardiovascular.

Referências

1. Appel LJ, Moore TJ, Obarzanek E, Vollmer WM, Svetkey LP, Sacks FM, et al. A clinical trial of the effects of dietary patterns on blood pressure. DASH Collaborative Research Group. N Engl J Med. 1997;336(16):1117-1124.
2. Mensink RP, Zock PL, Kester AD, Katan MB. Effects of dietary fatty acids and carbohydrates on the ratio of serum total to HDL cholesterol and on serum lipids and apolipoproteins: a meta-analysis of 60 controlled trials. Am J Clin Nutr. 2003;77(5):1146-1155.
3. Ferguson JF, Allayee H, Gerszten RE, Ideraabdullah F, Kris-Etherton PM, Ordovás JM, et al. Nutrigenomics, the microbiome, and gene-environment interactions: New directions in cardiovascular disease research, prevention, and treatment: A Scientific Statement From the American Heart Association. Circ Cardiovasc Genet. 2016;9(3):291-313.
4. Dehghan M, Mente A, Zhang X, Swaminathan S, Li W, Mohan V, et al. Associations of fats and carbohydrate intake with cardiovascular disease and mortality in 18 countries from five continents (PURE): a prospective cohort study. Lancet. 2017;390(10107):2050-2062.
5. Seidelmann SB, Claggett B, Cheng S, Henglin M, Shah A, Steffen LM, et al. Dietary carbohydrate intake and mortality: a prospective cohort study and meta-analysis. Lancet Public Health. 2018;3(9):e419-e28.
6. Arnett DK, Blumenthal RS, Albert MA, Buroker AB, Goldberger ZD, Hahn EJ, et al. 2019 ACC/AHA Guideline on the Primary Prevention of Cardiovascular Disease: Executive Summary: A Report of the American College of Cardiology/American Heart Association Task Force on Clinical Practice Guidelines. J Am Coll Cardiol. 2019;74(10):1376-1414.
7. Evert AB, Dennison M, Gardner CD, Garvey WT, Lau KHK, MacLeod J, et al. Nutrition Therapy for Adults With Diabetes or Prediabetes: A Consensus Report. Diabetes Care. 2019;42(5):731-754.
8. Schwingshackl L, Neuenschwander M, Hoffmann G, Buyken AE, Schlesinger S. Dietary sugars and cardiometabolic risk factors: a network meta-analysis on isocaloric substitution interventions. Am J Clin Nutr. 2020;111(1):187-196.
9. Goda T, Honma K. Molecular Regulations of Mucosal Maltase Expressions. J Pediatr Gastroenterol Nutr. 2018; 66 Suppl 3:S14-S7.
10. Koepsell H. Glucose transporters in the small intestine in health and disease. Pflugers Arch. 2020;472(9):1207-1248.

11. Malik VS, Li Y, Pan A, De Koning L, Schernhammer E, Willett WC, et al. Long-term consumption of sugar-sweetened and artificially sweetened beverages and risk of mortality in US Adults. Circulation. 2019; 139(18):2113-2125.
12. Pacheco LS, Lacey JV, Martinez ME, Lemus H, Araneta MRG, Sears DD, et al. Sugar-sweetened beverage intake and cardiovascular disease risk in the California Teachers Study. J Am Heart Assoc. 2020;9(10):e014883.
13. Bleich SN, Vercammen KA, Koma JW, Li Z. Trends in beverage consumption among children and adults, 2003-2014. Obesity (Silver Spring). 2018;26(2):432-441.
14. Malik VS, Popkin BM, Bray GA, Després JP, Willett WC, Hu FB. Sugar-sweetened beverages and risk of metabolic syndrome and type 2 diabetes: a meta-analysis. Diabetes Care. 2010;33(11):2477-2483.
15. Van der Schaaf MR, Koomans HA, Joles JA. Dietary sucrose does not increase twenty-four-hour ambulatory blood pressure in patients with either essential hypertension or polycystic kidney disease. J Hypertens. 1999;17(3):453-454.
16. Black RN, Spence M, McMahon RO, Cuskelly GJ, Ennis CN, McCance DR, et al. Effect of eucaloric high- and low-sucrose diets with identical macronutrient profile on insulin resistance and vascular risk: a randomized controlled trial. Diabetes. 2006;55(12):3566-3572.
17. Raben A, Vasilaras TH, Møller AC, Astrup A. Sucrose compared with artificial sweeteners: different effects on ad libitum food intake and body weight after 10 wk of supplementation in overweight subjects. Am J Clin Nutr. 2002;76(4):721-729.
18. Dhingra R, Sullivan L, Jacques PF, Wang TJ, Fox CS, Meigs JB, et al. Soft drink consumption and risk of developing cardiometabolic risk factors and the metabolic syndrome in middle-aged adults in the community. Circulation. 2007;116(5):480-488.
19. Rebello T, Hodges RE, Smith JL. Short-term effects of various sugars on antinatriuresis and blood pressure changes in normotensive young men. Am J Clin Nutr. 1983;38(1):84-94.
20. Rowe JW, Young JB, Minaker KL, Stevens AL, Pallotta J, Landsberg L. Effect of insulin and glucose infusions on sympathetic nervous system activity in normal man. Diabetes. 1981;30(3):219-225.
21. Guideline: Sugars intake for adults and children. Geneva: World Health Organization; 2015. Disponível em: https://www.who.int/publications/i/item/9789241549028
22. Clar C, Al-Khudairy L, Loveman E, Kelly SA, Hartley L, Flowers N, et al. Low glycaemic index diets for the prevention of cardiovascular disease. Cochrane Database Syst Rev. 2017;7:CD004467.
23. Milajerdi A, Saneei P, Larijani B, Esmaillzadeh A. The effect of dietary glycemic index and glycemic load on inflammatory biomarkers: a systematic review and meta-analysis of randomized clinical trials. Am J Clin Nutr. 2018;107(4):593-606.
24. Ojo O, Ojo OO, Adebowale F, Wang XH. The effect of dietary glycaemic index on glycaemia in patients with type 2 diabetes: A systematic review and meta-analysis of randomized controlled trials. Nutrients. 2018;10(3).
25. Linden AG, Li S, Choi HY, Fang F, Fukasawa M, Uyeda K, et al. Interplay between ChREBP and SREBP-1c coordinates postprandial glycolysis and lipogenesis in livers of mice. J Lipid Res. 2018;59(3):475-487.
26. Softic S, Gupta MK, Wang GX, Fujisaka S, O'Neill BT, Rao TN, et al. Divergent effects of glucose and fructose on hepatic lipogenesis and insulin signaling. J Clin Invest. 2017;127(11):4059-4074.
27. Meza CA, La Favor JD, Kim DH, Hickner RC. Endothelial dysfunction: Is there a hyperglycemia-induced imbalance of NOX and NOS? Int J Mol Sci. 2019;20(15).
28. Havel PJ. Dietary fructose: implications for dysregulation of energy homeostasis and lipid/carbohydrate metabolism. Nutr Rev. 2005;63(5):133-157.
29. Johnson RJ, Segal MS, Sautin Y, Nakagawa T, Feig DI, Kang DH, et al. Potential role of sugar (fructose) in the epidemic of hypertension, obesity and the metabolic syndrome, diabetes, kidney disease, and cardiovascular disease. Am J Clin Nutr. 2007;86(4):899-906.
30. Brown CM, Dulloo AG, Yepuri G, Montani JP. Fructose ingestion acutely elevates blood pressure in healthy young humans. Am J Physiol Regul Integr Comp Physiol. 2008;294(3):R730-737.
31. Mirtschink P, Jang C, Arany Z, Krek W. Fructose metabolism, cardiometabolic risk, and the epidemic of coronary artery disease. Eur Heart J. 2018;39(26): 2497-2505.
32. Softic S, Meyer JG, Wang GX, Gupta MK, Batista TM, Lauritzen HPMM, et al. Dietary sugars alter hepatic fatty acid oxidation via transcriptional and post-translational modifications of mitochondrial proteins. Cell Metab. 2019;30(4):735-753.e4.
33. Tappy L, Lê KA. Metabolic effects of fructose and the worldwide increase in obesity. Physiol Rev. 2010;90(1):23-46.
34. Nakagawa T, Hu H, Zharikov S, Tuttle KR, Short RA, Glushakova O, et al. A causal role for uric acid in fructose-induced metabolic syndrome. Am J Physiol Renal Physiol. 2006;290(3):F625-631.
35. Gagliardi AC, Miname MH, Santos RD. Uric acid: A marker of increased cardiovascular risk. Atherosclerosis. 2009;202(1):11-17.
36. U.S. Department of Agriculture and U.S. Department of Health and Human Services. Dietary Guidelines for Americans, 2020-2025. 9th Edition. December 2020. Disponível em: http://www.DietaryGuidelines.gov

CAPÍTULO

2

Dennys Esper Cintra

Metabolismo de Ácidos Graxos e Doença Cardiovascular

▶ INTRODUÇÃO

Desde a década de 1950, a Cardiologia compreendeu a importância e acompanha atenta a participação dos lípides na proteção ou desenvolvimento da doença cardiovascular (ver Capítulo 4). Ao longo desse período, ficou evidente a participação das gorduras saturadas e do colesterol na gênese dessas doenças. Por outro lado e ao mesmo tempo, reconheceu-se a capacidade dos ácidos graxos poli-insaturados de reduzir a incidência dessas doenças. E apenas ao final da década de 1980, surgiram os primeiros estudos mostrando o potencial dos ácidos graxos monoinsaturados com ação preventiva sobre o risco de doença cardiovascular. No entanto, nenhum estudo havia demonstrado, até então, quais mecanismos possivelmente estavam envolvidos na gênese ou controle desse conjunto de doenças. Apenas no início da década de 1990 surgiram as primeiras possibilidades mecanísticas de ordem fisiológica que identificaram as modulações no perfil de lipoproteínas plasmáticas e seu conteúdo em colesterol e triglicérides como os principais envolvidos em processos fisiopatológicos.[1,2] Ao final da década de 1990 e início dos anos 2000, as pesquisas na área foram aprofundadas graças aos avanços em biologia celular e molecular. Atualmente, padrões de comportamento genômico perante os fatores ambientais têm sido mapeados a fim de que haja maior personalização dos tratamentos, sejam eles medicamentosos, intervencionistas ou alimentares. Neste capítulo, serão abordados os principais avanços das ciências nutricionais no tocante aos ácidos graxos e seu envolvimento com a doença cardiovascular.

▶ ÁCIDOS GRAXOS SATURADOS

Ao longo das últimas décadas, o montante elevado de dados científicos apontando ações pouco benéficas dos ácidos graxos saturados ao organismo induziu a certo estigma para seu consumo. É certo que os ácidos graxos saturados apresentam potencial indutor do processo inflamatório e alteram o metabolismo lipídico sérico e tecidual; por outro lado, se faz necessário justiça ao nutriente, que é fundamental ao organismo humano. Ácidos graxos saturados, como principais componentes do tecido adiposo branco e subcutâneo, são responsáveis por redução no impacto interno aos órgãos, regulam a temperatura corporal e estão envolvidos em reações de síntese de diversos hormônios. Do ponto de vista energético, esses ácidos graxos atuam diretamente como substrato energético em diversas situações, principalmente na privação alimentar, garantindo a sobrevivência, por exemplo, dos mamíferos. A **Figura 2.1** ilustra a estrutura química e molecular de alguns ácidos graxos de interesse.

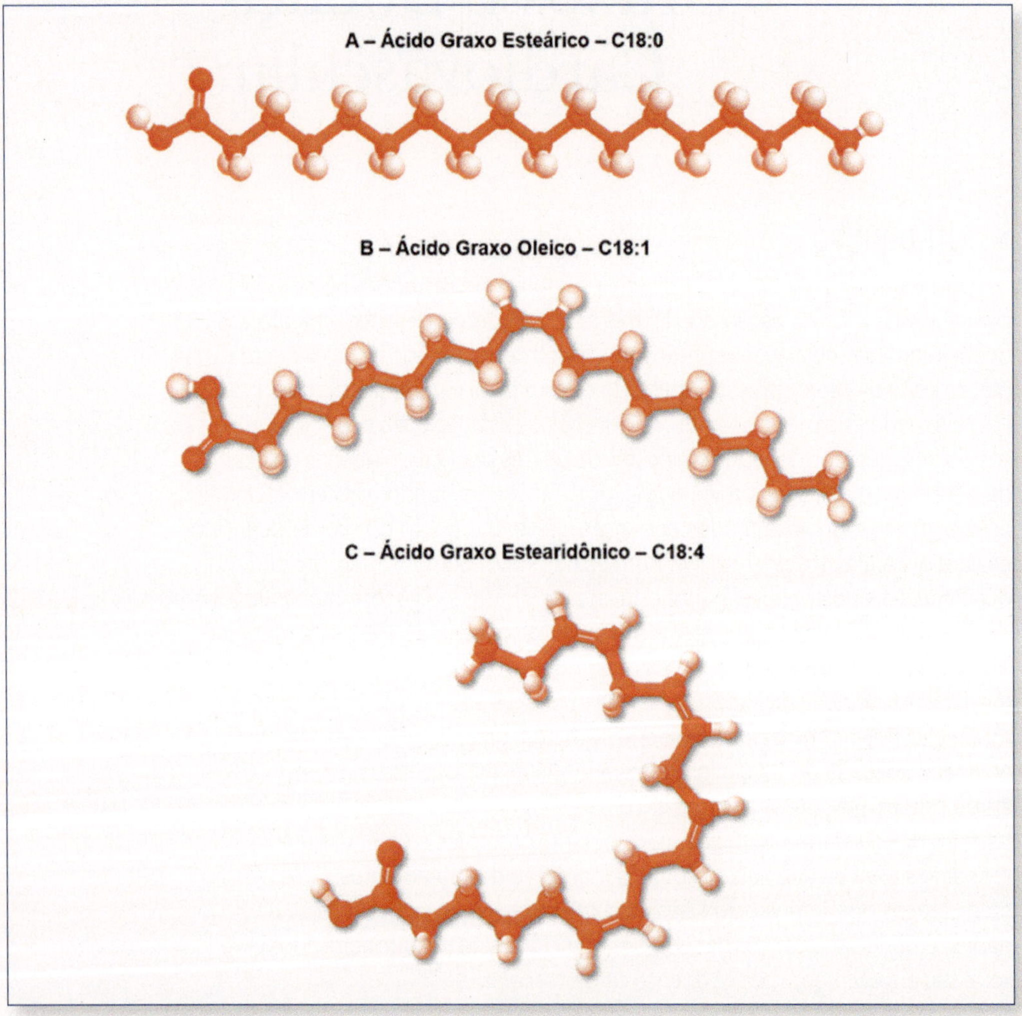

Figura 2.1. Estrutura química de moléculas representantes dos tipos de ácidos graxos. **A.** Ácido graxo esteárico, contendo 18 carbonos e nenhuma (0) insaturação – C18:0. **B.** Ácido graxo oleico, contendo 18 carbonos e 1 insaturação – C18:1. No ponto de incidência da insaturação ocorre a inflexão da molécula. **C.** Ácido graxo estearidônico contendo 18 carbonos e 4 insaturações – C18:4. Em todos os pontos de insaturações ocorrem inflexões à molécula, forçando grande tortuosidade. O ácido estearidônico é um representante da família dos ω6.

As funções potencialmente benéficas dos ácidos graxos, contudo, ganham caráter desinteressante em uma única situação, qual seja, a de consumo excessivo. O consumo exagerado de ácidos graxos saturados promove respostas orgânicas inadequadas, alterando diversos sistemas de controle homeostático, atingindo fundamentalmente o sistema cardiovascular (3). Sejam os ácidos graxos saturados consumidos através da alimentação direta em gordura, bioconvertidos pelo excedente de carboidratos (lipogênese *de novo*) ou liberados pelo tecido adiposo visceral na forma de ácidos graxos livres, em excesso essas substâncias prejudicam o sistema cardiovascular de diversas formas. A hipertensão arterial, o acidente vascular encefálico, a aterosclerose e arteriosclerose são alguns dos desfechos associados ao conteúdo elevado dos ácidos graxos saturados na circulação por mecanismos biomoleculares demonstrados mais adiante.

Os ácidos graxos saturados apresentam cadeia carbônica linear devido à ausência de insaturações (**Figura 2.1A**), as quais causam dobramentos ou curvaturas na estrutura da molécula. As fontes de gordura saturada são amplamente difundidas na natureza, tanto em produtos de origem animal (carnes, leite e derivados) quanto vegetais (abacate, cacau, óleo de palma, etc.). Entretanto, quando se consideram as consequências específicas relacionadas ao seu consumo excessivo, é fundamental a ressalva em relação ao consumo tantas vezes exagerado de carboidratos. O excedente de carboidratos é bioconvertido a ácido graxo saturado no organismo de mamíferos. A produção de piruvato culmina na produção de acetil-CoA que, prestes a entrar no ciclo de Krebs, pode ser desviada à síntese lipídica. Então, quando em excesso, acetil-CoA é transformada em malonil-CoA com auxílio da enzima acetil-CoA carboxilase, e o malonil-CoA, por sua vez, convertido a ácido palmítico (C16:0) por intermédio da enzima ácido graxo sintase, num processo chamado de "lipogênese *de novo*" (ver **Capítulo 1**). Em termos práticos, o excedente de carboidratos é armazenado sob a forma de gorduras, pois após a geração de diversas moléculas de ácido palmítico ocorre sua combinação e agrupamento em triacilglicerol. Naturalmente, o triacilglicerol pode e deve ser armazenado no tecido adiposo, mas dependendo da taxa de bioconversão orgânica pode ser acumulado incorretamente de forma ectópica no fígado, músculo e outros tecidos, conferindo danos a esses locais. Desta forma, sejam os ácidos graxos saturados oriundos do consumo alimentar ou da lipogênese *de novo*, caso estejam presentes no organismo humano em excesso, desconcertos metabólicos podem ser iniciados.

Assim, oriundos da alimentação ou liberados pelo tecido adiposo, quando ácidos graxos saturados alcançam a circulação em quantidade excessiva podem ser reconhecidos por receptores celulares como os receptores do tipo *Toll* (TLR), que funcionam naturalmente como reconhecedores de patógenos bacterianos (como o TLR2 e o TLR4) ou virais (como o TLR9). Apesar dos receptores TLR pertencerem a uma família ampla de receptores com mais de 13 membros descritos, os TLR2 e 4 são capazes de reconhecer o excedente de ácidos graxos saturados e desencadearem resposta inflamatória, mimetizando processo infeccioso (4). Assim, nesta condição pseudoinfecciosa, a resposta intracelular desencadeada pela ativação dos receptores TLR4, estimulados por lipídios saturados, envolve sinalização pró-inflamatória de baixo grau. O processo inflamatório de baixo grau induzido pelo consumo de gordura saturada ocorre sempre que há excedente nutricional. Por outro lado, a inflamação desaparece quando o consumo é regulado. Tal relação ganha maior importância quando se altera de maneira mais intensa o padrão alimentar do indivíduo e o consumo excessivo de alimentos que aumentam a quantidade total de ácidos graxos saturados se torna rotina. Salienta-se que o comportamento esporádico do consumo excessivo de lipídeos ou açúcares (típico em comemorações como aniversários ou durante as festas de final de ano) não é capaz de prejudicar o organismo de maneira permanente. A mudança da frequência de consumo do esporádico para o habitual, por sua vez, é perniciosa entre tantas razões pelo seu caráter insidioso, significando que, muitas vezes, a adoção de um estilo de vida marcado pelo consumo excessivo de nutrientes ocorre sem que o indivíduo perceba tal mudança.

Após a ativação do receptor TLR4, proteínas intracelulares se acoplam à base do receptor e iniciam a sequência de transdução do sinal inflamatório. Proteínas como a inibidora da quinase kappa (IKK) e a inibidora do fator kappa B alfa (IkBα) sofrem modificação e ativam o fator nuclear kappa B (NFkB). Esta proteína se comporta como fator de transcrição e migra ao núcleo celular com o objetivo de transcrever genes controladores de proteínas que, em alta concentração, adquirem papel pró-inflamatório. Tais genes incluem os das interleucinas 1-beta (IL1β) e 6 (IL-6), citocinas como o fator de necrose tumoral alfa (TNFα), sintase do óxido nítrico induzível (iNOS), proteína de quimioatração para monócitos (MCP1), interferon gama (INFγ), entre outros. A inflamação de baixo grau promove interferência no funcionamento de outras vias de sinalização intracelular e, dependendo em qual tecido isso ocorra, disfunções específicas têm início. Vias de sinalização orquestradas pelos hormônios leptina e insulina são interrompidas e consequências novamente tecido-específicas têm lugar. No hipotálamo, por exemplo, centro regulador da fome e termogênese, a interferência na sinalização da insulina e leptina leva à desregulação desse sistema, dando início à perda da capacidade de regulação homeostática do consumo alimentar e, paralelamente, à redução do gasto energético.[5] Na musculatura esquelética e no tecido adiposo branco, a interferência no sinal da insulina prejudica a captação de glicose por não permitir a extrusão da vesícula transportadora de glicose, o GLUT4, para a membrana celular. Como o tecido muscular é vasto no organismo humano, torna-se, naturalmente, o maior tecido consumidor de glicose. Por isso, a resistência à insulina neste tecido é o principal fenômeno associado à hiperglicemia. No fígado, apesar dos hepatócitos serem independentes de insulina para captarem glicose, a resistência ao hormônio prejudica as funções metabólicas do órgão. Ali, algumas vias metabólicas são ativadas como as vias lipogênicas controladas pela proteína ligadora ao elemento responsivo ao esterol (SREBP1c) e vias neoglicogênicas controladas pelas proteínas fosfoenol-piruvato-carboxiquinase (PEPCK) e glicose-6-fosfatase (G6-Pase), enquanto outras podem ser inativadas como a via de síntese de glicogênio controlada pela proteína glicogênio sintase (GS). Os desfechos clínicos dessas alterações estão relacionados à intensificação da hiperglicemia e a esteatose hepática.[6]

De volta ao sistema nervoso central, a resistência hipocampal à insulina provoca aumento na produção da proteína beta amiloide (βA), cujas moléculas se agrupam e formam aglomerados proteicos que interferem na transdução sináptica. A perpetuação da neuroinflamação leva à neurodegeneração, com consequente falha nas funções desse importante tecido responsável pela memória. Assim, o consumo excessivo de ácidos graxos saturados tem sido associado à doença de Alzheimer (ver Capítulo 31). Modelo de doença de longo prazo na qual os sintomas surgem muitos anos depois do início das alterações moleculares teciduais, tal qual a doença cardiovascular.[7]

O diabetes tipo 2 sempre foi associado a complicações vasculares e hemodinâmicas, na ausência de detalhes mecanísticos mais refinados. Atualmente, com o avanço das ciências genômicas, compreende-se que a resistência à insulina no endotélio bloqueia a proteína quinase B (também conhecida como Akt), principal proteína envolvida na via da insulina. A Akt determina a fosforilação e ativação da enzima óxido nítrico-sintase endotelial (eNOS), responsável pela síntese de NO e consequente vasodilatação. Assim, a resistência à insulina por comprometer a função da eNOS pode levar a perturbações no sistema cardiovascular, como a hipertensão arterial (ver Capítulo 11).

Outros tecidos também sofrem consequências do processo inflamatório de baixo grau induzidos pelo consumo excessivo de gorduras saturadas como os pulmões, o tecido cartilaginoso e os ossos.

Pelo exposto, as principais diretrizes nacionais e mundiais para o consumo de gordura saturada recomendam que sua ingestão seja de até 10% do consumo calórico diário total de um indivíduo.[8]

▶ ÁCIDOS GRAXOS MONOINSATURADOS

Os ácidos graxos monoinsaturados (Figura 2.1B) estão amplamente distribuídos nos alimentos, sendo as maiores fontes o azeite, o abacate e castanhas como o amendoim e a macadâmia. Os principais representantes dessa categoria são o ácido palmitoleico (C16:1) e o ácido oleico (C18:1). Em geral, ácidos graxos monoinsaturados estão associados a desfechos benéficos ou, pelo menos, considerados como promotores da saúde. Há consenso na literatura científica quanto à ação cardiopreventiva dessa espécie lipídica.[9] Ao longo da década de 2000, atribuiu-se sua ação protetora à estabilidade química de sua estrutura por conter apenas uma insaturação, sendo alvo mais resistente aos processos oxidativos em comparação a gorduras poli-insaturadas. Além disso, compreendeu-se parcialmente sua capacidade de modulação do processo aterosclerótico. Foi, no entanto, apenas a partir de 2005 que, com o advento da nutrigenômica, suas ações mecanísticas receberam detalhamento maior.

Quando se discutem os benefícios do azeite, principalmente do azeite do tipo extravirgem, é fundamental que se faça um comentário sobre o termo "extravirgem". O azeite é fonte exuberante do ácido oleico, porém no caso do azeite do tipo extravirgem, diversos e potentes compostos fenólicos estão presentes (ver Capítulo 22). Portanto, muitos dos benefícios atribuídos ao consumo do azeite se devem à importante participação desses compostos fenólicos como a oleuropeína e hidroxitirosol.[10] Entretanto, a potência do alimento "azeite" vem justamente da combinação entre tais compostos e da concentração elevada de ácido oleico. Como antecipado em um texto sobre ácidos graxos, a sequência descritiva sobre os benefícios do azeite é restrita ao ácido oleico.

O consumo de gorduras monoinsaturadas sempre esteve relacionado à redução da expressão gênica e conteúdo proteico de moléculas como ICAM1 (molécula de adesão intercelular 1) e VCAM1 (molécula de adesão vascular 1). Na superfície do endotélio, essas moléculas fazem parte do repertório imunológico utilizado por células para a invasão tecidual. Monócitos circulantes são aderidos às ICAM1 e VCAM e iniciam o processo de rolagem sobre a superfície endotelial que, após diapedese, penetram no tecido e se instalam na camada íntima subendotelial. No interior do tecido, se diferenciam em macrófagos e iniciam o engolfamento fagocítico de moléculas de gordura num processo de clareamento e liberação de citocinas inflamatórias, características da fase inicial do processo aterogênico.

Apesar do ácido oleico ter sido sempre correlacionado com a expressão reduzida das moléculas ICAM1 e VCAM1, sua ação parece ser indireta. Essas proteínas de adesão são expressas no contexto do estado pró-inflamatório; portanto, potenciais estratégias anti-inflamatórias específicas reduzem a expressão dessas proteínas de adesão, mecanismo atualmente imputado ao ácido oleico.[11] O ácido oleico ao adentrar o ambiente celular se liga fisicamente à proteína PGC1α (coativador 1-alfa do proliferador de peroxissomos gama), que consecutivamente se liga e ativa a proteína cMAF (homólogo do oncogene do fibrosarcoma de musculo aponeurótico). A cMAF é um fator de transcrição que, quando associada ao PGC1α, migra ao núcleo e induz a transcrição do gene da interleucina 10 (IL10), a proteína anti-inflamatória mais potente conhecida.[12] A IL10 bloqueia pontualmente a sinalização inflamatória oriunda das cascatas sinalizadoras mediada pelos receptores TLR4 e do TNFα, e entre os subprodutos dessas vias, as moléculas de adesão ICAM1 e VCAM1, reduzindo a chance de progressão aterosclerótica.[11]

Recentemente, descreveu-se um outro mecanismo anti-inflamatório atribuído ao ácido oleico, agora por meio de um receptor específico acoplado à proteína G, o GPR40 (**Figura 2.2**). Essa proteína é capaz de reconhecer com alta afinidade o ácido oleico, que quando conectado no sítio externo do receptor, altera a conformação da proteína, que é percebida no meio intracelular. A proteína beta-arrestina 2 (βArr2) se põe justaposta à base intracelular do GPR40 e a ele se conecta. A ação anti-inflamatória se

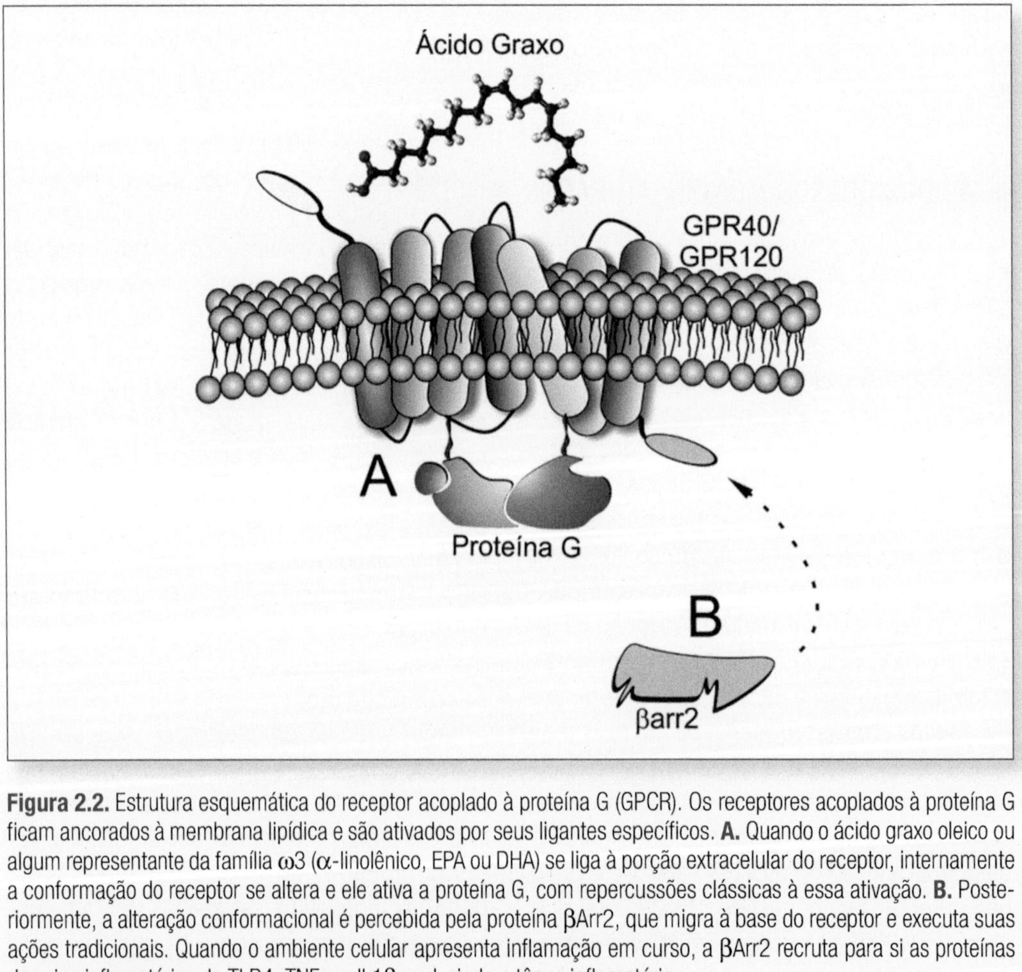

Figura 2.2. Estrutura esquemática do receptor acoplado à proteína G (GPCR). Os receptores acoplados à proteína G ficam ancorados à membrana lipídica e são ativados por seus ligantes específicos. **A.** Quando o ácido graxo oleico ou algum representante da família ω3 (α-linolênico, EPA ou DHA) se liga à porção extracelular do receptor, internamente a conformação do receptor se altera e ele ativa a proteína G, com repercussões clássicas à essa ativação. **B.** Posteriormente, a alteração conformacional é percebida pela proteína βArr2, que migra à base do receptor e executa suas ações tradicionais. Quando o ambiente celular apresenta inflamação em curso, a βArr2 recruta para si as proteínas das vias inflamatórias de TLR4, TNFα e IL1β, reduzindo o tônus inflamatório.

dá quando ao migrar do citoplasma à base do receptor, a βArr2 desarticula algumas proteínas das cascatas inflamatórias coordenadas pelos receptores TLR4, TNFα e IL1β, impedindo consecutivamente a migração nuclear da proteína NFkB. O GPR40 está expresso na superfície dos enterócitos, mas também no músculo, nas ilhotas pancreáticas e até mesmo no hipotálamo, mantendo o comportamento anti-inflamatório em todos esses tecidos.[13]

Outro mecanismo interessante associado aos ácidos graxos monoinsaturados está em sua capacidade redutora da absorção de colesterol no intestino. O ácido oleico é capaz de reduzir em até 40% a expressão gênica e o conteúdo proteico do receptor NPC1L1 (transportador de colesterol intracelular tipo Niemann-Pick 1) na borda em escova dos enterócitos, diminuindo a captação de colesterol. Cabe mencionar que o fármaco ezetimiba atua de forma análoga, bloqueando fisicamente o mesmo receptor, sendo considerado farmacoterapia relevante no tratamento de pacientes com hipercolesterolemia.

▶ ÁCIDOS GRAXOS POLI-INSATURADOS

Os ácidos graxos poli-insaturados (**Figura 2.1C**) são considerados essenciais, uma vez que o organismo de mamíferos é incapaz de produzi-los de maneira endógena por conta de limitações enzimáticas em pontos específicos do processo de síntese. Desta forma, suas concentrações dependem exclusivamente da alimentação. Os principais representantes das gorduras poli-insaturadas são os ácidos graxos ômega-3 (ω3) e ômega-6 (ω6). Enquanto os membros da família ômega-6 (ácido linoleico [C18:2]; ácido araquidônico [C20:4]) são amplamente encontrados na natureza, os da família ômega-3 (ácido alfa-linolênico [C18:3]; ácido eicosapentaenoico [C20:5]; ácido docosaexaenoico [C22:6]) têm distribuição mais restrita. O ácido linoleico (ω6) está presente em praticamente todos os óleos oriundos dos vegetais, sendo muito abundante nos óleos de milho e girassol, enquanto a espécie vegetal do ω3, o ácido alfa-linolênico, é abundante nas sementes de chia e linhaça, e encontrado em quantidades consideráveis na castanha e no óleo de soja. O ácido araquidônico (ω6) é mais facilmente encontrado na natureza, pois está presente na gordura animal (carne, leite e derivados). Por outro lado, o ácido eicosapentaenoico (EPA) e o docosaexaenoico (DHA) são abundantes apenas nos óleos de peixes e crustáceos. Claro está, portanto, que o padrão alimentar das populações interfere diretamente na aquisição dessas substâncias.

Em meados da década de 1970 compreendeu-se que os ácidos graxos ω3 poderiam exercer funções benéficas ao organismo, indo além da sua função primordial, a de nutrir. Seu potencial anti-inflamatório foi inicialmente descrito em 1980, e a partir de então, ganhou notoriedade devido à sua potência anti-inflamatória.[14-17] Ao longo das décadas de 2000 e 2010, diversos mecanismos moleculares de ação anti-inflamatória desempenhados por tais substâncias foram descritos. Contudo, antes da descrição mecanística molecular pormenorizada dos ácidos ω3, reconheceu-se que deveria haver um equilíbrio entre a ingestão de ω3 e ω6. Esses ácidos graxos competem entre si no ambiente intracelular por diversas enzimas, já que algumas dão preferência à metabolização do ω3 em detrimento ao ω6. Diversos estudos vieram a determinar uma relação ótima de consumo entre essas gorduras, sendo recomendada a proporção de 5 partes consumidas de ω6 para cada 1 parte consumida de ω3. Variações na ingestão alimentar que apresentam relação de consumo ω6/ω3 > 10 podem representar risco de atividade pró-inflamatória atribuída ao excedente de ω6[18] como já demonstrado por diversos ensaios em células, com animais de experimentação ou até em estudos clínicos. Ao longo de 1990, a capacidade do ω6 em ativar vias inflamatórias foi atribuída à modulação no conteúdo de prostaglandinas de série par (PGE_2, PGI_2, TXA_2 etc.). As prostaglandinas são produtos endógenos derivados da ação intracelular das enzimas ciclooxigenase (ciclooxigenase 1 e ciclooxigenase 2) sobre os ácidos graxos ω6. Apesar de serem substâncias fundamentais à homeostase orgânica em diversos sistemas, a superprodução dessas substâncias pode iniciar o processo inflamatório ou potencializar condições pró-inflamatórias pré-existentes. Por outro lado, a ação das ciclooxigenase 1 e 2 sobre os ácidos ω3 produz as mesmas prostaglandinas derivadas do ω6, contudo, de série ímpar (PGE_3, PGI_3, TXA_3, etc.).[19,20] Há, portanto, uma pequena modificação estrutural entre prostaglandinas de série par e ímpar, onde "série" significa número par ou ímpar de duplas ligações existentes na molécula. Em outras palavras, a estrutura base de uma prostaglandina de série par ou ímpar é a mesma, o que muda é o número e a posição de inserção das insaturações. Como consequência, as moléculas, por mais semelhantes que sejam, apresentam funções diferentes. Por exemplo, enquanto PGE_3 e PGI_3 apresentam funções semelhantes às PGE_2 e PGI_2, ainda que menos potentes, a ação do TXA_3 é absolutamente antagônica à TXA_2. Assim, enquanto o TXA_2 promove agregação plaquetária, o TXA_3 é um potente antiagregante plaquetário.

Após uma melhor compreensão desses mecanismos de ação, os ácidos graxos ω3 ganharam visibilidade como agentes anti-inflamatórios. Contudo, sua potência anti-inflamatória parecia não ser justificada apenas pela modulação de prostaglandinas. Tanto foi que, entre 2003 e 2005, surgiram os primeiros trabalhos demonstrando a ação intracelular do ω3 ao bloquear a fosforilação das proteínas IKK e IKbα. Em 2010, Oh e cols.[21] identificaram um receptor da família dos receptores acoplados à proteína G específico para ω3 (GPR120) e que poderia ser o responsável por parte de sua ação anti-inflamatória (**Figura 2.2**). Quando o ω3 se liga na porção extracelular do GPR120, sua alteração conformacional interna atrai a proteína βArr2, que recruta para si proteínas das vias dos receptores TLR, TNF e IL1, atenuando a inflamação.[22] Note-se que a ação do ω3 por essa via de sinalização ocorre sem que ele entre na célula-alvo.

A presença do receptor GPR120 foi confirmada em células endoteliais e este achado pode ter potenciais implicações terapêuticas quanto ao uso de ω3. Quando o endotélio se encontra sob o processo inflamatório crônico e de baixo grau, como encontrado em indivíduos com sobrepeso e obesidade, aumentam as chances de aterogênese. Em trabalho experimental, camundongos obesos tratados com óleo de semente de linhaça, fonte de ω3, apresentaram redução no tônus inflamatório endotelial. Mais ainda, o estudo também demonstrou pela primeira vez a presença do receptor GPR120 na superfície de macrófagos infiltrados na camada endotelial (**Figura 2.3**). A conexão entre ω3 e GPR120 nos macrófagos pode alterar o padrão de resposta macrofágica do seu estado pró-inflamatório (M1) para o anti-inflamatório (M2). De forma elegante, descreveu-se, experimentalmente, o mecanismo molecular pelo qual os ácidos graxos ω3 seriam capazes de impedir a progressão, mas não a reversão, do processo aterogênico.[23]

Ainda ao longo da década de 2000, subespécies derivadas dos ácidos graxos ω3 (EPA e DHA) por processos enzimáticos após geração de prostaglandinas foram descobertas e chamadas de resolvinas, maresinas e protectinas. Desta maneira, após o ω3 ser captado pela célula ele pode alterar também o perfil de produção dessas substâncias, as quais atuam de forma potente no controle do processo inflamatório com descrições iniciais mecanísticas emergindo.[24] A resolvina RvE1, derivada do ω3 do tipo EPA, reduz a migração de células

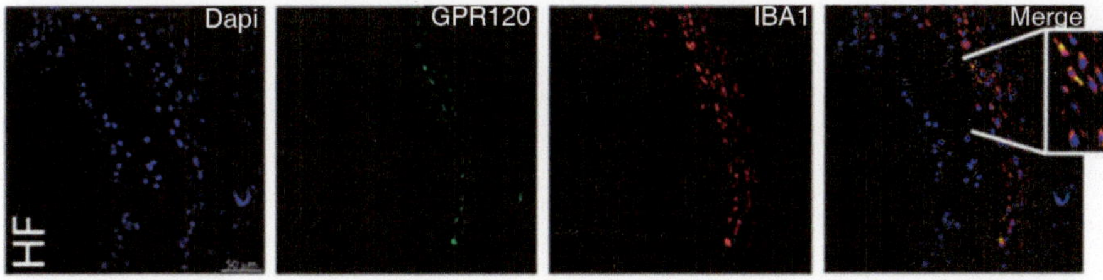

Figura 2.3. Corte histológico do arco aórtico de camundongos obesos. Camundongos alimentados com dieta hiperlipídica (HF) apresentam inflamação pronunciada no tecido endotelial. As manchas verdes representam a marcação de células endoteliais com o receptor GPR120. As manchas vermelhas representam macrófagos infiltrados no tecido endotelial, marcados pela proteína IBA1. Quando misturadas as cores das fotomicrografias, nota-se o surgimento da cor amarela, produto da mistura entre verde e vermelho. Isso indica que não apenas o endotélio expressa o GPR120, mas também o próprio macrófago. A coloração azul é a marcação de núcleos celulares com o corante Dapi, que prova que as colorações estão ocorrendo em células nucleadas e não em pontos aleatórios.[23]

dendríticas e a produção de interleucinas, bem como reduz a fosforilação e ativação do NFkB. A resolvina RvD1, derivada do ω3 do tipo DHA, bloqueia a via do receptor de TNFα e reduz a produção da prostaglandina E_2 (PGE_2). As protectinas (PD1) e neuroprotectinas (NPD1) derivadas do DHA reduzem a fosforilação e ativação do NFkB e a expressão gênica da ciclooxigenase 2, além de reduzirem a ativação de macrófagos quando ativados pela via dos TLR.[25]

Outro importante mecanismo descrito nesta última década foi a interrupção do processo inflamatório mediado por ácidos graxos ω3 por meio da desconstrução do complexo proteico-inflamatório chamado de inflamassomo (**Figura 2.4**).[26] O inflamassomo é uma estrutura formada pela combinação entre diversas proteínas (**Figura 2.4A**). A tríade proteica formada pelas proteínas NLRP3 (família NLR contendo o domínio pirina 3), ASC (proteína *speck-like* associada à apoptose) e Casp1 (Caspase 1) se liga a diversas outras tríades iguais formando o inflamassomo (**Figura 2.4B**). Essa estrutura é responsável pela clivagem das proteínas IL1β e IL18 (**Figura 2.4C**). Essas interleucinas, quando produzidas, apresentam-se em seu estado imaturo, e, pós-clivagem, se tornam ativadas e prontas para serem exportadas pela célula. Quando o ω3 se liga ao receptor GPR120 que recruta para sua base a proteína βArr2, a proteína NLRP3 é sequestrada, desconstruindo assim a estrutura inflamassomal e bloqueando parte fundamental do processo inflamatório mediado pela proteína IL1β.[27]

Analisados em conjunto todos os possíveis mecanismos de ação aqui apresentados, admite-se que a potência anti-inflamatória dos ácidos graxos pertencentes à família ω3 ocorra por meio da multiplicidade de alvos intracelulares que perpetuam o sinal inflamatório.

▶ ÁCIDOS GRAXOS *TRANS*

As gorduras contendo ácidos graxos no formato de isômeros "*trans*" (*t*) foi um grande e importante passo para a indústria da época. Esse tipo lipídico confere crocância e sabor altamente palatáveis aos alimentos, além de aumentar o tempo de prateleira (durabilidade) dos produtos. Entretanto, rapidamente a ciência expôs evidências de que tais ácidos graxos, representados principalmente pelo ácido elaídico (C18:1-9*t*) e pelo ácido vacênico (C18:1-11*t*), apresentavam efeitos nocivos ao organismo. A produção desses isômeros ocorre de forma

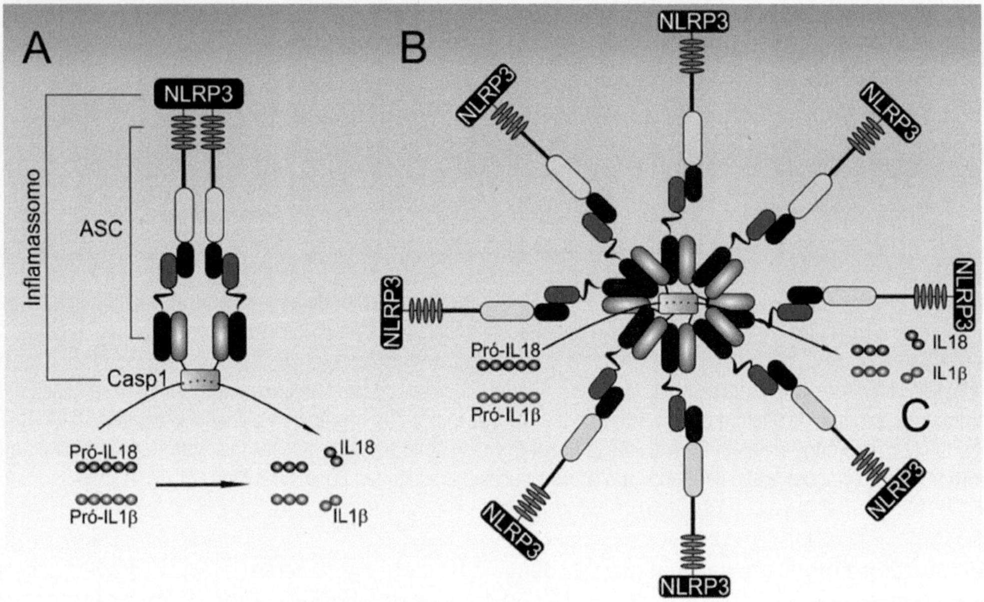

Figura 2.4. Estrutura e funcionamento do inflamassomo. **A.** As proteínas constituintes do inflamassomo se encontram inicialmente separadas umas das outras. Quando ocorre a oligomerização entre NLRP3, ASC e CASP1 tem-se a estrutura inicial do inflamassomo. **B.** Após oligomerização da tríade proteica (NLRP3+ASC+CASP1), diversas tríades se unem em réplicas para formação do complexo inflamassomal. **C.** Com o inflamassomo pronto, as proteínas imaturas Pró-IL1β e Pró-IL18 são clivadas e ativadas em IL1β e IL18, podendo ser extrusadas à célula. NLRP3 – Família NLR contendo o domínio pirina 3. ASC – Proteína *speck-like* associada à apoptose. CASP1 – Caspase 1.

proposital durante o processamento industrial de óleos insaturados, ou de forma natural por processos fermentativos, exposição à luz, temperatura e O_2 daqueles alimentos com alto conteúdo de insaturados. Com elevado potencial pró-inflamatório e capacidade de interferência em funções orgânicas essenciais, as principais diretrizes mundiais recomendam com veemência o abandono imediato do seu consumo.

Os ácidos graxos *trans* têm seu uso atualmente restrito à indústria, já que não compõem mais a lista de ingredientes de alimentos como frituras ensacadas (batata palha, salgadinhos, etc.), bolachas, sorvetes ou margarinas, devido à substituição por outro tipo de ácidos graxos, os interesterificados. Os ácidos graxos interesterificados não são encontrados de forma natural, sendo obtidos exclusivamente por processamento industrial. Contudo, infelizmente essa gordura também tem levado a efeitos nocivos à saúde, devendo ser repensado em breve seu emprego pela indústria.[28] Mas, de toda a forma, o desenvolvimento dos ácidos graxos interesterificados representou um grande avanço conquistado pela indústria em comparação aos ácidos graxos *trans*, já que o impacto negativo dos interesterificados é menor do que o causado pelo consumo dos *trans*.

Em meados da década de 2000, um tipo de gordura *trans* produzida de forma natural pela fermentação do ácido linoleico no rúmen de animais trouxe benefícios interessantes. Chamado de ácido linoleico conjugado ou simplesmente "CLA", essas moléculas traziam em sua constituição a conjugação entre uma ligação do tipo *cis* com uma do tipo *trans*. Duas são as mais conhecidas, como o C18:2 *trans* no carbono 10 e *cis* no carbono 12 e o C18:2 *cis* no carbono 9 e *trans* no carbono 11. Estão presentes na carne e no leite e seus derivados, sendo os principais benefícios inicialmente demonstrados a redução da massa gorda (tecido adiposo) e aumento da massa magra (músculo) em humanos. Assim, não demorou para que a molécula fosse isolada e sintetizada por laboratórios, chegando ao mercado nacional, mas sem autorização da Agência Nacional de Vigilância Sanitária (ANVISA). No entanto, apesar do aparente benefício sobre o controle da adiposidade, os efeitos colaterais do consumo deste tipo de gordura são bastante graves. A redução da massa adiposa ocorre por lipodistrofia, com indução de potente esteatose hepática, seguida de evolução à esteatohepatite e fibrose hepática.[29] Atualmente, o consumo desse produto é fortemente desaconselhado.

▶ PERSPECTIVAS

Como demonstrado ao longo deste capítulo, a sinalização celular mediada por lipídios parece estar em seu apogeu. A revolução genômica iniciada em 2001 pelo projeto do genoma humano abriu a possibilidade exploratória com amplitude difícil de ser dimensionada e com aproveitamento em todas as áreas do conhecimento. As ciências nutricionais compreendem uma das áreas que vem explorando essa ferramentaria de forma excepcional, com descobertas possíveis de serem aplicadas também em outras áreas do conhecimento.

Por fim, há uma ressalva fundamental a ser feita num capítulo que trata de tema moderno e instigante como o caso da sinalização de moléculas nutricionais. Apesar da ciência estar caminhando a passos largos em demonstrações detalhadas no modo de ação de nutrientes específicos nos meandros celulares, a ideia de encapsular nutrientes com a crença de ativação em vias específicas de sinalização é algo ilusório, ao menos à grande maioria dos nutrientes. Não há dúvidas sobre a possibilidade das ações dos nutrientes nas diversas vias de sinalização aqui demonstradas, desde que o nutriente esteja presente em conjunto a outros nutrientes e substâncias componentes da matriz alimentar. Nessa condição, a garantia de suas ações aumenta, enquanto seu isolamento e encapsulação, a reduz.

Tópicos relevantes abordados neste capítulo:

- Novos mecanismos de ação descritos acerca dos ácidos graxos
- Mecanismos de ação pró-inflamatória dos ácidos graxos saturados
- Mecanismos de ação anti-inflamatória dos ácidos graxos monoinsaturados e poli-insaturados
- Incentivo ao abandono do consumo de ácidos graxos *trans*
- Receptores de superfície dos ácidos graxos monoinsaturados e poli-insaturados

Referências

1. Grundy SM. Monounsaturated fatty acids, plasma cholesterol, and coronary heart disease. Am J Clin Nutr. 1987;45(5 Suppl):1168-1175.
2. Gofman JW, Jones HB. Obesity, fat metabolism and cardiovascular disease. Circulation. 1952;5(4): 514-517.
3. Hooper L, Martin N, Abdelhamid A, Davey Smith G. Reduction in saturated fat intake for cardiovascular disease. Cochrane Database Syst Rev. 2015(6):CD011737.
4. Huang S, Rutkowsky JM, Snodgrass RG, Ono-Moore KD, Schneider DA, Newman JW, et al. Saturated fatty acids activate TLR-mediated proinflammatory signaling pathways. J Lipid Res. 2012;53(9):2002-2013.
5. De Souza CT, Araujo EP, Bordin S, Ashimine R, Zollner RL, Boschero AC, et al. Consumption of a fat-rich diet activates a proinflammatory response and induces insulin resistance in the hypothalamus. Endocrinology. 2005;146(10):4192-4199.
6. Smith GI, Shankaran M, Yoshino M, Schweitzer GG, Chondronikola M, Beals JW, et al. Insulin resistance drives hepatic de novo lipogenesis in nonalcoholic fatty liver disease. J Clin Invest. 2020;130(3):1453-1460.

7. Melo HM, Seixas da Silva GDS, Sant'Ana MR, Teixeira CVL, Clarke JR, Miya Coreixas VS, et al. Palmitate is increased in the cerebrospinal fluid of humans with obesity and induces memory impairment in mice via pro-inflammatory TNF-α. Cell Rep. 2020;30(7):2180-2194.e8.
8. Santos RD, Gagliardi AC, Xavier HT, Magnoni CD, Cassani R, Lottenberg AM, et al. [First guidelines on fat consumption and cardiovascular health]. Arq Bras Cardiol. 2013;100(1 Suppl 3):1-40.
9. Estruch R, Ros E, Salas-Salvadó J, Covas MI, Corella D, Arós F, et al. Primary prevention of cardiovascular disease with a Mediterranean Diet supplemented with extra-virgin olive oil or nuts. N Engl J Med. 2018;378(25):e34.
10. Hernández-Rodas MC, Valenzuela R, Echeverría F, Rincón-Cervera M, Espinosa A, Illesca P, et al. Supplementation with docosahexaenoic acid and extra virgin olive oil prevents liver steatosis induced by a high-fat diet in mice through PPAR-α and Nrf2 upregulation with concomitant SREBP-1c and NF-kB downregulation. Mol Nutr Food Res. 2017;61(12).
11. Harvey KA, Walker CL, Xu Z, Whitley P, Pavlina TM, Hise M, et al. Oleic acid inhibits stearic acid-induced inhibition of cell growth and pro-inflammatory responses in human aortic endothelial cells. J Lipid Res. 2010;51(12):3470-3480.
12. Morari J, Torsoni AS, Anhê GF, Roman EA, Cintra DE, Ward LS, et al. The role of proliferator-activated receptor gamma coactivator-1alpha in the fatty-acid-dependent transcriptional control of interleukin-10 in hepatic cells of rodents. Metabolism. 2010;59(2):215-223.
13. Oliveira V, Marinho R, Vitorino D, Santos GA, Moraes JC, Dragano N, et al. Diets containing α-linolenic (ω3) or oleic (ω9) fatty acids rescues obese mice from insulin resistance. Endocrinology. 2015;156(11): 4033-4046.
14. Dyerberg J, Bang HO, Hjorne N. Fatty acid composition of the plasma lipids in Greenland Eskimos. Am J Clin Nutr. 1975;28(9):958-966.
15. Schmidt EB, Dyerberg J. n-3 fatty acids and leucocytes. J Intern Med Suppl. 1989;731:151-158.
16. Dyerberg J, Bang HO. Haemostatic function and platelet polyunsaturated fatty acids in Eskimos. Lancet. 1979;2(8140):433-435.
17. Dyerberg J, Bang HO, Stoffersen E, Moncada S, Vane JR. Eicosapentaenoic acid and prevention of thrombosis and atherosclerosis? Lancet. 1978;2(8081):117-119.
18. Simopoulos AP. An increase in the omega-6/omega-3 fatty acid ratio increases the risk for obesity. Nutrients. 2016;8(3):128.
19. Kain V, Ingle KA, Kachman M, Baum H, Shanmugam G, Rajasekaran NS, et al. Excess ω-6 fatty acids influx in aging drives metabolic dysregulation, electrocardiographic alterations, and low-grade chronic inflammation. Am J Physiol Heart Circ Physiol. 2018;314(2):H160-H169.
20. Adili R, Hawley M, Holinstat M. Regulation of platelet function and thrombosis by omega-3 and omega-6 polyunsaturated fatty acids. Prostaglandins Other Lipid Mediat. 2018;139:10-18.
21. Oh DY, Talukdar S, Bae EJ, Imamura T, Morinaga H, Fan W, et al. GPR120 is an omega-3 fatty acid receptor mediating potent anti-inflammatory and insulin-sensitizing effects. Cell. 2010;142(5):687-698.
22. Cintra DE, Ropelle ER, Moraes JC, Pauli JR, Morari J, Souza CT, et al. Unsaturated fatty acids revert diet-induced hypothalamic inflammation in obesity. PLoS One. 2012;7(1):e30571.
23. Moura-Assis A, Afonso MS, de Oliveira V, Morari J, Dos Santos GA, Koike M, et al. Flaxseed oil rich in omega-3 protects aorta against inflammation and endoplasmic reticulum stress partially mediated by GPR120 receptor in obese, diabetic and dyslipidemic mice models. J Nutr Biochem. 2018;53:9-19.
24. Connor KM, SanGiovanni JP, Lofqvist C, Aderman CM, Chen J, Higuchi A, et al. Increased dietary intake of omega-3-polyunsaturated fatty acids reduces pathological retinal angiogenesis. Nat Med. 2007;13(7):868-873.
25. Serhan CN, Gupta SK, Perretti M, Godson C, Brennan E, Li Y, et al. The Atlas of Inflammation Resolution (AIR). Mol Aspects Med. 2020;74:100894.
26. Yan Y, Jiang W, Spinetti T, Tardivel A, Castillo R, Bourquin C, et al. Omega-3 fatty acids prevent inflammation and metabolic disorder through inhibition of NLRP3 inflammasome activation. Immunity. 2013;38(6):1154-1163.
27. Liddle DM, Monk JM, Hutchinson AL, Ma DWL, Robinson LE. CD8. J Nutr Biochem. 2020;76:108243.
28. Afonso MS, Lavrador MS, Koike MK, Cintra DE, Ferreira FD, Nunes VS, et al. Dietary interesterified fat enriched with palmitic acid induces atherosclerosis by impairing macrophage cholesterol efflux and eliciting inflammation. J Nutr Biochem. 2016;32:91-100.
29. Hegazy M, Elsayed NM, Ali HM, Hassan HG, Rashed L. Diabetes mellitus, nonalcoholic fatty liver disease, and conjugated linoleic acid (omega 6): What is the link? J Diabetes Res. 2019;2019:5267025.

CAPÍTULO 3

Francisco Leonardo Torres Leal
Marcelo Macedo Rogero

Metabolismo de Aminoácidos e Doença Cardiovascular

▶ INTRODUÇÃO

Os aminoácidos podem ser classificados nutricionalmente em dois grupos: indispensáveis (essenciais) e dispensáveis (não-essenciais). Os nove aminoácidos indispensáveis são aqueles cujos esqueletos de carbono não podem ser sintetizados pelo organismo, devendo ser obtidos pela dieta. Os aminoácidos dispensáveis podem ser divididos em duas classes: verdadeiramente dispensáveis e condicionalmente indispensáveis. Cinco aminoácidos (alanina, ácido aspártico, asparagina, ácido glutâmico e serina) são denominados dispensáveis, uma vez que podem ser sintetizados no organismo a partir de outros aminoácidos ou de outros metabólitos de complexos nitrogenados. Além disso, seis aminoácidos (arginina, cisteína, glutamina, glicina, prolina e tirosina) são considerados condicionalmente indispensáveis, uma vez que são sintetizados a partir de outros aminoácidos ou sua síntese é limitada sob condições fisiopatológicas especiais.[1]

Atualmente, reconhece-se que os aminoácidos desempenham papel fundamental na fisiologia e contribuem para o surgimento de doença cardiovascular. Décadas de pesquisa estabeleceram a importância de vários aminoácidos como a glutamina e a arginina na promoção da saúde vascular e na modulação da resposta inflamatória. Além disso, a glicina e a cisteína atuam como precursores do principal antioxidante intracelular não enzimático, a glutationa e, desse modo, exercem grande influência sobre o sistema cardiovascular. Esses aminoácidos e seus metabólitos preservam a homeostase vascular regulando processos celulares críticos, incluindo proliferação, migração, diferenciação, apoptose, contratilidade e senescência. Além disso, exercem potentes efeitos anti-inflamatórios e antioxidantes na circulação e bloqueiam o acúmulo de lipídios dentro da parede arterial. Eles também mitigam fatores de risco conhecidos para doenças cardiovasculares, incluindo hipertensão arterial, dislipidemias, obesidade e diabetes. Uma abordagem mais robusta que combina a suplementação de aminoácidos com antioxidantes, agentes anti-inflamatórios ou inibidores enzimáticos de aminoácidos específicos pode ser mais bem sucedida para a manutenção da saúde cardiovascular. Alternativamente, a suplementação com metabólitos derivados de aminoácidos em vez da molécula-mãe pode provocar efeitos benéficos, contornando vias potencialmente prejudiciais do metabolismo. Finalmente, há um reconhecimento emergente de que a concentração plasmática de vários aminoácidos é perturbada em doenças vasculares e que uma abordagem mais abrangente sobre as desordens desses aminoácidos é necessária para restaurar a função circulatória em vasos sanguíneos comprometidos. Por outro lado, outros aminoácidos como os de cadeia ramificada e a metionina devem ser utilizados com cautela em pacientes com problemas cardiovasculares, uma vez que seu uso em quantidades acima das recomendações pode comprometer a saúde cardiovascular.

▶ AMINOÁCIDOS DE CADEIA RAMIFICADA

Os aminoácidos de cadeia ramificada (ACR) valina, leucina e isoleucina não podem ser sintetizados pelos seres humanos e, desse modo, são considerados indispensáveis (ou essenciais) e devem ser obtidos por meio da alimentação. As fontes alimentares mais enriquecidas em ACR são a carne, peixes, laticínios e ovos. Apesar disso, são componentes abundantes, constituindo aproximadamente 35% dos aminoácidos essenciais na maioria dos mamíferos. Os grupos R funcionais dos três ACR são formados por cadeias laterais alifáticas ramificadas (daí seu nome), sendo esses aminoácidos pequenos e hidrofóbicos, o que os torna componentes críticos da maioria das proteínas. Juntos, os ACR representam cerca de 18% do total de aminoácidos e 63% dos aminoácidos hidrofóbicos em proteínas. A proporção molar dos ACR entre si é de 1,6:2,2:1,0 de valina:leucina:isoleucina, refletindo a natureza ligada à sua oxidação. Os três ACR são, portanto, quase sempre metabolizados juntos. Também, são frequentemente estudados em conjunto, apesar de significativas diferenças em seus efeitos biológicos; o não entendimento deste conceito pode levar a conclusões equivocadas sobre seus papéis biológicos.[2]

▶ CATABOLISMO

Em mamíferos, todos os três ACR são inicialmente transaminados por aminotransferases de cadeia ramificada (BCATs) para formar α-cetoácidos de cadeia ramificada (BCKAs). O aceptor de nitrogênio mais comum é o α-cetoglutarato (αKG), produzindo glutamato. Essa reação é rápida, com baixa mudança de energia livre e, portanto, provável que esteja em equilíbrio na maioria dos casos. Há, no entanto, uma preferência pela reação reversa, uma vez que a constante de Michaelis (K_M) para os BCKAs está na faixa de 100µM, enquanto para os ACR está na faixa de 1mM (um pouco mais alto para valina), além da concentração de glutamato intracelular ser relativamente alta. Dois genes codificam as BCATs: o gene *BCAT1* (ou *cBCAT*) codifica uma proteína citoplasmática e é expresso principalmente no cérebro, enquanto o gene *BCAT2* (ou *mBCAT*) codifica uma proteína mitocondrial e é ubiquamente expresso.[2]

O início irreversível da oxidação de BCKA ocorre no complexo enzimático desidrogenase de cetoácidos de cadeia ramificada (BCKDH) (**Figura 3.1**). O complexo BCKDH é encontrado na superfície interna da membrana interna das mitocôndrias e compartilha muitos atributos com o complexo piruvato desidrogenase (PDH). Como o complexo PDH, o BCKDH catalisa uma

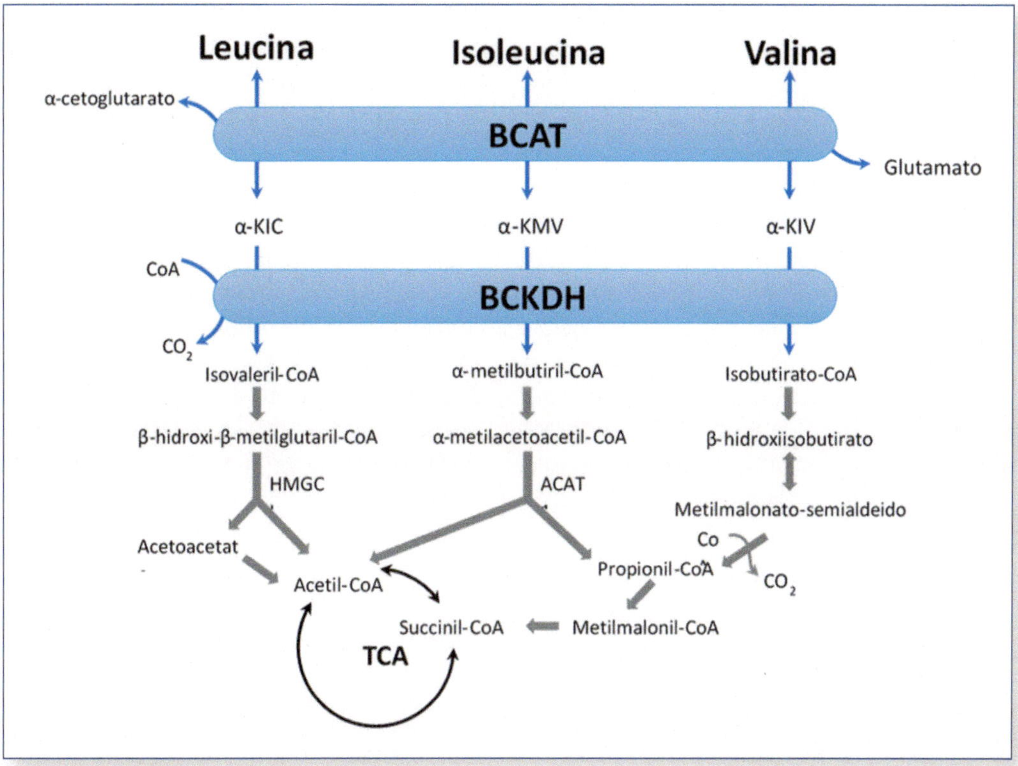

Figura 3.1. Catabolismo dos ACR. Os aminoácidos valina e isoleucina formam propionil-CoA, que pode ser convertido em succinil-CoA. Os aminoácidos leucina e isoleucina formam acetil-CoA e o aminoácido leucina pode formar acetoacetato.

descarboxilação oxidativa, liberando CO_2 e covalentemente adicionando um grupo de coenzima A (CoA) ao produto BCKA oxidado. A CoA, uma fração protética volumosa e hidrofílica, prende todos os intermediários subsequentes dentro das mitocôndrias com exceção do 3-hidroxisobutirato (3-HIB) na via catabólica da valina. O complexo BCKDH tem três componentes: 1) uma descarboxilase dependente de tiamina, existente como heterotetrâmero alfa2/beta2, codificado pelos genes *BCKDHA* e *BCKDHB*, respectivamente; 2) uma diidrolipoil-transacetilase dependente de lipoato que transfere os grupos acil para CoA, codificado pelo gene *DBT* e 3) um diidrolipoil-desidrogenase dependente do dinucleotídeo de adenina e flavina (FAD), que transfere os elétrons liberados para o dinucleotídeo de adenina e nicotinamida (NAD) e é codificado pelo gene *DLD*. O *DLD* também participa de outros complexos, incluindo o complexo PDH, e pode ter funções proteolíticas. Acredita-se que a taxa de oxidação pelo complexo BCKDH seja em grande parte proporcional às concentrações intracelulares de BCKAs, as quais estão tipicamente bem abaixo de seu K_M para o complexo BCKDH (~ 15μM a 30μM). Também semelhante ao complexo PDH, o complexo BCKDH é fortemente regulado por fosforilação/desfosforilação. Nesse sentido, a BCKDH quinase (BCKDK) adiciona fosfato em três resíduos de BCKDHA, suprimindo assim a atividade da BCKDH. A desfosforilação de ativação complementar é realizada pela fosfatase recentemente identificada, PP2Cm. BCKDK é alostericamente suprimida por BCKAs (sua maior afinidade é com o ácido α-cetoisocaproico [α-KIC]), permitindo assim que o aumento intracelular de BCKAs promova a sua própria oxidação. A inibição eficiente do produto de BCKDH também ocorre por ação da forma reduzida da NAD (NADH) e acil-CoA.[2]

Como muitas enzimas metabólicas sequenciais, o BCAT2 e o complexo BCKDH podem ser encontrados fisicamente associados em complexos supramoleculares organizados, muitas vezes denominados metabolons, permitindo a canalização de substratos de uma enzima para outra. A associação de BCKDHA com BCAT2 e a fosforilação por BCKDK competem pelo mesmo ciclo do BCKDHA de modo que a ligação BCAT2 aumenta a atividade da BCKDH, enquanto, por outro lado, a fosforilação de BCKDHA desestabiliza a interação com BCAT2.[2]

Após a descarboxilização de BCKDH, o catabolismo subsequente dos ACR se assemelha à oxidação de ácidos graxos e, de fato, esses dois processos compartilham uma série de subunidades enzimáticas. Cada conjunto de reações, na maioria das vezes, é único para cada ACR e todas ocorrem dentro da matriz mitocondrial. Em última análise, os carbonos dos ACR são perdidos como CO_2, ou seja, valina (5C) perde 2 carbonos como CO_2 e contribui com 3 carbonos para o ciclo do ácido tricarboxílico (TCA) na forma de succinil-CoA; leucina (6C) perde 1 carbono para CO_2 e contribui com 5 carbonos para o TCA em acetil-CoAs; e isoleucina (6C) perde 1 carbono como CO_2 e contribui com 5 carbonos para o TCA como acetil-CoA e succinil-CoA. Como consequência, a valina é considerada glicogênica (ou seja, succinil-CoA é anaplerótica) e a leucina, cetogênica, ao passo que a isoleucina é glicogênica e cetogênica.[2]

▶ ACR E DOENÇA CARDIOVASCULAR

Os ACR têm sido estudados por décadas como agentes para o aumento da síntese de proteínas musculares durante o treinamento físico, em síndrome de caquexia (perda muscular) e no envelhecimento. Neste contexto, a leucina é reconhecida por ativar a proteína de sinalização anabólica mTORC1 (complexo 1 do alvo de rapamicina em mamífero), bem como outros fatores envolvidos na síntese proteica.[3]

Em contraste com os potenciais efeitos promotores de saúde dos ACR em condições de equilíbrio energético negativo, o aumento crônico dos ACR é observado no sangue em indivíduos com condições associadas à obesidade como resistência à insulina, diabetes tipo 2 (DM2) e doenças cardiovasculares. O aumento da concentração plasmática dos ACR está correlacionado às concentrações de insulina circulantes, sugerindo que seu aumento é uma manifestação da resistência à insulina.[4]

O reconhecimento mais amplo do vínculo entre os ACR e as doenças crônicas coincidiu com o advento da metabolômica como ferramenta de pesquisa na fisiopatologia de diversas condições clínicas. A aplicação da metabolômica baseada em espectrometria de massa replicou exatamente os achados do aumento dos ACR circulantes em indivíduos resistentes à insulina e obesos em comparação com indivíduos eutróficos sensíveis à insulina. Mas, além disso, a análise dos principais componentes dos dados da metabolômica mostrou que metabólitos relacionados aos ACR estavam significativamente associados à resistência à insulina, quando comparado aos lipídios. O aumento da concentração plasmática de ACR também foi associada a um aumento de até 5 vezes em relação ao risco de desenvolvimento futuro de DM2 e previu uma melhor sensibilidade à insulina em resposta a uma intervenção de perda de peso em indivíduos obesos.[3] Além disso, obesos submetidos à cirurgia bariátrica apresentaram declínio significativo da concentração plasmática de ACR quando comparados com indivíduos que realizaram intervenção dietética apesar da perda de peso equivalente. Essa resposta é correlacionada com a melhora na homeostase da glicose após a intervenção cirúrgica. Esses exemplos recentes de associações entre ACR com fenótipos de doenças cardiometabólicas levantaram importante questão quanto ao papel dos ACR circulantes como biomarcador, agente causal ou ambos nos distúrbios cardiometabólicos.

O aumento da concentração plasmática de ACR na obesidade resulta em parte da diminuição das suas taxas de oxidação no tecido adiposo devido à supressão transcricional coordenada de todas as enzimas catabólicas dos ACR e do aumento da fosforilação e inativação do complexo desidrogenase BCKDH, de tal forma que menos ACR são oxidados. Além disso, na condição de obesidade, o tecido hepático apresenta maior expressão da quinase inibitória BCKDH (BDK) e expressão reduzida da fosfatase BCKDH ativante (PPM1K). Embora os tecidos de mamíferos não tenham as enzimas necessárias para a síntese *de novo* de ACR, as bactérias intestinais podem realizar essas reações e toda a via biossintética dos ACR é estimulada na microbiota intestinal de obesos em comparação com eutróficos.

Estudos recentes apontam que variantes genéticas humanas associadas à dislipidemia e resistência à insulina estão fortemente ligadas ao aumento da concentração plasmática de ACR. No entanto, variantes que especificamente elevam ACR circulantes, incluindo uma próxima ao gene *PPM1K,* não se associam à resistência à insulina. Em grandes coortes, o aumento de um desvio padrão referente à concentração plasmática dos ACR foi associado a um evidente aumento no risco de desenvolvimento de DM2. Um modelo unificador sugere que a obesidade e a resistência à insulina são os principais promotores do aumento da concentração plasmática de ACR, mas também sustenta que, quando cronicamente elevados no obeso, os ACR podem contribuir para a patogênese do DM2.

Estudos sobre os efeitos da suplementação alimentar ou restrição de ACR têm produzido resultados inconsistentes. A inconsistência deve-se, em parte, à manipulação dos três ACR ou apenas da leucina. A suplementação com leucina faz com que as concentrações dos outros dois ACR diminuam na circulação, fenômeno conhecido como "paradoxo da leucina", e, portanto, não mimetiza estados de doença cardiometabólica humana, nos quais todos os três ACR estão elevados.

Em cardiomiócitos, a glicose suprime o catabolismo dos ACR por meio da inibição da proteína de ligação ao elemento de resposta do monofosfato de adenosina cíclica (CREB), expressão mediada pelo fator de transcrição do fator 15 semelhante de Krüppel (KLF15), um ativador global de genes codificando enzimas catabólicas de ACR. O acúmulo resultante de ACR pode ativar o mTORC1, o qual estimula a síntese proteica e a hipertrofia cardíaca patológica, consistente com estudos que demonstraram que a inibição do BDK melhora, enquanto a deleção genética do *PPM1K* prejudica a função cardíaca. A diminuição do catabolismo cardíaco em si provavelmente não compromete a produção de ATP na insuficiência cardíaca uma vez que a oxidação de ACR contribui com quantidade insignificante ($< 5\%$) na produção de ATP mesmo no coração saudável. É, portanto, mais provável que as concentrações alteradas de ACR ou BCKAs exerçam seus efeitos na função cardíaca. Alta concentração de leucina cardíaca intracelular pode ativar o mTORC1, promovendo a resistência à insulina e hipertrofia cardíaca. De fato, a inibição do mTORC1 atenua a disfunção cardíaca em modelos de insuficiência cardíaca. Por outro lado, mesmo a exposição transitória a altas concentrações de ACR prejudica a contração do miocárdio. Isso pode ocorrer, em parte, por inibição da produção de ATP mitocondrial, já que a elevada concentração de ACR inibe tanto piruvato quanto αKG desidrogenases. Não obstante, ainda não está elucidado como as alterações do metabolismo sistêmico dos ACR influenciam a disfunção cardíaca.[5]

▶ ARGININA

A L-arginina é um aminoácido condicionalmente indispensável (ou condicionalmente essencial). Do ponto de vista químico, arginina é um ácido 2-amino-5-guanidinopentanóico (**Figura 3.2**). Seu nome deriva da palavra grega φργυρος (prata), indicando a cor dos cristais de nitrato de arginina. A arginina está envolvida em uma série de processos biológicos, atuando como substrato para diversas reações que levam à síntese de outros aminoácidos. Além disso, esse aminoácido atua como substrato para duas enzimas, a óxido nítrico (NO) sintase (NOS) e arginase, que são fundamentais para a geração de NO e ureia, respectivamente (6).

A arginina é conhecida por atuar como substrato para a produção de NO por células endoteliais, regulando assim o tônus vascular e, em geral, a homeostase cardiovascular. O NO é sintetizado a partir da arginina pela enzima NOS em uma reação que envolve a transferência de elétrons da nicotinamida adenina dinucleotídeo fosfato (NADPH) – por meio do dinucleotídeo de adenina flavina (FAD) e mononucleotídeo flavina (FMN) no domínio c-terminal redutase – para o heme no domínio N-terminal oxigenase, em que o substrato arginina é oxidado à citrulina e NO (**Figura 3.2**). A arginina também está implicada na proliferação de linfócitos T, bem como na síntese de creatina e de colágeno.[6]

Há três isoformas de NOS, duas das quais – endotelial (eNOS) e neuronal (nNOS) – são expressas constitutivamente, enquanto a terceira, NOS induzida (iNOS), é expressa em resposta às citocinas e está relacionada com a resposta inflamatória.

Em condições normais, a NOS catalisa a transformação da arginina, O_2, e elétrons derivados do NADPH para NO e citrulina (**Figura 3.2**). No entanto, na presença de condições clínicas como aterosclerose e DM2, a função da NOS é alterada e a enzima catalisa a redução de O_2 ao superóxido (O_2^-), um fenômeno que é geralmente referido como "desacoplamento da NOS" e tem sido ligada a uma biodisponibilidade limitada da tetraidrobiopterina (BH4, também conhecida como sapropterina). De fato, a doação de um elétron pela BH4 para produzir um radical $BH4^{\bullet+}$ transitório é necessário para a oxidação da arginina à citrulina e a formação associada de um complexo ferroso de ferro-NO no centro catalítico heme-NOS. O BH4 é sintetizado a partir de guanosina trifosfato (GTP) pela GTP cicloidrolase I (GTPCH) e reciclado a partir de 7,8-diidrobiopterina (BH2) por diidrofolato redutase. Nota-se que a NOS é inibida por análogos de arginina que são substituídos no átomo de nitrogênio guanidino como NG-monometil-L-arginina.[7]

Como mencionado acima, no ciclo da ureia a arginina é convertida pela enzima arginase –

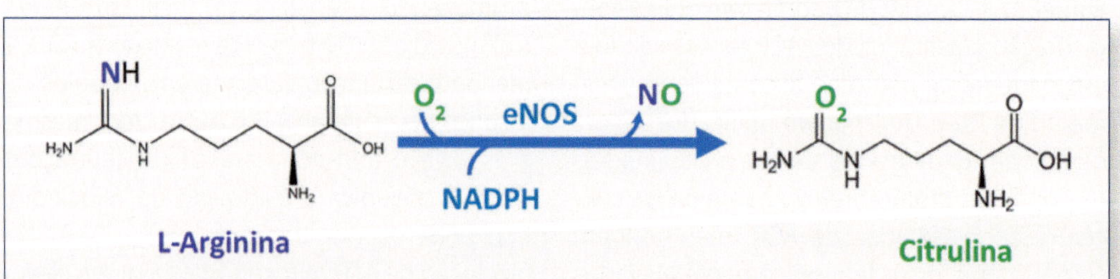

Figura 3.2. Papel funcional da arginina na síntese de óxido nítrico (NO).

uma metaloenzima dependente de manganês – em ornitina e ureia; este ciclo é crucial não apenas para permitir a excreção da ureia, mas também para a produção de bicarbonato, composto fundamental para a manutenção do equilíbrio ácido-básico. Arginase existe em duas isoformas distintas, arginase I e II, que compartilham ~ 60% de homologia; arginase I é uma enzima citosólica localizada principalmente no fígado, enquanto a arginase II é uma enzima mitocondrial com ampla distribuição e é expressa no rim, próstata, trato gastrointestinal e nos vasos.

A enzima arginase é um modulador-chave da produção de NO, competindo pela arginina. Mais especificamente, o aumento da atividade da arginase pode levar a uma diminuição da biodisponibilidade da arginina para a NOS, reduzindo a produção de NO. Este mecanismo emergiu como um fator essencial subjacente à disfunção endotelial. Especificamente, um aumento da atividade da arginase tem sido associado à disfunção endotelial na hipertensão arterial, aterosclerose, DM2 e envelhecimento. De fato, a disfunção endotelial é uma das principais características comuns a várias condições clínicas que afetam o sistema cardiovascular, incluindo hipertensão arterial, aterosclerose, DM2 e aterotrombose.

Um interesse crescente pelos potenciais efeitos terapêuticos da suplementação de arginina, especialmente em doenças cardiovasculares, surgiu nos últimos anos já que o prejuízo na síntese de NO é considerado a característica principal de um endotélio disfuncional. No entanto, estudos sobre se suplementação de arginina em indivíduos saudáveis leva a aumento significativo na produção de NO ou na excreção urinária de nitrato mostraram resultados discordantes.

Uma das razões para a ausência de resultados significativos em condições normais pode estar relacionada à saturação do maquinário de síntese do NO pela arginina endógena. De fato, a constante K_M de NO sintase está na faixa micromolar, especificamente 2,9µmol/L. As concentrações plasmáticas de arginina mensuradas em humanos saudáveis são 15 a 30 vezes maiores que este K_M, tornando a concentração do substrato um fator não limitante na reação enzimática que leva à produção de NO. Apesar dessa razão bioquímica, que de fato torna a enzima fisiologicamente saturada, alguns estudos conseguiram demonstrar efeitos benéficos da suplementação de arginina em condições específicas. A suplementação de arginina, por exemplo, foi testada em atletas, uma vez que a vasodilatação favorece a perfusão muscular e a entrega de nutrientes e O_2 durante o exercício, aumentando a força muscular, recuperação e melhora significativa na capacidade física.[8]

O fenômeno conhecido como "paradoxo da arginina" refere-se ao fato de que, apesar das concentrações fisiológicas intracelulares de arginina serem várias centenas de micromoles por litro, excedendo assim o K_M da eNOS, a suplementação aguda de arginina exógena parece aumentar a produção de NO.[6]

Um dos mecanismos que podem ajudar a explicar o paradoxo da arginina vem da descoberta da dimetilarginina assimétrica (ADMA), um inibidor endógeno de NOS. Dada a sua própria estrutura semelhante à arginina, a ADMA é um competidor direto de ligação da NOS. Além disso, tanto a ADMA quanto a arginina são transportadas para a célula por meio do transportador de aminoácidos catiônicos, um transportador de alta afinidade, Na^+-independente de aminoácidos básicos. Como a ADMA compete com arginina pela NOS e para o transporte celular, a biodisponibilidade de NO depende do equilíbrio entre os dois. A concentração plasmática de ADMA aumenta durante a hipertensão arterial, hipercolesterolemia, DM2 e aterosclerose. Assim, apesar das concentrações de arginina endógena, as concentrações de ADMA ainda poderiam ser suficientes para garantir a saturação de eNOS, e desta forma, a razão arginina/ADMA estaria reduzida, resultando em inibição na produção de NO (9). A razão arginina/ADMA é amplamente considerada como um importante indicador da biodisponibilidade de NO, bem como do risco de formação de placas ateroscleróticas. A razão tem se mostrado um melhor preditor para a mortalidade por todas as causas em comparação apenas com a ADMA. Da mesma forma, embora a concentração plasmática de ADMA tenha sido um preditor significativo da mortalidade por todas as causas em uma população idosa, o efeito desapareceu em indivíduos com maiores concentrações plasmática de arginina, e a razão arginina/ADMA (mas não apenas ADMA) foi um fator de risco significativo para danos cerebrais relacionados à microangiopatia em uma população idosa.

A suplementação de arginina pode equilibrar a razão arginina/ADMA, recuperando a produção de NO. Em outros termos, o aumento da disponibilidade de arginina, resultante da suplementação, compete com a ADMA pela eNOS. Este mecanismo interessante lança luz sobre a eficácia do aumento da disponibilidade de arginina, ampliando as opções terapêuticas para a suplementação de arginina. Além disso, esse fenômeno pode explicar alguns resultados conflitantes sobre estudos de suplementação de arginina, já que concentração plasmática de ADMA deve ser considerada nas populações de estudo. Especificamente, pacientes com doença cardiovascular com concentrações plasmáticas de ADMA aumentadas podem ser o melhor alvo de suplementação com arginina.

▶ GLUTAMINA

Trata-se de um L-α-aminoácido de 5 carbonos com peso molecular de 146,15 e composição elementar de carbono (41,09%), hidrogênio (6,90%), oxigênio (32,84%) e nitrogênio (19,17%), sendo, em pH fisiológico, classificada como um aminoácido neutro e, nutricionalmente, como um aminoácido condicionalmente indispensável. A glutamina apresenta dois grupos amino: um grupo α-amino e um grupo amida terminal facilmente hidrolisável, sendo que estas características ressaltam as funções da glutamina como um veículo de transporte de nitrogênio e carreadora de amônia. Este é o aminoácido livre mais abundante no músculo e no plasma humano, sendo também encontrado em concentrações relativamente altas em muitos tecidos. Em relação à concentração plasmática de glutamina, esta constitui aproximadamente 20% do total de aminoácidos livres e, após um jejum de 12 horas, a concentração plasmática se encontra entre 500 e 750μmol/L, sendo esta dependente do balanço entre a liberação e captação de glutamina pelos vários órgãos e tecidos do organismo.[10]

A glutamina apresenta diversas funções no organismo, reforçando seu papel relevante tanto em estados normais como fisiopatológicos. A diminuição da concentração plasmática de glutamina aliada ao aumento do metabolismo deste aminoácido ocorre, de modo marcante, em muitas doenças catabólicas.

Dentre os órgãos envolvidos na síntese de glutamina incluem-se o músculo esquelético, pulmões, fígado, cérebro e, possivelmente, o tecido adiposo, os quais contêm atividade da enzima glutamina sintetase. Por outro lado, tecidos que são primariamente consumidores de glutamina – células da mucosa intestinal, leucócitos e células do túbulo renal – contêm elevada atividade da enzima glutaminase. Sob certas condições, tal como reduzido aporte de carboidratos, o fígado pode tornar-se um sítio consumidor de glutamina (**Figura 3.3**).

As duas principais enzimas intracelulares envolvidas no metabolismo da glutamina são a glutamina sintetase e glutaminase. A primeira é responsável pela reação que sintetiza

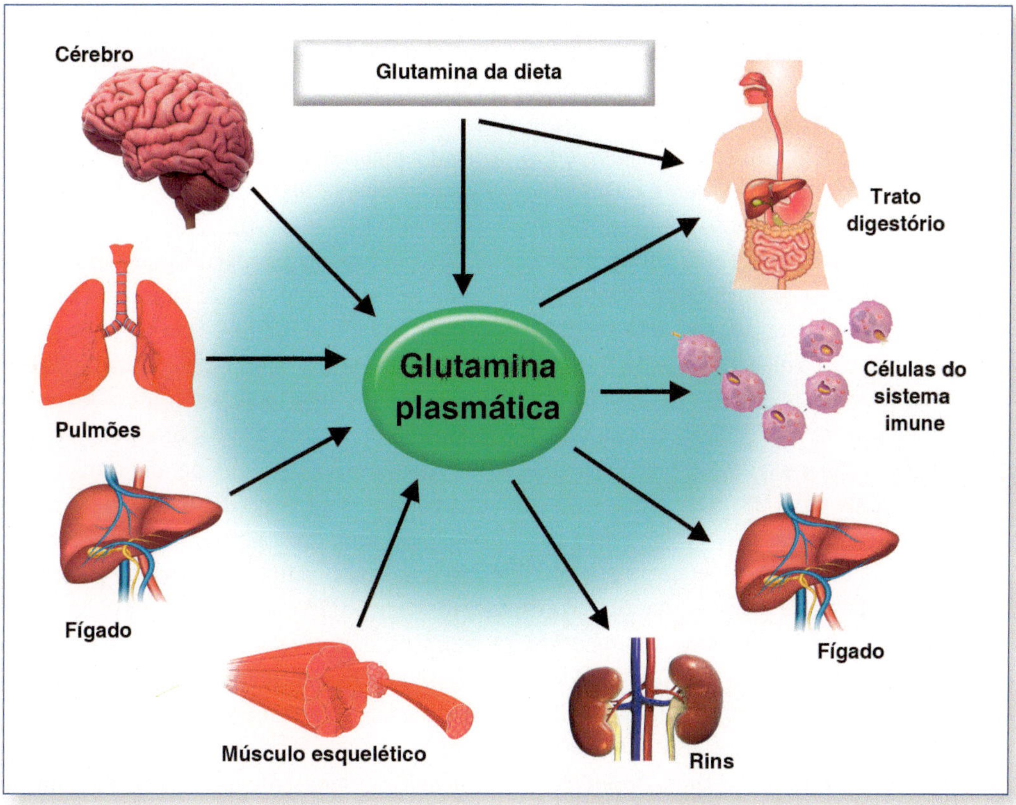

Figura 3.3. Síntese e utilização de glutamina por diversos tecidos, órgãos e células do organismo. Modificada de Coqueiro e cols.[11]

glutamina a partir de amônia e glutamato na presença de ATP, enquanto a segunda é responsável pela hidrólise da glutamina, convertendo-a em glutamato e amônia. Quanto à localização intracelular, verifica-se que a glutamina sintetase é encontrada primariamente no citosol, enquanto a glutaminase, na sua forma ativa, apresenta-se principalmente no interior mitocondrial. Essas localizações são compatíveis com as funções dessas enzimas: glutamina sintetase produzindo glutamina para síntese de proteínas citoplasmáticas e nucleotídeos e glutaminase catalisando a utilização de glutamina como fonte de energia.[10]

A glutamina apresenta papel relevante na saúde e na doença cardiovascular, uma vez que esse aminoácido em células vasculares atua como substrato para a síntese de DNA, ATP, proteínas e lipídios, os quais modulam importantes processos, incluindo proliferação, migração, apoptose, senescência e deposição de matriz extracelular. Dentre os mecanismos que medeiam as ações benéficas da glutamina, destaca-se o seu efeito anti-inflamatório e antioxidante, uma vez que esse aminoácido promove o aumento da concentração de glutationa – principal antioxidante intracelular não enzimático – e da expressão da heme oxigenase 1 e de proteínas de choque térmico.[11] Outro aspecto relacionado ao efeito desse aminoácido na saúde cardiovascular refere-se ao seu papel como precursor de arginina, que, por sua vez, atua como precursor de óxido nítrico, o qual regula o fluxo sanguíneo e a pressão arterial por meio do seu efeito vasodilatador. Aliado aos mecanismos supracitados, os quais permitem compreender os efeitos benéficos da glutamina sobre a saúde cardiovascular, pode-se incluir também outros potenciais efeitos desse aminoácido, como aumento da concentração de GLP-1, estimulação da secreção de insulina a partir das células beta pancreáticas e aumento da expressão de genes dependentes de insulina. Não obstante, em determinadas condições clínicas, o elevado desvio do esqueleto de carbono da glutamina para o ciclo de Krebs pode favorecer a ocorrência da doença cardiovascular por meio do estímulo exacerbado da síntese de colágeno e da proliferação e migração de células vasculares.

A aterosclerose é uma doença inflamatória crônica de origem multifatorial que ocorre em resposta à agressão endotelial, acometendo, principalmente, a camada íntima de artérias de médio e grande calibre. Macrófagos são, em grande parte, responsáveis pela progressão da placa aterosclerótica por meio da secreção de citocinas, que amplificam a inflamação, e de enzimas proteolíticas capazes de degradar colágeno e outros componentes teciduais locais (ver Capítulo 8). Em geral, macrófagos M1 promovem a progressão e a instabilidade da placa aterosclerótica, enquanto macrófagos M2 inibem a progressão e contribuem para a estabilidade da placa aterosclerótica.

Cabe destacar que a glutamina induz a polarização de macrófagos. Nesse sentido, elevada captação de glutamina por macrófagos promove um perfil anti-inflamatório nessas células. A glutamina pode influenciar a polarização de macrófagos M2 por meio da biossíntese da uridina 5'-difosfato-N-acetilglicosamina e da N-glicosilação. Cerca de um terço do carbono e acima de 50% do nitrogênio presentes nos intermediários do ciclo de Krebs de macrófagos M2 são derivados da glutamina. Não obstante, a deprivação desse aminoácido provoca redução significativa da expressão de marcadores específicos de macrófagos M2 – como o fator regulador 1 de interferon (IRF4) – e da atividade do ciclo de Krebs. Por outro lado, a redução da concentração de glutamina promove aumento da expressão de marcadores específicos de macrófagos M1, incluindo IL-1β, IL-6, IL-12 e TNF-α.

Considerando os mecanismos supramencionados, Ma e cols.[12] observaram que a ingestão de glutamina e a razão de ingestão glutamina:glutamato a partir da alimentação foram inversamente relacionadas ao risco de mortalidade, particularmente decorrente de doenças cardiovasculares, independentemente de outros fatores dietéticos e do estilo de vida. Tal resultado abre perspectivas para estudos que visem avaliar o potencial papel da glutamina na prevenção primária e secundária de doenças crônicas, com especial enfoque na redução do risco cardiovascular. Nesse contexto, Mansour e cols.[13] verificaram que pacientes diabéticos recebendo suplementação de glutamina por seis semanas apresentaram melhora de biomarcadores de risco cardiovascular e da composição corporal ao final da intervenção nutricional.

▶ METIONINA

A metionina é classificada como um aminoácido indispensável, o qual contém enxofre na sua estrutura molecular, atuando como precursor do succinil-CoA, homocisteína, creatina e carnitina. A metionina pode ser ativada para S-adenosilmetionina, a qual transfere grupo metil para outros compostos. Nesse sentido, a S-adenosilmetionina é necessária para a conversão da fosfatidiletanolamina para fosfatidilcolina; guanidinoacetato para creatina; norepinefrina para epinefrina; acetilserotonina para melatonina; e nucleotídeos para nucleotídeos metilados. Cabe destacar que mais de 35 reações em humanos necessitam de doação de grupo metil a partir da S-adenosilmetionina.

O metabolismo da metionina é significativamente dependente do tetraidrofolato e da vitamina B_{12}. A homocisteína é sintetizada a partir do metabolismo da metionina, podendo ser reconvertida em metionina por meio da presença do metiltetraidrofolato e da vitamina B_{12}. Nesse sentido, metilcobalamina transfere o grupo metil para a homocisteína, a qual é convertida em metionina em reação catalisada pela enzima metionina sintase. Se a enzima que catalisa essa reação apresentar redução da sua atividade, ou, se as concentrações da vitamina B_{12} ou do tetraidrofolato forem insuficientes, ocorrerá aumento da concentração plasmática de homocisteína. A concentração plasmática normal de homocisteína em adultos varia de 5 a 15μmol/L, sendo que a hiper-homocisteinemia pode ser classificada em moderada (16 a 30μmol/L), intermediária (31 a 100μmol/L) ou grave (> 100μmol/L). Cabe destacar que o aumento da concentração plasmática de homocisteína tem sido relacionado com doenças cardiovasculares, cerebrovasculares e tromboembólicas.[14]

No tocante aos mecanismos relacionados ao efeito da homocisteína sobre o risco cardiovascular, verifica-se que a homocisteína reduz a liberação de NO a partir da célula endotelial, bem como ativa a resposta inflamatória e mecanismos de apoptose, favorecendo a ocorrência da aterosclerose. Na túnica média, a homocisteína induz a proliferação de células do músculo liso, as quais participam dos mecanismos fisiopatológicas relacionados à aterosclerose. Além disso, em células do músculo liso, a homocisteína induz a síntese de colágeno e de fatores de crescimento, bem como promove a degradação de elastina por meio do aumento da síntese e liberação de metaloproteinases de matriz. Na túnica adventícia, a homocisteína estimula a síntese de colágeno e de metaloproteinases de matriz a partir de fibroblastos, bem como induz o recrutamento de células envolvidas com a resposta inflamatória.[14]

▶ CISTEÍNA E GLICINA

A cisteína e a glicina são classificadas como aminoácidos condicionalmente indispensáveis, os quais apresentam funções metabólicas relevantes. A cisteína está envolvida no metabolismo da glutationa (GSH), metionina e taurina, enquanto a glicina participa de vias metabólicas relacionadas à síntese da creatina, glutationa, heme e ácidos biliares. Além disso, os carbonos e o nitrogênio para a síntese intracelular de L-cisteína são fornecidos pelo aminoácido serina, enquanto o enxofre é fornecido pela metionina. O aminoácido cistina (forma oxidada) é formado por duas moléculas de L-cisteína.

Cisteína e glicina atuam como precursores do tripeptídeo GSH, também chamado gama-glutamilcisteinilglicina, o qual representa o principal antioxidante celular em situações de estresse oxidativo. A GSH apresenta elevada concentração intracelular (1 a 10mM), sendo encontrada no citoplasma, na mitocôndria e no núcleo. A GSH é composta pelos aminoácidos glutamato, cisteína e glicina. Em reações catalisadas pela enzima glutationa peroxidase (GPx), duas moléculas de GSH são oxidadas para formar uma molécula de glutationa oxidada (GSSG). Uma vez formada, a GSSG pode ser reconvertida para a forma reduzida (GSH) por meio de reação catalisada pela enzima glutationa redutase (GR) (**Figura 3.4**). Cabe destacar que a GSH, por sua ação antioxidante (como as vitaminas C e E), *é capaz* de regenerar moléculas oxidadas.[15]

O fator de transcrição denominado NRF2 (*NFE2related factor 2*) está envolvido na regulação da expressão gênica das enzimas que promovem a síntese da GSH – γ-glutamil-cisteína sintetase e glutationa sintetase – bem como aumenta a expressão de outras enzimas e proteínas antioxidantes citoprotetoras como superóxido dismutase, catalase, GPx, GR, peroxirredoxinas, quinona-oxidorredutases e hemeoxigenases, as

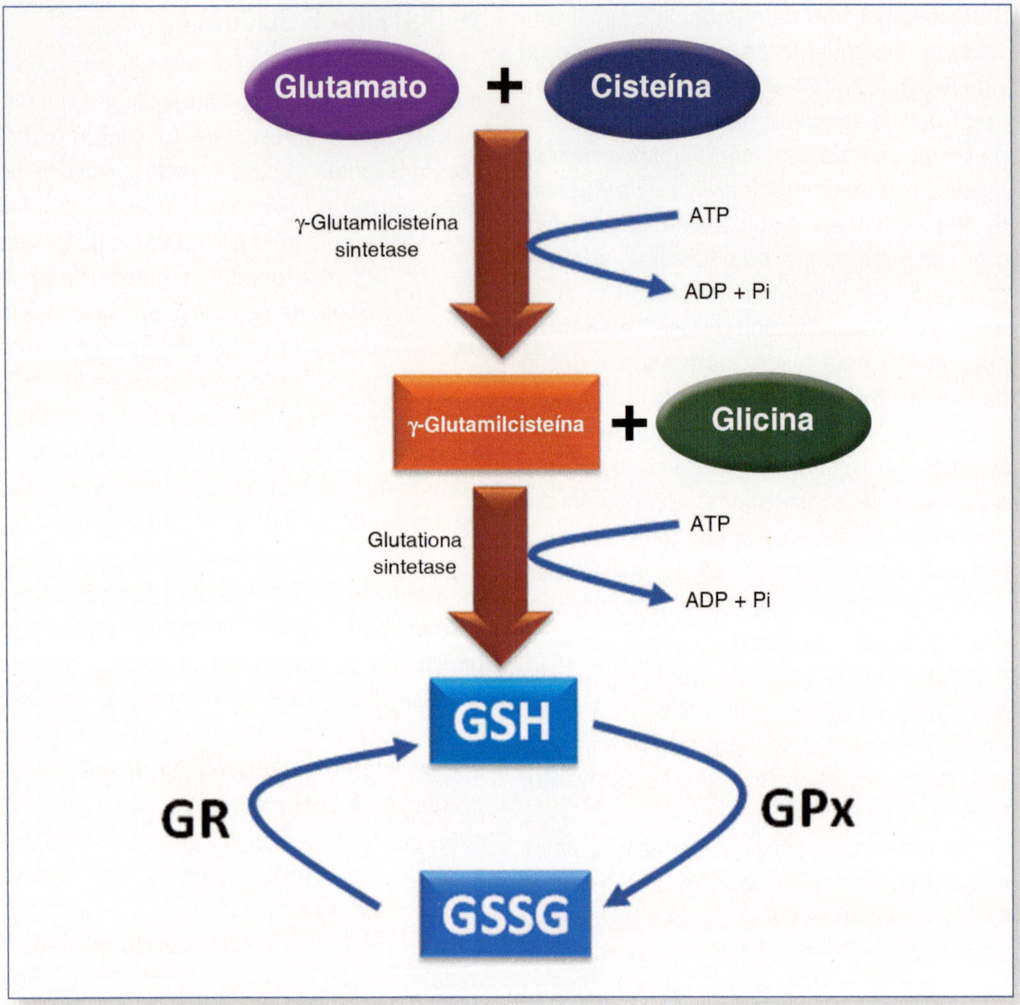

Figura 3.4. Etapas envolvidas na síntese intracelular de glutationa (GSH). Adaptada de Calabrese e cols.[15]

quais, em conjunto, formam um potente mecanismo de defesa antioxidante. Em condições metabólicas normais, o NRF2 está ligado à proteína inibitória conhecida como Keap1 (*Kelchlike ECHassociated protein*), mais especificamente no domínio DGR. Essa ligação ocorre em duas regiões promotoras do NRF2: na DLG (que apresenta baixa afinidade à DGR) e na ETGE (que apresenta alta afinidade à DGR). Posteriormente, esse complexo é ubiquitinado e o NRF2 é então submetido à degradação no proteossoma 26S. Em condições normais, o NRF2 tem meiavida de 20 minutos. Entretanto, em condições de estresse oxidativo, a ligação entre o NRF2 e a Keap1 é inibida pela perda da ligação nos domínios DLG e DGR, o que impede a sua ubiquitinação e degradação. Dessa forma, o NRF2 acumulase e migra para o núcleo da célula, ligandose a elementos de resposta a antioxidantes (ARE, *antioxidant response elements*) na região promotora dos genes que codificam as proteínas acima descritas. Posteriormente, o NRF2 é dissociado do núcleo pela Keap1 e volta ao citoplasma, onde finalmente é ubiquitinado e degradado.

Estudos demonstram que o envelhecimento, bem como diferentes condições clínicas, promovem redução significativa da síntese intracelular de glutationa. Nesse sentido, a suplementação de L-cisteina e L-glicina, precursores da glutationa, pode favorecer o aumento da síntese intracelular e, desse modo, promover a redução do estresse oxidativo. Cabe destacar que a célula não apresenta limitação referente à disponibilidade intracelular do terceiro aminoácido que compõe a glutationa, ou seja, o glutamato, uma vez que o metabolismo de aminoácidos, por meio de reações de transaminação, promove a síntese de glutamato.

Além do proeminente papel da GSH no sistema antioxidante celular, este tripeptídeo exerce outras funções, incluindo proliferação, regulação do ciclo celular, apoptose, catabolismo de xenobióticos, glutationilação de proteínas e síntese de alguns esteroides. Considerando essas diversas funções da GSH, não é surpreendente que este composto exerça papel relevante no que concerne ao estudo da fisiopatologia de diversas doenças, incluindo a doença cardiovascular (15). Nesse sentido, verifica-se que o desenvolvimento e a progressão da doença cardiovascular são caracterizados por alterações significativas em relação à concentração de GSH e/ou seu estado de oxidação. Diferentes mecanismos têm sido propostos para explicar a redução da concentração da GSH, como aumento da oxidação da GSH por agentes oxidantes intracelulares e maior conjugação de proteínas, eletrófilos e xenobióticos. Cabe destacar que na disfunção endotelial ocorre desregulação das enzimas dependentes de GSH e das enzimas envolvidas na síntese desse tripeptídeo.

Conforme mencionado anteriormente, a homocisteína é considerada um fator de risco independente para a doença cardiovascular, que apresenta propriedades pró-oxidante, pró-inflamatória e pró-coagulante. Nesse contexto, Hildebrandt e cols.[16] investigaram o efeito da suplementação de cisteína na forma de N-acetilcisteína (NAC) sobre a concentração plasmática de homocisteína em indivíduos hiperlipidêmicos, os quais foram suplementados durante quatro semanas com 1,8 g de NAC por dia. A intervenção com NAC reduziu significativamente a concentração plasmática de homocisteína, aumentou a concentração plasmática de cisteína, bem como reduziu a pressão arterial sistólica e diastólica. Diante desses resultados, sugere-se que o aumento da ingestão oral de cisteína pode ser considerado uma estratégia nutricional visando à redução do risco de eventos vasculares no tocante a dois fatores de risco independentes, a hiper-homocisteinemia e a hipertensão arterial.

Recentemente, um estudo randomizado, duplo-cego e controlado com placebo envolvendo pacientes com acidente vascular cerebral isquêmico agudo com início dos sintomas em tempo inferior a 24 horas foram suplementados com NAC (4g/dia) durante 72 horas.[17] O grupo tratado com NAC apresentou redução significativa da concentração sérica de IL-6, sICAM-1, NO e malondialdeído, e aumento significativo da concentração sérica de biomarcadores com ação antioxidante como superóxido dismutase, glutationa peroxidase e grupos tióis totais.

▶ CONSIDERAÇÕES FINAIS

Estudos evidenciam o papel relevante de determinados aminoácidos no sistema cardiovascular. Nesse contexto, verifica-se o papel do aminoácido arginina na promoção da saúde cardiovascular por meio da geração de NO em reação catalisada pela enzima NOS. A liberação de NO pelas células endoteliais regula o fluxo sanguíneo e a pressão arterial. A glutamina atua como precursor de arginina e, desse modo, indiretamente, está envolvida na biossíntese de NO. Esse aminoácido também modula a saúde cardiovascular por meio dos seus efeitos anti-inflamatório e antioxidante. Considerando a ocorrência de estresse oxidativo e o quadro pró-inflamatórios presentes na fisiopatologia da doença cardiovascular, podemos destacar o papel dos aminoácidos cisteína e glicina, os quais atuam como precursores da GSH, principal antioxidante intracelular não enzimático, a qual também está envolvida com proliferação, regulação do ciclo celular, apoptose, catabolismo de xenobióticos, glutationilação de proteínas e síntese de alguns esteroides.

A elevação da concentração plasmática de homocisteína representa fator relevante no estudo da fisiopatologia das doenças cardiovasculares, cerebrovasculares e tromboembólicas e, nesse sentido, é fundamental a ampliação de estudos que avaliem o potencial papel do metabolismo dos aminoácidos cisteína e metionina nessas condições clínicas. Cabe ainda mencionar que, apesar dos potenciais efeitos benéficos dos ACR em relação à saúde em condições de equilíbrio energético negativo, existe ainda a necessidade de maior número de estudos que visem compreender a relação entre o aumento crônico da concentração plasmática de ACR em condições associadas à obesidade como resistência à insulina, DM2 e doenças cardiovasculares.

Referências

1. Laidlaw SA, Kopple JD. Newer concepts of the indispensable amino acids. Am J Clin Nutr. 1987;46(4):593-605.
2. Harper AE, Miller RH, Block KP. Branched-chain amino acid metabolism. Annu Rev Nutr. 1984;4:409-454.
3. White PJ, Newgard CB. Branched-chain amino acids in disease. Science. 2019;363(6427):582-583.
4. Newgard CB. Metabolomics and metabolic diseases: Where do we stand? Cell Metab. 2017;25(1):43-56.
5. Hannou SA, Haslam DE, McKeown NM, Herman MA. Fructose metabolism and metabolic disease. J Clin Invest. 2018;128(2):545-555.
6. Morris SM. Arginine metabolism revisited. J Nutr. 2016;146(12):2579S-2586S.
7. Daiber A, Kröller-Schön S, Oelze M, Hahad O, Li H, Schulz R, et al. Oxidative stress and inflammation contribute to traffic noise-induced vascular and cerebral dysfunction via uncoupling of nitric oxide synthases. Redox Biol. 2020;34:101506.
8. Suzuki I, Sakuraba K, Horiike T, Kishi T, Yabe J, Suzuki T, et al. A combination of oral L-citrulline and L-arginine improved 10-min full-power cycling test performance in male collegiate soccer players: a randomized crossover trial. Eur J Appl Physiol. 2019;119(5):1075-1084.
9. Arlouskaya Y, Sawicka A, Głowala M, Giebułtowicz J, Korytowska N, Tałałaj M, et al. Asymmetric dimethylarginine (ADMA) and symmetric dimethylarginine (SDMA) concentrations in patients with obesity and the risk of obstructive sleep apnea (OSA). J Clin Med. 2019;8(6).
10. Cruzat V, Macedo Rogero M, Noel Keane K, Curi R, Newsholme P. Glutamine: Metabolism and immune function, supplementation and clinical translation. Nutrients. 2018;10(11).
11. Coqueiro AY, Rogero MM, Tirapegui J. Glutamine as an anti-fatigue amino acid in sports nutrition. Nutrients. 2019;11(4).
12. Ma W, Heianza Y, Huang T, Wang T, Sun D, Zheng Y, et al. Dietary glutamine, glutamate and mortality: two large prospective studies in US men and women. Int J Epidemiol. 2018;47(1):311-320.
13. Mansour A, Mohajeri-Tehrani MR, Qorbani M, Heshmat R, Larijani B, Hosseini S. Effect of glutamine supplementation on cardiovascular risk factors in patients with type 2 diabetes. Nutrition. 2015;31(1):119-126.
14. Shen W, Gao C, Cueto R, Liu L, Fu H, Shao Y, et al. Homocysteine-methionine cycle is a metabolic sensor system controlling methylation-regulated pathological signaling. Redox Biol. 2020;28:101322.
15. Calabrese G, Morgan B, Riemer J. Mitochondrial glutathione: Regulation and functions. Antioxid Redox Signal. 2017;27(15):1162-1177.
16. Hildebrandt W, Sauer R, Bonaterra G, Dugi KA, Edler L, Kinscherf R. Oral N-acetylcysteine reduces plasma homocysteine concentrations regardless of lipid or smoking status. Am J Clin Nutr. 2015;102(5):1014-1024.
17. Sabetghadam M, Mazdeh M, Abolfathi P, Mohammadi Y, Mehrpooya M. Evidence for a beneficial effect of oral N-acetylcysteine on functional outcomes and inflammatory biomarkers in patients with acute ischemic stroke. Neuropsychiatr Dis Treat. 2020;16:1265-1278.

PARTE

II

Intervenção Nutricional como Estratégia Preventiva e Terapêutica sobre os Fatores de Risco Cardiovascular

CAPÍTULO

4

Márcia Maria Godoy Gowdak
Luís Henrique Wolff Gowdak

Evolução do Conhecimento sobre Hábitos Alimentares, Fatores de Risco e Doença Cardiovascular

▶ O SÉCULO XX E AS PRIMEIRAS DESCOBERTAS SOBRE A RELAÇÃO ENTRE DIETA E DOENÇA CARDIOVASCULAR

O melhor entendimento sobre a fisiopatologia da doença cardiovascular, em especial o da doença aterosclerótica, representa uma das mais importantes descobertas da medicina no século XX. Um dos primeiros cientistas a induzir com sucesso aterosclerose experimental foi o russo Alexander I. Ignatowski (1875-1955). Em seu trabalho pioneiro publicado em 1908, Ignatowski induziu aterosclerose em coelhos alimentados com leite integral, ovos e carne. Equivocadamente, no entanto, atribui ao excesso de proteína os achados de acentuada aterosclerose na aorta dos animais assim alimentados.[1]

Também ainda no início do século 20, em 1913, o russo Nikolai N. Anichkov (1885-1964) foi quem primeiro identificou o colesterol da dieta oferecida aos coelhos como o elemento responsável pelo desenvolvimento da aterosclerose da aorta. Embora esse resultado tenha sido replicado com sucesso em outros experimentos com coelhos, quando a mesma dieta foi oferecida para animais carnívoros o excesso de colesterol dietético era excretado e não provocava a formação da placa aterosclerótica. A ausência dos mesmos resultados com pesquisas realizadas em outros animais, postergou por muitos anos a valorização da descoberta de Anichkov sobre a relação entre colesterol e aterosclerose. Outro fator que contribuiu para a falta de reconhecimento do seu trabalho era por doença arterial coronária. A dieta da Ilha de Creta chamou a atenção de Keys que passou a ser o grande promotor e defensor do que viria a ser conhecida como a dieta do Mediterrâneo (ver Capítulo 19).[4]

► CONSUMO DE GORDURA

Ainda na década de 1950, chegou-se a um consenso de que níveis elevados de colesterol aumentavam o risco de doença arterial coronária. O impacto do consumo de colesterol e gordura saturada provenientes da dieta na alteração dos níveis plasmáticos de colesterol provocava debates entre os cientistas daquela época.[4]

O próprio Keys em um dos seus ensaios não conseguiu promover aumento experimental dos níveis de colesterol em indivíduos expostos ao consumo diário de 3.000mg de colesterol (7). A partir de então, a gordura contida nos alimentos passou a merecer mais a atenção dos cientistas do que o próprio colesterol dietético. Algumas pesquisas já haviam notado que a substituição da gordura animal por gordura vegetal diminuía os níveis séricos de colesterol. Nas décadas de 1950 e 1960, alguns pesquisadores perceberam que havia variação da resposta dos níveis de colesterol plasmático de acordo com o tipo de gordura ingerido (8). Infelizmente, houve pouco interesse dos pesquisadores da época por essa linha de pesquisa e o impacto do consumo de gordura saturada na modulação dos níveis de colesterol e o risco de doença cardiovascular permaneceu como foco de atenção dos investigadores.

Em análise da dieta dos participantes de *Framingham Heart Study*, George V. Mann (1917-2013) e cols. não encontraram correlação entre o consumo de gordura saturada e doença cardiovascular.[9] Mann se tornou um forte opositor da ideia de Keys quanto a influência da gordura da dieta sobre a doença aterosclerótica.

Mesmo com evidências não consolidadas, as recomendações das diretrizes permaneceram centralizadas na redução do consumo de gordura total, gordura saturada e colesterol dietético, principalmente para as pessoas que apresentavam alto risco cardiovascular.[10]

Na década de 1980, a obesidade passou a ser considerada um fator de risco independente para doença cardiovascular de acordo com os resultados do estudo de Framingham.[11] Com isso, a orientação da necessidade do consumo de dieta baixa em gordura foi expandida para a população de baixo risco cardiovascular. Essa recomendação teve início na década de 1980 e persistiu até meados da década de 1990.[10]

A gordura saturada contida em alimentos industrializados foi substituída pela gordura *trans*, gordura vegetal parcialmente hidrogenada, pois acreditava-se ser esta mais saudável do que a gordura saturada (ver Capítulo 2). No mercado, além da substituição da gordura saturada pela gordura *trans*, houve a explosão da oferta de produtos com a quantidade de gordura parcial ou totalmente reduzida. No início dos anos 1990, estudos clínicos randomizados e epidemiológicos mostraram dados convincentes de que a gordura *trans* aumentava o risco de várias doenças crônicas, entre elas, as cardiovasculares.

A recomendação das diretrizes populacionais de redução de gordura na dieta persistiu por pelo menos três décadas. A manutenção dessas orientações parece ter gerado outros problemas como o aumento do consumo de carboidratos pela população.[10]

► CONSUMO DE CARBOIDRATOS

O aumento do consumo de carboidratos ao longo de décadas como forma de substituição da gordura na dieta levou ao aumento de peso da população, importante fator de risco cardiovascular.[10]

Embora as pesquisas relacionando o consumo de carboidratos ao ganho de peso tenham se intensificado no início do século 21, os primeiros estudos que investigavam a possível associação deste nutriente com o aumento dos triglicérides plasmáticos surgiram na década de 1950.[8] Nesta época, Albrink & Man[12] avaliaram o impacto do consumo de carboidratos nos níveis de triglicérides, ainda sem saber que a hipertrigliceridemia viria a ser reconhecida como um fator de risco cardiovascular. Em 1995, Retzlaff e cols. demonstraram que a dieta pobre em gordura e rica em carboidratos poderia estar associada com o aumento dos triglicérides por tempo prolongado;[13] no ano seguinte, Hokanson & Austin[14] publicaram metanálise que apontava a hipertrigliceridemia com um fator de risco cardiovascular independente.

Além do aumento dos triglicérides, o consumo elevado de carboidratos poderia causar aumento nas partículas menores de LDL-colesterol, consideradas mais aterogênicas, além de desfavorecer a razão colesterol total/HDL-colesterol, sabido índice de risco cardiovascular.[15]

Uma das mais abrangentes metanálises sobre os efeitos do consumo de ácidos graxos e carboidratos sobre parâmetros lipídicos foi publicada por Mensink e cols.[16] Aqui, o efeito da substituição isoenergética da gordura por carboidrato foi estudado valendo-se de 60 estudos controlados. Os resultados mostraram que qualquer fonte de gordura quando substituída por carboidratos aumenta a razão do colesterol total/HDL-colesterol. Apesar do controle das metodologias utilizadas nos estudos, o tipo de carboidrato que geralmente foi utilizado na substituição da gordura saturada não foi avaliado. Na prática, a gordura saturada é habitualmente substituída por carboidratos de alto índice glicêmico (ver Capítulo 1). Jakobsen e cols.[17] mostraram que a substituição de 5% de gordura saturada por carboidratos de baixo índice glicêmico associa-se com redução não significativa do risco cardiovascular. De fato, quando a substituição é feita por carboidrato de alto índice glicêmico, ocorre aumento do risco de infarto em 33%.[18]

No final da década de 1990 e início do século XI, as pesquisas passaram a enfatizar o impacto do tipo de carboidrato consumido[19] e o de dietas baixas em carboidratos e ricas em gorduras na saúde cardiovascular (20). De maneira geral, a diminuição do consumo de carboidratos e o aumento do consumo de gorduras melhorava o perfil lipídico, além de promover saciedade e perda de peso (ver Capítulo 21). A partir daí, a dieta com redução de carboidratos ganhou vários adeptos; ao mesmo tempo, passa-se a dar importância também não apenas à quantidade, mas à qualidade (tipo) de carboidrato consumido. A adesão a dietas com intensa restrição de carboidratos ocorria principalmente entre os que não conseguiam perder peso com a redução apenas de gordura.[10] Apesar da sua popularidade, a aderência da dieta *low carb* por tempo prolongado é baixa, o que explica a diminuição dos seus seguidores poucos anos após o auge do seu sucesso. Além disso, alguns alimentos ricos em carboidratos, cujo consumo não é incentivado nesse tipo de dieta, são importantes para a saúde cardiovascular. Os grãos, as frutas, as leguminosas e os cereais integrais são alimentos ricos em carboidrato de baixo índice glicêmico e possuem propriedades cardioprotetoras.[19]

O avançar do conhecimento na ciência da Nutrição permitiu que mais atenção fosse dada para a importância da presença de diferentes grupos de alimentos na dieta do que a simples redução (ou eliminação) deste ou daquele macronutriente. A **Figura 4.2** ilustra a evolução do conhecimento da relação entre dieta e doença cardiovascular com destaque para o foco de atenção dos pesquisadores na área.

▶ PADRÃO ALIMENTAR

A dieta do Mediterrâneo foi o primeiro padrão alimentar a ser relacionado com a diminuição

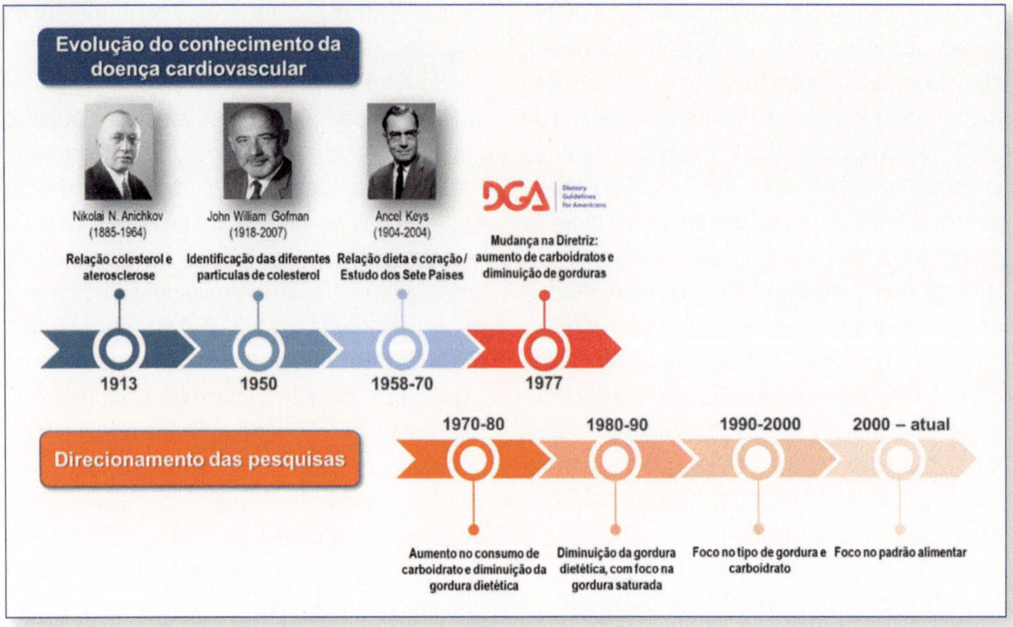

Figura 4.2. Evolução do conhecimento sobre doença cardiovascular e dieta e o direcionamento de pesquisas na área.

do risco cardiovascular (ver Capítulo 19). Keys em seu Estudo dos Sete Países observou que o padrão alimentar Mediterrâneo estava associado com baixo número de eventos cardiovasculares.[21] Durante muitos anos, diversos estudos tentaram decifrar o principal componente da dieta do Mediterrâneo, adotado em vários países que circundam o mar Mediterrâneo, responsável pelas baixas taxas de mortalidade cardiovascular. As investigações que abordavam os nutrientes isoladamente, e não a dieta como um todo, não obtiveram o mesmo resultado quanto à diminuição do risco cardiovascular, o que levou os cientistas a admitir a possibilidade de interação entre os nutrientes.[20] O impacto da dieta do Mediterrâneo na prevenção primária e secundária da doença cardiovascular foi muito estudado e os resultados foram bastante promissores, inclusive quanto à prevenção de outras doenças crônicas.[22]

Outro padrão alimentar bastante explorado é a dieta DASH (ver Capítulo 19), criada em laboratório e testada em indivíduos hipertensos na década de 1990. A adoção do padrão alimentar DASH diminuiu significativamente a pressão arterial dos participantes da pesquisa, independente da perda de peso ou da restrição de sal.[23] Após o seu sucesso com o controle da pressão arterial, a dieta DASH foi amplamente estudada no controle de vários fatores de risco cardiovascular, com vários resultados positivos, a exemplo da dieta do Mediterrâneo.

A dieta vegetariana (ver Capítulo 20) constitui outro modelo alimentar associado com a diminuição do risco cardiovascular.[20] Outras dietas similares, baseada em vegetais (*plant-based*) e menos restritas quanto à presença de alimentos de origem animal têm sido propostas na prevenção das doenças cardiovasculares e outras enfermidades. É o caso da dieta flexitariana caracterizada pela predominância do consumo de alimentos de origem vegetal, mas que não exclui o consumo eventual de carnes.[24]

Apesar das inúmeras investigações direcionadas a dietas especificas, os cientistas observaram que determinados grupos de alimentos são comuns em todos os padrões alimentares saudáveis associados à redução de mortalidade por doenças crônicas. Em geral, o menor risco cardiovascular está associado com o consumo de grãos integrais, frutas, vegetais e proteínas de origem vegetal.

A presença de grupos alimentares considerados cardioprotetores em diferentes padrões de dieta impulsionou os investigadores a elaborarem escores e índices de alimentação saudável.[25] Nos estudos, o tipo de dieta é determinado pela identificação desses grupos alimentares com base em critérios pré-estabelecidos pelo índice ou escore a ser aplicado. Alguns escores e índices utilizados são o *Healthy Eating Index*, o *Mediterranean Diet Score*, o *Dietary Approaches to Stop Hypertension Score* e o *Dietary Inflamatory Index*.[25] O *Healthy Eating Index* avalia a qualidade da dieta conforme as recomendações do Guia Dietético Americano (*Dietary Guidelines for Americans*), atualizado a cada 5 anos.[26]

Independente do índice ou escore aplicado para a avaliação da dieta e das variações dos tipos e quantidades de alguns alimentos entre as metodologias, todos foram elaborados para identificar dietas de alta qualidade, sabidamente relacionadas com a diminuição da mortalidade por doenças crônicas. Os estudos têm mostrado cada vez mais que, apesar da existência de grupos alimentares comuns nos diferentes padrões dietéticos, há várias opções que podem ser adotadas com o mesmo objetivo de redução de risco cardiovascular. Importante ressaltar que a redução de risco pode ocorrer mesmo em indivíduos que seguiram dieta com baixa qualidade nutricional por muitos anos, reforçando a importância da adoção de hábitos alimentares saudáveis para a saúde cardiovascular, independente da faixa etária.[27]

▶ CONSIDERAÇÕES FINAIS

Historicamente, a partir dos anos de 1950, a influência da dieta no aparecimento de grande número de condições crônicas, especialmente a doença cardiovascular e os fatores de risco a ela associados, mereceu atenção crescente dos investigadores interessados no tema. Nesta época, surgiu a expressão *"Diet-Heart Hypothesis"* cunhada por um dos maiores cientistas do século XX (Ancel Keys) que, curiosamente, atribuiu a sua própria longevidade (faleceu aos 100 anos) aos hábitos alimentares saudáveis por ele identificados a partir do Estudo dos Sete Países como a Dieta do Mediterrâneo. Em suas muitas descobertas, transitamos pela orientação dietética fortemente calcada na restrição de gordura para aquela de consumo restrito de carboidratos até o nosso conhecimento atual de que a melhor dieta para a saúde cardiovascular é aquela que se adequa a um padrão alimentar saudável. De qualquer forma, após tantas décadas de estudos e diante de algumas recomendações que se mostrariam equivocadas, nunca estivemos tão convictos da importância da dieta, não apenas na diminuição do risco cardiovascular, mas igualmente na prevenção de outras enfermidades crônicas.

Tópicos relevantes abordados no capítulo:

- Descobertas iniciais relacionando o colesterol com a aterosclerose.
- Identificação das diferentes partículas de lipoproteínas carreadoras de colesterol.
- A contribuição significativa do Estudo dos Sete Países para a compreensão da influência do padrão alimentar sobre a doença cardiovascular.
- Recomendações iniciais para restrição de gordura.
- Transição das orientações de restrição de gordura e/ou carboidrato para a recomendação atual de mudança de padrão alimentar.

Referências

1. Konstantinov IE, Jankovic GM. Alexander I. Ignatowski: a pioneer in the study of atherosclerosis. Tex Heart Inst J. 2013;40(3):246-249.

2. Buja LM. Nikolai N. Anitschkow and the lipid hypothesis of atherosclerosis. Cardiovasc Pathol. 2014;23(3):183-184.
3. Gofman JW, Lindgren F. The role of lipids and lipoproteins in atherosclerosis. Science. 1950;111(2877):166-171.
4. Olszewski TM. The causal conundrum: the diet-heart debates and the management of uncertainty in American medicine. J Hist Med Allied Sci. 2015;70(2): 218-249.
5. Wright CM. Biographical notes on Ancel Keys and Salim Yusuf: origins and significance of the seven countries study and the INTERHEART study. J Clin Lipidol. 2011;5(6):434-440.
6. Willett WC. Dietary fats and coronary heart disease. J Intern Med. 2012;272(1):13-24.
7. Gordon T. The diet-heart idea. Outline of a history. Am J Epidemiol. 1988;127(2):220-225.
8. Ahrens EH. Carbohydrates, plasma triglycerides, and coronary heart disease. Nutr Rev. 1986;44(2):60-64.
9. Mann GV. Lack of effect of a high fat intake on serum lipid levels. Am J Clin Nutr. 1955;3(3):230-233.
10. La Berge AF. How the ideology of low fat conquered america. J Hist Med Allied Sci. 2008;63(2):139-177.
11. Hubert HB, Feinleib M, McNamara PM, Castelli WP. Obesity as an independent risk factor for cardiovascular disease: a 26-year follow-up of participants in the Framingham Heart Study. Circulation. 1983;67(5):968-977.
12. Albrink MJ, Man EB. Serum triglycerides in coronary artery disease. AMA Arch Intern Med. 1959;103(1):4-8.
13. Retzlaff BM, Walden CE, Dowdy AA, McCann BS, Anderson KV, Knopp RH. Changes in plasma triacylglycerol concentrations among free-living hyperlipidemic men adopting different carbohydrate intakes over 2 y: the Dietary Alternatives Study. Am J Clin Nutr. 1995;62(5):988-995.
14. Hokanson JE, Austin MA. Plasma triglyceride level is a risk factor for cardiovascular disease independent of high-density lipoprotein cholesterol level: a meta-analysis of population-based prospective studies. J Cardiovasc Risk. 1996;3(2):213-219.
15. Mann J. Dietary carbohydrate: relationship to cardiovascular disease and disorders of carbohydrate metabolism. Eur J Clin Nutr. 2007;61 Suppl 1:S100-111.
16. Mensink RP, Zock PL, Kester AD, Katan MB. Effects of dietary fatty acids and carbohydrates on the ratio of serum total to HDL cholesterol and on serum lipids and apolipoproteins: a meta-analysis of 60 controlled trials. Am J Clin Nutr. 2003;77(5):1146-1155.
17. Jakobsen MU, Dethlefsen C, Joensen AM, Stegger J, Tjønneland A, Schmidt EB, et al. Intake of carbohydrates compared with intake of saturated fatty acids and risk of myocardial infarction: importance of the glycemic index. Am J Clin Nutr. 2010;91(6):1764-1768.
18. Kuipers RS, de Graaf DJ, Luxwolda MF, Muskiet MH, Dijck-Brouwer DA, Muskiet FA. Saturated fat, carbohydrates and cardiovascular disease. Neth J Med. 2011;69(9):372-378.
19. Temple NJ. Fat, Sugar, Whole grains and heart disease: 50 years of confusion. Nutrients. 2018;10(1).
20. Pan A, Lin X, Hemler E, Hu FB. Diet and cardiovascular disease: Advances and challenges in population-based studies. Cell Metab. 2018;27(3):489-496.
21. Aboul-Enein BH, Puddy WC, Bernstein J. Ancel Benjamin Keys (1904-2004): His early works and the legacy of the modern Mediterranean diet. J Med Biogr. 2020;28(3):139-147.
22. Lăcătuşu CM, Grigorescu ED, Floria M, Onofriescu A, Mihai BM. The Mediterranean Diet: From an environment-driven food culture to an emerging medical prescription. Int J Environ Res Public Health. 2019;16(6).
23. Appel LJ, Moore TJ, Obarzanek E, Vollmer WM, Svetkey LP, Sacks FM, et al. A clinical trial of the effects of dietary patterns on blood pressure. DASH Collaborative Research Group. N Engl J Med. 1997;336(16):1117-1124.
24. Rocha JP, Laster J, Parag B, Shah NU. Multiple health benefits and minimal risks associated with vegetarian diets. Curr Nutr Rep. 2019;8(4):374-381.
25. Tapsell LC, Neale EP, Probst Y. Dietary patterns and cardiovascular disease: Insights and challenges for considering food groups and nutrient sources. Curr Atheroscler Rep. 2019;21(3):9.
26. U.S. Department of Agriculture and U.S. Department of Health and Human Services. Dietary Guidelines for Americans, 2020-2025. 9th Edition. December 2020. Disponível em: http://www.DietaryGuidelines.gov
27. Sotos-Prieto M, Bhupathiraju SN, Mattei J, Fung TT, Li Y, Pan A, et al. Association of changes in diet quality with total and cause-specific mortality. N Engl J Med. 2017;377(2):143-153.

CAPÍTULO

5

Rachel Francischi

Camila Alves

A Importância dos Primeiros 1.100 Dias na Saúde a Longo Prazo

▶ AFINAL, O QUE SÃO OS 1100 DIAS?

Os primeiros 1.100 dias de vida compreendem o período desde a preconcepção (90 dias), a gestação (280 dias), o primeiro (365 dias) e o segundo anos de vida (365 dias). Estudos em neurociência, biologia e desenvolvimento infantil concluíram que a nutrição adequada neste período representa enorme impacto no desenvolvimento da criança. Adicionalmente, tem efeito profundo na saúde no longo prazo, na estabilidade social e no desenvolvimento de comunidades e nações inteiras.[1]

O conceito dos primeiros mil dias surgiu em 2008 após a publicação de uma série de cinco artigos sobre desnutrição materno infantil no periódico científico *The Lancet*.[2] As evidências científicas compiladas nesta série revelaram os efeitos da desnutrição materno-infantil no longo prazo, muitos dos quais irreversíveis, sobre a mortalidade infantil, saúde e desenvolvimento físico e cognitivo. Identificou-se sistematicamente a necessidade de intervenções focadas especificamente nesse período crítico por serem altamente custo-efetivas, com altos retornos em desenvolvimento cognitivo, ganhos individuais e crescimento econômico. Especialistas internacionais em economia e desenvolvimento encontraram que a cada US$1.00 investido em nutrição nos primeiros mil dias de vida da criança há uma economia de até US$166.00 para as finanças dos países.[3] Lamentavelmente, apesar de todos os evidentes benefícios, a nutrição materno-infantil não recebeu prioridade na agenda de políticas públicas e de desenvolvimento.

Mais recentemente, novas evidências fizeram com que o período fosse ampliado para incluir os três meses que antecedem o início da gravidez.[4] A nutrição deficiente das mulheres em idade fértil compromete a saúde reprodutiva e aumenta os riscos de resultados adversos na gestação e no longo prazo. Intervenções nutricionais efetivas no período periconcepcional promovem o crescimento e desenvolvimento fetal normal, o que por sua vez, beneficia a saúde das próximas gerações por meio da redução do risco de obesidade e de doenças crônicas não transmissíveis, especialmente o diabetes mellitus, as doenças cardiovasculares e algumas formas de câncer.[4]

De maneira geral, intervenções nutricionais adequadas durante os primeiros 1.100 dias de vida estabelecem as bases para o desenvolvimento neural, o crescimento saudável e a constituição de um sistema imunológico competente com impacto na saúde não apenas ao longo da vida do próprio indivíduo como também da próxima geração.[4] Em nenhum outro momento existe maior oportunidade de influência sobre os aspectos do desenvolvimento humano.[1,5]

▶ PROGRAMAÇÃO METABÓLICA

O conceito de programação metabólica começou nos anos 1980 quando o professor David Barker desenvolveu primeiramente a teoria *Fetal Origin of Adult Disease* (Origem Fetal da Doença Adulta) que mais tarde foi modificada para o *Developmental Origin of Health and Disease Theory* (Teoria do Desenvolvimento da Origem da Saúde e Doença).[6] Em seus achados epidemiológicos, Barker observou a correlação entre restrição do crescimento intrauterino e mortalidade por doença cardiovascular na idade adulta. Essas especulações levaram à teoria de que fatores ambientais adversos, entre eles, a nutrição inadequada durante a gestação, influenciam o crescimento do feto e do bebê, com impacto na sua programação metabólica e aumento de risco cardiovascular na idade adulta.[6]

A nutrição materna adequada antes e durante a gestação, assim como a prática do aleitamento materno, desempenham papel fundamental na modulação da via metabólica do feto e do bebê, assim como no desenvolvimento físico, cognitivo e sociocomportamentais do indivíduo.

A ciência da epigenética tem mostrado que o estilo de vida, em particular a nutrição, pode alterar a expressão do DNA, embora a programação genética já esteja formada. Assim, a nutrição materna inadequada, o peso no momento da concepção, o aleitamento e alimentação complementar podem induzir respostas epigenéticas que afetarão permanentemente o desenvolvimento biológico e metabólico individual. Dessa forma, o desenvolvimento de doenças crônicas resulta de alterações fisiopatológicas adaptativas que podem ser estabelecidas na infância ou idade adulta.[4] Há evidências que sugerem que as mudanças epigenéticas são transmitidas entre as gerações, conforme ilustrado na **Figura 5.1**.

▶ NUTRIÇÃO INADEQUADA NOS PRIMEIROS 1.100 DIAS DE VIDA E SEUS IMPACTOS NA SAÚDE

A nutrição inadequada é um conceito amplo que abrange tanto a desnutrição quanto o excesso de nutrientes[7] como mostra a **Figura 5.2**.

A desnutrição e o excesso alimentar podem coexistir na mesma família ou no mesmo indivíduo, como por exemplo, crianças com déficit de crescimento, obesidade e carência de vitaminas e minerais.

A nutrição inadequada nos primeiros mil dias de vida lamentavelmente pode causar danos irreversíveis neurobiológicos, econômicos e sociais. Entre eles, destacam-se os prejuízos no desenvolvimento cognitivo, sistema imunológico e crescimento.[1,2,4,8] A nutrição materno-infantil inadequada contribui para a menor capacidade de aprendizagem e pior rendimento escolar da criança, com profundo impacto econômico pela perda de produtividade. Estima-se que esses indivíduos

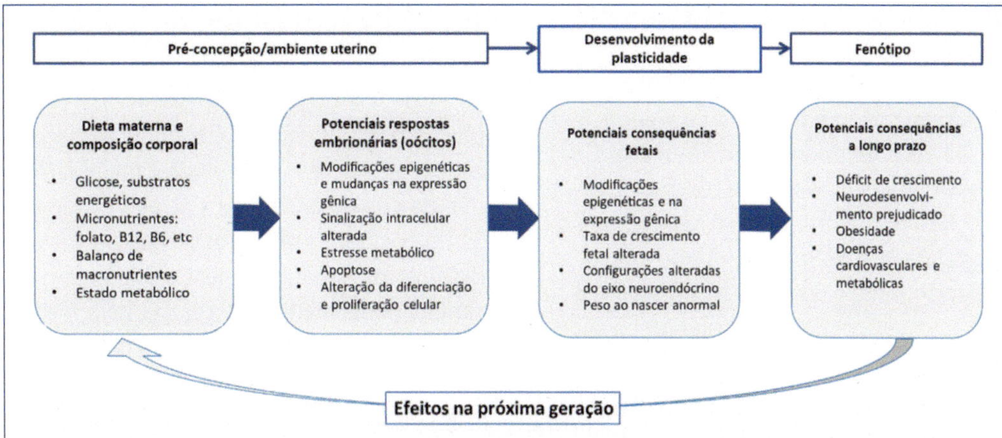

Fatores nutricionais maternos fornecem pistas para o feto durante períodos críticos de plasticidade do desenvolvimento, desencadeando respostas epigenéticas e outras respostas que têm impactos duradouros sobre a saúde da descendência e que podem ser transmitidas de maneira semelhante à próxima geração.

Figura 5.1. Efeitos dos períodos de preconcepção e gestacional no fenótipo e na saúde futura dos filhos. Direitos autorais. Reproduzido e traduzido com permissão de: Hanson MA e cols.[4]

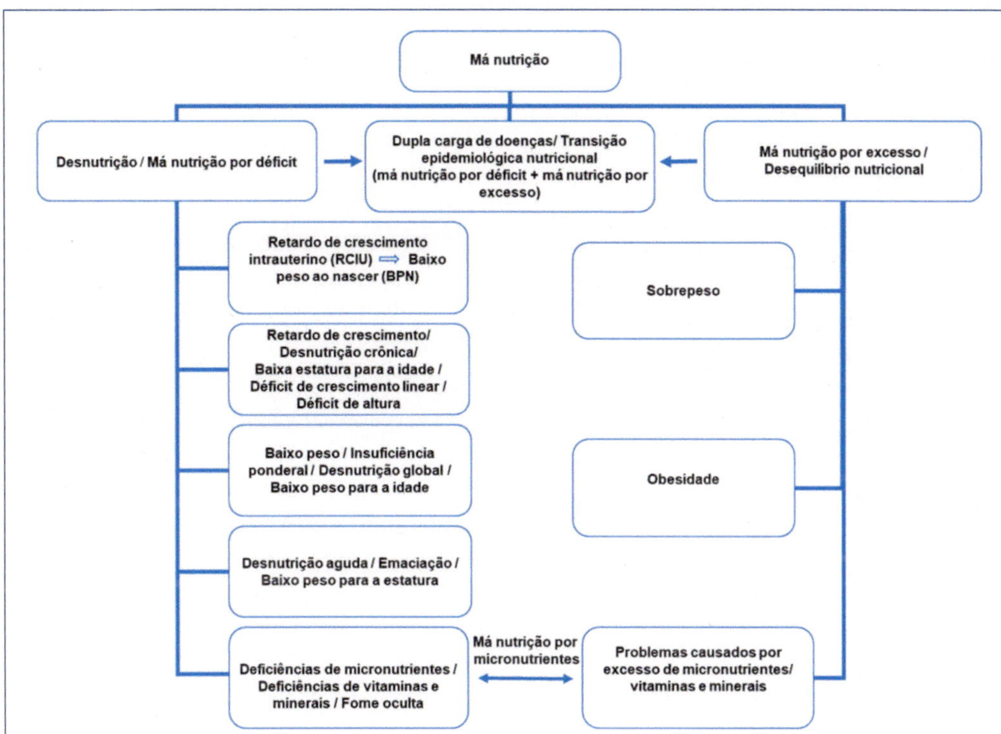

Figura 5.2. Terminologia da nutrição inadequada.

Nota: A subnutrição é outro importante indicador relacionado com a desnutrição que reflete a insuficiente ingestão energética para manter o peso corporal e uma vida saudável (percentual da população abaixo no nível mínimo de ingestão de energia alimentar). É o indicador utilizado pela FAO e não é baseado nos dados individuais do consumo alimentar, e sim derivado das folhas de balanço de alimentos das nações. Direitos autorais. Reproduzido e traduzido com autorização de Cespedes e cols.[7]

percam mais de 10% dos ganhos monetários ao longo da vida, o que implicaria em redução de 2% a 3% do produto interno bruto do país.[1] A situação é mais crítica nos países em desenvolvimento e comunidades em situações de maior vulnerabilidade. Entre as intervenções de maior potencial para redução da mortalidade e morbidade infantil, destaca-se especialmente o aconselhamento para o aleitamento materno. Outras intervenções destinadas a mulheres em idade fértil, gestantes e crianças com menos de dois anos tem grande efetividade se implementadas em larga escala. As evidências ressaltam as suplementações com ferro e ácido fólico para mulheres em idade fértil; ferro, ácido fólico e cálcio para gestantes; a promoção do aleitamento materno exclusivo nos primeiros 6 meses de vida e continuado até os 2 anos de idade ou mais; a vitamina A, ferro e zinco para crianças abaixo de 5 anos e intervenções para melhorar a alimentação complementar de crianças entre 6 e 24 meses de idade.[9]

Nesse período, é igualmente importante considerar a qualidade da alimentação das mulheres e das crianças. Deficiências específicas de micronutrientes, a desnutrição proteico-energética, padrões dietéticos obesogênicos característicos da dieta ocidental e crenças e tabus na alimentação materno-infantil são alguns dos obstáculos enfrentados para a promoção da saúde. A alimentação a ser promovida nessa fase deve ser rica em fibras, com variedade de alimentos de origem vegetal (vegetais folhosos, frutas, sementes, oleaginosas, cereais integrais e leguminosas), com inclusão de fontes de gorduras insaturadas. Deve ser limitada em açúcares e alimentos fontes de gorduras saturadas (menor proporção de alimentos de origem animal, especialmente laticínios e carnes). A diversidade da dieta atua como medida de qualidade da alimentação e está associada com a adequação nutricional.[4]

▶ A IMPORTÂNCIA DA NUTRIÇÃO MATERNA NA PRECONCEPÇÃO

Evidências crescentes ressaltam a importância do estado nutricional materno periconcepcional no crescimento linear infantil. Medidas de correção de deficiências nutricionais, assim como atenção ao sobrepeso e obesidade materna, são fundamentais. Fatores nutricionais podem afetar as células germinativas masculinas e femininas antes da concepção e podem modificar o desenvolvimento do embrião e do feto.[4] Além disso, a fertilidade está comprometida em mulheres com baixo ou excesso de peso.[5]

O estado nutricional materno periconcepcional influencia o desenvolvimento inicial da placenta, a melhor distribuição de nutrientes da mãe para o feto com impacto no seu crescimento e desenvolvimento, o peso ao nascer e a estatura da criança aos dois anos de idade. Além disso, o baixo peso das mulheres antes da gestação contribui para o aumento de 32% do risco de parto prematuro.[4] Adicionalmente, mulheres com déficit de estatura e peso têm risco aumentado de gerar bebês pequenos para a idade gestacional (PIG) e de seus filhos apresentarem déficit de crescimento aos dois anos de idade.[10] O IMC $< 17{,}5$ kg/m^2 de mães na fase preconcepção representa um preditor significativo para essa condição. Além da genética, o estado nutricional da mãe durante os primeiros mil dias é essencial para o adequado crescimento da criança a curto e longo prazo.[10] Por outro lado, os filhos de mulheres com IMC elevado no período preconcepção têm maior risco de sobrepeso e obesidade ao longo da infância, e consequentemente também na idade adulta.[5]

A prescrição de suplementação de ferro e ácido fólico para as mulheres em idade fértil reduz o risco de desenvolvimento de defeitos do tubo neural em 72% e anemia em 27%. A Organização Mundial da Saúde recomenda a utilização de suplementação com 60mg de ferro elementar e 2,8mg de ácido fólico uma vez por semana em ciclos de 3 meses para meninas adolescentes e mulheres em idade reprodutiva.[9] A deficiência de vitamina B_{12} tem relação com defeitos no desenvolvimento do tubo neural e anemia; outros nutrientes críticos na fase preconcepcional incluem folato, ferro, vitamina B_{12}, vitamina D, iodo, cálcio, zinco e ácidos graxos poli-insaturados.[5]

A avaliação nutricional é fundamental para que as deficiências de micronutrientes sejam reconhecidas e corrigidas por meio de intervenções nutricionais adequadas. O incentivo à nutrição balanceada, quantitativa e qualitativamente, ajudará a garantir a saúde das mulheres em idade fértil e as equipará para a futura maternidade.[4]

▶ NUTRIÇÃO DURANTE A GESTAÇÃO

A qualidade da alimentação da mãe, a velocidade do seu ganho de peso gestacional e estilo de vida representam os principais fatores de impacto na saúde da criança, especificamente no risco de obesidade, doenças cardiovasculares, diabetes tipo 2 e hipertensão.[5]

A obesidade materna e o ganho de peso excessivo durante a gestação têm influência negativa na saúde de ambos, mãe e criança. Os riscos aumentados para a mãe são de distúrbios hipertensivos, diabetes *mellitus* gestacional e parto obstruído. O feto, por outro lado, apresenta maior possibilidade de ocorrência de macrossomia, intolerância à glicose, hiperinsulinemia e hipoglicemia neonatal, anomalias congênitas, parto prematuro, natimorto e desenvolvimento de obesidade infantil e doenças metabólicas.[4]

Além da importância do ganho de peso gestacional adequado, a prevenção e tratamento das deficiências de micronutrientes são medidas fundamentais nessa fase, pois as carências da mãe são transferidas para o feto e recém-nascido por meio da placenta. A atenção maior entre os micronutrientes mais necessários durante a gestação deve ser direcionada para ferro, ácido fólico, vitamina B_{12}, cálcio, vitaminas A e D e zinco.[4]

A deficiência de ferro na gestação pode ocasionar partos prematuros, baixo peso da criança ao nascer, maior risco de hemorragias, infecções generalizadas e aumento da mortalidade peri- e neonatal. O baixo peso ao nascer, especificamente, aumenta o risco de obesidade, hipertensão arterial e diabetes mellitus tipo 2.[5] A suplementação de ferro é recomendada para todas as gestantes, pois sua demanda nutricional não consegue ser suprimida somente pela dieta.[9]

A suplementação de micronutrientes que contemple a dose diária padrão mínima entre 30mg e 60mg de ferro elementar e 400µg de ácido fólico reduz o risco de anemia e baixo peso ao nascer e deve ser iniciada no início da gestação até o seu final, podendo idealmente ser continuada durante os primeiros três meses após o nascimento da criança.[4,9]

A suplementação com cálcio durante a gestação em mulheres com baixa ingestão de cálcio reduz a incidência de hipertensão gestacional em 35%, a pré-eclampsia em 55% e o parto prematuro em 24%.[9] Para a prevenção do risco de pré-eclâmpsia em populações com ingestão deficitária de cálcio, as mulheres devem receber entre 1,5 e 2,0g de cálcio elementar diariamente no cuidado pré-natal a partir da 20ª semana até o final da gestação, segundo a Organização Mundial da Saúde.[4]

Em mulheres desnutridas, outra intervenção importante para a prevenção de resultados perinatais adversos é a suplementação proteico-energética equilibrada, com cerca de 25% de proteínas do valor energético total de consumo diário. Esse balanço energético-proteico aumenta o peso da criança ao nascer em cerca de 73g, reduzindo a incidência de PIG em 32% e de natimortos em 45%.[9]

A deficiência materna de vitamina B_{12} pode aumentar o risco de abortos espontâneos, baixo peso ao nascer, pré-eclâmpsia, retardo de crescimento intrauterino e defeitos do tubo neural.[11] Os bebês de mães com adequação de vitamina B_{12} mantém níveis satisfatórios desse nutriente por vários meses pós-parto. Por outro lado, a deficiência da mãe aumenta a susceptibilidade da criança nos primeiros meses de vida, trazendo prejuízos como déficit de crescimento e desenvolvimento, além da anemia.[11]

Além dos aspectos nutricionais imediatos e prevenção de doenças, a gestação representa um momento para promoção de saúde. A partir da dieta materna, o bebê inicia o desenvolvimento de preferências alimentares. O líquido amniótico é aromático e o seu odor é influenciado pela alimentação da mãe. Por sua vez, esta característica pode impactar a aceitação dos alimentos pelo bebê no período de introdução alimentar após os seis meses de idade. Neste momento, portanto, temos o início da trajetória para a formação de hábitos alimentares saudáveis na idade adulta.[5]

▶ PARTO

No período neonatal três práticas essenciais e seguras são recomendadas: o clampeamento do cordão umbilical no momento ideal, o contato pele a pele precoce entre a mãe e o recém-nascido e a primeira mamada na primeira hora de vida.[12]

O clampeamento imediato do cordão umbilical após o nascimento do bebê em partos normais e cesárias impede que o recém-nascido receba volume de sangue adequado e reservas de ferro suficientes. Diversos estudos comprovaram que o corte do cordão umbilical no momento ideal (após o primeiro minuto desde o nascimento) permite a transferência fisiológica do sangue da placenta para o bebê, o que fornece reservas de ferro suficientes para os primeiros 6 a 8 meses de vida e previne o desenvolvimento de anemia ferropriva. Os benefícios também são observados em prematuros e associa-se a redução de 39% na necessidade de transfusão de sangue e menor risco de complicações após o nascimento.[9,12]

A promoção do aleitamento materno no momento do parto e até a primeira hora após o nascimento está associada a maior duração da amamentação exclusiva no primeiro ano de vida. Adicionalmente, a amamentação reduz o sangramento materno após o parto, já que a sucção do bebê estimula a secreção materna de oxitocina, hormônio responsável pelas contrações uterinas. Embora grandes avanços tenham sido feitos na eliminação do uso de fórmulas infantis em hospitais, ainda há muito trabalho a ser feito para a promoção do aleitamento materno na primeira hora de vida.[12,13] Um dos progressos nessa direção ocorreu em 1991 quando o programa de Iniciativa do Hospital Amigo da Criança foi criado pela Organização Mundial de Saúde e UNICEF com o objetivo de resgatar o direito da mulher de aprender e praticar a amamentação com sucesso.

O contato pele a pele imediato entre mãe e bebê após o nascimento otimiza o sucesso do bebê na primeira mamada, regula a temperatura do recém-nascido e aumenta o vínculo mãe-bebê.[9] Em recém nascidos a termo, o contato pele a pele imediato aumentou significativamente a amamentação entre 1 e 4 meses de idade em 27% e promoveu maior tempo de amamentação exclusiva. Em recém-nascidos prematuros, a proximidade precoce do bebê com a mãe foi associada à redução de 40% do risco de morte, 58% de infecção hospitalar ou sepse e 77% da prevalência de hipotermia.[12]

▶ AMAMENTAÇÃO

O leite materno é o alimento ideal para a criança, totalmente adaptado às necessidades do bebê nos primeiros anos de vida, suprindo a sua necessidade energética, de hidratação, macro e micronutrientes essenciais para o seu desenvolvimento e crescimento.[14]

Segundo evidências científicas nacionais e internacionais, as crianças devem ser amamentadas até pelo menos os dois anos de idade ou mais, sendo amamentação exclusiva em livre demanda nos primeiros 6 meses de vida.[14,15]

A amamentação representa uma das principais intervenções para a redução da mortalidade em menores de 5 anos. Os seus benefícios podem ser vistos na Tabela 5.1.[14,15]

O leite materno contém fatores de crescimento e hormônios que são vitais para o desenvolvimento do cérebro da criança. Como o leite materno contém substâncias vivas e outros componentes únicos que não podem ser replicados na fórmula infantil, o seu impacto no desenvolvimento do cérebro é incomparável.[5]

O aleitamento materno é uma estratégia econômica, pois diminui os custos com a saúde da população em geral. O custo da não amamentação acarreta perda econômica total estimada em 341,3 bilhões de dólares.[16] Cerca de 600 mil mortes infantis por diarreia e pneumonia e quase 1 milhão de casos de obesidade infantil ao ano podem ser atribuídas à amamentação interrompida.[16] A proteção ao risco de obesidade de crianças com amamentação exclusiva até os 6 meses de idade é de 25%. Crianças que nunca foram amamentadas, por outro lado, têm 22% mais chance de serem obesas.[17] Diversas metanálises foram realizadas sobre os efeitos protetores do aleitamento materno em doenças não transmissíveis. A amamentação por períodos mais prolongados, idealmente até os dois anos de idade ou mais, associa-se à redução de 26% no risco de sobrepeso ou obesidade e 35% da incidência de diabetes tipo 2.[15]

Tabela 5.1. Vantagens da amamentação exclusiva até o sexto mês e continuada até pelo menos os dois anos de idade.

Redução da mortalidade infantil
Prevenção de infecções gastrointestinais e diarreias
Prevenção de infecções respiratórias
Diminuição do risco de alergias
Diminuição do risco de obesidade, hipertensão, dislipidemia, doenças cardiovasculares e diabetes
Maiores pontuações em testes de inteligência (QI)
Melhor desenvolvimento da cavidade bucal (fundamental para o alinhamento correto dos dentes e boa oclusão dentária)
Proteção contra o câncer de mama, ovário e diabetes tipo 2 para a mãe que amamenta
Diminuição dos riscos de fraturas por osteoporose para a mãe que amamenta
Prevenção da anemia
Prevenção de nova gestação precoce
Menores custos financeiros para a família e nações

A introdução precoce de outros leites traz consequências prejudiciais ao binômio mãe-bebê e sociedade, particularmente nos países de alta renda, em que menos de uma a cada cinco crianças é amamentada aos 12 meses de vida.[15]

No Brasil, a prevalência de aleitamento materno exclusivo em crianças menores de 6 meses é de 45,7%.[18] Apesar dos esforços em políticas públicas para promoção, apoio e proteção ao aleitamento materno, ainda há muitos obstáculos a serem enfrentados. Entre eles, podemos citar a falta de preparo dos profissionais de saúde; a comercialização e publicidade abusiva dos substitutos do leite materno, que ferem a Norma Brasileira de Comercialização de Substitutos de Leite Materno (NBCAL); cultura, crenças e tabus desfavoráveis à amamentação em várias regiões do país; falta de apoio à mãe; falta de confiança e baixa autoestima da mãe e retorno precoce ao trabalho materno.[19]

Se as intervenções de promoção e aconselhamento do aleitamento materno fossem intensificadas e ampliadas, a prevalência da amamentação exclusiva poderia ser elevada em 43% no primeiro dia, em 30% no primeiro mês e em 90% do 1º ao 5º mês de vida da criança.[9]

Dessa forma, programas para o apoio, proteção e promoção do aleitamento materno devem ser mundialmente incentivados. Estudos epidemiológicos e o crescente conhecimento da ciência da epigenética são contundentes no impacto da amamentação à saúde e os seus benefícios são independentes da situação econômica de cada país.[15]

▶ ALIMENTAÇÃO COMPLEMENTAR

Conforme discutido anteriormente, o aleitamento materno é o padrão ouro da nutrição nos primeiros dois anos de vida, devendo ser exclusivo até seis meses de idade. A introdução da alimentação complementar pode ser realizada a partir dos 6 meses de vida.[14,20] Os alimentos e líquidos complementares ofertados nessa fase influenciam a suscetibilidade de doenças não transmissíveis na idade adulta.[21] Há evidências de que bebês que começaram a introdução alimentar antes dos 6 meses de idade apresentam risco aumentado de doenças crônicas como obesidade, diabetes mellitus e doença celíaca.[5]

A fase da introdução da alimentação complementar representa outra janela de oportunidade para os bebês aprenderem o quê e como comer. É o momento em que seus paladares são treinados e os hábitos alimentares começam a ser formados. Por essa razão, é fundamental oferecer ao bebê uma grande variedade de alimentos naturais com textura adequada para a idade da criança a fim de garantir o seu crescimento e desenvolvimento de forma plena.[4,14]

Entre os benefícios da oferta da alimentação complementar adequada e em momento oportuno à criança, temos a diminuição do risco de infecções e internações por gastroenterites, a prevenção da deficiência de ferro, zinco e outros micronutrientes, o melhor desenvolvimento cognitivo e psicossocial, a prevenção do déficit de crescimento e desnutrição aguda e a diminuição das taxas de mortalidade infantil.[20]

A escolha dos alimentos a serem oferecidos nos dois primeiros anos de vida da criança deve ser baseada na oferta de alimentos in natura ou minimamente processados. Os alimentos ultraprocessados não devem fazer parte do cardápio da criança por conterem quantidades excessivas de calorias, sal, açúcar, gorduras e aditivos que prejudicam a aceitação dos alimentos in natura. Além disso, o consumo excessivo de alimentos ultraprocessados na primeira infância aumenta o risco de cárie dentária, hipertensão arterial, doenças cardiovasculares, diabetes, obesidade e câncer, a médio e longo prazo.[14]

As crianças que apresentam obesidade aos dois anos de idade têm maior probabilidade de apresentar peso excessivo na idade adulta. As crianças acima do peso durante a primeira infância têm cinco vezes maior risco de sobrepeso e obesidade aos doze anos de idade.[5]

O local e o ambiente onde a refeição da criança acontece também merecem cuidado e envolvimento familiar. A criança deve ter atenção ao alimento, sem atrativos como televisão, celular, computador ou tablet que normalmente favorecem o consumo excessivo. O consumo automático diante da tela pode provocar a perda do controle do mecanismo de fome e saciedade, com consequente ganho ou perda de peso. Recomenda-se que os pais e cuidadores adotem o estilo responsivo de alimentação, por meio do qual ensinam as crianças a regularização da sua própria ingestão de alimentos. Práticas alimentares não responsivas, como encorajar as crianças a comer mais ou usar a comida como meio de controlar o comportamento infantil, estão associadas à alimentação em excesso e ao ganho de peso e são fortemente desaconselháveis.[14]

A suplementação com ferro durante a alimentação complementar é recomendação para todas as crianças com menos de dois anos de idade.[9] Outros micronutrientes que podem ser prescritos nessa faixa etária são zinco, vitamina D e vitamina A.[9]

CONSIDERAÇÕES FINAIS

A prevenção da nutrição inadequada nos primeiros 1100 dias, seja por déficit ou por excesso, reduz o risco de doenças não transmissíveis na infância e na idade adulta, promove maior desenvolvimento cognitivo e saúde durante o ciclo da vida e pode impactar as próximas gerações. A nutrição adequada neste período inicial de vida precisa ser considerada prioritária tanto na agenda das políticas públicas como na atenção básica. A abordagem deveria ser multisetorial, por meio de intervenções nutricionais específicas e mais abrangentes em educação, agricultura e saúde pública. Os efeitos são cumulativos e os benefícios ultrapassam o setor da saúde e impactam a economia e a sociedade.

Tópicos relevantes abordados neste capítulo:

- Importância da nutrição adequada nos primeiros 1100 dias
- Conceito inicial de programação metabólica
- Nutrição materna na preconcepção
- Impacto da amamentação para a saúde da criança em longo prazo
- Importância da nutrição infantil na prevenção de doenças crônicas

Referências

1. Horton S, Shekar M, McDonald C, Mahal A, Krystene Brooks J. Scaling up Nutrition: What will it cost? Directions in development; human development. Washington, DC: World Bank: 2010. Disponível em: https://openknowledge.worldbank.org/handle/10986/2685
2. Horton R. Maternal and child undernutrition: an urgent opportunity. Lancet. 2008;371(9608):179.
3. Horton S, Hoddinott JF. Benefits and costs of the food and nutrition targets for the post-2015 development agenda. Food Security and Nutrition Perspective Paper. Lowell, MA, USA. Copenhagen Consensus Center. 2014. Disponível em: http://www.copenhagenconsensus.com/sites/default/files/food_security_and_nutrition_perspective_-_horton_hoddinott_0.pdf
4. Hanson MA, Bardsley A, De-Regil LM, Moore SE, Oken E, Poston L, et al. The International Federation of Gynecology and Obstetrics (FIGO) recommendations on adolescent, preconception, and maternal nutrition: "Think Nutrition First". Int J Gynaecol Obstet. 2015;131 Suppl 4:S213-253.
5. Sullivan LM, Brumfield C. The First 1,000 Days: Nourishing America's Future. 2016. Disponívelm em: https://thousanddays.org/wp-content/uploads/1000Days-NourishingAmericasFuture-Report-FINAL-WEBVERSION-SINGLES.pdf
6. Barker DJ. Fetal origins of coronary heart disease. Br Heart J. 1993;69(3):195-196.
7. Cespedes A, Lechtig A, Francischi R. Social protection networks in Central America and the Dominican Republic: Do they have a nutritional dimension? Food Nutr Bull. 2011;32(2):171-180.
8. Victora CG, de Onis M, Hallal PC, Blössner M, Shrimpton R. Worldwide timing of growth faltering: revisiting implications for interventions. Pediatrics. 2010;125(3):e473-480.
9. Bhutta ZA, Das JK, Rizvi A, Gaffey MF, Walker N, Horton S, et al. Evidence-based interventions for improvement of maternal and child nutrition: what can be done and at what cost? Lancet. 2013;382(9890):452-477.
10. Young MF, Nguyen PH, Gonzalez Casanova I, Addo OY, Tran LM, Nguyen S, et al. Role of maternal preconception nutrition on offspring growth and risk of stunting across the first 1000 days in Vietnam: A prospective cohort study. PLoS One. 2018;13(8):e0203201.
11. Finkelstein JL, Layden AJ, Stover PJ. Vitamin B-12 and perinatal health. Adv Nutr. 2015;6(5):552-563.
12. Chaparro C, Lutter C, Hubner AVC. Essential delivery care practices for maternal and newborn health and nutrition. 2007. Disponível em: https://www.unscn.org/web/archives_resources/html/resource_000308.html
13. Hoddinott J, Rosegrant M, Torero M. Hunger and Malnutrition. International Food Policy Research Institute. 2012. Disponível em: http://www.copenhagenconsensus.com/sites/default/files/Hunger+and+Malnutrition.pdf
14. Ministério da Saúde. de Atenção Primária à Saúde. Departamento de Promoção da Saúde. Guia alimentar para crianças brasileiras menores de 2 anos. Brasília, DF. 2019. Disponível em: http://189.28.128.100/dab/docs/portaldab/publicacoes/guia_da_crianca_2019.pdf
15. Victora CG, Bahl R, Barros AJ, França GV, Horton S, Krasevec J, et al. Breastfeeding in the 21st century: epidemiology, mechanisms, and lifelong effect. Lancet. 2016;387(10017):475-490.
16. Walters DD, Phan LTH, Mathisen R. The cost of not breastfeeding: global results from a new tool. Health Policy Plan. 2019;34(6):407-417.

17. Rito AI, Buoncristiano M, Spinelli A, Salanave B, Kunešová M, Hejgaard T, et al. Association between characteristics at birth, breastfeeding and obesity in 22 countries: The WHO European Childhood Obesity Surveillance Initiative – COSI 2015/2017. Obes Facts. 2019;12(2):226-243.
18. UFRJ. Universidade Federal do Rio de Janeiro. Estudo Nacional de Alimentação e Nutrição Infantil – ENANI-2019: Resultados preliminares – Indicadores de aleitamento materno no Brasil. 2020. Disponível em: https://enani.nutricao.ufrj.br/wp-content/uploads/2020/12/Relatorio-parcial-aleitamento-materno_ENANI-2019.pdf
19. Carvalho MR, Gomes CF. Amamentação – Bases Científicas. 4a Edição. Editora: Guanabara Koogan; 2019.
20. Adair LS. How could complementary feeding patterns affect the susceptibility to NCD later in life? Nutr Metab Cardiovasc Dis. 2012;22(10):765-769.
21. Dewey K. Guiding principles for complementary feeding of the breastfed child. Washington, DC: Pan American Health Organization. 2003. Disponível em: https://www.who.int/maternal_child_adolescent/documents/a85622/en/

CAPÍTULO 6

Núbia de Souza de Morais
Ariane Ribeiro de Freitas Rocha
Silvia Eloiza Priore

Sobrepeso e Obesidade na Infância e Adolescência

▶ INTRODUÇÃO

Na infância e adolescência, o excesso de peso é uma das questões nutricionais mais preocupantes em função da sua prevalência ascendente que o transformou em problema de saúde pública global há várias décadas.[1]

Essa condição é ainda mais preocupante ao se considerar suas consequências fisiológicas e psicológicas ao indivíduo. No curto prazo, estabelece-se inflamação de baixo grau com dano tecidual e, no longo prazo, aumenta-se o risco de complicações hepáticas ou musculoesqueléticas, asma, distúrbios do humor (ansiedade ou depressão) e psicossociais (autoimagem negativa e baixa socialização). Além disso, o excesso de peso associa-se ao aparecimento de fatores de risco cardiovasculares e metabólicos, como resistência à insulina, alteração no perfil lipídico e aumento da pressão arterial, todos contribuindo para o aumento do risco de morte prematura.[2]

No passado, acreditava-se que as consequências do excesso de peso para a saúde nessa faixa etária se manifestavam apenas na vida adulta, mas estudos epidemiológicos comprovaram que doenças como hipertensão arterial e aterosclerose têm início já na infância e adolescência e podem se agravar com o passar dos anos, principalmente na presença de elevada gordura visceral ou abdominal. O risco de sobrepeso e obesidade na adolescência e na vida adulta é maior quanto maior for o tempo em que a criança permanecer com excesso de peso.[2]

Basicamente, o desenvolvimento do sobrepeso e da obesidade na infância e adolescência está associado ao desequilíbrio entre o ganho e o gasto energético, o qual é moldado pelo padrão alimentar, nível de atividade física, tempo de tela e exposição ao ambiente "obesogênico". Sabe-se atualmente que tais condições interagem com diversos outros fatores, como herança genética, adiposidade materna, etnia, condições de nascimento (especificamente o baixo peso ao nascer), presença de endocrinopatias como hipotireoidismo, síndromes do ovário policístico, síndrome de Cushing e deficiência do hormônio do crescimento, condições geneticamente determinadas como síndrome de Prader-Willi, uso de certas medicações e condições socioeconômicas.[2]

De forma geral, as consequências do sobrepeso e obesidade na infância e adolescência são potencialmente graves, principalmente aquelas que se manifestam de forma silenciosa, pois apresentam impactos na saúde desses indivíduos, além de custos elevados para tratamento e controle, mostrando, assim, a necessidade de intervenções urgentes.

▶ EPIDEMIOLOGIA

A prevalência do sobrepeso e da obesidade tem apresentado aumento crescente e rápido entre crianças e adolescentes. Dados de 2019 mostram que o sobrepeso e a obesidade atingiram 40 milhões de crianças menores de 5 anos e mais de 330 milhões de crianças e adolescentes entre 5 e 19 anos em todo o mundo.[1] A prevalência global de excesso de peso em crianças menores de 5 anos aumentou de 4,8% para 5,9% entre os anos de 1990 e 2018. Para crianças e adolescentes de 5 a 19 anos as estatísticas mais recentes mostram que a prevalência da obesidade aumentou de 0,7% e 0,9% em 1975 para 5,6% e 7,8% em 2017, para meninas e meninos, respectivamente, em todo o mundo.[1]

Embora o aumento da obesidade esteja ocorrendo em crianças de todas as faixas etárias no mundo, destaca-se aquelas com idade entre 5 e 19 anos. Em 1975, os Estados Unidos tinham o maior número de crianças com obesidade nessa faixa etária. Em 2016, quando a prevalência mundial aumentou em quase 10 vezes, a China foi o país mais atingido, seguido dos Estados Unidos e Índia.[1]

No Brasil, na faixa etária entre 5 e 9 anos, a cada dez crianças, três estão acima do peso. Nessa população, o excesso de peso atinge 29,3%, dos quais 8,4% apresentam obesidade grave. A **Figura 6.1** ilustra a prevalência de sobrepeso e obesidade por faixa etária. Os estados com maior ocorrência de obesidade na infância e adolescência são Rio Grande do Sul, Pernambuco, Ceará e Sergipe. Ao contrário, as menores prevalências são encontradas no Maranhão, Roraima e Distrito Federal. As estimativas sugerem que em 2030 o país atingirá o 5º lugar entre os países com maior número de crianças e adolescentes obesos.[1,3]

No ano de 2014 o governo brasileiro assumiu, por meio da Declaração de Roma, um compromisso de enfrentamento da obesidade infantil, envolvendo diferentes setores com base nas ações recomendas pela Organização Mundial da Saúde (OMS). Tais ações incluem os cuidados específicos na preconcepção e gestação e a promoção de atividade física e dieta saudável na infância. Até o ano de 2019, apenas 33% dos indicadores de incentivo ao aleitamento materno e alimentação saudável foram alcançados.[3]

▶ FATORES QUE INTERFEREM NO ESTADO NUTRICIONAL EM CRIANÇAS

Condições de Nascimento

A hipótese da Origem Fetal das Doenças (ver **Capítulo 5**) sugere que a obesidade e suas comorbidades são resultantes da desnutrição energético-proteica ocorrida no período intrauterino ou na primeira infância. O organismo parece se adaptar de forma endócrina, estrutural e metabolicamente a essa restrição de maneira permanente. Tal condição leva ao retardo no crescimento fetal e, quando há

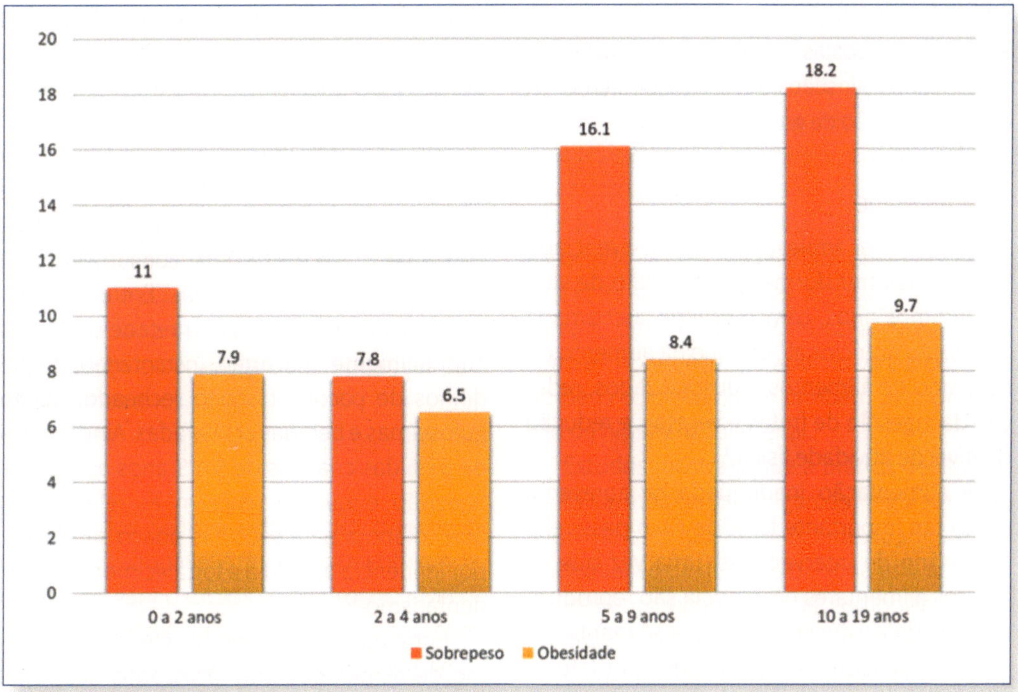

Figura 6.1. Prevalências (%) de sobrepeso e obesidade em crianças e adolescentes no Brasil (2019). Fonte: Panorama da Obesidade em Crianças e Adolescentes.[3]

acesso facilitado a alimentos no ambiente pós-natal, ocorre acúmulo de gordura corporal, predispondo o indivíduo ao desenvolvimento de doenças cardiovasculares na vida adulta.

Evidências científicas atuais têm mostrado a importância dos primeiros 1.100 dias de vida da criança para a prevenção da obesidade e suas consequências (ver Capítulo 5). Esse período de necessidades nutricionais elevadas da criança é considerado uma janela de oportunidades para promoção de hábitos alimentares saudáveis e atenção à saúde.[4]

O estilo de vida e o hábito alimentar maternos afetam o metabolismo do meio uterino, influenciando a composição corporal, a expressão gênica e o perfil metabólico fetal. Assim, uma alimentação equilibrada e um estilo de vida saudável na preconcepção e durante a gestação são importantes para manter a saúde da criança ao longo de toda a vida.[4]

A amamentação também é primordial nesse processo, sendo recomendado o aleitamento materno exclusivo até os seis meses de vida passando para a amamentação associada à alimentação complementar adequada até os dois anos ou mais. Crianças amamentadas apresentam trajetórias de crescimento mais saudáveis e risco significativamente menor de desenvolver obesidade infantil em comparação aos bebês que não receberam leite materno ou que foram desmamados precocemente. Isso porque o leite humano contém compostos bioativos com ações imunológica, endócrina, neuronal e o aleitamento permite interação afetiva entre a mãe e o bebê, que em conjunto favorecem o desenvolvimento saudável da criança.[2,4]

A amamentação também favorece a preferência alimentar saudável, sendo que crianças amamentadas tendem a comer mais frutas e vegetais do que aquelas que receberam leite

Tópicos relevantes abordados no capítulo:

- A prevalência de sobrepeso e obesidade é crescente entre crianças e adolescentes. No Brasil, 8,4% e 9,7% das crianças e adolescentes, respectivamente, apresentam obesidade.
- Os primeiros 1.100 dias de vida da criança podem influenciar na prevenção da obesidade e suas consequências. A alimentação equilibrada e o estilo de vida saudável na preconcepção e durante a gestação são importantes para manter a saúde da criança ao longo de toda sua vida.
- Crianças amamentadas exclusivamente por mais tempo apresentam trajetórias de crescimento mais saudáveis e risco significativamente menor de desenvolver obesidade infantil, em comparação aos bebês que não receberam leite materno ou que foram desmamados precocemente.
- A avaliação nutricional permite o diagnóstico do estado nutricional de um indivíduo ou de uma população. E para garantir a precisão e confiabilidade da avaliação nutricional e, assim, do diagnóstico do estado nutricional, é imprescindível a utilização de índices antropométricos, bem como seus respectivos pontos de corte, específicos para cada idade e sexo.
- O sobrepeso e obesidade está relacionado às alterações do colesterol total, do LDL e triglicerídeos elevados, e de baixo HDL já nestas faixas etárias. Ainda, esta condição pode levar ao desenvolvimento precoce de hipertensão arterial, resistência à insulina e diabetes.
- Crianças e adolescentes obesos tem maior probabilidade de se tornarem adultos obesos, com maior risco de apresentarem doenças cardiometabólicas, aumentando assim, a morbimortalidade na idade adulta.

Referências

1. Lobstein T, Brinsden H. Atlas of Childhood Obesity. Londres, Reino Unido: World Obesity Federation; 2019.
2. Lee EY, Yoon KH. Epidemic obesity in children and adolescents: risk factors and prevention. Front Med. 2018;12(6):658-66.
3. Mendonça E, Rodrigues C. 2º Panorama da Obesidade em Crianças e Adolescentes. Rio de Janeiro, RJ - Brasil: Instituto Desiderata; 2020.
4. Rito AI, Buoncristiano M, Spinelli A, Salanave B, Kunešová M, Hejgaard T, et al. Association between Characteristics at Birth, Breastfeeding and Obesity in 22 Countries: The WHO European Childhood Obesity Surveillance Initiative - COSI 2015/2017. Obes Facts. 2019;12(2):226-43.
5. Ministério da Saúde. Atlas da Obesidade Infantil no Brasil. Brasília, DF – Brasil; 2019.
6. World Health Organization. WHO guidelines on physical activity and sedentary behaviour. Geneva, Switzerland: Word Health Organization; 2020.
7. Katzmarzyk PT, Chaput JP, Fogelholm M, Hu G, Maher C, Maia J, et al. International Study of Childhood Obesity, Lifestyle and the Environment (ISCOLE): Contributions to understanding the global obesity epidemic. Nutrients. 2019;11(4).
8. Filgueiras MS, Vieira SA, Fonseca PCA, Pereira PF, Ribeiro AQ, Priore SE, et al. Waist circumference, waist-to-height ratio and conicity index to evaluate android fat excess in Brazilian children. Public Health Nutr. 2019;22(1):140-6.
9. Cristine Silva K, Santana Paiva N, Rocha de Faria F, Franceschini SDCC, Eloiza Piore S. Predictive ability of seven anthropometric indices for cardiovascular risk markers and metabolic syndrome in adolescents. J Adolesc Health. 2020;66(4):491-8.
10. Buscot MJ, Thomson RJ, Juonala M, Sabin MA, Burgner DP, Lehtimäki T, et al. Distinct child-to-adult body mass index trajectories are associated with different levels of adult cardiometabolic risk. Eur Heart J. 2018;39(24):2263-70.

Ana Carolina Junqueira Vasques
Ivani Credidio Trombetta
Luciana Diniz Nagem Janot de Matos

Adequação Dietética e Mudança no Estilo de Vida para Perda e Manutenção de Peso

▶ INTRODUÇÃO

Apesar de todos os benefícios resultantes do desenvolvimento econômico e urbanização, ao longo dos anos tais fatores também se relacionaram com o aumento das doenças crônicas não transmissíveis, incluindo a obesidade. Entre as principais causas associadas a este fato encontram-se as mudanças nos hábitos de vida da população, com maior acesso à alimentação industrializada e menor prática de atividade física. No último relatório dos dados da Vigilância de Fatores de Risco e Proteção para Doenças Crônicas por Inquérito Telefônico (VIGITEL),[1] constatou-se que 45% da população não realiza o mínimo recomendado de atividade física semanal (150min de atividade física moderada ou 75min de atividade física vigorosa) e apenas 34% da população consome regularmente frutas e vegetais em ao menos 5 dias na semana. Ainda nesse documento, observou-se um aumento de 6% de obesidade em 10 anos (14% em 2009 para 20% em 2019).

O excesso de peso é resultante de inúmeros fatores causais, dentre eles, fatores culturais, ambientais, inflamatórios e genéticos.[2] Atualmente, a obesidade é reconhecida como doença crônica e seu tratamento envolve muito além da simples busca pela redução de peso. Embora tenham sido obtidos importantes avanços em torno dos mecanismos fisiopatológicos da obesidade, o seu tratamento ainda tem como base fundamental dois principais pilares relacionados ao equilíbrio energético: o padrão alimentar e o exercício físico. Nesse contexto, a literatura tem reforçado, cada vez mais, o papel da mudança comportamental, com o envolvimento ativo do paciente, como ferramenta de extrema importância no processo da manutenção em longo prazo dos ganhos obtidos a curto prazo.[3]

Neste capítulo, discorreremos sobre as principais intervenções nutricionais no manejo da obesidade, pontuando seu cenário atual como doença crônica e o complementaremos com as recomendações sobre o exercício físico como parte do tratamento dos indivíduos com obesidade.

▶ INTERVENÇÃO NUTRICIONAL NO MANEJO DA OBESIDADE

A compreensão da obesidade como doença e o papel do nutricionista

O reconhecimento da obesidade como doença, o entendimento da sua fisiopatologia e o seu diagnóstico pautado no contexto geral de saúde e bem-estar permitem compreender que as intervenções nutricionais para o controle da obesidade devem-se concentrar em resultados de saúde para redução da morbimortalidade e melhoria na qualidade de vida, e não exclusivamente na redução do peso corporal. Excelentes indicadores de saúde se traduzem em redução das medidas de circunferência da cintura, melhora nos níveis glicêmicos e lipídicos plasmáticos e dos níveis pressóricos.[4]

O manejo nutricional da obesidade focado exclusivamente na perda de peso perpetua a noção de que a "perda de peso" poderá ser alcançada puramente por restrição calórica e/ou privação alimentar. Esta abordagem negligencia evidências de que a perda de peso pode não ser sustentável a longo prazo, não apenas por escolha pessoal ou falta de força de vontade, mas sim como resultado de fortes mecanismos fisiológicos que protegem o corpo da perda de peso.[5] Recentemente foi demonstrado que em condições de vida livre, para cada quilograma de peso corporal perdido, há um aumento diário no apetite de cerca de 100Kcal.[6] No manejo nutricional da obesidade, portanto, essa mudança de paradigma é um ponto chave para uma intervenção mais bem-sucedida.

A definição de metas realistas para a perda de peso é extremamente importante, pois a tentativa de se alcançar o "peso ideal", muitas vezes irreal do ponto de vista biológico e de saúde para o indivíduo, pode levar à tentativa de adoção de intervenções muito rigorosas e difíceis de sustentar, conduzindo ao fracasso e ao desânimo. A perda de 5% a 10% do peso corporal nos primeiros seis meses de tratamento é uma abordagem realista e que traz melhora significativa nos fatores de risco cardiometabólicos.[7]

Outro aspecto fundamental é a compreensão, por parte dos profissionais de saúde e dos pacientes, que as intervenções nutricionais resultam em respostas individuais diferentes, e desta forma, não existe uma abordagem ou intervenção nutricional que seja a melhor de forma universal para o manejo da obesidade. De forma geral, a melhor abordagem nutricional será aquela que o indivíduo consiga manter-se no longo prazo para melhorar sua saúde geral, promovendo uma relação saudável com os alimentos, considerando sua condição clínica, suas preferências alimentares e o contexto social e cultural da alimentação, suprindo suas necessidades nutricionais, e promovendo comportamentos alimentares sustentáveis e realistas, acompanhados por um monitoramento permanente.[4]

Por fim, a abordagem comportamental traz consigo diversas ferramentas e técnicas para auxiliar no planejamento e implementação de um plano de ação para a mudança de comportamento de qualidade, de modo a auxiliar na perda de peso e na prevenção de recidivas (ver Capítulo 33). A avaliação do estágio de mudança de comportamento em que cada indivíduo se encontra por meio de entrevista motivacional, o comer intuitivo e com atenção plena, o controle de estímulos e o automonitoramento de peso e de diário alimentar são ações que suportam o manejo nutricional da obesidade.[4]

Restrição calórica

O tratamento nutricional da obesidade pressupõe um balanço energético negativo, que se traduz em uma redução no consumo, acompanhado de aumento no gasto calórico. Existem diversas abordagens para a restrição energética baseadas em diferentes níveis de redução da ingesta calórica. O grau de perda de peso, no curto prazo, geralmente reflete a magnitude da restrição energética alcançada. Essa perda de peso inicial, contudo, frequentemente não consegue ser sustentada no longo prazo, principalmente se outras estratégias não forem implementadas de forma conjunta com a restrição calórica, como a individualização do tratamento, mudanças comportamentais e a prática rotineira de atividades físicas.[8] As principais estratégias de redução calórica encontram-se na Tabela 7.1.

Como comentado anteriormente, a perda de 5% a 10% do peso corporal inicial traz benefícios significativos para a saúde cardiometabólica e para o bem-estar do paciente obeso. A restrição calórica moderada é a mais segura do ponto de vista nutricional, possibilitando a oferta de macro/micronutrientes e fibras alimentares suficientes para a manutenção da saúde, além de ser mais fácil de ser sustentada no longo prazo. A redução da ingestão diária de energia em 1000Kcal pode levar a uma perda modesta de peso de aproximadamente 4kg por mês. Embora este resultado não seja linear e varie de indivíduo para indivíduo, essa perda de peso geralmente é observada apenas nos primeiros meses, uma vez que a taxa de perda de peso tende a diminuir devido às adaptações hormonais de resistência à perda de peso.[5,7]

As dietas de baixo valor calórico são indicadas por períodos mais curtos e principalmente quando a restrição moderada falhou. As dietas de muito baixa caloria devem ser implementadas apenas mediante rigorosa supervisão médica, nutricional e psicológica, e por curtos períodos. Consideram-se apropriadas para indivíduos com índice de massa corpórea (IMC) a partir de 30kg/m^2 e têm sido utilizadas antes da cirurgia bariátrica, visando à redução do risco cirúrgico em indivíduos com obesidade grave ou em situações clínicas pontuais, que necessitam de rápida perda de peso. Elas promovem uma perda média de 10kg a 20kg dentro de um período de 8 a 12 semanas. Geralmente são prescritas dietas de muito baixa caloria com a utilização de substitutos alimentares prontos para o consumo na forma líquida, ou também na forma de barras ou sopas, cujo conteúdo nutricional é reduzido em carboidratos e gorduras e rico em vitaminas, minerais e proteínas, com cerca de 70 a 100g/dia de proteína ou 0,8 a 1,5g de proteína/kg de peso corporal ideal/dia objetivando a preservação da massa magra corporal. Para as dietas de baixa e muito baixa calorias, torna-se necessário a suplementação de vitaminas e minerais de modo que os valores de RDA (*Recommended Dietary Allowance*) sejam alcançados diariamente. Devemo-nos lembrar de que restrições calóricas intensas podem ter consequências negativas para a

Tabela 7.1. Principais estratégias de redução calórica para o manejo nutricional da obesidade[7,8]

Tipos de restrição calórica
Moderada
• Restrição energética diária de 500, 750 ou 1.000Kcal/dia em relação ao obtido na anamnese alimentar (não inferior a 1200Kcal/dia) ou a partir da necessidade energética individual total estimada por equações preditivas ou por calorimetria indireta e considerando o gasto calórico com atividade física • 1.200Kcal a 1.500Kcal/dia para mulheres e 1.500 a 1.800Kcal/dia para homens
De baixo valor energético
• Entre 900 e 1.200Kcal/dia
De muito baixo valor energético
• < 900Kcal/dia ou menos

alimentar humano é reconhecida há muito tempo. Embora ainda faltem evidências científicas conclusivas, potencialmente, o consumo alimentar em horários regulares e contendo maior aporte calórico no início e não ao final do dia parece contribuir para a perda de peso corporal. A maior concentração de calorias ingeridas no início do dia pode ajudar na sincronização dos osciladores periféricos e o núcleo supraquiasmático, assegurando um ritmo circadiano apropriado.[8,18] Em relação à frequência das refeições (lanches e grandes refeições), não está estabelecido na literatura se há relação entre uma maior frequência alimentar e maior perda de peso corporal.[19]

Independente de qual estratégia for adotada, após se estabelecer a conduta nutricional e individualizada há que se acompanhar a evolução do tratamento. Recomenda-se monitorar e reavaliar os diferentes marcadores relacionados à saúde global do indivíduo, incluindo melhorias cognitivas, funcionais, cardiometabólicas, de saúde mental e qualidade de vida, listadas na Figura 7.1.

Por fim, à luz do conhecimento atual, a chave para um manejo nutricional bem-sucedido da obesidade está na combinação individualizada e prudente de diversas abordagens no contexto de uma alimentação saudável, balanceada e sem restrições severas.

O PAPEL DO EXERCÍCIO NA PREVENÇÃO E NO TRATAMENTO DIETÉTICO DA OBESIDADE

Sedentarismo e obesidade

Além dos maus hábitos alimentares, o sedentarismo tem sido apontado com ênfase no aparecimento da obesidade. Há uma relação inversamente proporcional entre o nível habitual de atividade física e ganho de peso ao longo dos anos de vida. Na última década, a inatividade física tem sido comparada ao

TIPO DE MELHORA	Peça ao paciente para avaliar cada um desses resultados de saúde usando uma escala de 0 a 10, em que o 0 é baixo ou ruim e 10 é alto ou ótimo
Cognitiva	• Memória, concentração, atenção, resolução de problemas e higiene do sono
Funcional	• Força, flexibilidade, mobilidade, coordenação, capacidade de realizar atividades físicas, resistência física e dores
Clínica	• Aspectos cardiometabólicos, endócrinos, gastrointestinais, deficiências nutricionais
Composição corporal	• Adiposidade corporal, massa muscular, saúde óssea, circunferência da cintura
Apetite	• Fome, saciedade, compulsão, palatabilidade dos alimentos
Saúde mental	• Transtornos de comportamento alimentar, controle emocional, comportamentos aditivos, ansiedade, estado de ânimo

Figura 7.1. Indicadores de saúde para avaliar intervenções nutricionais com pacientes portadores de obesidade. Adaptado de Brown e cols.[4]

tabagismo,[20] estando intrinsicamente ligada à pandemia da "globesidade". Estima-se que a inatividade física seja responsável por 6% a 10% das doenças não transmissíveis, como doenças cardiovasculares, diabetes mellitus tipo 2 e algumas neoplasias como o câncer de mama e o de cólon. Além disso, esse comportamento prejudicial à saúde está implicado em até 9% das mortes precoces.[21] Essas descobertas tornam o sedentarismo tão importante quanto os já bem estabelecidos fatores de risco tabagismo e obesidade.

Terapia combinada é a melhor abordagem

Os programas de intervenção para perda de peso que dependem exclusivamente de mudanças dietéticas não têm mostrado bons resultados no longo prazo. O tratamento da obesidade que tem maior probabilidade de sucesso é aquele que combina a terapia dietética de baixa caloria ao aumento da atividade física e à inclusão de terapia comportamental.[22] Os permanentes esforços na busca de estratégias mais eficazes para o controle do sobrepeso e obesidade são plenamente justificados, já que reduções modestas, como de 5% a 10% no peso corporal, proporcionam significativos benefícios na saúde.

O Relatório de Evidências para Identificação, Avaliação e Tratamento da Obesidade em Adultos do *National Heart, Lung, and Blood Institute*[23] demonstrou, há mais de duas décadas, que indivíduos fisicamente ativos alcançam melhor manutenção da perda de peso. Além disso, a atividade física causa efeitos benéficos adicionais em termos de redução de risco[24] e benefícios psicossociais.[23,25]

Dentre os três componentes do gasto calórico diário, o gasto energético basal, o efeito térmico dos alimentos e o gasto energético da atividade física (**Figura 7.2**), a termogênese por atividade física é o único componente sob controle voluntário.

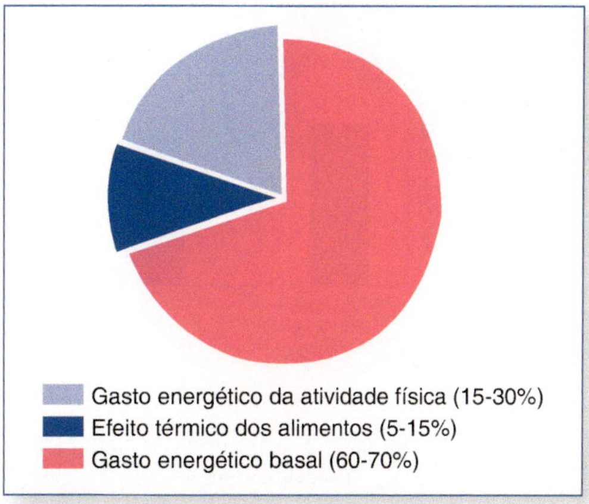

Figura 7.2. Componentes do gasto energético diário de acordo com Melo e cols. (26).

Nos programas de emagrecimento, o grande déficit calórico diário é obtido pela dieta hipocalórica. Vale ressaltar, todavia, que a dieta hipocalórica isoladamente pode provocar a perda de massa magra e, por conseguinte, diminuir um dos principais fatores de gasto energético diário, o metabolismo de repouso. Mesmo que o exercício não provoque grande perda de peso devido ao gasto energético relativamente pequeno, ele tem efeitos relevantes nos programas de emagrecimento, preservando a massa magra e o metabolismo de repouso (**Figura 7.3A**), além de favorecer a queima de gordura visceral/abdominal, melhorando a distribuição de gordura corporal (**Figura 7.3B**).

Atividade física e exercício físico na prevenção de ganho de peso, perda de peso inicial e manutenção de peso

Qualquer movimento que resulte em gasto de energia além do estado de repouso é considerado atividade física. O exercício físico é a atividade física sistematizada e planejada (ou treinamento físico), com o objetivo de melhorar ou manter a aptidão física, incluindo aptidão cardiorrespiratória, força muscular e flexibilidade. Todo aumento na atividade física é útil no controle de peso por ser um componente

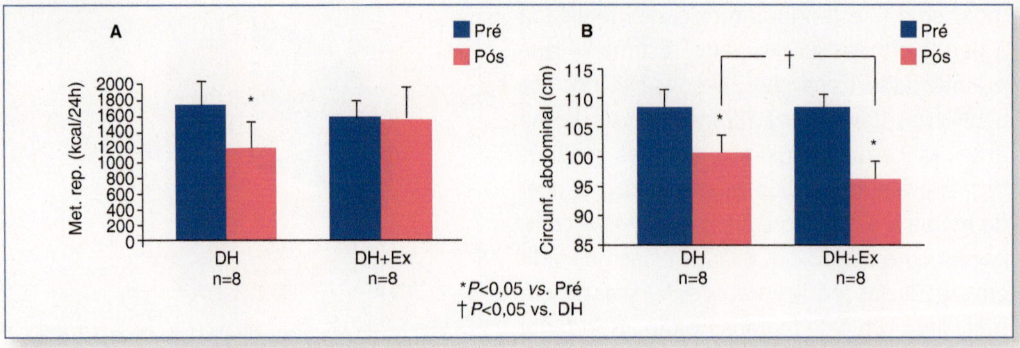

Figura 7.3. Efeito após 3 a 4 meses de dieta hipocalórica (-500Kcal/dia) (DH) e DH associada ao exercício físico aeróbio (Ex) (60min, 3 vezes/semana) sobre o metabolismo de repouso (Met. Rep) [Painel A] avaliado pela calorimetria indireta e sobre a circunferência abdominal (Circunf. Abdominal) [Painel B] numa pequena amostra de mulheres obesas. Fonte: Instituto do Coração (InCor-HCFMUSP) (dados não publicados)

importante do equilíbrio de energia. Nesse sentido, os pacientes devem ser incentivados a encontrar sua própria maneira de aumentar a atividade física.

No tratamento não medicamentoso da obesidade, o treinamento físico tem sido considerado como o melhor preditor da manutenção do peso, uma vez que é capaz de gerar gasto de energia suficiente para compensar pequenos desequilíbrios por excesso de ingestão de energia. Ele assume, assim, um papel muito importante no controle de peso em longo prazo.

De fato, há fortes evidências de que o exercício regular, especialmente o aeróbio, contribui para um maior gasto energético e perda de gordura corporal e melhora a aptidão cardiorrespiratória, condição fortemente associada à diminuição do risco cardiometabólico relacionado à obesidade.[27,28] Nesse sentido, os programas de exercícios apropriados devem combinar idealmente um grande balanço energético negativo, regularidade na sua execução e ser mantido por longo período, idealmente ao longo de toda vida.[29]

Recomendações de exercícios durante a perda e manutenção de peso

Para adultos com sobrepeso ou obesidade, o tipo de exercício mais eficaz é o exercício de resistência ou aeróbio, que é realizado com grande quantidade de grupos musculares, de forma rítmica e mantido por pelo menos 10 min, como andar, correr, nadar, pedalar, dançar, etc. A quantidade de exercício mínima eficaz para perda e manutenção de peso é de 150min por semana (30min de atividade física na maioria dos dias da semana chegando a 60min após o período de adaptação) embora haja evidências crescentes de que maiores quantidades de exercício possam ser necessárias (Tabela 7.3). A intensidade do esforço deve ser de moderada a vigorosa, sendo que o cansaço subjetivo deve estar entre "ligeiramente cansativo" e "cansativo".

A associação de exercício resistido à restrição energética não parece impedir a perda de massa magra ou no metabolismo de repouso. Pode haver, contudo, benefícios adicionais para a saúde provenientes da participação em exercícios contra resistência, como melhora nos fatores de risco de doenças cardiovasculares.[28]

A maior parte do gasto energético ocorre, obviamente, durante a sessão de exercícios. É possível, porém, estender-se o gasto energético para o período pós-exercício, fenômeno conhecido como "efeito EPOC" (*excess post-oxygen consumption*), o qual só ocorre em exercícios de grande intensidade e duração. De modo prático, para a maioria dos pacientes obesos que tem

Tabela 7.3. Recomendações do Colégio Americano de Medicina Esportiva (ACSM) – Exercício Físico para adultos com sobrepeso e obesidade

Exercício aeróbio (cardiorrespiratório)			Associar exercícios
INTENSIDADE Moderada/vigorosa	FREQUÊNCIA/DURAÇÃO	DISPÊNCDIO ENERGÉTICO	• RESISTIDOS
40 a 60% VO_{2max} ou da reserva da FC	5 a 7 x/sem 45 a 60 min (min 150 min/sem → 200 a 300 min/sem	> 2.000 kcal/sem	• DE FLEXIBILIDADE
PRECAUÇÕES • Maior risco de lesões ortopédicas. Doenças cardiovasculares e hipertermia • Modificações nos equipamentos			

Fonte: adaptada de Donnelly e cols.[28]

capacidade física muito baixa e pouca mobilidade, a atividade física deve ser iniciada lentamente, de 3 a 5 vezes por semana, e a intensidade deve ser aumentada gradualmente. No início, a caminhada é o tipo de exercício mais indicado, embora a inclusão de exercícios de maior intensidade e outras modalidades de exercício proporcionem benefícios adicionais.[28]

A escolha da modalidade deve respeitar o gosto pela atividade para facilitar a adesão à prática, pois qualquer tipo de atividade física regular representa um fator importante no gasto energético, além de contribuir para a manutenção da perda de peso. Por fim, os pacientes devem estar cientes das metas realistas com relação à perda de peso induzida pelo exercício. Atividades físicas vigorosas que levam à sobrecarga das articulações, como pular, devem ser evitadas.

Tópicos relevantes abordados neste capítulo:

- O tratamento nutricional da obesidade deve ser focado na saúde e bem-estar do indivíduo como um todo e não apenas na perda de peso
- A restrição energética e o balanço energético negativo são elementos essenciais para a redução da adiposidade corporal. Assim, diversas abordagens nutricionais acompanhadas de restrição calórica irão proporcionar perda de peso
- A melhor abordagem nutricional para o manejo da obesidade será aquela que o indivíduo consiga manter no longo prazo, promovendo uma relação saudável com os alimentos, considerando sua condição clínica, social e cultural, preferências alimentares, suprindo suas necessidades nutricionais e promovendo comportamentos alimentares sustentáveis e realistas
- Sedentarismo e obesidade
- Terapia combinada é a melhor abordagem
- Atividade física e exercício físico na prevenção de ganho de peso, perda de peso inicial, manutenção de peso
- Recomendações de exercícios no tratamento da obesidade

Referências

1. Ministério da Saúde. Secretaria de Vigilância em Saúde, Departamento de Análise em Saúde e Vigilância de Doenças Não Transmissíveis. VIGITEL Brasil 2019: Vigilância de Fatores de Risco e Proteção para Doenças Crônicas por Inquérito Telefônico: Estimativas sobre Frequência e Distribuição Sociodemográfica de Fatores de Risco e Proteção para Doenças Crônicas nas Capitais dos 26 Estados Brasileiros e no Distrito Federal em 2019. Brasília, DF.2020.
2. Blüher M. Obesity: global epidemiology and pathogenesis. Nat Rev Endocrinol. 2019;15(5):288-298.

longa [láurico (C12:0), mirístico (C14:0); palmítico (C16:0); esteárico (C18:0)] (2). Os ácidos graxos de cadeia curta são oriundos da fermentação bacteriana no intestino; já os de cadeia média são encontrados em óleos tropicais como coco e palma.[2] O ácido palmítico é o ácido graxo mais abundante na dieta e suas principais fontes são as carnes vermelhas e o óleo de palma; o ácido mirístico é encontrado no leite e no coco e o cacau é a principal fonte de ácido esteárico. O ácido láurico é encontrado quase que exclusivamente no coco e óleo de coco.[3]

Os ácidos graxos insaturados apresentam cadeia longa e são classificados de acordo com o número de dupla ligações em sua cadeia carbônica, podendo ser monoinsaturados ou poli-insaturados. Os ácidos graxos monoinsaturados apresentam uma dupla ligação e o principal monoinsaturado encontrado na dieta é o ácido oleico (18:1, ω9).[4] As principais fontes de monoinsaturados são os óleos de oliva e canola e oleaginosas (macadâmia, avelã, amendoim, amêndoas, castanha de caju).[5] Já as gorduras das carnes de boi, frango e porco contêm 40% a 50% de ácidos graxos sob a forma de monoinsaturados.[6]

Os ácidos graxos poli-insaturados apresentam duas ou mais duplas ligações e são classificados em série ômega-6 (ω6) ou ômega-3 (ω3). O ácido linoleico (C18:2) da série ω6 é encontrado principalmente em óleos vegetais (girassol, milho e soja), nozes e castanhas enquanto o ácido araquidônico (C20:4; ω6) é sintetizado endogenamente a partir do ácido linoleico. O ácido graxo alfa-linolênico (ALA) (C18:3) da série ω3 de origem vegetal é encontrado na linhaça, chia e nos óleos de canola e soja. Os ácidos eicosapentaenóico (EPA) (C20:5) e docosaexaenóico (DHA) (C22:6), ω3 de origem animal, são encontrados em peixes e crustáceos de águas frias. Tanto o ácido graxo linoleico como o linolênico são considerados essenciais pois não são sintetizados endogenamente e desta forma devem ser providos pela dieta.

O ácido graxo trans encontrado nas gorduras vegetais hidrogenadas é representado pelo ácido elaídico (18:1, n-9t), sendo resultado da hidrogenação parcial de óleos vegetais. Além das gorduras vegetais, encontra-se em pequenas quantidades nas carnes e leite, sob a forma de ácido vacênico (18:1, n-11t), resultante da bio-hidrogenação de gorduras por meio da ação da microbiota de animais ruminantes.[7]

Gorduras Interesterificadas

As gorduras interesterificadas vem sendo utilizadas pela indústria de alimentos em substituição aos ácidos graxos trans. Preparadas a partir de uma base sólida totalmente hidrogenada em que se adiciona óleo vegetal em quantidades suficientes para proporcionar a textura desejada dos alimentos.[8] As gorduras utilizadas no preparo dessa base são provenientes do óleo de coco ou palma, razão pela qual as gorduras interesterificadas são fontes importantes de ácidos graxos saturados.[9] A interesterificação é um processo químico mediado pelo metóxido de sódio (CH_3NaO) o qual promove rearranjo aleatório dos ácidos graxos nas moléculas de glicerol com enriquecimento de saturados na posição sn2 da molécula de glicerol.[8] Importante salientar que embora a quantidade de saturados nas gorduras de coco ou palma na forma original ou interesterificada seja exatamente a mesma, a presença dos ácidos graxos saturados na posição sn2 (ocupada normalmente por insaturados nas gorduras vegetais), pode ter implicações metabólicas uma vez que as lipases hidrolisam as posições 1 e 3 dos triglicérides proporcionado maior fluxo de monoacilgliceróis ricos em gorduras saturadas para o fígado.[10] Camundongos submetidos a dietas enriquecidas com gorduras interesterificadas preparadas com óleo de palma apresentam maior conteúdo de colesterol nas partículas de LDL e maior lesão aterosclerótica em comparação aos animais que consumiram óleo de palma.[11] Outro estudo com o mesmo protocolo experimental mostrou que gorduras interesterificadas também induziram maior ganho de peso e hipertrofia dos adipócitos, além de maior inflamação.[12]

Apesar dos efeitos deletérios das gorduras interesterificadas observados em animais, são necessários mais estudos clínicos em humanos. Importante enfatizar que as gorduras interesterificadas são fontes de ácidos graxos saturados na dieta.

▶ DESENVOLVIMENTO DA PLACA ATEROSCLERÓTICA

O início do processo de formação da placa aterosclerótica se dá com a disfunção endotelial e a perda das propriedades protetoras conferidas pela camada de células endoteliais encontradas na interface entre o lúmen e a camada íntima do vaso. A disfunção endotelial pode resultar, por exemplo, do aumento das concentrações plasmáticas de lípides, bem como das concentrações elevadas de glicose observadas no diabetes mellitus. Ao ser ativado, o endotélio passa a expressar moléculas de adesão e secretar citocinas e quimiocinas que atrairão células inflamatórias para área de lesão. Além disso, o aumento da permeabilidade do vaso permite a passagem de partículas aterogênicas, como LDL-colesterol, remanescentes de quilomícron (QM) e VLDL-colesterol. Uma vez na íntima do vaso, as lipoproteínas são retidas em uma rede de proteoglicanas da matriz extracelular facilitando o processo de oxidação das partículas de colesterol. Quando modificadas, seja por oxidação ou glicação, as partículas de LDL-colesterol ou remanescentes de QM ou VLDL-colesterol são captadas por macrófagos presentes na íntima por meio de receptores *scavengers* como *lectin-like oxLDL* (LOX-1), *cluster of differentiation* 36 (CD36) e *scavenger receptors* classes A e B (SR-A e SR-BI, respectivamente), dando início à formação de células espumosas. O processo de inflamação local se propaga com a secreção de citocinas pró-inflamatórias, como fator de necrose tumoral-α (TNF-α), interleucina 6 (IL-6) e MCP-1 (proteína quimoatractante de monócitos tipo 1), promovendo o recrutamento de mais células inflamatórias e consolidando a inflamação vascular.[13]

O tipo de gordura alimentar exerce importante influência em diferentes etapas do processo de aterogênese. Demonstrou-se que o aumento no consumo de gordura saturada pode contribuir com o desenvolvimento da lesão aterosclerótica por elevar a concentração plasmática de lipoproteínas aterogênicas,[14] aumentar a expressão de moléculas de adesão produzidas por células endoteliais (ICAM-1 e VCAM-1) e a expressão de LOX-1 por macrófagos, assim aumentando a captação de partículas de LDL-colesterol modificadas[15] e induzindo à formação de células espumosas e a progressão da placa aterosclerótica (ver Capítulo 2). Sabe-se ainda que a exposição de macrófagos a remanescentes de QM enriquecidos com palmítico induz maior acúmulo intracelular de lípides comparado a remanescentes enriquecidos com monoinsaturados ou poli-insaturados.[16] A **Figura 8.1** sumariza os principais mecanismos envolvidos na formação da aterosclerose.

Os macrófagos presentes na área de lesão secretam citocinas proinflamatórias, que contribuem com o avanço da placa, além de metaloproteinases e fatores de crescimento que degradam a matriz extracelular e induzem a proliferação celular, alterando a estabilidade da lesão.[13] O acúmulo de colesterol nos macrófagos tem papel central no desenvolvimento de placa aterosclerótica. Neste sentido, as partículas de LDL-colesterol modificadas enriquecem os macrófagos da parede arterial com colesterol, que na tentativa de manter a homeostase induzem a síntese de transportadores de membrana (ABCA-1 e ABCG-1) que promovem efluxo de colesterol celular para Apo-AI

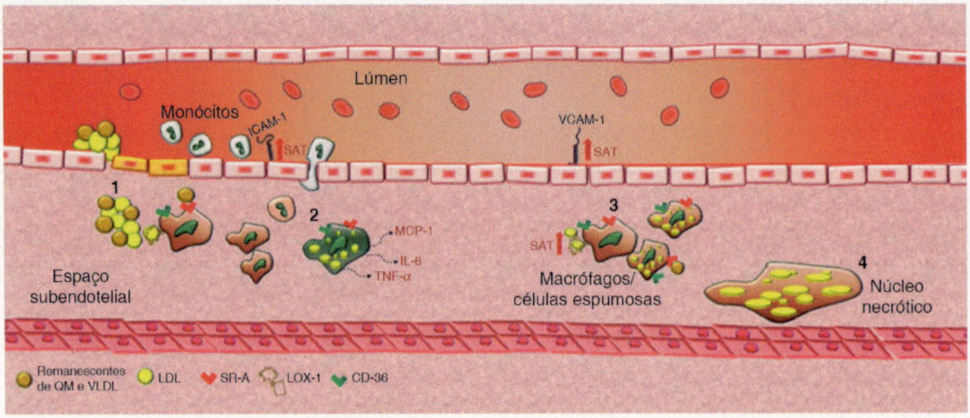

Figura 8.1. Mecanismos envolvidos na gênese da aterosclerose. **1.** Na vigência de disfunção endotelial, o endotélio deixa de servir como barreira e lipoproteínas de pequeno diâmetro presentes na circulação alcançam a camada íntima do vaso. Concentrações elevadas de LDL-colesterol e remanescentes de QM e VLDL-colesterol facilitam este processo. Condições como diabetes e obesidade, e mesmo dieta inadequada com elevadas concentrações de ácidos graxos saturados (SAT), predispõem ao aumento de LDL-colesterol e remanescentes de QM e VLDL-colesterol, favorecendo a entrada destas partículas na parede do vaso. Na camada íntima, as lipoproteínas são retidas por proteoglicanas presentes na matriz extracelular, facilitando o processo de oxidação destas partículas. **2.** Macrófagos locais secretam citocinas inflamatórias que além de promoverem quimiotaxia de monócitos e células inflamatórias, induzem a expressão de moléculas de adesão (ICAM-1 e VCAM-1) pelas células endoteliais. **3.** Macrófagos presentes na parede do vaso captam as partículas de LDL-colesterol modificadas, via receptor LOX1, enriquecendo de colesterol o conteúdo da célula e levando à formação de células espumosas. **4.** Células espumosas podem sofrer apoptose, dando origem ao núcleo lipídico acelular (núcleo necrótico). SAT eleva expressão de ICAM-1 e VCAM-1 e LOX-1.

e HDL, respectivamente.[17] Esta é a etapa inicial no transporte reverso de colesterol (TRC), processo anti-aterogênico que encaminhará para o fígado o colesterol retirado de macrófagos da parede arterial. Uma vez no fígado, o colesterol pode ser convertido a ácidos biliares ou ser lançado na bile e excretado nas fezes.

O recrutamento de monócitos para área de lesão é crucial no processo de formação de placa. Após a migração para o espaço subendotelial, o fator estimulante da colônia de macrófagos (MCSF) converte monócitos a macrófagos, que passam a expressar receptores para lipoproteínas modificadas, como LOX-1, CD36, SRA e SR-B.[13] Sabe-se que tratamento com ácido palmítico aumenta a adesão de monócitos na parede arterial, assim como a expressão de CD36, o que induz à captação de LDL oxidada em processo que parece depender da síntese de ceramidas.[18]

Além disso, macrófagos da parede arterial expressam receptores *Toll-like* (TLR) ligados à resposta imune inata e responsáveis pelo reconhecimento de padrões moleculares associados a patógenos (PAMPs) como o lipopolissacarídeo (LPS) presente na parede celular de bactérias Gram negativas. Os ácidos graxos saturados se ligam a receptores TLR 2 e 4, ativando a cascata de sinalização que induz a translocação do NF-κB para o núcleo e a transcrição de citocinas pró-inflamatórias como interleucina 1β (IL-1 β), TNF-α e IL-6 (ver Capítulo 2). Observou-se que os *ácidos graxos* saturados promovem ainda aumento na produção de espécies reativas de oxigênio (ROS, do inglês *reactive oxygen species*) e do estresse do retículo endoplasmático (ERE), o que pode ativar as vias do inflamassoma e apoptose. Os *ácidos graxos* poli-insaturados, por sua vez, melhoram a função endotelial e são capazes de reduzir a ligação do ácido graxo saturado ao TLR4,[15] reduzindo a liberação de citocinas inflamatórias e, consequentemente, o processo inflamatório.[19] Em monócitos/macrófagos humanos, os poli-insaturados impedem a secreção de IL1-β prevenindo a formação do inflamassoma induzida por saturados.[20] De forma similar, a incorporação de ácido oleico em lípides de membrana reduziu a ativação de células endoteliais induzida por LPS e IL-1, a produção de ROS, a ativação do NF-kB, expressão de VCAM-1 e secreção de MCSF em meio de cultura.[21]

Em estudo com animais com ablação do receptor de LDL (*LDLr-knock out*), o consumo de dieta rica em ácido palmítico induziu o recrutamento de células inflamatórias para a íntima do vaso e maior área de lesão aterosclerótica, efeitos prevenidos pela dieta rica em ω-3 e ω-6.[22] Vale considerar que o tipo de macrófago presente na íntima influencia as características e evolução da lesão. Macrófagos do tipo M1 (ativação clássica) estão associados à resposta inflamatória Th1 e à produção de citocinas pró-inflamatórias, enquanto o subtipo M2 (ativação alternativa, associada a resposta do tipo

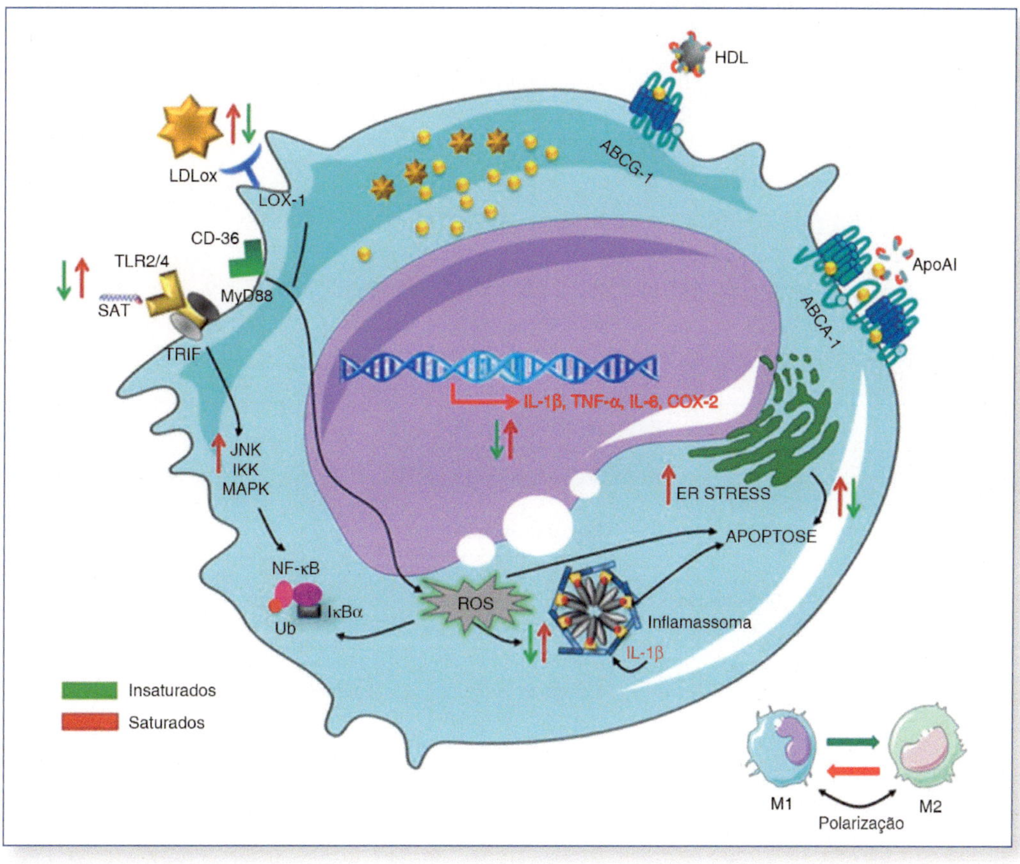

Figura 8.2. Alterações induzidas por ácidos graxos em macrófagos da parede arterial. Ácidos graxos saturados aumentam: **1.** A expressão de LOX-1 e captação de LDL oxidada; **2.** A ativação de TLR2/4 e cascata de sinalização que leva a secreção de citocinas inflamatórias; **3.** A ativação de serinas quinase; **4.** O ERE e a produção de ROS; **5.** A formação de inflamassoma e apoptose; **6.** A indução da polarização de macrófagos para o subtipo M1. Os ácidos graxos insaturados exercem ação antagônica, atenuando o perfil inflamatório e polarizando os macrófagos para subtipo M2. Modificado de Afonso e cols.[15]

Th2, e citocinas IL-4 e IL-13) possui capacidades funcionais e secretórias distintas e é encontrado principalmente em lesões iniciais; além disso, está associado ao reparo tecidual e à produção de citocinas anti-inflamatórias.[23] Os diferentes ácidos graxos alimentares modulam de forma distinta a polarização de macrófagos. Demonstrou-se que macrófagos incubados com ácido docosa-hexaenóico (DHA) aumentam a secreção de citocinas anti-inflamatórias e marcadores associados ao subtipo M2 de forma dependente da ativação de PPAR-γ.[24]

▶ MICROBIOTA INTESTINAL E PROCESSO ATEROSCLERÓTICO

A microbiota intestinal e seus metabolitos são reconhecidos por seu importante papel sobre a saúde cardiometabólica (25) (ver Capítulo 30). Dietas ricas em gorduras, principalmente em ácidos graxos saturados e pobre em fibras alteram a composição da microbiota intestinal, diminuem a diversidade das bactérias, induzem menor camada de muco e aumento de permeabilidade intestinal, condições associadas à endotoxemia metabólica e à inflamação sistêmica de baixo grau.[26] O processo inflamatório associa-se ao desenvolvimento de diversas doenças crônicas como a obesidade, diabetes e aterosclerose (Figura 8.3).

Em uma condição de disbiose observada na vigência de dieta rica em gordura e na obesidade, observa-se aumento de bactérias patogênicas e patobiontes e diminuição de bactérias comensais e simbiontes. Concomitantemente, ocorre diminuição da produção de mucina inibindo a formação da camada de muco, mantendo uma camada menos espessa, o que favorece o contato direto de padrões moleculares associados a patógenos como o LPS (estrutura presente na membrana celular de bactérias Gram negativas) com os seus receptores TRL4 presentes na membrana apical dos enterócitos. A ativação de TLR4 promove a ativação da via inflamatória dependente de MyD88 (do inglês *myeloid differentiation primary-response protein* 88), levando à degradação do inibidor de NF-kB (Ikβ). Desta forma, ocorre a translocação do NF-kB para o núcleo

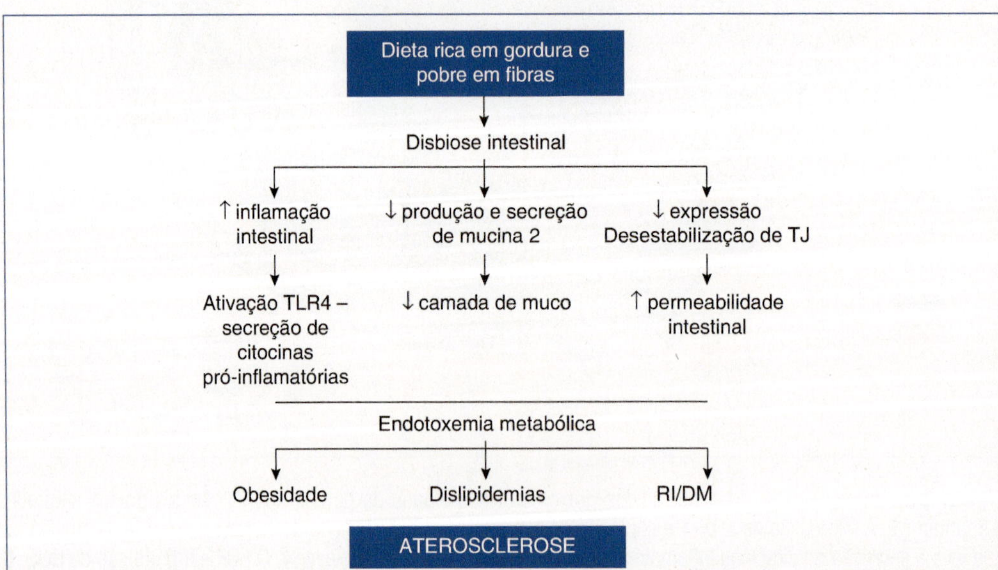

Figura 8.3. Fluxograma do efeito de dieta rica em gordura e pobre em fibras sobre o risco cardiovascular. *TJ* = *tight junctions*; *RI* = resistência à insulina; *DM* = *diabetes mellitus*

da célula onde se ligará à região promotora de seus genes-alvo, ativando a transcrição de TNF-α e citocinas inflamatórias. Essa via inflamatória ativa a liberação de zonulina (reguladora das *tight junctions*), levando à subsequente desestabilização do complexo proteico das *tight junctions* promovendo o aumento de espaço paracelular e consequente aumento da permeabilidade intestinal. O aumento da permeabilidade intestinal promove translocação paracelular de antígenos e aumento da resposta inflamatória por ativação de células imunes presentes na lâmina própria (**Figura 8.4**).

Outro ponto importante associado à microbiota intestinal é a fermentação das fibras solúveis que promove a formação de ácidos graxos de cadeia curta (AGCC), principalmente propionato (C3), acetato (C4), butirato (C5), os quais servem como substrato energético para os colonócitos. Ademais, exercem ações sistêmicas como o favorecimento da homeostase da glicose e melhora da sensibilidade à insulina, além de implicações benéficas do ponto de vista cardiovascular.[27] Assim, a redução no consumo de fibras pode impactar a composição da microbiota intestinal e a produção de AGCC. A importância do consumo de fibras está evidenciada em estudo envolvendo 195 países, o qual demonstrou que o baixo consumo de grãos, frutas, nozes e sementes, vegetais, legumes e fibras, estão entre os principais fatores da dieta atribuídos a taxa de mortalidade

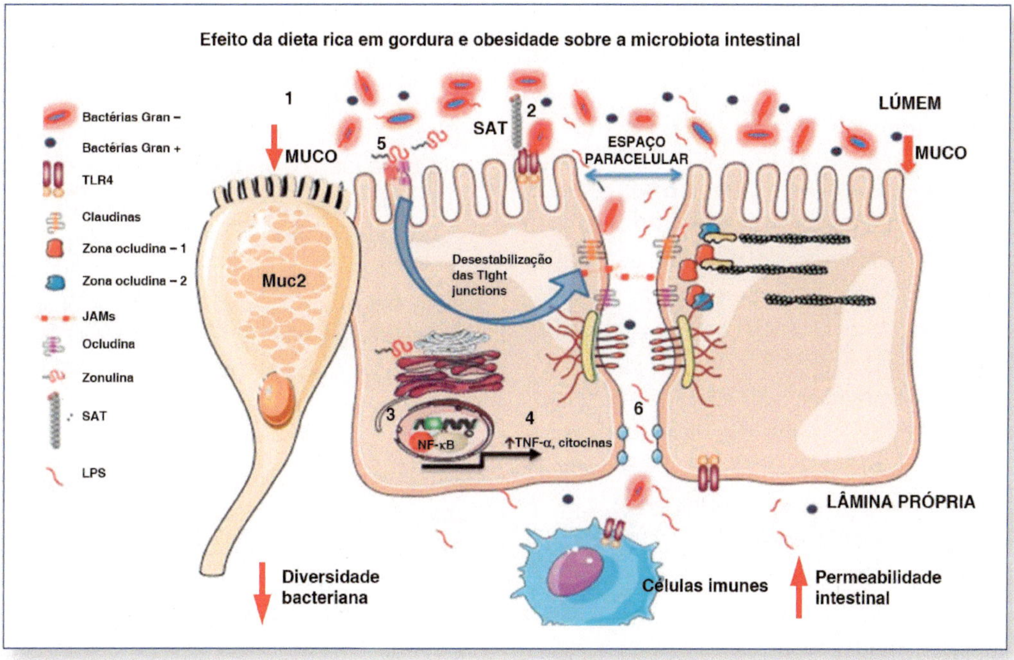

Figura 8.4. Epitélio intestinal representando alterações na composição da microbiota, caracterizada por disbiose e diminuição da camada protetora de muco pós dieta rica em gorduras saturadas. **1.** Aumento na proporção de bactérias patobiontes e patogênicas (gram-negativas) e de LPS no lúmen intestinal. **2.** Ativação de TLR4 na membrana apical do enterócito mediada por LPS e ácidos graxos saturados (SAT). **3.** A ativação de TLR4 deflagra resposta inflamatória que culmina na degradação do inibidor de NF-κB (Iκβ), promovendo a translocação de NF-κB para o núcleo da célula. **4.** Ativação de fatores de transcrição resultando na expressão de TNF-α e citocinas inflamatórias. **5.** A ativação de liberação de zonulina, proteína reguladora das *tight-junctions* (claudinas, zona ocludinas, JAMS, ocludina) desestabiliza as TJs, fazendo com que estas afrouxem, promovendo o aumento de espaço paracelular e consequente aumento da permeabilidade intestinal. **6.** Translocação do LPS para a circulação.

global, principalmente devido a doenças cardiovasculares.[28] O Brasil integrou este estudo e nessa população o menor consumo de feijão se associou a maior risco para mortalidade cardiovascular. Assim, padrões alimentares saudáveis, particularmente ricos em fibras e com quantidades moderadas de gorduras com predomínio de ácidos graxos insaturados, podem contribuir com melhora no perfil da microbiota intestinal e reduzir a morbimortalidade CV.

DISLIPIDEMIAS: CLASSIFICAÇÃO E INTERVENÇÃO NUTRICIONAL

As dislipidemias são definidas como distúrbio no metabolismo lipídico caracterizado pela elevação da concentração plasmática de colesterol ou de triglicérides decorrentes de causas multifatoriais conhecidas ou ainda não identificadas, sendo classificadas em primárias ou secundárias. Podem originar-se do defeito de remoção e/ou metabolização das lipoproteínas, bem como do aumento da produção dessas partículas. As dislipidemias também incluem a redução das concentrações de HDL-colesterol que pode se apresentar isolada ou em associação às outras desordens lipídicas.

As dislipidemias são consideradas fator preditor independente de diversos eventos cardio- e cerebrovasculares e a sua prevenção ou controle são capazes de melhorar o prognóstico em relação a acidente vascular encefálico e infarto agudo do miocárdio.[29]

Hipercolesterolemia

A hipercolesterolemia de causa primária é uma doença autossômica dominante com mais de 1.500 variantes alélicas descritas e a sua incidência é de cerca de 1:500 para indivíduos heterozigotos e de 1:1.000.000 para os homozigotos. Mutações no receptor de LDL (LDLR) estão entre as principais causas dessa doença, tanto no Brasil[30] como em outros países do mundo. Diversas alterações foram descritas, entre elas, mutações na síntese do receptor, ausência de transporte do retículo endoplasmático para o Golgi, defeito na ligação das LDL, defeito na internalização do complexo LDLR-LDL e defeito no desligamento do complexo LDLR-LDL. As mutações no gene da ApoB e da PCSK9 são menos frequentes e a forma autossômica recessiva é raríssima. As principais causas secundárias de hipercolesterolemia podem ser obesidade, diabetes, síndrome nefrótica e hipotireoidismo.

A concentração plasmática de colesterol e de lipoproteínas é fortemente influenciada pelos diferentes tipos de ácidos graxos. Neste sentido, os ácidos graxos trans induzem a maior elevação da concentração plasmática de LDL-colesterol com concomitante diminuição de HDL-colesterol por aumento do catabolismo de apolipoproteína A1 (apoA1) nessa partícula.[31] Além disso, aumentam a produção de LDL pequenas e densas, partículas com maior aterogenicidade.[31]

Os ácidos graxos saturados também elevam o colesterol por diversos mecanismos que podem ser assim listados: 1) empacotamento linear no núcleo das LDL, aumentando a capacidade de transporte de colesterol nessas partículas; 2) redução da expressão, atividade e síntese do receptor de LDL, diminuindo a depuração plasmática das partículas de LDL, por reduzir a captação hepática e extra hepática destas partículas; 3) redução da expressão do receptor LRP-1, o qual também é capaz de reconhecer partículas de LDL; 4) aumento da secreção de partículas contendo apolipoproteína B (ApoB). O comprimento da cadeia carbônica dos ácidos graxos saturados afeta a concentração plasmática do colesterol total e de LDL-colesterol. O ácido mirístico (C14:0) é o ácido graxo saturado que mais aumenta a colesterolemia, seguido do palmítico (C16:0) e ácido láurico (C12:0). Já o ácido esteárico não eleva as concentrações plasmáticas de colesterol, pois é rapidamente dessaturado pela ação da estearoil-CoA dessaturase 1 (SCD1) e convertido, principalmente, à ácido oleico.[14,32]

Quanto aos poli-insaturados, induzem efeitos opostos aos dos saturados sobre a modulação da colesterolemia. A presença de uma ou mais duplas ligações nas cadeias carbônicas fazem com que ocupem maior espaço no centro das LDL, reduzindo a capacidade da partícula de transportar colesterol. Além disso, reduzem a síntese de ApoB e aumentam a atividade do LDLR, promovendo maior depuração das partículas de LDL. Assim, os ácidos graxos poli-insaturados, quando usados em substituição aos ácidos graxos saturados, reduzem as concentrações plasmáticas de colesterol total, LDL-colesterol e ApoB,[14] diminuindo o risco de doença cardiovascular. A substituição de 5% das calorias provenientes dos saturados por poli-insaturados reduz o risco de doença arterial coronária em 10%, e a substituição isocalórica de 10% de saturados por poli-insaturados reduz em 27% o risco de eventos cardiovasculares. Metanálise com cerca de 59.000 pacientes realizada pela Biblioteca Cochrane reafirmou que a substituição parcial de ácidos graxos saturados por poli-insaturados por mais de 2 anos reduziu em 17% os eventos cardiovasculares.[33]

Os ácidos graxos monoinsaturados representados pelo ácido oleico exercem efeito neutro sobre a colesterolemia e a sua ação foi reiterada no estudo PREDIMED (*Prevención con Dieta Mediterránea*), o qual demonstrou efeito benéfico do consumo de ácido oleico sobre eventos cardiovasculares (ver **Capítulo 19**). Deve-se ressaltar que, além do consumo de azeite, este padrão de dieta é baseado no consumo de carnes magras, produtos lácteos desnatados, hortaliças, frutas e grãos integrais.[34]

Com relação ao colesterol alimentar, estudos epidemiológicos mostram resultados conflitantes em relação ao seu impacto sobre o risco cardiovascular.[35-37] O maior quartil de consumo diário de colesterol (≥ 229mg) não se associou ao aumento de aterosclerose subclínica avaliada por escore de cálcio, conforme demonstrado em estudo transversal com 30.068 participantes asiáticos (38). Em concordância com esses achados, estudo conduzido na Finlândia mostrou que a ingestão diária de colesterol superior a 400mg não foi associada ao aumento da espessura da camada íntima-média da carótida ou à incidência de doença arterial coronária (39). Todavia, para cada 300mg de aumento no consumo diário de colesterol há um aumento de 17% na incidência da doença cardiovascular em uma população de 29.615 indivíduos.[40]

Especificamente em relação ao efeito do colesterol sobre a sua concentração plasmática, estudos de corte e observacionais demonstraram existir linearidade entre consumo e concentração plasmática.[41,42]

Importante salientar que muitos estudos sobre o tema apresentam fatores de confusão em razão dos alimentos ricos em colesterol também serem fontes relevantes de ácidos graxos saturados, cujo excesso na dieta pode levar ao aumento da colesterolemia.[43] Além disso, outro fator importante nessa análise é o fato de que nem todos os indivíduos são hiper-responsivos ao consumo de colesterol em função de diferenças individuais no seu processo de absorção intestinal.[44,45]

De acordo com a *European Society of Cardiology*,[46] para o tratamento da hipercolesterolemia, os ácidos graxos trans devem ser excluídos da dieta e o consumo de ácidos graxos saturados deve ser reduzido, evitando-se o consumo de carnes gordurosas e processadas e o uso apenas ocasional de óleos tropicais (coco e palma). O consumo de colesterol deve ser limitado. Recomenda-se também o estímulo ao uso de óleos vegetais como soja, canola, milho e girassol em quantidades moderadas e ênfase no consumo de grãos, frutas, hortaliças, carnes magras e produtos lácteos desnatados.

Hipertrigliceridemia

A hipertrigliceridemia é caracterizada pela elevação de lipoproteínas ricas em ApoB como os quilomícrons e as VLDL, responsáveis, respectivamente, pelo transporte da gordura de origem exógena e endógena. Os remanescentes de QM e de VLDL formados a partir da hidrólise dos triglicérides dessas partículas também são ricas em triglicérides.[47] Nas formas muito graves e muito raras (prevalência: 1:1.000.000), observa-se mutação nos genes da enzima lipoproteína lipase ou dos seus cofatores e a concentração plasmática de triglicérides pode ser superior a 1.000mg/dL com grande concentração de quilomícrons. Esta forma não cursa com aterosclerose, uma vez que essas partículas são muito grandes para serem infiltradas na parede dos vasos. Esta é a única condição em que o tratamento consiste no seguimento de dieta muito restrita, contendo no máximo 10% das calorias na forma de gordura e isenta de açúcares.

A hipertrigliceridemia primária mais frequente resulta da combinação de fatores genéticos e outras causas envolvidas na secreção ou diminuição da depuração das lipoproteínas ricas em triglicérides. As hipertrigliceridemias de causa secundária têm como principais causas a obesidade, diabetes mellitus, abuso de álcool e dieta inadequada. Para ambas as situações se recomenda dieta com valor calórico adequado para manutenção de peso ideal, retirada de ácidos graxos trans, diminuição do consumo de ácidos graxos saturados, açúcares simples e álcool.[46]

Dietas ricas em gorduras, especialmente em ácidos graxos saturados induzem elevação da lipemia pós prandial, caracterizada por grande concentração plasmática de remanescentes de quilomícrons, que são consideradas partículas aterogênicas por transportarem colesterol e por serem capazes de infiltrar mais facilmente o endotélio. Além disso, os ácidos graxos saturados ativam a lipogênese de novo por modular genes relacionados à síntese hepática de ácidos graxos, induzindo maior produção de triglicérides; mais ainda, ativam o SREBP1c (fator de transcrição responsivo a esteróis), fator de transcrição envolvido na síntese de ácidos graxos, resultando no aumento da síntese de triglicérides. Os triglicérides poderão ser armazenados no fígado ou secretados para a circulação na forma de VLDL, aumentando a sua concentração plasmática. Por outro lado, os ácidos graxos insaturados agem de forma oposta, inibindo a mesma via de síntese de ácidos graxos. Este bloqueio é mais evidenciado com os ácidos graxos da série ômega-3. Os ácidos graxos trans também ativam as vias lipogênicas hepáticas e induzem elevação da trigliceridemia.

O excesso de carboidratos na dieta também ativa as vias lipogênicas hepáticas por aumentar a expressão do ChREBP (fator de transcrição responsivo a carboidratos). Os açúcares de adição, tanto a sacarose como o xarope de milho, são os carboidratos que mais induzem a lipogênese hepática, sendo a frutose o componente mais lipogênico (ver Capítulo 1). Assim, recomenda-se adequação da quantidade de carboidratos na dieta com predomínio daqueles ricos em fibras e restrição no consumo do açúcar mantido entre 5 a 10% das calorias, dependendo de grau da hipertrigliceridemia.

As bebidas alcoólicas também induzem lipogênese hepática aumentando a trigliceridemia e o seu consumo deve ser moderado ou até mesmo evitado, dependendo da gravidade da doença. O etanol é oxidado no fígado por meio de enzimas oxidativas como a álcool desidrogenase (ADH), catalase e pelo citocromo P450 2E1 (CYP2E1), gerando acetil-CoA, o qual é substrato para a síntese de ácidos graxos e consequentemente, de triglicérides.

Tópicos relevantes abordados neste capítulo:

- O consumo excessivo de ácidos graxos saturados promove aumento da permeabilidade intestinal e diminuição da diversidade bacteriana; induz inflamação celular e sistêmica; eleva o LDL-colesterol e o risco cardiovascular; aumenta a concentração de partículas de LDL-colesterol pequenas e densas, os remanescentes de quilomícrons e as partículas de VLDL colesterol
- A inclusão de ácidos graxos trans na dieta reduz o HDL-colesterol; eleva o LDL-colesterol e aumenta o risco cardiovascular.
- A substituição dos ácidos graxos saturados por insaturados associa-se a menor risco cardiovascular.
- A ingestão excessiva de açúcares e álcool ativa as vias lipogênicas hepáticas

Referências

1. Valanti EK, Dalakoura-Karagkouni K, Siasos G, Kardassis D, Eliopoulos AG, Sanoudou D. Advances in biological therapies for dyslipidemias and atherosclerosis. Metabolism. 2020;116:154461.
2. Tvrzicka E, Kremmyda LS, Stankova B, Zak A. Fatty acids as biocompounds: their role in human metabolism, health and disease – A review. Part 1: classification, dietary sources and biological functions. Biomed Pap Med Fac Univ Palacky Olomouc Czech Repub. 2011;155(2):117-30.
3. Orsavova J, Misurcova L, Ambrozova JV, Vicha R, Mlcek J. Fatty acids composition of vegetable oils and its contribution to dietary energy intake and dependence of cardiovascular mortality on dietary intake of fatty acids. Int J Mol Sci. 2015;16(6):12871-90.
4. Kris-Etherton PM. AHA science advisory: monounsaturated fatty acids and risk of cardiovascular disease. J Nutr. 1999;129(12):2280-4.
5. Tabela Brasileira de Composição de Alimentos (TBCA). São Paulo: Universidade de São Paulo (USP); 2020 [Versão 7.1:[Disponível em: http://www.fcf.usp.br/tbca.].
6. Araujo de Vizcarrondo C, Carrillo de Padilla F, Martín E. Fatty acid composition of beef, pork, and poultry fresh cuts, and some of their processed products. Arch Latinoam Nutr. 1998;48(4):354-8.
7. Wolff RL, Precht D, Nasser B, El Kebbaj MS. Trans- and cis-octadecenoic acid isomers in the hump and milk lipids from Camelus dromedarius. Lipids. 2001; 36(10):1175-8.
8. Tarrago-Trani MT, Phillips KM, Lemar LE, Holden JM. New and existing oils and fats used in products with reduced trans-fatty acid content. J Am Diet Assoc. 2006;106(6):867-80.
9. Berry SE. Triacylglycerol structure and interesterification of palmitic and stearic acid-rich fats: an overview and implications for cardiovascular disease. Nutr Res Rev. 2009;22(1):3-17.
10. Reena MB, Gowda LR, Lokesh BR. Enhanced hypocholesterolemic effects of interesterified oils are mediated by upregulating LDL receptor and cholesterol 7-α-hydroxylase gene expression in rats. J Nutr. 2011; 141(1):24-30.
11. Afonso MS, Lavrador MS, Koike MK, Cintra DE, Ferreira FD, Nunes VS, et al. Dietary interesterified fat enriched with palmitic acid induces atherosclerosis by impairing macrophage cholesterol efflux and eliciting inflammation. J Nutr Biochem. 2016; 32:91-100.
12. Lavrador MSF, Afonso MS, Cintra DE, Koike M, Nunes VS, Demasi M, et al. Interesterified fats induce deleterious effects on adipose tissue and liver in LDLr-KO mice. Nutrients. 2019;11(2).
13. Libby P, Buring JE, Badimon L, Hansson GK, Deanfield J, Bittencourt MS, et al. Atherosclerosis. Nat Rev Dis Primers. 2019;5(1):56.
14. Mensink RP, Zock PL, Kester AD, Katan MB. Effects of dietary fatty acids and carbohydrates on the ratio of serum total to HDL cholesterol and on serum lipids and apolipoproteins: a meta-analysis of 60 controlled trials. Am J Clin Nutr. 2003;77(5): 1146-55.
15. Afonso MS, Castilho G, Lavrador MS, Passarelli M, Nakandakare ER, Lottenberg SA, et al. The impact of dietary fatty acids on macrophage cholesterol homeostasis. J Nutr Biochem. 2014;25(2):95-103.
16. De Pascale C, Avella M, Perona JS, Ruiz-Gutierrez V, Wheeler-Jones CP, Botham KM. Fatty acid composition of chylomicron remnant-like particles influences their uptake and induction of lipid accumulation in macrophages. FEBS J. 2006;273(24):5632-40.
17. Yvan-Charvet L, Wang N, Tall AR. Role of HDL, ABCA1, and ABCG1 transporters in cholesterol efflux and immune responses. Arterioscler Thromb Vasc Biol. 2010;30(2):139-43.
18. Gao D, Pararasa C, Dunston CR, Bailey CJ, Griffiths HR. Palmitate promotes monocyte atherogenicity via de novo ceramide synthesis. Free Radic Biol Med. 2012;53(4):796-806.

CAPÍTULO

9

Valéria Arruda Machado
Celma Muniz Martins
Maria Cristina de Oliveira Izar

Fitosteróis e Ômega 3

▶ INTRODUÇÃO

Inúmeros fatores podem influenciar os indivíduos a consumirem uma dieta de baixa qualidade nutricional: a falta de conhecimento, a falta de disponibilidade, o alto custo, a escassez de tempo, as normas sociais e culturais, além da comercialização de alimentos de baixa qualidade e palatabilidade. A redução do excesso de calorias e a melhora da composição da dieta podem prevenir eventos cardiovasculares primários e secundários. As diretrizes atuais recomendam dietas ricas em frutas, vegetais, grãos integrais, nozes e legumes, além de consumo moderado de laticínios e baixo de carnes processadas, bebidas açucaradas, grãos refinados e sódio.[1]

O uso de alimentos funcionais e de suplementos alimentares com propriedades bioativas surge nesse contexto como opção adicional para o alcance de metas ou redução mais efetiva do risco cardiovascular. Entre as alternativas disponíveis estão os fitosteróis e o ácidos graxos ômega-3.

▶ FITOSTERÓIS

Definição e biossíntese

Os fitosteróis são compostos bioativos presentes em alimentos vegetais não sintetizados pelo corpo humano. São esteróis de origem vegetal cuja estrutura química é muito similar à do colesterol: possuem 28 a 29 átomos de carbonos que contém um grupo etil extra ou um grupo metil, ou duplas ligações, a maioria nas cadeias laterais, com 9 a 10 átomos de carbono ao invés de 8 como ocorre no colesterol (2). Os fitosteróis são divididos em três grupos de acordo com o número de grupos metil no carbono quatro (C-4): dois carbonos (4-dimetil), um carbono (4-monometil) ou nenhum carbono (4-desmetil).

Existem diferentes tipos de fitosteróis, sendo os mais abundantes: β-sitosterol (24-α-etilcolesterol), campesterol (24-α-metilcolesterol), estigmasterol (22,24-α-etilcolesterol), 5-avenasterol, 7-avenasterol e o ergosterol

(7,22,24-α-metilcolesterol); este último é o principal esterol das leveduras.[2,3] A Figura 9.1 ilustra a estrutura química destes fitosteróis.

Os fitostanóis estão presentes naturalmente em menor quantidade do que outros fitosteróis, sendo formados pela redução química da dupla ligação na posição 5 de sua estrutura cíclica. Quando essa dupla ligação não está presente temos os análogos β-sitostanol e campestanol (Figura 9.1). O β-sitosterol é o principal fitosterol encontrado nos alimentos e a esterificação do β-sitosterol, formando sitosterol-éster, melhora a sua solubilidade e possibilita a sua adição em alimentos.[3,4]

Função dos fitosteróis

Os fitosteróis atuam na diminuição da absorção do colesterol no intestino delgado por um mecanismo de competição devido à semelhança das estruturas químicas com consequente aumento da excreção fecal de colesterol.[5]

Os fitosteróis e fitostanóis inibem a captação dietética e endógena do colesterol produzido no intestino,[6] ou seja, quanto mais alta a ingestão de fitosterol, mais baixa será a absorção de colesterol. Os fitosteróis consumidos regularmente reduzem os níveis de colesterol plasmático e de LDL-colesterol sem interferir na fração HDL-colesterol ou níveis de triglicérides.[7] Em geral, os fitosteróis estabilizam as membranas vegetais com o aumento da relação de esterol/fosfolipídios que conduz à rigidez da membrana. Diferem, no entanto, individualmente quanto ao efeito de estabilidade da membrana.[2]

Metabolismo e absorção dos fitosteróis

A absorção intestinal dos fitosteróis e fitostanóis é inferior a 2% e 0,2%, respectivamente, percentuais muito baixos quando comparados à média de absorção de colesterol de 56%. Especificamente, as taxas de absorção são de 0,5% para o β-sitosterol, 1,9% para campesterol, 0,04% para sitostanol e 0,16% para campestanol.[4,5,8] Por apresentar eficiente excreção biliar após captação hepática, seus níveis circulantes são muito baixos, com concentrações séricas 500 a 10.000 vezes menor do que as concentrações de colesterol (8).

Diversos mecanismos estão envolvidos na ação dos fitosteróis sobre a redução da absorção de colesterol no intestino delgado, sendo o mais aceito a teoria micelar. Segundo essa hipótese, o fitosterol desloca o colesterol das

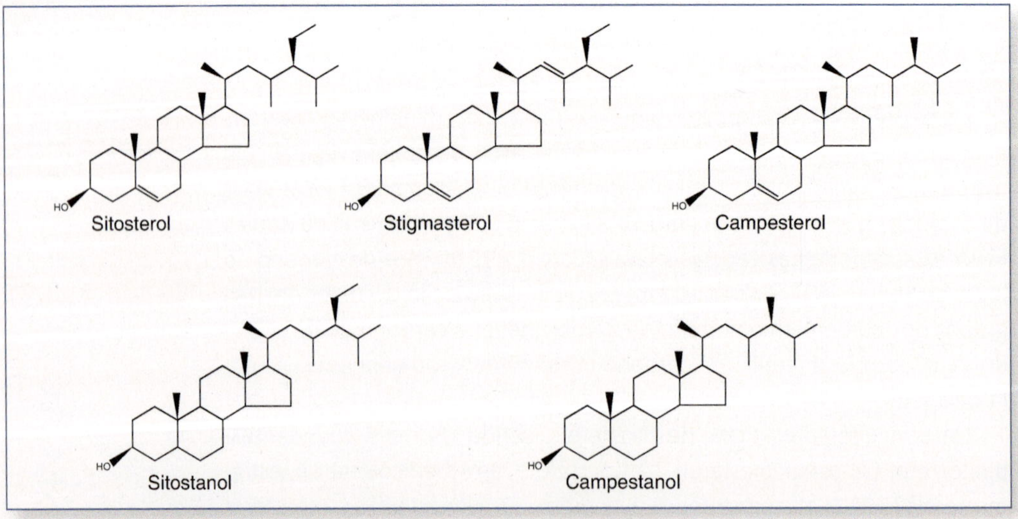

Figura 9.1. Estrutura química dos diferentes fitosteróis baseado em Moreau e cols.[2] e Quilez e cols.[2,3]

micelas por similaridade entre as estruturas químicas. As micelas intestinais são responsáveis pelo transporte de colesterol, fitosterol, ácidos graxos, ácidos biliares, entre outros, para a borda em escova dos enterócitos. Outros mecanismos, entretanto, estão sendo estudados, tais como, a modificação da expressão dos genes que codificam a proteína NPC1L1 (*Niemann-Pick C1-like 1*), responsável pelo transporte das micelas para o interior dos enterócitos, ou dos cotransportadores ABCG5 e ABCG8 (*ATP-binding cassette sub-family G member 5* e *8*), responsáveis pelo transporte reverso para a luz intestinal. Dessa forma, ocorre a promoção do efluxo de colesterol dos enterócitos para o lúmen intestinal e a diminuição da taxa de reesterificação do colesterol no enterócito (**Figura 9.2**).[8,9]

Os fitosteróis entram no enterócito pelo transportador NPC1L1 e competem com o colesterol por sua absorção. O colesterol utiliza a mesma via do NPC1L1 de entrada para o enterócito onde sofre esterificação pela ação da ACAT (*Acyl-CoA cholesterol acyltransferase*), sendo incorporado aos quilomícrons. Outra via utilizada é a de passagem direta para os capilares com o auxílio do transportador ABCA1 (*ATP-binding cassette transporter*).[8,9]

A absorção do colesterol dietético a partir do intestino é uma parte importante da homeostase do colesterol e representa o primeiro passo pelo qual a dieta exerce seus efeitos sobre o metabolismo.

A ingestão diária recomendada de 2g de fitosteróis reduz a absorção de colesterol entre 30% a 40%, promovendo uma diminuição de 10% nos níveis de LDL-colesterol.[11,12]

Consumo e alimentos fontes

Os fitosteróis são encontrados principalmente em óleos vegetais (milho, canola, soja e girassol), nozes, cereais e legumes. Estudo realizado com a população da cidade de São Paulo comprovou que o consumo diário de fitosterol foi de 100mg.[13] Em outras populações

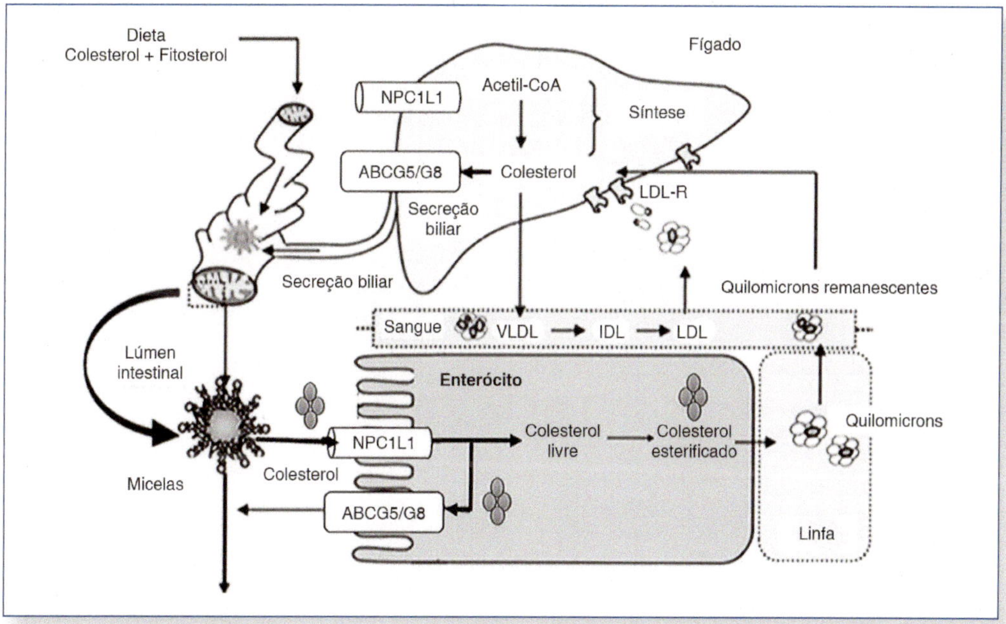

Figura 9.2. Visão geral esquemática do metabolismo do colesterol e principais mecanismos propostos de ação de fitoesteróis. Fonte: Rocha e cols.[10]

ocidentais, o consumo habitual diário é de cerca de 300mg.[14] A ingestão diária de fitosteróis foi estimada em alguns países, sendo seu consumo influenciado por diferentes padrões de dieta (Tabela 9.1).

Estudo brasileiro conduzido por Martins e cols. quantificou o teor de fitosteróis em 11 tipos de frutas (açaí, abacate, abacaxi, banana, coco fresco, goiaba, laranja, maça, mamão, manga e morango), 10 tipos de hortaliças (abobrinha, berinjela, brócolis, cenoura, couve-flor, escarola, espinafre, repolho, tomate e vagem), 10 tipos de leguminosas e cereais (arroz integral, arroz branco polido, ervilha seca, feijão carioca, feijão preto, grão de bico, lentilha, soja amarela, soja preta, linhaça) e 7 tipos de óleos vegetais (óleo de canola, coco, girassol, milho, soja, azeite, óleo composto). Observou-se que o teor de fitosteróis nos alimentos é baixo e não atinge as recomendações de ingestão diária para a redução do colesterol.[13]

Os óleos vegetais possuem maior concentração de fitosteróis, seguido pelas oleaginosas (nozes, castanhas e sementes), leguminosas, hortaliças e frutas. Os produtos de grãos refinados contêm menos fitosteróis do que seus equivalentes de grãos integrais. Embora sejam alimentos fontes de fitosterol, a porção diária máxima recomendada de 16g de óleo vegetal, 30g de oleaginosas, 85g de hortaliças e 90g a 120g de frutas não atinge a quantidade diária ideal de fitosterol para a redução do colesterol. O seu conteúdo, portanto, irá depender do tamanho da porção, além das escolhas alimentares. A Figura 9.3 ilustra a porção que um indivíduo deveria ingerir para atingir o consumo diário recomendado de 2g de fitosteróis.[13,21,22]

Suplementação

A eficácia dos fitosteróis e dos fitostanóis adicionados aos alimentos e suplementos na redução significativa de LDL-colesterol está bem documentada na literatura. Nos anos 1970, os fitosteróis obtidos em mistura de sitosterol e campesterol mostraram alguma eficácia na diminuição do LDL-colesterol. Dez anos depois, os fitosteróis mostraram eficácia como um agente hipolipemiante no tratamento de pacientes com hipercolesterolemia. Estas

Tabela 9.1. Ingestão média diária do consumo de fitosteróis em diferentes países

Autor	Ano	Pais	Consumo, mg/dia
Martins[13]	2013	Brasil	100
Jiménez-Escrig[15]	2006	Espanha	276
Morton[16]	1995	Reino Unido	163
Valsta[14]	2004	Finlândia	271
Normén[6]	2001	Holanda	285
Cerqueira[17]	1979	México	400
Han[18]	2008	China	322
Phillips[19]	1999	Estados Unidos	154
Vries[20]	1997	Grécia	266
		Itália	132–172
		Servia	181
		Japão	137

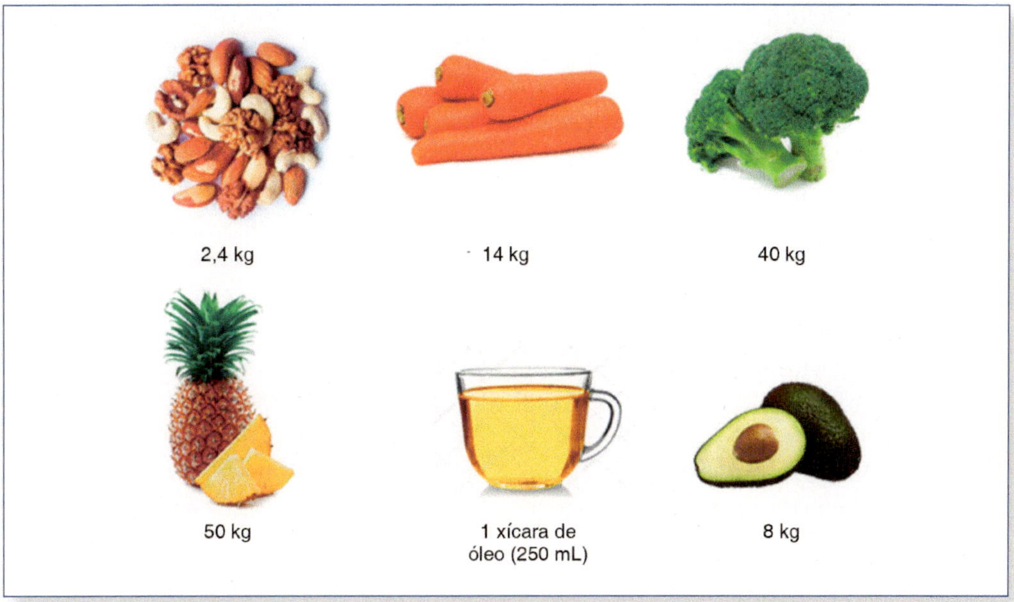

Figura 9.3. Equivalentes em alimentos correspondentes ao consumo diário de 2g de fitosterol.

informações renovaram e direcionaram o interesse dos pesquisadores na busca por alimentos enriquecidos com estas substâncias.[21,23]

O efeito hipolipemiante da ingestão de fitosteróis depende da dose utilizada. A maior parte dos estudos utiliza 2g de fitosteróis para a redução de até 10% de LDL-colesterol por 3 a 4 semanas.[5,23,24] Na maioria dos ensaios clínicos, a ingestão diária total de fitosteróis foi dividida em 2 ou 3 doses. O estudo de Plat e cols., entretanto, mostrou que a dose única de 2,5g ingerida no almoço produziu a mesma redução do LDL-colesterol quando comparada à mesma quantidade fracionada em 3 refeições.[23]

De acordo com as recomendações da Atualização da Diretriz Brasileira de Dislipidemia e Prevenção da Aterosclerose é necessária a ingestão diária de 2g de fitosteróis para a redução média de 10% a 15% do LDL-colesterol, podendo ser utilizada como adjuvante ao tratamento hipolipemiante.[24] Existe um consenso entre as diretrizes de diversos países de que o consumo de 1,6g a 2g de fitosteróis por dia é necessário para que o efeito benéfico à saúde seja alcançado. A redução de LDL-colesterol plasmático, portanto, parece estar bem estabelecida na literatura, sendo o seu uso seguro quanto ao auxílio no tratamento da hipercolesterolemia de forma isolada ou combinada com o tratamento medicamentoso. A suplementação de fitosteróis pode, inclusive, ser indicada para crianças com idade mínima de 5 anos, sendo a dosagem ideal para esta faixa etária 1,2g a 1,5g por dia.[24] Importante ressaltar que, assim como o tratamento medicamentoso, seu efeito é dependente da manutenção de uso. A interrupção do tratamento implica no retorno dos níveis basais de LDL-colesterol pré-tratamento.

▶ ÔMEGA-3

Os ácidos graxos poli-insaturados (PUFAS) fazem parte de um grupo de gorduras que possuem duas ou mais duplas-ligações em sua cadeia carbônica. Apresentam funções biológicas distintas, cujo impacto na saúde cardiovascular se relaciona com o tipo de PUFA consumido. Os PUFAs da série ômega-6 (ω6) ou ômega-3 (ω3) diferem na localização da primeira dupla ligação na cadeia carbônica, a partir do terminal metila. Os principais representantes da série ω3 são o ácido alfalinolênico (ALA [C18:3]) de origem vegetal, cujas fontes principais são a soja, a canola, a linhaça e a chia, e os ácidos eicosapentaenoicos (EPA [C20:5]) e docosaexaenoico (DHA [C22:6]), provenientes de peixes e crustáceos de águas muito frias dos oceanos Pacífico e Ártico.[25] Os ácidos graxos linoleico e linolênico são considerados essenciais aos seres humanos, sendo adquiridos por meio da alimentação, sem necessidade de suplementação, já que a ingestão moderada de óleo de soja ou canola (cerca de 15mL/dia) garante um consumo adequado.[25] Os ácidos EPA e DHA podem ser produzidos por ação enzimática de dessaturases e elongases sobre o ALA, porém essa conversão é limitada e sofre interferência de fatores fisiológicos e externos.[26] Outra fonte de EPA e DHA é o óleo de krill, crustáceo semelhante ao camarão, encontrado nos mares do Sul, em que a maior parte dos ácidos graxos ω3 encontra-se sob a forma de fosfolípides. A biodisponibilidade de ω3 do krill parece ser maior, comparativamente ao ω3 dos peixes.[27]

Ácidos Graxos Poli-insaturados Ômega-3 Marinho e Doença Cardiovascular

Os ácidos graxos ω3 de origem marinha, EPA e DHA, têm sido investigados quanto ao seu potencial na redução do risco cardiovascular. Eles exercem inúmeros efeitos sobre diferentes aspectos fisiológicos e do metabolismo, o que pode influenciar a chance de desenvolvimento de DCV, incluindo redução de marcadores inflamatórios e da agregação plaquetária, efeitos antiarrítmicos, melhora da função endotelial, redução da pressão arterial e da trigliceridemia.[28]

Apesar de evidências antigas sugerirem efeito protetor da ingestão de ácidos graxos ω3 de origem marinha sobre eventos cardiovasculares, sobretudo em indivíduos que já apresentavam DCV,[29,30] revisão sistemática realizada pela Cochrane que incluiu ensaios clínicos mais contemporâneos abrangendo 1.120.059 indivíduos com seguimento de 12 a 72 meses mostrou que EPA, DPA (docosapentaenoico) e DHA tiveram pouco ou nenhum efeito na mortalidade total (RR = 0,98; IC = 0,90 a 1,03), mortalidade cardiovascular (RR = 0,95; IC = 0,87 a 1,03) e eventos cardiovasculares (RR = 0,99; IC = 0,94 a 1,04).[31] Uma das possíveis razões relaciona-se com o perfil das populações estudadas, o uso mais frequente de medicamentos sabidamente cardioprotetores (estatinas, β-bloqueadores, inibidores da enzima de conversão da angiotensina), melhor controle dos fatores de risco e maior número de procedimentos de revascularização nos estudos mais contemporâneos.

No entanto, os dados para diferentes formulações de ω3 e as populações estudadas parecem contribuir para os resultados. O icosapenta-etil éster, uma formulação à base de EPA altamente purificado, foi testada num grande estudo randomizado com pacientes de alto ou muito alto risco de eventos cardiovasculares. No estudo *Reduction of Cardiovascular Events with Icosapent Ethyl – InterventionTrial* (REDUCE-IT)[32] em pacientes com doença cardiovascular prévia, ou com diabetes e fatores de risco adicionais, níveis de triglicérides elevados e, em uso de estatinas, o risco de eventos isquêmicos, incluindo morte cardiovascular, foi significantemente menor naqueles que receberam 2g de icosapenta-etil éster 2 vezes/dia (dose total de 4g/dia), em comparação aos que receberam placebo (óleo mineral). De um total de 8.179 pacientes (70,7% em prevenção secundária) seguidos por 4,9 anos (mediana), houve redução de 25% no risco do desfecho primário composto (HR, 0,75; IC 95%: 0,68 a

0,83; P<0,001), dos desfechos secundários-chave (HR, 0,74; IC 95%: 0,65 a 0,83; P<0,001) e de eventos pré-especificados, incluindo mortalidade cardiovascular (HR, 0,80; IC 95%: 0,66 a 0,98; P=0,03). As concentrações plasmáticas de EPA, os múltiplos mecanismos de ação, incluindo efeito antioxidante, anti-inflamatório, antiaterosclerótico e estabilização da placa aterosclerótica, podem explicar os resultados clínicos desse estudo, em comparação aos demais estudos com EPA/DHA. Observou-se no estudo REDUCE-IT maior taxa de hospitalizações por fibrilação atrial ou flutter no grupo recebendo EPA. Os ácidos graxos ω3 podem exercer proteção contra morte súbita, sobretudo nos pacientes com antecedente de infarto agudo do miocárdio, efeito verificado no ensaio randomizado *GISSI-Prevenzione*.[29] O EPA tem efeito direto sobre canais iônicos, na modulação do tônus autonômico, com melhora da variabilidade da frequência cardíaca, redução da frequência cardíaca basal e redução das arritmias de reperfusão. No entanto, os ácidos graxos ω3 podem induzir aumento de arritmias atriais, por mecanismos ainda não muito bem elucidados.

Outro aspecto diz respeito à insuficiência cardíaca (IC). No ensaio clínico randomizado GISSI-HF observou-se redução discreta de mortalidade quando ω3 (1g/dia) foi suplementado em pacientes com IC,[33] dados consistentes com outros estudos epidemiológicos e observacionais que sugeriram relação inversa entre consumo de peixe ou ω3 e eventos relacionados à IC. Esse estudo incluiu 6.975 pacientes com IC classe II-IV pela *New York Heart Association* (NYHA), ou com fração de ejeção do ventrículo esquerdo < 40%, ou ainda, com história de hospitalização no último ano por IC. O ω3 (1g/dia) foi adicionado à terapia padrão, que incluiu inibidores da ECA/bloqueadores do receptor de angiotensina em 94%, β-bloqueadores em 65%, e espironolactona em 39% dos pacientes. Durante o seguimento de 3,9 anos (mediana), o ω3 reduziu em 8% o desfecho coprimário de morte ou hospitalização cardiovascular, em 10% o risco relativo de morte cardiovascular e em 7% o de hospitalizações cardiovasculares.[33]

Ácidos Graxos Poli-insaturados Ômega-3 Vegetal

Os ácidos graxos ω3 de origem vegetal podem proteger contra eventos cardiovasculares, com base em estudos prospectivos observacionais, embora haja dados controversos sobre o consumo de ALA em dados de metanálises e revisões sistemáticas.[34]

Relação ω6/ω3

O papel da relação ω6/ω3 na dieta sobre a patogênese de doenças cardiovasculares, inflamatórias e autoimunes também tem sido objeto de controvérsia. Ao longo dos anos, observaram-se mudanças na alimentação em relação à ingestão de ácidos graxos, com maior consumo de cereais, óleos e grãos ricos em ω6 e diminuição da ingestão de ω3. A relação ω6/ω3, originalmente entre 1:1 a 3:1, atualmente varia de 15:1 a 40:1 na dieta ocidental. Como existe competição enzimática entre o ω6 e o ω3 pela ação da delta-6 dessaturase, o consumo elevado de ω6 pode diminuir o metabolismo do ω3 (alfa-linolênico – C18:3) a EPA (C20:5) e DHA (C22:6), limitando os benefícios do ácido ω3 (ver Capítulos 2 e 19). Por outro lado, a maior afinidade da enzima delta-6-dessaturase pelos ácidos graxos ω3 pode fazer com que metabólitos essenciais derivados da bioconversão do ω6 não sejam produzidos de forma satisfatória. Assim, as recomendações dietéticas atualmente devem ser feitas com base no consumo total de cada tipo de ácido graxo (ω6 e ω3), e não somente com base na relação ω6:ω3.[26] A Tabela 9.2 apresenta as recomendações de ácidos graxos ômega-3 na DCV.

Tabela 9.2. Recomendações de ácidos graxos ômega-3 na DCV (24).

Recomendação	Grau de recomendação	Nível de evidência
As recomendações dietéticas devem ser feitas com base no consumo total de poli-insaturados e não apenas com base na relação ômega-6/ômega-3	IIa	C
Estimular o consumo de ácidos graxos poli-insaturados ômega-3 de origem vegetal como parte de uma dieta saudável pode ser recomendado para reduzir o risco cardiovascular	IIb	B
Estimular o consumo de peixe como parte de uma dieta saudável deve ser recomendado para diminuir o risco cardiovascular	I	B
Suplementação com ômega-3 marinho (2-4 g/dia) pode ser recomendada para hipertrigliceridemia grave (> 500mg/dL) com risco de pancreatite, refratária a medidas não farmacológicas e tratamento medicamentoso	I	B
Suplementação com ômega-3 marinho (2-4 g/dia) pode ser recomendada para na IC classe II-IV (NYHA)	IIb	B
Suplementação com formulação a base de EPA purificado (icosapenta-etil, 4 g/dia)* em pacientes de alto risco cardiovascular com triglicérides elevados, em uso de estatinas, pode ser recomendada pois parece reduzir o risco de eventos isquêmicos, incluindo morte cardiovascular	I	A

*Formulação não disponível no país.

▶ CONSIDERAÇÕES FINAIS

Os fitosteróis e os ácidos graxos poli-insaturados ômega-3 apresentam importantes funções biológicas que se traduzem em benefícios à saúde, particularmente, a cardiovascular. A ação dos fitosteróis sobre a redução de LDL-colesterol no plasma parece estar bem elucidado na literatura. Diversos estudos afirmam que o consumo de 2g/dia de fitosteróis reduz, em média, 10% do LDL-colesterol. A suplementação com ácidos graxos ômega-3 está indicada como adjuvante aos fibratos no tratamento das hipertrigliceridemias moderadas (> 500 mg/dL) ou graves (> 1000 mg/dL). A mudança de estilo de vida deve ser estimulada para que os benefícios da suplementação de fitosteróis e ômega 3 sejam potencializados.

Tópicos relevantes abordados neste capítulo:

- Função dos fitosteróis
- Metabolismo e absorção dos fitosteróis
- Consumo e alimentos fontes de fitosteróis
- Suplementação de fitosteróis
- Fontes e necessidade dos ácidos graxos poli-insaturados ômega-3
- Relação entre os ácidos graxos ômega-3 e doença cardiovascular
- Relação ω6/ω3
- Recomendações de ácidos graxos ômega-3 na DCV

Referências

1. Yu E, Malik VS, Hu FB. Cardiovascular disease prevention by diet modification: JACC Health Promotion Series. J Am Coll Cardiol. 2018;72(8):914-926.

2. Moreau RA, Nyström L, Whitaker BD, Winkler-Moser JK, Baer DJ, Gebauer SK, et al. Phytosterols and their derivatives: Structural diversity, distribution, metabolism, analysis, and health-promoting uses. Prog Lipid Res. 2018;70:35-61.
3. Qullez J, Garcla-Lorda P, Salas-Salvadó J. Potential uses and benefits of phytosterols in diet: present situation and future directions. Clin Nutr. 2003;22(4):343-351.
4. Toivo J, Lampi A-M, Aalto S, Piironen V. Factors affecting sample preparation in the gas chromatographic determination of plant sterols in whole wheat flour. Food Chem. 2000;68(2):239-245.
5. Ostlund RE. Phytosterols, cholesterol absorption and healthy diets. Lipids. 2007;42(1):41-45.
6. Normén AL, Brants HA, Voorrips LE, Andersson HA, van den Brandt PA, Goldbohm RA. Plant sterol intakes and colorectal cancer risk in the Netherlands Cohort Study on Diet and Cancer. Am J Clin Nutr. 2001;74(1): 141-148.
7. Gonçalves S, Maria AV, Silva-Herdade AS, Martins e Silva J, Saldanha C. Milk enriched with phytosterols reduces plasma cholesterol levels in healthy and hypercholesterolemic subjects. Nutr Res. 2007;27(4):200-205.
8. Wang DQ. Regulation of intestinal cholesterol absorption. Annu Rev Physiol. 2007;69:221-248.
9. Kasmas SH, Izar MC, França CN, Ramos SC, Moreira FT, Helfenstein T, et al. Differences in synthesis and absorption of cholesterol of two effective lipid-lowering therapies. Braz J Med Biol Res. 2012;45:1095-1101.
10. Rocha M, Banuls C, Bellod L, Jover A, Victor VM, Hernandez-Mijares A. A review on the role of phytosterols: new insights into cardiovascular risk. Curr Pharm Des. 2011;17(36):4061-4075.
11. Katan MB, Grundy SM, Jones P, Law M, Miettinen T, Paoletti R, et al. Efficacy and safety of plant stanols and sterols in the management of blood cholesterol levels. Mayo Clin Proc. 2003;78(8):965-978.
12. Shahzad N, Khan W, Md S, Ali A, Saluja SS, Sharma S, et al. Phytosterols as a natural anticancer agent: Current status and future perspective. Biomed Pharmacother. 2017;88:786-794.
13. Martins CM, Fonseca FA, Ballus CA, Figueiredo-Neto AM, Meinhart AD, de Godoy HT, et al. Common sources and composition of phytosterols and their estimated intake by the population in the city of São Paulo, Brazil. Nutrition. 2013;29(6):865-871.
14. Valsta LM, Lemström A, Ovaskainen ML, Lampi AM, Toivo J, Korhonen T, et al. Estimation of plant sterol and cholesterol intake in Finland: quality of new values and their effect on intake. Br J Nutr. 2004;92(4):671-678.
15. Jiménez-Escrig A, Santos-Hidalgo AB, Saura-Calixto F. Common sources and estimated intake of plant sterols in the Spanish diet. J Agric Food Chem. 2006;54(9):3462-3471.
16. Morton GM, Lee SM, Buss DH, Lawrance P. Intakes and major dietary sources of cholesterol and phytosterols in the British diet. J Hum Nutr Diet. 1995;8(6):429-440.
17. Cerqueira MT, Fry MM, Connor WE. The food and nutrient intakes of the Tarahumara Indians of Mexico. Am J Clin Nutr. 1979;32(4):905-915.
18. Han J-H, Yang Y-X, Feng M-Y. Contents of phytosterols in vegetables and fruits commonly consumed in China. Biomed Environ Sci. 2008;21(6):449-453.
19. Phillips KM, Ruggio DM, Bailey JA. Precise quantitative determination of phytosterols, stanols, and cholesterol metabolites in human serum by capillary gas-liquid chromatography. J Chromatogr B Biomed Sci Appl. 1999;732(1):17-29.
20. de Vries JHM, Jansen A, Kromhout D, van de Bovenkamp P, van Staveren WA, Mensink RP, et al. The fatty acid and sterol content of food composites of middle-aged men in seven countries. J Food Compost Anal. 1997;10(2):115-141.
21. Racette SB, Lin X, Ma L, Ostlund RE. Natural dietary phytosterols. J AOAC Int. 2015;98(3):679-684.
22. Philippi ST, Latterza AR, Cruz ATR, Ribeiro LC. Pirâmide alimentar adaptada: guia para escolha dos alimentos. Rev Nutr. 1999;12(1):65-80.
23. Plat J, van Onselen EN, van Heugten MM, Mensink RP. Effects on serum lipids, lipoproteins and fat soluble antioxidant concentrations of consumption frequency of margarines and shortenings enriched with plant stanol esters. Eur J Clin Nutr. 2000;54(9):671-677.
24. Faludi AA, Izar MCdO, Saraiva JFK, Chacra APM, Bianco HT, Afiune Neto A, et al. Atualização da Diretriz Brasileira de Dislipidemias e Prevenção da Aterosclerose 2017. Arq Bras Cardiol. 2017;109:1-76.
25. Lee JH, O'Keefe JH, Lavie CJ, Harris WS. Omega-3 fatty acids: cardiovascular benefits, sources and sustainability. Nat Rev Cardiol. 2009;6(12):753-758.
26. Burdge GC, Wootton SA. Conversion of alpha-linolenic acid to eicosapentaenoic, docosapentaenoic and docosahexaenoic acids in young women. Br J Nutr. 2002;88(4):411-420.
27. Berge K, Musa-Veloso K, Harwood M, Hoem N, Burri L. Krill oil supplementation lowers serum triglycerides without increasing low-density lipoprotein cholesterol in adults with borderline high or high triglyceride levels. Nutr Res. 2014;34(2):126-133.
28. Egert S, Stehle P. Impact of n-3 fatty acids on endothelial function: results from human interventions studies. Curr Opin Clin Nutr Metab Care. 2011;14(2):121-131.
29. Dietary supplementation with n-3 polyunsaturated fatty acids and vitamin E after myocardial infarction: results

of the GISSI-Prevenzione trial. Gruppo Italiano per lo Studio della Sopravvivenza nell'Infarto miocardico. Lancet. 1999;354(9177):447-455.

30. Yokoyama M, Origasa H, Matsuzaki M, Matsuzawa Y, Saito Y, Ishikawa Y, et al. Effects of eicosapentaenoic acid on major coronary events in hypercholesterolaemic patients (JELIS): a randomised open-label, blinded endpoint analysis. Lancet. 2007;369(9567):1090-1098.
31. Abdelhamid AS, Brown TJ, Brainard JS, Biswas P, Thorpe GC, Moore HJ, et al. Omega-3 fatty acids for the primary and secondary prevention of cardiovascular disease. Cochrane Database Syst Rev. 2018;7:CD003177.
32. Bhatt DL, Steg PG, Miller M, Brinton EA, Jacobson TA, Ketchum SB, et al. Cardiovascular risk reduction with icosapent ethyl for hypertriglyceridemia. N Engl J Med. 2019;380(1):11-22.
33. Tavazzi L, Maggioni AP, Marchioli R, Barlera S, Franzosi MG, Latini R, et al. Effect of n-3 polyunsaturated fatty acids in patients with chronic heart failure (the GISSI-HF trial): a randomised, double-blind, placebo-controlled trial. Lancet. 2008;372(9645): 1223-1230.
34. Wang C, Harris WS, Chung M, Lichtenstein AH, Balk EM, Kupelnick B, et al. n-3 Fatty acids from fish or fish-oil supplements, but not alpha-linolenic acid, benefit cardiovascular disease outcomes in primary- and secondary-prevention studies: a systematic review. Am J Clin Nutr. 2006;84(1):5-17.

CAPÍTULO

10

Ana Luíse Duenhas Berger
Luiz Aparecido Bortolotto

Estratégias Nutricionais no Controle da Hipertensão Arterial

▶ INTRODUÇÃO

A hipertensão arterial (HA) é considerada condição clínica multifatorial que depende de fatores genéticos, ambientais e sociais definida por níveis pressóricos, em que os benefícios do tratamento (não medicamentoso e/ou medicamentoso) superam os riscos, atualmente considerados como maiores ou iguais a 140 e/ou 90mmHg.[1] A HA apresenta alta prevalência e baixas taxas de controle, colaborando de modo direto ou indireto com cerca de metade das mortes por doenças cardiovasculares (DCV) no Brasil.[1]

Visto que o envelhecimento é um fator de risco para HA, o aumento da expectativa de vida dos brasileiros e o maior número de indivíduos com 60 anos ou mais nas últimas décadas,[1] aumenta o impacto da doença no cenário atual da saúde nacional.

Simultaneamente, ocorreram profundas modificações sociais, econômicas e culturais que levaram a alterações nos hábitos e comportamentos alimentares da população brasileira que repercutiram no incremento da participação do consumo alimentar fora de casa e o aumento do consumo de alimentos ultraprocessados (elaboração industrial com muitos ingredientes, entre eles sódio, açúcar, óleos e aditivos químicos).[2] Esses fatores contribuíram para o aumento importante da prevalência de indivíduos com sobrepeso e obesidade e a baixa qualidade nutricional no Brasil, fatores que contribuem sobremaneira para o desenvolvimento e manutenção da HA.

Essa transição alimentar também fica evidente com a comparação dos resultados da pesquisa sobre o consumo alimentar pessoal no Brasil através da Pesquisa de Orçamentos Familiares (POF) realizada em 2008-2009 e aquela conduzida em 2017-2018. Na avaliação mais recente, houve redução no consumo de arroz, feijão, frutas, verduras e legumes[3] e aumento na ingestão de alimentos ultraprocessados, os quais já representam cerca de um quinto das calorias consumidas pelos brasileiros.[3] Ademais, apesar de sutis mudanças positivas oriundas da redução no consumo de refrigerantes e de gorduras saturadas, a POF 2017-2018 destacou a alimentação fora de casa com importante presença de bebidas alcoólicas, salgados fritos e assados, salgadinhos industrializados e bolos.[3] Na sequência da série histórica da POF, a prevalência de consumo de sódio acima do nível máximo de ingestão recomendável manteve-se praticamente inalterado de 54,4% em 2008-2009 para 53,5% em 2017-2018.[3]

Devido à contribuição de múltiplos fatores para a elevação sustentada da pressão arterial como o sobrepeso e obesidade, ingestão aumentada de sódio e maior consumo de álcool,[1] claro está o papel fundamental do desenvolvimento e implantação de estratégias nutricionais no tratamento do indivíduo com HA.

Manutenção e controle do peso

Em virtude do excesso de peso, da obesidade e do aumento da deposição de gordura visceral serem considerados fatores de risco para a HA, as mais atuais Diretrizes Brasileiras de Hipertensão Arterial (DBHA) recomendam o controle do peso corporal (e orientações de pontos de corte com base no índice de massa corporal) e de valores de circunferência abdominal de acordo com a faixa etária e sexo dos indivíduos para melhora no controle pressórico.[1]

Na Tabela 10.1 estão os valores propostos pelas DBHA-2020 para o índice de massa corporal (conforme a faixa etária) e circunferência abdominal (conforme o sexo) para efeitos benéficos sobre o controle da pressão arterial.

Padrões alimentares

A adoção de um padrão alimentar tem sido apontada como a ferramenta mais bem sucedida para o tratamento de pacientes que apresentam um maior número de fatores de risco para DCV, quando comparada a uma intervenção com enfoque específico em um único nutriente ou alimento.[1,2]

Entre os principais padrões alimentares cardioprotetores, nomenclatura dada àqueles que são direcionados ao controle dos riscos cardiovasculares,[2] alguns são reconhecidos por diretrizes nacionais e internacionais com efeitos hipotensores potenciais ou comprovados.[1]

A alimentação vegetariana foi uma das primeiras dietas a ser associada com menores valores da pressão arterial, partindo da hipótese de benefício oriundo do sinergismo da ingestão de alimentos de origem vegetal (como frutas, verduras, legumes e leguminosas)[1] os quais são alimentos fontes de vitaminas e minerais (ver Capítulo 20). Por outro lado, baseado na grande oferta de frutas, hortaliças, cereais integrais, oleaginosas, peixes e azeite de oliva,[1] o plano alimentar mediterrâneo (ver Capítulo

Tabela 10.1. Recomendações de valores do índice de massa corporal e da circunferência abdominal para controle da pressão arterial

Parâmetro antropométrico	Recomendação
Índice de massa corporal	Alcançar e manter < 25kg/m² em adultos Alcançar e manter entre 22 e < 27kg/m² em idosos
Circunferência abdominal	Manter < 80cm em mulheres Manter < 94cm em homens de descendência europeia ou africana Manter < 90cm em homens de descendência asiática

Fonte: adaptada das DBHA-2020.[1]

19) tem sido associado à prevenção e controle da DCV, doenças crônicas não transmissíveis (DCNT)[2] e com potencial efeito no controle da pressão arterial.[1]

As DBHA-2020 também recomendam a adoção do padrão alimentar proposto pela *Dietary Approaches to Stop Hypertension* (DASH) (ver Capítulo 19) por ser eficaz na redução da pressão arterial.[1] Esta dieta é caracterizada por enfatizar o consumo de frutas, hortaliças, laticínios e carnes magras com baixo teor de gordura, cereais integrais e oleaginosas, aconselhando a redução no consumo de carne vermelha, doces e bebidas adoçadas, o que a caracteriza como fonte de alimentos ricos em potássio, cálcio e magnésio.[1,2] O efeito de redução da pressão arterial decorre mais do padrão de dieta per se do que de seus componentes individuais já mencionados.[4] Quando este padrão dietético é associado à restrição de sódio, a redução da pressão arterial torna-se ainda mais significativa. Metanálises de ensaios clínicos randomizados reforçam o benefício da dieta DASH na redução da pressão arterial,[5] além de outros estudos mostrarem impacto na diminuição de risco de morte cardiovascular.[6]

As dietas do Mediterrâneo e DASH, abordadas de modo aprofundado no Capítulo 19 deste livro, têm seus princípios originários em regiões com características geográficas distintas do Brasil. Desse modo, existem obstáculos na adoção desses padrões alimentares cardioprotetores de ascendência internacionais pelos brasileiros.

Cientes dessa dificuldade de transposição para a implantação dos planos alimentares mencionados previamente, a Alimentação Cardioprotetora Brasileira (DICA Br) vem ganhando destaque na última década.[2] Este padrão adequa as recomendações nutricionais e distribuição de nutrientes para redução do risco cardiovascular às práticas alimentares nacionais, garantindo o acesso aos alimentos e, também, englobando os diversos alimentos e culturas regionais (2). No intuito de ser uma estratégia com conceitos atuais e de caráter nacional, a DICA Br adota a classificação NOVA (determinada a partir da extensão e propósito do processamento de alimentos), a qual é a base do Guia Alimentar para a População Brasileira (2).

A DICA Br é recomendada para indivíduos com DCV que já apresentaram evento cardiovascular. Além disso, possui indicação para indivíduos com hipertensão arterial, pois trata-se de uma doença que apresenta a alimentação como um de seus fatores de risco, complementada pelo controle da ingestão de sódio.[2] Contudo, apesar de ligeira melhora na qualidade da alimentação, essa intervenção não se mostrou eficaz para redução da pressão arterial, de eventos cardiovasculares e de mortes, necessitando de mais estudos para avaliar possibilidades de melhora no padrão alimentar proposto.[7]

Ingestão de sódio

Embora alguns estudos levantem o questionamento dos valores ideais a serem indicados para o consumo de sódio,[8] esse mineral apresenta relação direta com o aumento da pressão arterial.[1] Assim, as DBHA-2020 e a Organização Mundial de Saúde recomendam que o consumo de sódio seja inferior a 2g/dia.[1,2,9]

Partindo da recomendação da OMS, modelagens estimam que mais de 46 mil mortes e 14% dos custos ambulatoriais e de internações por DCV (atribuídas à redução da pressão arterial) poderiam ter sido evitados caso o consumo de sódio dos brasileiros ficasse abaixo de 2g/dia em 2017.[10]

De acordo com a POF 2017-2018, mais de metade dos brasileiros consome valores superiores a 2,2 gramas (10 a 13 anos) e 2,3 gramas (14 anos ou mais) de sódio.[3] No entanto, um fator preocupante é a baixa autopercepção a respeito do consumo de sódio, visto que apenas 14,2% dos participantes da PNS de 2013 referiram alto consumo de sal/sódio.[11]

O cenário torna-se mais alarmante com o aumento do consumo de alimentos ultraprocessados na última década,[3] os quais podem conter elevados teores de sódio e não necessariamente são reconhecidos pela população como reais fontes desse mineral. Portanto, são necessárias diversas estratégias simultâneas para que haja uma efetiva redução no consumo de sódio e, consequentemente, controle da HA. Entre estas estratégias destacamos políticas de promoção à saúde, aconselhamento nutricional, controle e regulação de alimentos e vigilância.[10]

Redução, reformulação, restrição e tributação de sódio em produtos alimentícios

A dificuldade do controle da pressão arterial na maioria dos pacientes proporciona impactos negativos sobre os índices de morbidade e mortalidade cardiovascular, e desta forma a promoção da alimentação adequada e saudável é uma forte aliada no controle da HA com grandes efeitos de melhoria na saúde pública.

A partir disso, apesar da ciência do aconselhamento nutricional individualizado, fica evidente que órgãos públicos (que podem estabelecer parcerias com instituições privadas) necessitam de agendas e implementação de medidas no intuito de atingir objetivos específicos para a oferta de alimentos adequados e saudáveis à população, o que inclui a redução de sódio nos alimentos.[12]

Uma revisão sistemática[13] constatou que houve um incremento no número de países que elaboraram estratégias de redução de sódio entre os anos de 2010 e 2014, destacando que no continente americano o método mais empregado foi o de envolvimento das indústrias de alimentos na reformulação de produtos contando com incentivo da Organização Pan-americana de Saúde (OPAS)/OMS. Entre diferentes estratégias implementadas, Portugal, Fiji e Hungria adotaram impostos referentes ao sódio nos alimentos.[13] Em Portugal, após diversos estudos que sugeriram que o pão tinha uma importante contribuição no elevado consumo de sódio total da população, estabeleceu-se uma lei para a delimitação da quantidade máxima de sal neste alimento (1,4g de sal por 100g do produto ou 0,55g de sódio).[12]

De outra parte, Argentina e África do Sul foram os primeiros países a limitarem os níveis de sódio nos alimentos pelo meio legislativo, as quais envolvem uma estruturação extensa de execução.[13]

Por sua vez, o Brasil apresenta acordos voluntários firmados entre o Ministério da Saúde e a Associação Brasileira da Indústria de Alimentos (ABIA) que são específicos para a redução do consumo de sódio incluídos no plano de ações estratégicas para o enfrentamento das DCNT.[14]

Estudos estão sendo realizados para avaliar o acordo espontâneo e não punitivo firmado no Brasil, e um destes[15] evidenciou que houve uma redução gradual de sódio na composição de grande parte das categorias de alimentos propostos no período de 2011 a 2017, mas torna-se sugestivo de que algumas subcategorias podem apresentar reduções mais lentas ou até mesmo não atinjam seus alvos. Soma-se a este fato que, apesar grande parcela dos grupos ter atingido até mesmo os valores recomendados pela OPAS/OMS para a região, metas regulatórias mais intensas podem ser necessárias para potencializar o efeito obtido.[13,15]

Assim, o monitoramento periódico dessa estratégia brasileira pode ser promissor ao destacar que as reduções gradativas possibilitam adaptações tecnológicas pela indústria de alimentos para a redução de sódio e alterações paulatinas que permitam melhor aceitação ao paladar da população.[12] Por fim, cabe ressaltar que ampliação desse acordo pode ser pertinente, de modo que atualmente ele engloba apenas os alimentos produzidos por empresas vinculadas a ABIA, não contemplando os oriundos de panificadoras. Tendo em vista que o pão de sal é o quarto alimento mais consumido pelos brasileiros,[3] seria uma área estratégica interessante para desenvolvimento de uma política pública de alimentação e nutrição a exemplo da implementada em Portugal.[12]

Rotulagem nutricional frontal

Visando a promoção da alimentação adequada e saudável e a redução no consumo excessivo de sódio, a rotulagem nutricional dos alimentos é destacada em diversos estudos e pesquisas como ferramentas estratégicas para a redução do risco de DCNT.[15]

Entre as iniciativas de redução de sódio, a adoção de modelos de rotulagem nutricional frontal tem sido bem documentada na última década. Em 2014, um total de 31 países já haviam implementado esse formato de informação nutricional, sendo em oito deles na modalidade obrigatória.[13]

No intuito de avaliar a melhor aplicabilidade no Brasil, Khandpur e cols.[16] realizaram um estudo randomizado no qual compararam-se três modelos diferentes para a rotulagem frontal na população brasileira, constatando que o símbolo triangular preto em fundo branco com a palavra de sinalização "alto em" teve melhores resultados quando comparado ao uso do termo "muito" e sobre o símbolo octogonal. A partir desse e de demais estudos preliminares, houve um forte embasamento teórico para que a Agência Nacional de Vigilância Sanitária (ANVISA), órgão responsável pela regulação da rotulagem de alimentos industrializados no Brasil,[15] pudesse revisar a regulamentação para possível obrigatoriedade de rotulagem nutricional frontal para a população brasileira.

Desse modo, em setembro de 2019, a ANVISA anunciou a proposta de nova rotulagem nutricional frontal de alimentos. O modelo escolhido foi o de formato de lupa a ser empregado na cor preta em fundo branco em posição frontal de rótulos de alimentos que apresentem quantidades excessivas de sódio, açúcar adicionado e gordura saturada. Para que o alerta da lupa apareça, segue a regra: sódio, 600mg para 100g de produtos sólidos e 300mg por 100g para líquidos; açúcar adicionado, 15g em 100g de alimentos sólidos e 7,5g em 100g para líquidos; gordura saturada, 6g em 100g dos produtos sólidos e 7,5g em 100g para líquidos. Assim, em outubro de 2020, a Diretoria Colegiada da Agência aprovou esta apresentação gráfica como nova norma para rotulagem nutricional de alimentos embalados. A **Figura 10.1** apresenta o modelo aprovado pela ANVISA para a rotulagem frontal.

Elaboração de manuais e guias alimentares

A educação da população é uma outra estratégia proposta para reduções nacionais no consumo de sódio. Uma estratégia de educação do consumidor já era adotada por 71 países em 2014, além de que seis nações apontavam ganhos em saúde atribuídos com melhorias no conhecimento, atitudes ou mudanças no comportamento da população frente ao consumo

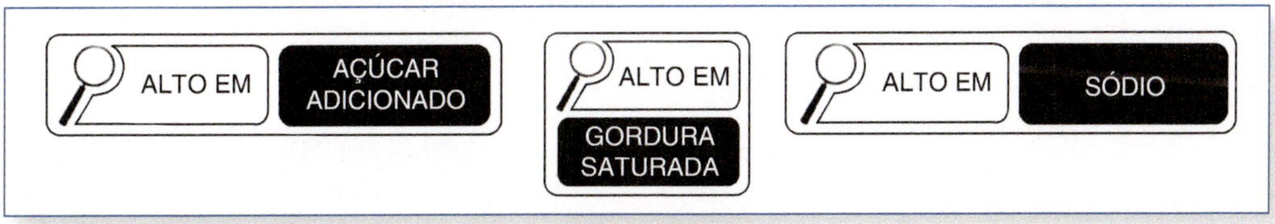

Figura 10.1. Modelo de proposta final da ANVISA para rotulagem frontal. Fonte: Disponível em: https://www.gov.br/anvisa/pt-br/assuntos/noticias-anvisa/2020/aprovada-norma-sobre-rotulagem-nutricional. Acesso em: 08 de outubro de 2020.

de sódio.[13] A abordagem informativa para a conscientização da redução do sal de adição a preparações é mencionada por muitas políticas de promoção da alimentação adequada e saudável em todo o mundo.[13] Desse modo, as ervas aromáticas são opções nutricionalmente adequadas para a substituição do sal de adição, acentuando características sensoriais (sabores, aromas e cores) às refeições.[12]

Porém, apesar das ervas aromáticas serem típicas da região mediterrânea, a Direção-Geral de Saúde de Portugal avaliou que grande parte da população e até mesmo dos profissionais de saúde não tinham conhecimento de como utilizar ou recomendar o uso dessas em preparações culinárias.[12] Assim, o Programa Nacional para a Promoção da Alimentação Saudável português elaborou o manual Ervas aromáticas – Uma estratégia para a redução do sal na alimentação dos Portugueses.[17]

Na mesma temática, o Ministério da Saúde brasileiro em parceria com o Hospital do Coração desenvolveu a Alimentação Cardioprotetora que inclui um manual de orientações para profissionais de saúde da atenção básica, o qual aborda a utilização de ervas aromáticas e do sal de ervas (Tabela 10.2) no preparo dos alimentos como forma de evitar a utilização de temperos prontos com grande quantidade de sal.[2]

O manual brasileiro também conta com orientações para o preparo de caldos caseiros (carne, frango, peixe e legumes) a serem preparados em substituição aos caldos prontos que se enquadram na categoria de alimentos ultraprocessados; orientações para a construção de uma horta comunitária ou caseira para aumentar o consumo de alimentos e temperos naturais; orientações para a leitura adequada da rotulagem dos alimentos, propiciando uma fácil identificação dos alimentos ultraprocessados (os quais devem ser evitados no seguimento da DICA Br); lista de alimentos e receitas típicas do Brasil, os quais são de fácil acesso, atendem aos aspectos regionais e são culturalmente aceitos; estratégia lúdica que possibilita um aconselhamento nutricional de forma simplificada e favorável à adesão das orientações, aplicando o conceito de densidade energética e de nutrientes conforme as cores da bandeira do Brasil.

▶ CONSIDERAÇÕES FINAIS

A hipertensão arterial é um fator de risco de grande impacto e contribui de forma direta ou indireta com metade das mortes causadas por doença cardiovascular. O hábito alimentar inadequado, ricos em alimentos ultraprocessados, contribui para o aumento de peso e, portanto, aumento da prevalência da doença. A redução do consumo de sódio é um importante fator de prevenção e controle da doença. Atualmente, entretanto, sabemos que além da manutenção de peso adequado e controle

Tabela 10.2. Receita de sal de ervas proposta em alimentação cardioprotetora: manual de orientações para profissionais de saúde da atenção básica.

Ingredientes	Modo de preparo
• 2 colheres de sopa (cheia) de sal • 2 colheres de sopa (cheia) de salsa desidratada • 2 colheres de sopa (cheia) de alecrim desidratado • 2 colheres de sopa (cheia) de orégano desidratado • 2 colheres de sopa (cheia) de manjericão desidratado	Bata tudo no liquidificador Armazene em recipiente fechado na geladeira
Dica: você pode acrescentar também gergelim, alho e cebola desidratados ou outras ervas desidratadas de acordo com as mais utilizadas em sua região.	

da ingestão de sódio, a mudança de padrão alimentar com a inclusão de frutas e vegetais reforça os benefícios relacionados ao controle da pressão arterial.

Tópicos relevantes abordados neste capítulo:

- Cenário atual brasileiro;
- Controle do peso e da gordura visceral;
- Padrões alimentares;
- Ingestão de sódio;
- Redução, reformulação, restrição e tributação de sódio em produtos alimentícios;
- Rotulagem nutricional frontal;
- Elaboração de manuais e guias alimentares.

Referências

1. Barroso WKS, Rodrigues CIS, Bortolotto LA, Mota-Gomes MA, Brandão AA, Feitosa ADM, Machado CA, et al. Diretrizes Brasileiras de Hipertensão Arterial – 2020. 2020;00(00):00.;00(00):00-.
2. Ministério da Saúde, Hospital do Coração. Alimentação cardioprotetora: manual de orientações para profissionais de saúde da atenção básica. Brasília, DF - Brasil.: Ministério da Saúde.; 2018. 138. p.
3. IBGE, Coordenação de Trabalho e Rendimento. Pesquisa de orçamentos familiares: 2017-2018: análise do consumo alimentar pessoal no Brasil. Rio de Janeiro, RJ - Brasil.2020. 120 p.
4. Appel LJ, Moore TJ, Obarzanek E, Vollmer WM, Svetkey LP, Sacks FM, et al. A clinical trial of the effects of dietary patterns on blood pressure. DASH Collaborative Research Group. N Engl J Med. 1997;336(16):1117-24.
5. Sacks FM, Svetkey LP, Vollmer WM, Appel LJ, Bray GA, Harsha D, et al. Effects on blood pressure of reduced dietary sodium and the Dietary Approaches to Stop Hypertension (DASH) diet. DASH-Sodium Collaborative Research Group. N Engl J Med. 2001;344(1):3-10.
6. Soltani S, Arablou T, Jayedi A, Salehi-Abargouei A. Adherence to the dietary approaches to stop hypertension (DASH) diet in relation to all-cause and cause-specific mortality: a systematic review and dose-response meta-analysis of prospective cohort studies. Nutr J. 2020;19(1):37.
7. Weber B, Bersch-Ferreira Â, Torreglosa CR, Marcadenti A, Lara ES, da Silva JT, et al. Implementation of a Brazilian Cardioprotective Nutritional (BALANCE) Program for improvement on quality of diet and secondary prevention of cardiovascular events: A randomized, multicenter trial. Am Heart J. 2019;215:187-97.
8. WHO Forum on Reducing Salt Intake in Populations. Reducing salt intake in populations: report of a WHO forum and technical meeting, 5-7 October 2006, Paris, France.
9. Graudal NA, Hubeck-Graudal T, Jurgens G. Effects of low sodium diet versus high sodium diet on blood pressure, renin, aldosterone, catecholamines, cholesterol, and triglyceride. Cochrane Database Syst Rev. 2017;4:CD004022.
10. Nilson EAF, Metlzer AB, Labonté ME, Jaime PC. Modelling the effect of compliance with WHO salt recommendations on cardiovascular disease mortality and costs in Brazil. PLoS One. 2020;15(7):e0235514.
11. Oliveira MM, Malta DC, Santos MAS, Oliveira TP, Nilson EAF, Claro RM. Consumo elevado de sal autorreferido em adultos: dados da Pesquisa Nacional de Saúde, 2013. Epidemiol Serv Saúde. 2015;24(2):249-56.
12. Graça P. Estratégia para a redução do consumo de sal na alimentação em Portugal. Lisboa, Portugal; 2013. Disponível em: https://www.dgs.pt/documentos-e-publicacoes/estrategia-para-a-reducao-do-consumo-de--sal-na-alimentacao-em-portugal-relatorio-pdf.aspx
13. Trieu K, Neal B, Hawkes C, Dunford E, Campbell N, Rodriguez-Fernandez R, et al. Salt Reduction Initiatives around the World - A Systematic Review of Progress towards the Global Target. PLoS One. 2015;10(7):e0130247.
14. Martins A. Regulação e controle de alimentos. In: Jaime PC, editor. Políticas Públicas de Alimentação e Nutrição. Rio de Janeiro, RJ - Brasil.: Editora Atheneu.; 2019. p. 161-8.
15. Nilson EAF, Spaniol AM, Gonçalves VSS, Moura I, Silva SA, L'Abbé M, et al. Sodium Reduction in Processed Foods in Brazil: Analysis of Food Categories and Voluntary Targets from 2011 to 2017. Nutrients. 2017;9(7).
16. Khandpur N, Mais LA, de Morais Sato P, Martins APB, Spinillo CG, Rojas CFU, et al. Choosing a front-of-package warning label for Brazil: A randomized, controlled comparison of three different label designs. Food Res Int. 2019;121:854-61.
17. Lopes A, Teixeira D, Calhau C, Pestana D, Padrão P, Graça P. Ervas aromáticas: uma estratégia para a redução de sal na alimentação dos portugueses. Lisboa, Portugal. 2015. Disponível em: http://nocs.pt/wp-content/uploads/2016/04/1446660770Ervasaroma%CC%81ticasUmestrate%CC%81giaparaareduc %CC%A7a%CC%83odosalnaalimentac%CC%A7a%CC%83odosPortugueses.pdf

CAPÍTULO 11

Silvia Ramos
Camila Rodrigues de Souza Carvalho

Aspectos Nutricionais na Resistência à Insulina e no *Diabetes Mellitus* Tipo 2

▶ BASES FISIOPATOLÓGICAS DA RESISTÊNCIA À INSULINA E DO DIABETES MELLITUS TIPO 2

O diabetes mellitus tipo 2 (DM2) constitui um grupo heterogêneo de doenças metabólicas com expressão fenotípica variável, tendo como elemento comum a hiperglicemia. Trata-se de uma doença poligênica resultante de fatores ambientais associados à disfunção hormonal pancreática. A resistência à insulina (RI) desempenha papel importante na gênese do DM2 e pode anteceder o diagnóstico de DM2 em 10 a 20 anos.[1] De acordo com a Federação Internacional de Diabetes,[2] cerca de 90% a 95% de todos os casos de diabetes no mundo são do tipo 2 e, em pelo menos 80% a 90% dos casos associados ao excesso de peso e a outros componentes da síndrome metabólica. O Tabela 11.1 elenca as principais condições que contribuem para a manutenção do estado de hiperglicemia.[3]

Tabela 11.1. Condições que perpetuam a hiperglicemia no diabetes tipo 2.

Hiperglucagonemia
Resistência dos tecidos periféricos à ação da insulina
Aumento da produção hepática de glicose
Disfunção incretínica
Aumento da lipólise
Aumento dos ácidos graxos livres circulantes
Aumento na reabsorção renal de glicose
Graus variados de síntese e secreção de insulina

A resistência à insulina da obesidade e do DM2 é caracterizada por alterações em diversos pontos da via de transmissão do sinal da insulina incluindo a redução da concentração e da atividade quinase do receptor de insulina (IR), da concentração e da fosforilação dos substratos dos receptores de insulina 1 e 2 (IRS1 e IRS2), da atividade da fosfoinositídeo 3-quinase (PI3K), da translocação dos transportadores de glicose (GLUTs) e da atividade das enzimas intracelulares. Essas alterações podem ocorrer em paralelo à manutenção da ativação normal da via mitogênica representada pela subfamília das proteíno-quinases ativadas por mitógenos (MAP quinases). Além disso, fatores genéticos e adquiridos podem influenciar a sensibilidade à insulina.[4] A **Figura 11.1** ilustra algumas ações fisiológicas da insulina, as quais estão comprometidas em graus variáveis no cenário de resistência insulínica.

Além disso, e em especial nos indivíduos com obesidade central, a RI em tecidos-alvo está diretamente relacionada com a inflamação subclínica crônica. Este processo envolve o aumento na liberação de citocinas pró-inflamatórias, ativação da enzima c-Jun N-terminal quinase (JNK), do fator nuclear kappa-B (NF-κB) e dos receptores do tipo Toll 4 (TLR4).[6] Com o aumento da sinalização inflamatória há um consequente aumento do estresse oxidativo, no qual as espécies reativas de oxigênio (EROs) ou espécies reativas do nitrogênio (ERNs) são produzidas em excesso e podem levar a dano celular. No DM2, o excesso da produção de EROs prejudica a síntese de insulina e ativa as vias de apoptose das células beta.[7]

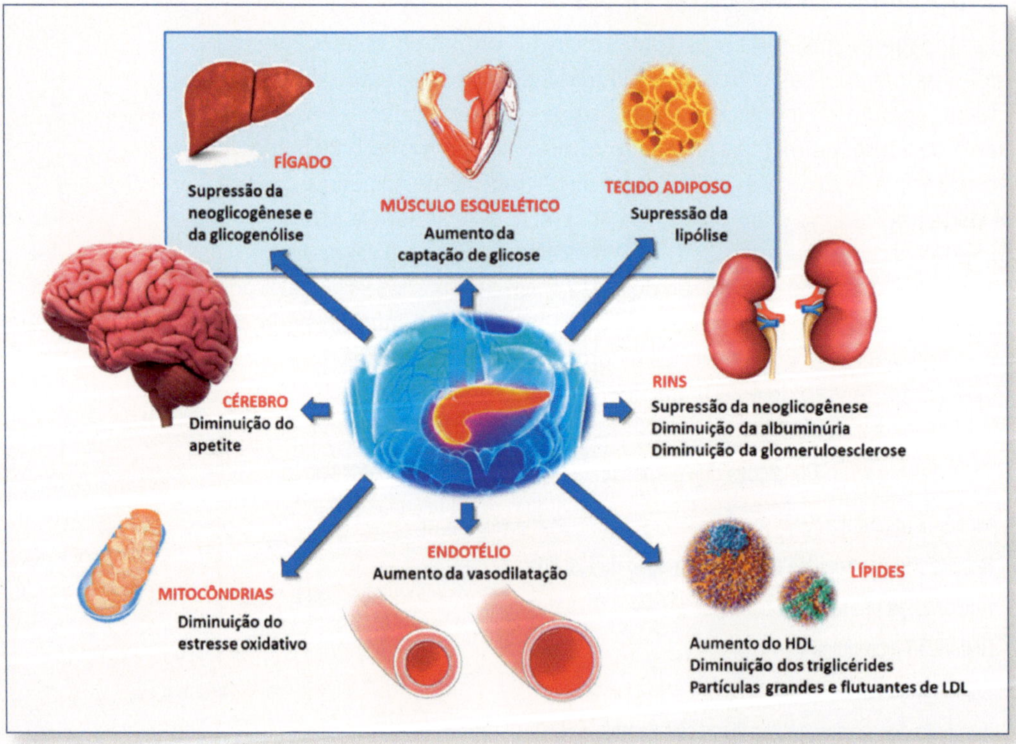

Figura 11.1. Ações selecionadas de insulina. A insulina é um regulador chave da homeostase da glicose por meio de efeitos no fígado, músculos e tecido adiposo (área azulada). A insulina também afeta outros órgãos e tecidos. A sensibilidade diminuída dos órgãos-alvo à insulina – ou resistência à insulina – leva à diminuição da homeostase da glicose e disfunção de outros órgãos com sensibilidade à insulina. Modificado de de Boer.[5]

A hiperglicemia, per se, é uma condição devastadora para o sistema cardiovascular. Dentre as complicações decorrentes da manutenção da hiperglicemia crônica em pacientes com DM2, podemos destacar a redução na capacidade vasodilatadora do endotélio (via redução da disponibilidade de óxido nítrico), o aumento da concentração de produtos finais de glicação avançada, além do aumento do estresse oxidativo, o que leva em longo prazo à disfunção endotelial e aterogênese, com consequente aumento no risco cardiovascular (6).

Além da hiperglicemia, o DM2 é caracterizado por um aumento na síntese de triacilgliceróis e ácidos graxos não esterificados tanto em jejum quanto no período pós prandial, situações que contribuem para a geração de EROs, perpetuando, assim, o estado inflamatório crônico subclínico.

Marcadores Antropométricos na Avaliação da Resistência à Insulina

Em geral, marcadores antropométricos de obesidade são bons preditores da RI. A circunferência da cintura e o diâmetro sagital estão entre os melhores indicadores de gordura visceral e RI. A relação cintura/altura baseia-se na proporcionalidade das medidas corporais e o ponto de corte adotado para a definição de obesidade em ambos os sexos e em qualquer faixa etária foi de 0,5. A circunferência do pescoço também pode ser incluída durante a triagem para a presença de RI, uma vez que se correlaciona positivamente com excesso de peso, fatores de risco cardiovascular e síndrome metabólica. Na população brasileira, no entanto, o maior obstáculo para o uso dos marcadores antropométricos substitutivos de RI está na falta de padronização dos pontos de corte.[3]

Recomendações Nutricionais

As recomendações para o gerenciamento nutricional do DM estão baseadas nas melhores evidências científicas disponíveis aliadas à experiência clínica. A abordagem nutricional deve ser individualizada, requerendo mudanças no estilo de vida e objetivos bem definidos, os quais podem resultar em intervenções dietéticas complexas. Embora diversos estudos tenham se esforçado na identificação da melhor combinação de nutrientes para indivíduos com DM, uma revisão sistemática mostrou que não há proporção ideal aplicável, reforçando o conceito de que a prescrição de macro e micronutrientes deve ser sempre individualizada.[8] Desta forma, a proporção de calorias obtidas a partir do consumo de carboidratos, proteínas ou gorduras para todas os indivíduos com risco aumentado de, ou já com diagnóstico de DM2, deve ser baseada na avaliação dos atuais padrões alimentares, preferências e objetivos metabólicos.[9]

Uma vez definidas as metas glicêmicas, o aconselhamento de pacientes com diabetes deve incluir como estratégia-chave a avaliação da ingestão alimentar atual seguida por orientação individualizada sobre a ingestão de carboidratos e automonitorização das glicemias capilares. Esta prática ajudará sobremaneira a otimização do horário das refeições e das escolhas alimentares, além de servir como base para as recomendações de ajuste medicamentoso e atividade física.[10]

A ingestão de carboidratos não deve ser inferior a 130g/dia conforme recomendação da Organização Mundial de Saúde; planos alimentares mais restritos em carboidratos necessitam de acompanhamento nutricional especializado.[3] Como os carboidratos são os nutrientes que exercem maior influência sobre a variabilidade glicêmica pós-prandial, as recomendações atuais contemplam mais o tipo de carboidrato consumido do que sua proporção no consumo calórico total.[9]

Quanto às proteínas, devem ser observados, inicialmente, as necessidades adequadas para a faixa etária, presença de comorbidades associadas ou o tipo de atividade física exercida pelo indivíduo, para que a prescrição seja específica para aquele paciente. Em pacientes com doença renal crônica em tratamento conservador, por exemplo, recomenda-se o consumo de 0,6 a 0,8g/kg de peso/dia; para idosos com diabetes e sarcopenia, a recomendação passa a ser de 1,2 a 1,5g/kg de peso/dia.[11]

A recomendação de consumo de lipídios para pacientes com DM2 segundo a *American Heart Association*[12] é a de consumo prioritário de gorduras monoinsaturadas e poli-insaturadas em detrimento de gordura saturada. Há que se tomar cuidado, todavia, pois a substituição de gordura saturada da alimentação por carboidratos aumenta o risco cardiovascular da mesma maneira que a substituição de carboidratos por proteínas e lipídios de origem animal também se associa a maior risco de eventos cardiovasculares.[13,14]

Padrão Alimentar e DM2

Não restam dúvidas de que indivíduos com pré-diabetes devem ser encaminhados a um programa intensivo de intervenção de estilo de vida comportamental como, por exemplo, o *Diabetes Prevention Program* (DPP).[15] Tais programas objetivam prevenir o surgimento do DM2 ou sua progressão, através da melhora dos hábitos alimentares e do aumento da atividade física de intensidade moderada para pelo menos 150min por semana. Programas mais intensivos de mudança no estilo de vida como os propostos nos estudos DiRECT[16] ou Look AHEAD[17] podem ser úteis em alguns grupos específicos.

O padrão alimentar e o estilo de vida saudável ganharam destaque a partir de estudos epidemiológicos observacionais e de intervenção, como o DASH (*Dietary Approaches to Stop Hypertension*), o INTERHEART e o PREDIMED (*PREvención con DIeta MEDiterránea*) (ver **Capítulo 19**), e reforçaram as diretrizes nutricionais que preconizam dieta isenta de ácidos graxos trans e o consumo < 7% do valor calórico total de gordura saturada para aqueles que apresentarem risco cardiovascular aumentado, como os indivíduos DM2.[18]

Dados do estudo *Whitehall II* demonstraram que um padrão alimentar caracterizado por alto consumo de refrigerantes de baixa caloria (*diet*), cebolas fritas, bebidas adoçadas com açúcar, hambúrgueres e salsichas, batatas fritas e outros lanches, pão branco e baixa prevalência de realização do café da manhã triplicaram o risco de DM2.[19]

Em contrapartida, uma revisão sistemática confirmou o papel dos padrões alimentares à base de vegetais (*plant-based*), especialmente veganos e vegetarianos, como promissores na diminuição do risco de desenvolvimento de DM e, quando instalado, de seu controle[14] (ver **Capítulo 20**). O *Guia Alimentar para a População Brasileira* ganha destaque por ter adaptado os padrões alimentares saudáveis ao padrão brasileiro, reforçando as recomendações de grandes estudos internacionais, a adoção dos padrões Mediterrâneo e DASH, com maior consumo de alimentos naturais e redução de processados e ultraprocessados.[20] Além disso, incentiva a alimentação feita em casa como forma de resgate de bons hábitos alimentares. Estas orientações, quando bem aplicadas, podem ser capazes de atuar sobre a redução do consumo de gorduras e aumentar o consumo de fibras e compostos bioativos, atuando de forma indireta sobre a RI. Embora os diferentes padrões alimentares saudáveis tenham mostrado resultados positivos em pesquisas, o planejamento alimentar deve sempre ser individualizado, centrado nas preferências, necessidades e objetivos pessoais.[9]

Índice e Carga Glicêmica

O aumento da glicemia plasmática após o consumo alimentar é uma resposta fisiológica normal, sendo que os carboidratos são os macronutrientes mais influentes nesta resposta, ainda que de maneira heterogênea em função da sua complexidade estrutural. O termo índice glicêmico (IG) foi criado em 1981 como uma ferramenta para indivíduos com DM, com o intuito de trazer informações sobre a resposta glicêmica que pode ser esperada após o consumo de uma quantidade fixa de carboidratos, usualmente de 50g. Apesar do IG ser um fator importante, observou-se que grandes quantidades consumidas de carboidratos, mesmo que de baixo IG, levam a um pico glicêmico seguido de rápida queda. Isto ajuda a entender a importância da carga glicêmica (CG), fator que leva em conta não apenas o IG, mas agrega a quantidade de carboidrato disponível na refeição para o cálculo final.[21]

Apesar de amplamente difundidos, há resultados divergentes quanto à relação do IG e CG com desfechos de saúde como risco cardiometabólico ou a redução de HbA1c. Aqui, outros fatores dietéticos como a quantidade de fibras ingerida, forma de preparo (cocção), consumo de proteínas e gorduras, ou o consumo isolado de carboidratos podem interagir e modular o risco final. Desta forma, ainda não há consenso para uma recomendação de dietas com baixos IG e CG; parece-nos já consenso, por outro lado, que o aumento no consumo de fibras que modulam a carga glicêmica, a preferência de alimentos in natura incluindo carboidratos íntegros, formam as bases da chamada "alimentação cardioprotetora". E, futuramente, o refinamento do conceito de controle glicêmico incluindo a variável "tempo no alvo" pode tornar-se uma ferramenta útil no monitoramento e aconselhamento de pacientes com DM2.[22]

Estratégia *Low Carb* no Pré-Diabetes e Diabetes tipo 2

O uso da estratégia *Low Carb* tem atraído muita atenção nos últimos anos, com artigos sugerindo que esta deve ser a abordagem de gerenciamento para diabetes. No entanto, a definição de um LCD (*Low Carb Diet*) é inconsistente. Feinman e cols. (2015)[22] definiram a LCD como menos do que 45% de energia de carboidratos. O estudo baseia-se que antes da epidemia da obesidade, o percentual de carboidratos da dieta continha cerca de 43%.

As proporções para definição de quantidade de carboidratos em estratégias *Low Carb* podem variar de acordo com o país ou região (8), entretanto, no Brasil a classificação de 26% a 45% é bastante aceita. O Tabela 11.2 indica esta classificação em relação à dose de carboidratos na alimentação.

Alguns estudos indicaram melhora do controle glicêmico e da sensibilidade à insulina ao comparar dietas com baixa concentração de carboidratos, reforçando que dietas com baixo teor desse nutriente pode ser benéficas. Outros estudos, porém, não verificaram diferença significativa no controle glicêmico de indivíduos em dieta reduzida de carboidratos em comparação com níveis de ingestão de carboidrato mais elevados. Apesar dos resultados inconclusivos de diversos estudos, tem-se por consenso que a monitoração da quantidade de carboidratos das refeições é estratégia útil para melhorar os níveis glicêmicos pós-prandiais.[3]

Tabela 11.2. Classificação dos percentuais de carboidratos na dieta.

	% de carboidrato	Gramagem
Habitual – DRI	45 a 65%	individualizado
Low Carb Diet (LCD)	26 a 45 %	< 130g/dia
Very Low Carb (VLC)	< 26%	individualizado
Dieta cetogênica com muito baixo carboidrato (VLCKD)	< 10%	20 a 50g

Adaptada de Feinman RD e cols.[22]

McArdle e cols. 2019[23] avaliaram diversos estudos para verificar o papel da restrição de carboidratos no controle glicêmico do DM2. Foram incluídos 25 estudos e a análise dos resultados demonstrou que restrições entre 50g e 130g em período inferior a seis meses foram positivas. Entretanto, o efeito global na Hb1Ac não foi observado, sugerindo estudos com tempo superior a 12 meses.

A estratégia low carb deve ser acompanhada por um nutricionista especializado no manejo do diabetes[8] e que conheça as contraindicações de aplicação como idosos, gestantes, lactantes, indivíduos com transtornos alimentares, doença renal, doenças agudas e algumas restrições de controle para usuários de insulina e inibidores de SGLT2.

Vitamina D

O 1,25(OH)2D3 (calcitriol) é a forma ativa mais importante e responsável pela maior parte das funções biológicas da Vitamina D. O receptor de vitamina D (VDR) e o CYP27B1 foram detectados em vários tipos de células, incluindo células β-pancreáticas e células responsivas à insulina como os adipócitos. O tecido adiposo é um importante local de armazenamento de vitamina D e uma importante fonte de adipocinas e citocinas que participam da formação da inflamação sistêmica. A obesidade, principalmente visceral, é um dos principais fatores de risco para o DM2.[24]

Baixos níveis de vitamina D estão associados a pior desfecho macrovascular em pessoas com DM2. Entretanto, não está claro se o estado de suficiência em vitamina D reduz o risco de complicações macrovasculares nestes indivíduos.[25]

Em metanálise conduzida por Li e cols., a suplementação de vitamina D aumentou a 25(OH)D3 sérica e reduziu a resistência à insulina. No entanto, não alterou significativamente a glicemia de jejum, HbA1c e insulina em jejum. Além disso, indivíduos com controle adequado do DM e não obesos foram as mais beneficiadas com esta intervenção.[26]

Neste contexto, é fundamental verificar grupos de risco para desenvolvimento de deficiência de vitamina D e, quando presente, fazer a suplementação de forma adequada.

Frutose

O consumo de frutose, o mais doce de todos os carboidratos de ocorrência natural, aumentou nos últimos 40 anos. Atualmente é usado comercialmente em refrigerantes, sucos e outros produtos industrializados constituindo grande parte da dieta moderna, em particular em crianças, adolescentes e adultos jovens. O consumo de frutose e outras bebidas adoçadas com açúcar associa-se com resistência à insulina, acúmulo intra-hepático de lipídios e hipertrigliceridemia (ver **Capítulo 1**). A longo prazo, esses fatores de risco podem contribuir para o desenvolvimento do DM2 e doenças cardiovasculares.[27]

O metabolismo hepático da frutose favorece a lipogênese, uma vez que este monossacarídeo é convertido a gliceraldeído-3-fosfato no fígado para entrar na via glicolítica.[28] Como o metabolismo hepático é limitado pela capacidade em armazenar glicogênio, resultante da inibição da enzima fosfofrutoquinase pelo citrato e ATP, o consumo excessivo de frutose pode ocasionar saturação da via glicolítica, promovendo maior síntese de acetil-CoA e de lipoproteínas de muito baixa densidade (VLDL) e triglicerídeos. A **Figura 11.2** ilustra o metabolismo da frutose e sua relação com as doenças metabólicas.

Além disso, gera maior resistência à insulina a em decorrência do excesso de carboidratos em indivíduos com diabetes também ativa fatores de transcrição no fígado, culminando em maior síntese de triglicérides.[29] Sua entrada nas células ocorre sem a necessidade de insulina (por intermédio do GLUT-5),

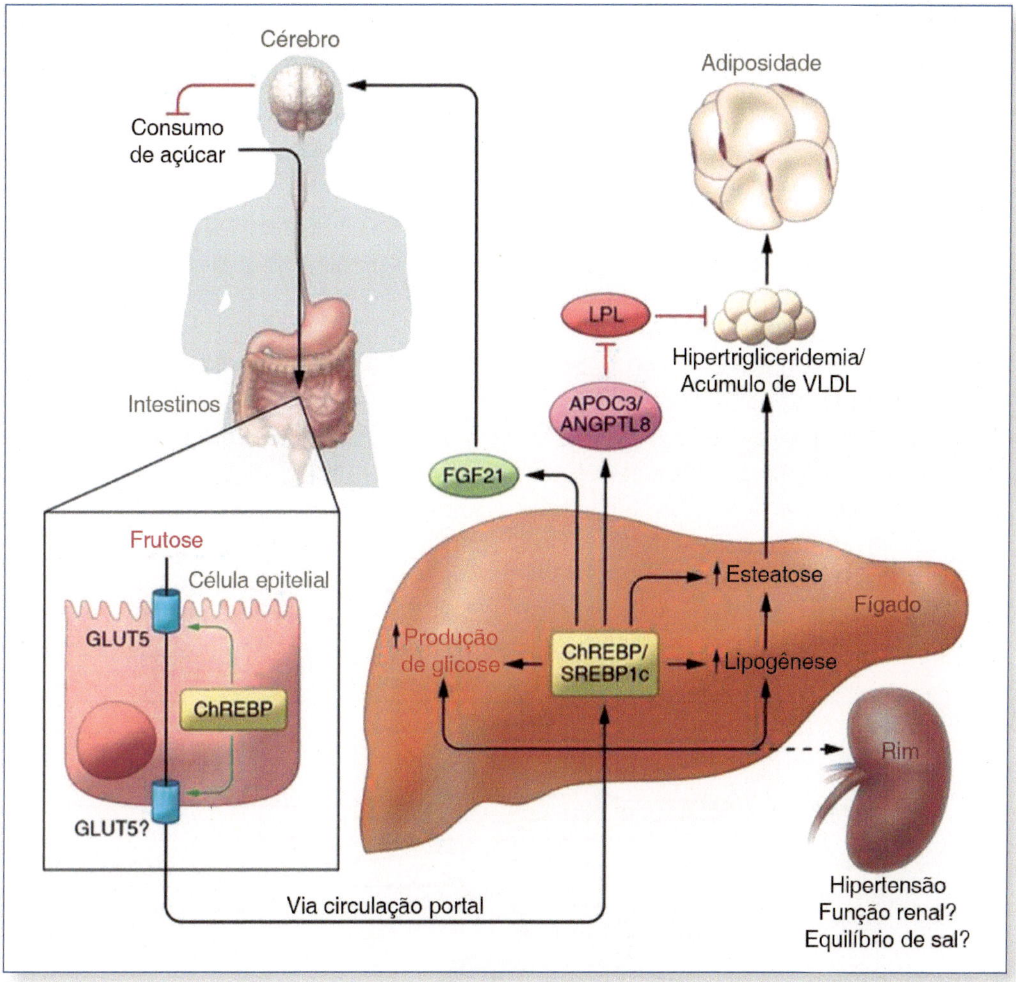

Figura 11.2. Metabolismo da frutose nas doenças metabólicas.[28]

enquanto a glicose penetra nas células por me io do GLUT4 que precisa ser translocado do núcleo para a membrana apical da célula por estimulação da insulina.

Além destas evidências, estudos atuais relacionam o consumo de frutose com alteração da microbiota intestinal aumentando a produção de acetato e lipogênese hepática, sendo então a frutose responsável por dois mecanismos distintos de resistência à insulina.[30]

A importância da ingestão diária de frutas e de outros alimentos que contém frutose naturalmente (tais como os vegetais) é inquestionável. Isto porque, mesmo sendo ricos em frutose em sua composição, estes alimentos possuem grande quantidade de fibras, vitaminas e minerais fundamentais para a saúde metabólica, prevenção e controle de doenças. Alimentos prontos com adição de frutose, especialmente aquelas que contém xarope de milho rico em frutose não são recomendados.[3]

Ômega 3 e resistência insulina

Alguns estudos avaliaram o papel dos ácidos graxos ômega 3 no DM, resistência insulina e na prevenção de doenças cardiovasculares. O papel deste ácido graxo se relaciona à fisiopatologia da resistência à insulina devido à sua ação anti-inflamatória.[31]

A disfunção mitocondrial e o estresse do retículo endoplasmático (ER) têm sido sugeridos no desenvolvimento da resistência à insulina, Ademais, a produção de espécies reativas de oxigênio (ROS) e o acúmulo de lipídios devido à disfunção mitocondrial parecem ser mecanismos importantes que levam à resistência à insulina (Figura 11.3).[32]

Os PUFAs ômega-3 atenuam o estresse de ER e aumentam a β-oxidação de ácidos graxos mitocondriais e o desacoplamento mitocondrial com a diminuição subsequente no acúmulo de lipídios e na produção de ROS. Regula, assim, os processos inflamatórios, melhorando a sensibilidade à insulina.

Dados de metanálise conduzida por Brown e cols. (33) revelaram que a suplementação de ômega 3 ou 6 não demonstrou nenhum benefício sobre o metabolismo da glicose. O estudo ORIGIN conduzido em indivíduos com intolerância à glicose, glicemia de jejum alterada e portadores de DM mostrou que a suplementação com ômega-3 não reduziu a taxa de eventos cardiovasculares nesses indivíduos (34).

Microbiota e Risco Cardiometabólico no DM2 e Pré-DM2

A concentração do microbioma humano é definido pela exposição de diversos fatores ambientais ao longo da vida, protegendo o organismo contra várias doenças, ou o predispondo a outras. Isso é dependente de um equilíbrio entre bactérias potencialmente patogênicas e microrganismos que promovem

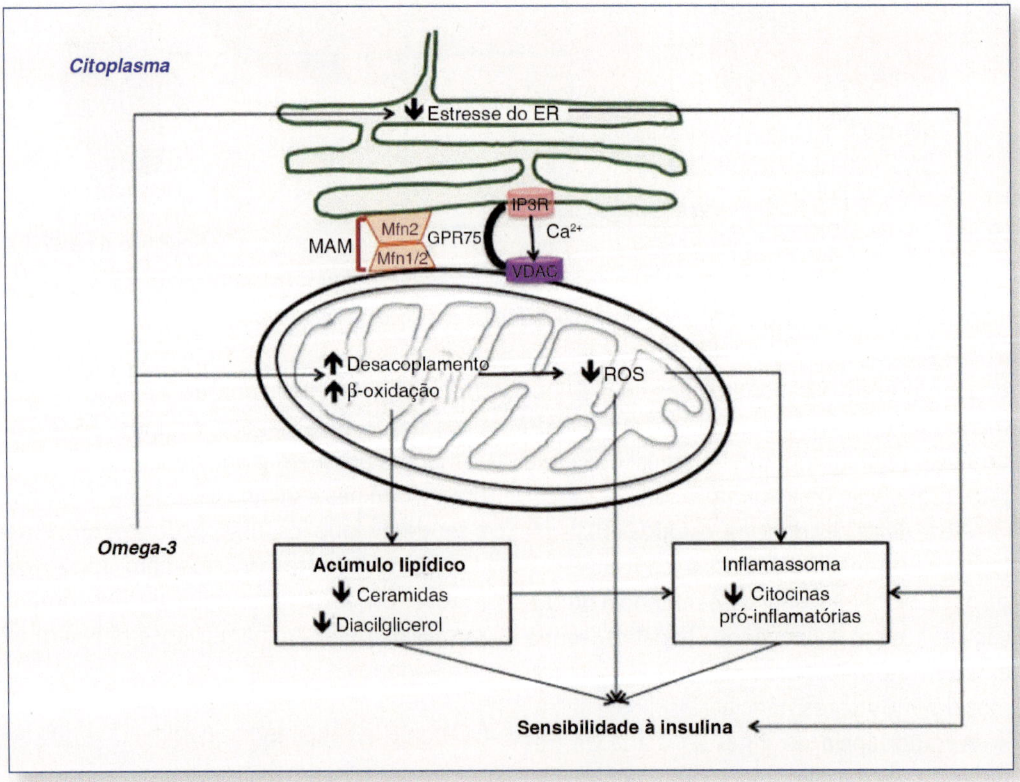

Figura 11.3. Efeitos atribuíveis aos ácidos graxos ômega 3 na sensibilidade à insulina.[32]

saúde. A maior concentração de microrganismos no corpo humano é encontrada no trato gastrointestinal, e consiste principalmente de bactérias. Embora ainda a relação do microbioma intestinal com diversas doenças não seja totalmente compreendida, sabemos que ela desempenha papéis diferentes no metabolismo (ver **Capítulo 30**).

Quando investigamos condições que aumentam as chances de o indivíduo desenvolver DM2 e doença cardiovascular aterosclerótica, existe um fator em comum de risco, o excesso de gordura corporal. Na obesidade, mediadores relacionados à hipertrofia do tecido adiposo aumentam a produção de citocinas pró-inflamatórias, gerando um estado de inflamação crônica de baixo grau, interferindo nas vias de sinalização insulínica, podendo induzir a resistência à insulina.

Mecanismos relacionados à microbiota intestinal podem ter uma relação importante com a sensibilidade à insulina, principalmente a translocação de lipopolissacarídeo bacteriano (LPS).[35] A **Figura 11.4** esquematiza o papel da LPS na resistência à insulina.

Os estudos que avaliaram a composição da microbiota intestinal de camundongos e humanos eutróficos mostraram que quase todas as bactérias presentes no intestino distal e nas fezes pertencem a dois principais filos bacterianos, *Bacteroidetes* e *Firmicutes*, havendo uma predominância de *Bacteroidetes* sobre *Firmicutes*. O contrário acontece em um indivíduo obeso, em que há um grande aumento de bactérias do filo *Firmicutes*. Analisando do filo ao gênero, foi demonstrado que a porcentagem de *Akkermancia muciniphila* é reduzida na obesidade e que a reposição desta bactéria pode melhorar a ação da insulina e da glicose tolerância.[37]

É importante enfatizar que a composição da microbiota intestinal não é constante e pode apresentar alterações ao longo da vida.

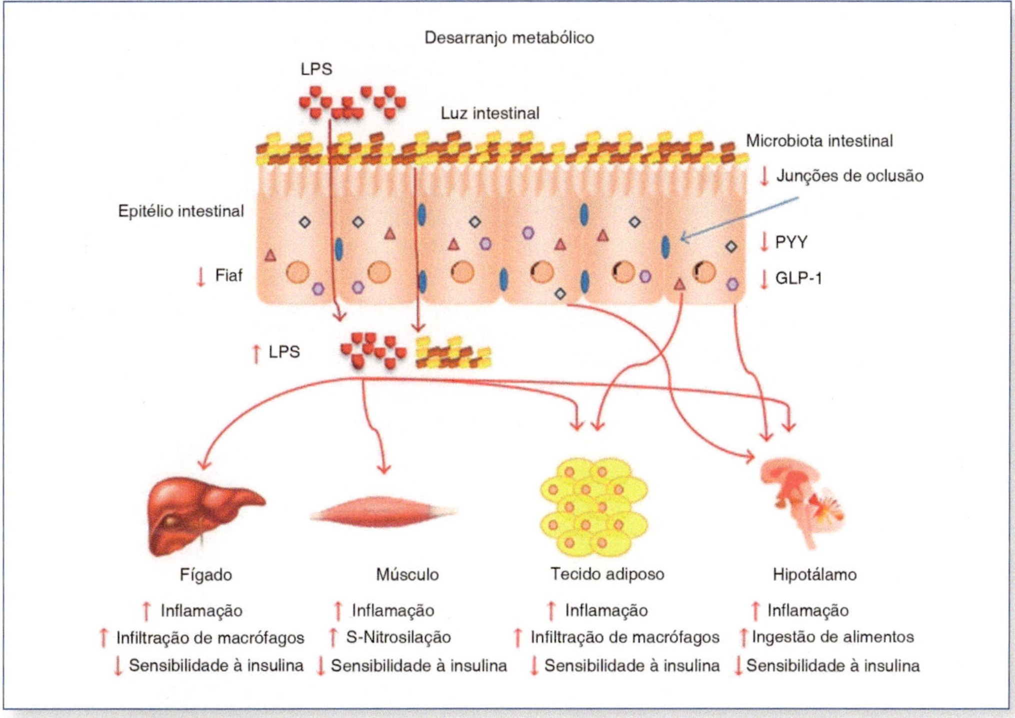

Figura 11.4. Mecanismos relacionados a ação do LPS na resistência à insulina.[36]

Muitos fatores ambientais, como estilo de vida, higiene, uso de medicamentos e dieta podem contribuir para mudanças na microbiota. O consumo de fibras, probióticos, provenientes de legumes, verduras e frutas, a diminuição de consumo de gorduras saturadas e o aumento de consumo de ômega 3 são fatores dietéticos que podem modular a microbiota intestinal.[38]

Tópicos relevantes abordados neste capítulo:

- A abordagem nutricional e a distribuição de macronutrientes deve ser individualizada e requer mudanças no estilo de vida.
- Padrões alimentares caracterizados por alto consumo de alimentos processados e ultraprocessados é associado a um risco maior de desenvolver DM2, ao passo que dietas com alto consumo de vegetais e alimentos naturais são promissoras no controle do desenvolvimento do DM2.
- O alto consumo de fibras nas refeições e a preferência de carboidratos íntegros e quantificados podem favorecer um melhor controle glicêmico.
- A adoção da estratégia *low carb* não encontra consenso na literatura, e se utilizada, deve ser acompanhada por Nutricionista especializado no manejo do DM2 e que conheça suas indicações e contraindicações.
- A deficiência de vitamina D está associada a pior desfecho macrovascular em pessoas com DM2. A suplementação deve ocorrer de acordo com os níveis dosados em exames laboratoriais.
- O consumo da frutose de alimentos industrializados é associado com resistência insulínica, esteatose hepática e hipertrigliceridemia, fatores que podem contribuir para o desenvolvimento do DM2.
- Apesar de sua ação anti-inflamatória, a literatura não demonstrou benefício da suplementação de ômega 3 sobre o metabolismo da glicose.
- Mecanismos relacionados ao desequilíbrio da microbiota intestinal podem ter uma relação importante com a sensibilidade à insulina.

Referências

1. Tanenberg RJ. Transitioning pharmacologic therapy from oral agents to insulin for type 2 diabetes. Curr Med Res Opin. 2004;20(4):541-53.
2. International Diabetes Federation. IDF Diabetes Atlas. 9th Edition. Bruxelas, Bélgica. 2019. Disponível em: https://www.diabetesatlas.org/en/
3. Sociedade Brasileira de Diabetes. Diretrizes da Sociedade Brasileira de Diabetes 2019-2020. Disponível em: https://www.diabetes.org.br/profissionais/images/DIRETRIZES-COMPLETA-2019-2020.pdf
4. Sesti G. Pathophysiology of insulin resistance. Best Pract Res Clin Endocrinol Metab. 2006;20(4):665-79.
5. de Boer IH, Mehrotra R. Insulin resistance in chronic kidney disease: a step closer to effective evaluation and treatment. Kidney Int. 2014;86(2):243-5.
6. Ferrari F, Bock PM, Motta MT, Helal L. Biochemical and molecular mechanisms of glucose uptake stimulated by physical exercise in insulin resistance state: role of inflammation. Arq Bras Cardiol. 2019;113(6):1139–48.
7. Hansen JB, Dos Santos LRB, Liu Y, Prentice KJ, Teudt F, Tonnesen M, et al. Glucolipotoxic conditions induce β-cell iron import, cytosolic ROS formation and apoptosis. J Mol Endocrinol. 2018;61(2):69-77.
8. Wheeler ML, Dunbar SA, Jaacks LM, Karmally W, Mayer-Davis EJ, Wylie-Rosett J, et al. Macronutrients, food groups, and eating patterns in the management of diabetes: a systematic review of the literature, 2010. Diabetes Care. 2012 Feb;35(2):434–45.
9. American Diabetes Association. 5. Facilitating Behavior Change and Well-being to Improve Health Outcomes: Standards of Medical Care in Diabetes-2021. Diabetes Care. 2021 Jan;44(Suppl 1):S53–72.
10. Evert AB, Dennison M, Gardner CD, Garvey WT, Lau KHK, MacLeod J, et al. Nutrition therapy for adults with diabetes or prediabetes: A consensus report. Diabetes Care. 2019 Apr 18;42(5):731–54.
11. Gonçalves TJM, Horie LM, Gonçalves SEAB, Bacchi MK, Bailer MC, Barbosa-Silva TG, et al. Diretriz BRASPEN de Terapia Nutricional no Envelhecimento. BRASPEN J [Internet]. 2019; 34(Supl 3):[2-58 pp.].
12. Arnett DK, Blumenthal RS, Albert MA, Buroker AB, Goldberger ZD, Hahn EJ, et al. 2019 ACC/AHA Guideline

on the Primary Prevention of Cardiovascular Disease: Executive Summary: A Report of the American College of Cardiology/American Heart Association Task Force on Clinical Practice Guidelines. J Am Coll Cardiol. 2019;74(10):1376-414.

13. Seidelmann SB, Claggett B, Cheng S, Henglin M, Shah A, Steffen LM, et al. Dietary carbohydrate intake and mortality: a prospective cohort study and meta-analysis. Lancet Public Health. 2018;3(9):e419-e28.
14. Papamichou D, Panagiotakos DB, Itsiopoulos C. Dietary patterns and management of type 2 diabetes: A systematic review of randomised clinical trials. Nutr Metab Cardiovasc Dis. 2019 Feb 25;29(6):531–43.
15. Aroda VR, Edelstein SL, Goldberg RB, Knowler WC, Marcovina SM, Orchard TJ, et al. Long-term Metformin Use and Vitamin B12 Deficiency in the Diabetes Prevention Program Outcomes Study. J Clin Endocrinol Metab. 2016 Feb 22;101(4):1754–61.
16. Lean ME, Leslie WS, Barnes AC, Brosnahan N, Thom G, McCombie L, et al. Primary care-led weight management for remission of type 2 diabetes (DiRECT): an open-label, cluster-randomised trial. Lancet. 2018 Feb 10;391(10120):541–51.
17. Wadden TA, West DS, Delahanty L, Jakicic J, Rejeski J, Williamson D, et al. The Look AHEAD study: a description of the lifestyle intervention and the evidence supporting it. Obesity (Silver Spring). 2006;14(5):737-52.
18. Faludi AA, Izar MC de O, Saraiva JFK, Chacra APM, Bianco HT, Afiune A, et al. Atualização da diretriz brasileira de dislipidemias e prevenção da aterosclerose – 2017. Arq Bras Cardiol. 2017 Jul;109(2 Supl 1):1–76.
19. McNaughton SA, Mishra GD, Brunner EJ. Dietary patterns, insulin resistance, and incidence of type 2 diabetes in the Whitehall II Study. Diabetes Care. 2008;31(7): 1343-8.
20. Brasil. Ministério da Saúde. Guia Alimentar para População Brasileira. Promovendo alimentação saudável [Internet]. 2nd ed. Brasília; 2014. Disponível em: https://bvsms.saude.gov.br/bvs/publicacoes/guia_alimentar_populacao_brasileira_2ed.pdf
21. Vega-López S, Venn BJ, Slavin JL. Relevance of the glycemic index and glycemic load for body weight, diabetes, and cardiovascular disease. Nutrients. 2018 Sep 22;10(10).
22. Hardy DS, Garvin JT, Xu H. Carbohydrate quality, glycemic index, glycemic load and cardiometabolic risks in the US, Europe and Asia: A dose-response meta-analysis. Nutr Metab Cardiovasc Dis. 2020 Jun 9;30(6):853–71.
23. Feinman RD, Pogozelski WK, Astrup A, Bernstein RK, Fine EJ, Westman EC, et al. Dietary carbohydrate restriction as the first approach in diabetes management: critical review and evidence base. Nutrition. 2015 Jan; 31(1):1–13.
24. McArdle PD, Greenfield SM, Rilstone SK, Narendran P, Haque MS, Gill PS. Carbohydrate restriction for glycaemic control in Type 2 diabetes: a systematic review and meta-analysis. Diabet Med. 2019 Jan 3;36(3):335–48.
25. Mitri J, Pittas AG. Vitamin D and diabetes. Endocrinol Metab Clin North Am. 2014 Mar;43(1):205–32.
26. Sacerdote A, Dave P, Lokshin V, Bahtiyar G. Type 2 diabetes mellitus, insulin resistance, and vitamin D. Curr Diab Rep. 2019 Sep 10;19(10):101.
27. Li X, Liu Y, Zheng Y, Wang P, Zhang Y. The Effect of Vitamin D Supplementation on Glycemic Control in Type 2 Diabetes Patients: A Systematic Review and Meta-Analysis. Nutrients. 2018 Mar 19;10(3).
28. Taskinen M-R, Packard CJ, Borén J. Dietary fructose and the metabolic syndrome. Nutrients. 2019 Aug 22;11(9).
29. Hannou SA, Haslam DE, McKeown NM, Herman MA. Fructose metabolism and metabolic disease. J Clin Invest. 2018 Feb 1;128(2):545–55.
30. Stanhope KL. Sugar consumption, metabolic disease and obesity: The state of the controversy. Crit Rev Clin Lab Sci. 2016;53(1):52–67.
31. Zhao S, Jang C, Liu J, Uehara K, Gilbert M, Izzo L, et al. Dietary fructose feeds hepatic lipogenesis via microbiota-derived acetate. Nature. 2020 Mar 18;579(7800):586–91.
32. Lepretti M, Martucciello S, Burgos Aceves MA, Putti R, Lionetti L. Omega-3 Fatty Acids and Insulin Resistance: Focus on the Regulation of Mitochondria and Endoplasmic Reticulum Stress. Nutrients. 2018 Mar 14;10(3).
33. Brown TJ, Brainard J, Song F, Wang X, Abdelhamid A, Hooper L, et al. Omega-3, omega-6, and total dietary polyunsaturated fat for prevention and treatment of type 2 diabetes mellitus: systematic review and meta-analysis of randomised controlled trials. BMJ. 2019 Aug 21;366:l4697.
34. ORIGIN Trial Investigators, Bosch J, Gerstein HC, Dagenais GR, Díaz R, Dyal L, et al. n-3 fatty acids and cardiovascular outcomes in patients with dysglycemia. N Engl J Med. 2012 Jul 26;367(4):309–18.
35. Saad MJA, Santos A, Prada PO. Linking gut microbiota and inflammation to obesity and insulin resistance. Physiology (Bethesda). 2016;31(4):283–93.
36. Carvalho BM, Saad MJA. Influence of gut microbiota on subclinical inflammation and insulin resistance. Mediators Inflamm. 2013 Jun 12;2013:986734.
37. Everard A, Belzer C, Geurts L, Ouwerkerk JP, Druart C, Bindels LB, et al. Cross-talk between Akkermansia muciniphila and intestinal epithelium controls diet-induced obesity. Proc Natl Acad Sci USA. 2013 May 28;110(22):9066–71.
38. Hills RD, Pontefract BA, Mishcon HR, Black CA, Sutton SC, Theberge CR. Gut microbiome: profound implications for diet and disease. Nutrients. 2019 Jul 16;11(7).

CAPÍTULO 12

Bárbara Pelicioli Riboldi
Ticiana da Costa Rodrigues
Jussara Carnevale de Almeida

Tratamento Dietético no *Diabetes Mellitus* Tipo 1

▶ INTRODUÇÃO

O diabetes mellitus (DM) é uma alteração metabólica de etiologia múltipla caracterizado por hiperglicemia crônica, resultado de defeito na secreção de insulina, na ação da insulina ou de ambos. A doença frequentemente é acompanhada de danos, disfunções e falhas de vários órgãos e tecidos, especialmente rins, olhos, nervos, coração e vasos sanguíneos, denominados genericamente de complicações crônicas. A hiperglicemia crônica é um dos principais fatores de risco para o desenvolvimento das complicações crônicas do DM.[1] A medida da hemoglobina glicada (HbA1c) é o parâmetro mais frequentemente usado para avaliação do controle glicêmico a longo prazo e ensaios clínicos demonstraram que a cada decréscimo absoluto de 1% na HbA1c, há uma redução de 30% a 35% no risco de complicações microvasculares do DM.[1,2]

O DM tipo 1 (DM1) representa em torno de 5% a 10% de todos os casos de diabetes e sua incidência e prevalência atualmente aumentam, em média, em 2% a 3% ao ano.[3,4] A maior incidência ocorre entre crianças de até 15 anos, especialmente nas menores de 5 anos (4). Curiosamente, esta elevação no número de casos não se explica por mudanças genéticas, mas, muito possivelmente, por fatores ambientais e comportamentais. Entre as possíveis causas estão a dieta infantil e adulta inadequadas, insuficiência de vitamina D, início da exposição a vírus associados a inflamação das ilhotas pancreáticas (enterovírus, por exemplo) e a redução da diversidade da microbiota intestinal.[5,6]

▶ BASES FISIOPATOLÓGICAS

O DM1 ocorre devido à destruição das células β pancreáticas mediada por autoimunidade. Os marcadores autoimunes incluem autoanticorpos contra células das ilhotas de Langerhans, entre eles os anticorpos antiácido glutâmico descarboxilase (GAD) 65, anti-insulina, antitirosina fosfatase IA-2 e antitransportador de zinco 8 (anti-ZnT8).[7]

Na década de 1980, Eisenbarth propôs um modelo para a compreensão da patogênese do DM1.[8] Tal modelo prevê uma sequência de eventos a partir do risco genético predisponente, seguido por um ou mais gatilhos ambientais precipitantes, os quais levariam à autoimunidade específica contra as ilhotas pancreáticas e à sucessiva perda de massa de células β. Segue-se a fase de disglicemia e, finalmente, o diabetes mellitus clinicamente manifesto com rápida perda das células β restantes.

Ainda que útil, este modelo não aborda a complexidade cada vez mais aparente da patogênese do DM1, mas permite auxiliar no entendimento clínico de todo o processo. Obviamente, cada fase da doença é muito heterogênea. A fase de perda da massa de células β tende a ser mais agressiva em crianças e adolescentes e mais gradual em adultos.[7] O período compreendido entre as alterações iniciais fisiopatológicas e a descoberta da doença é extremamente variável, podendo compreender vários anos e os fatores ambientais envolvidos são específicos de cada indivíduo.

Outro tipo de DM1 bem menos comum é o não associado à autoimunidade, mas que também pode levar à cetoacidose diabética exatamente como a forma autoimune.[7]

▶ TRATAMENTO

Tipos de insulina

Em função da ausência completa (ou quase) da produção de insulina em indivíduos com DM1, seu tratamento consiste na aplicação de insulina para toda a vida do paciente. O controle glicêmico intensivo se mostrou eficiente na redução e prevenção de complicações vasculares e deve, portanto, ser oferecido a todos os pacientes com DM1.[1] O tratamento pode ser realizado com múltiplas doses de insulina ou infusão contínua de insulina por via subcutânea com o uso de bombas de insulina.

As insulinas atualmente disponíveis consistem naquelas de origem humana recombinante ou os análogos de insulina. Elas podem ter ação mais prolongada (insulinas de ação intermediária ou longa) ou curtas (insulinas rápidas, insulinas de ação ultrarrápida, e, mais recentemente, as super ultrarrápidas e a insulina inalada).

O tratamento insulínico do paciente quando realizado em esquemas de múltiplas doses deve obrigatoriamente conter os dois tipos de insulina: uma de ação mais prolongada e outra de ação mais rápida. O uso de bomba de insulina permite que o paciente receba continuamente insulina por via subcutânea, agindo como insulina de ação basal; além disso, o paciente também deverá receber uma dose de insulina em bolus a cada refeição e a cada elevação da glicose de acordo com a programação da bomba, sempre individualizada para cada paciente.

Em geral, pacientes com DM1 necessitam de aproximadamente 50% da dose de insulina na forma de insulina basal e os outros 50% na forma de insulina prandial (insulinas rápidas). Algumas variações nestas relações podem acontecer, mas, de forma geral, dá-se preferência para que o paciente receba mais proporção de insulina prandial do que basal, exigindo do paciente uma postura ativa quanto ao seu tratamento. Por sua vez, as doses totais de insulina são estimadas de acordo com o peso corporal do indivíduo, variando entre 0,4 a 1,0 UI/kg/dia (2). Doses maiores são frequentemente necessárias de acordo com o período de vida do paciente, entre eles a puberdade, gestação, presença de infecções e doenças em geral.

A Tabela 12.1 apresenta os tipos de insulina e seus perfis farmacocinéticos de ação e foi baseada nas Diretrizes da Sociedade Brasileira de Diabetes sobre conduta terapêutica no DM1.[9]

Tabela 12.1. Tipos de insulina e tempos de ação

Insulina	Início de ação	Pico	Duração
Insulina de ação intermediária			
NPH	2-4 h	4-10 h	10-18 h
Análogos de insulina de ação lenta			
Glargina (Lantus®, Basaglar®)	2-4 h	Mínimo	20-24 h
Detemir (Levemir®)	1-3 h	6-8 h	12-20 h
Análogos de insulina de ação ultralonga			
Glargina U 300 (Toujeo®)	6 h	Ausente	36 h
Degludeca (Tresiba®)	2 h	Ausente	42 h
Insulina humana de ação rápida			
Regular	0,5-1 h	2-3 h	5-8 h
Análogos de insulina de ação rápida			
Asparte (Novorapid®)	5-15 min	0,5-2 h	3-5 h
Humalog (lispro®)	5-15 min	0,5-2 h	3-5 h
Glulisina (Apidra®)	5-15 min	0,5-2 h	3-5 h
Análogos de insulina de ação ultrarrápida			
Faster-aspart (Fiasp®)	0-10 min	0,35-2 h	3-5 h
Inalável tecnosfera (Afrezza®)	12 min	35-55 min	1,5-4,5 h
Insulinas em pré-misturas			
70% NPH/30% regular	0,5-1 h	3-12 h (duplo)	10-16 h
5% NPL/25% lispro	5-15 min	1-4 h (duplo)	10-16 h
50% NPL/50% lispro	5-15 min	5 1-4 h (duplo)	10-16 h
50% NPA/30% asparte	5-15 min	1-4 h (duplo)	10-16 h

Fonte: adaptada de Sociedade Brasileira de Diabetes.[9]

Como descrito acima, o alicerce fundamental do tratamento no DM1 baseia-se na insulinoterapia. Entretanto, as medidas não farmacológicas, considerando o estilo de vida do paciente traduzido pelos padrões de alimentação e de atividade física impactarão no esquema de insulina proposto e são importantes no sucesso do tratamento, aliadas à monitorização glicêmica intensiva realizada por testes de glicemia capilar ou uso de monitorização contínua da glicose.

A realização de automonitorização glicêmica, controle dos níveis de pressão arterial e dos lipídeos séricos fazem parte do manejo de pacientes com DM1. As estratégias de educação e o estímulo ao autocuidado do paciente com diabetes, bem como o suporte nutricional, orientação psicológica e a orientação para cessação de fumo são partes indissociáveis do tratamento multidisciplinar a ser oferecido, idealmente, a todos os pacientes com DM1.[7]

▶ TRATAMENTO DIETÉTICO

O gerenciamento de estratégias comportamentais em busca do bem-estar é fundamental para atingir as metas de tratamento em pessoas com diabetes. Neste sentido, as metas nutricionais[7] para pacientes com DM1 são:

1. Promover padrões saudáveis de alimentação, enfatizando a variedade e o consumo de alimentos com elevada densidade nutricional em porções adequadas com o objetivo de atingir ou manter o peso saudável, bom controle glicêmico, perfil lipídico e valores pressóricos dentro dos valores de normalidade, para retardar ou prevenir o desenvolvimento das complicações relacionadas ao diabetes.
2. Acessar as necessidades individuais, levando em conta as preferências pessoais e culturais, nível de alfabetização, acesso a alimentos saudáveis, nível motivacional para implantação de mudanças comportamentais, e barreiras existentes para implementação dessas mudanças.
3. Fornecer informações com evidências científicas para nortear as escolhas alimentares, sem julgamento das escolhas e permitindo o comer prazeroso.
4. Disponibilizar ferramentas práticas para adesão a um padrão alimentar saudável, ao invés de focar no consumo de macro- e micronutrientes.

A estimativa das necessidades nutricionais para indivíduos pode ser feita por equações considerando a idade, peso corporal e sexo. As equações propostas pelo *Institute of Medicine*[10] estão descritas na Tabela 12.2.

O Fator Atividade (FA) foi definido a partir da sugestão de prática de pelo menos 60 minutos de exercícios físicos moderados diariamente, resultando em um fator atividade diário de 1,6-1,7. Isso significa que o gasto energético total seria 60% a 70% maior

Tabela 12.2. Estimativa das necessidades energéticas diárias de crianças, adolescentes e adultos

Faixa etária		Estimativa das necessidades energéticas diárias
		Peso dentro da normalidade
0 a 3 meses		(89 x peso (kg) – 100) + 175 kcal
4 a 6 meses		(89 x peso (kg) – 100) + 56 kcal
7 a 12 meses		(89 x peso (kg) – 100) + 22 kcal
13 a 36 meses		(89 x peso (kg) – 100) + 20 kcal
3 a 8 anos	♂	88,5 – (61,9 x idade [anos]) + AF x (26,7 x peso [kg]) + (903 x altura [m]) + 20 kcal
	♀	135,3 – (30,8 x idade [anos]) + AF x (10,0 x peso [kg]) + (934 x altura [m]) + 20 kcal
9 a 18 anos	♂	113,5 – (61,9 x idade [anos]) + AF x (26,7 x peso [kg]) + (903 x altura [m]) + 25 kcal
	♀	160,3 – (30,8 x idade [anos]) + AF x (10,0 x peso [kg]) + (934 x altura [m]) + 25 kcal
>18 anos	♂	662 – (9,53 x idade [anos]) + AF x (15,91 x peso [kg]) + (539,6 x altura [m])
	♀	354 – (6,91 x idade [anos]) + AF x (9,36 x peso [kg]) + (726 x altura [m])
		Excesso de peso corporal
9 a 18 anos	♂	114,1 – (50,9 x idade [anos]) + AF x (19,5 x peso [kg]) + (1161,4 x altura [m])
	♀	389,2 – (41,2 x idade [anos]) + AF x (15 x peso [kg]) + (70,16 x altura [m])
>18 anos	♂	1085,6 – (10,08 x idade [anos]) + AF x (13,7 x peso [kg]) + (416 x altura [m])
	♀	447,6 – (7,95 x idade [anos]) + AF x (11,4 x peso [kg]) + (619 x altura [m])

Fonte: Institute of Medicine.[10]

que o gasto energético basal. Partindo deste pressuposto, a Tabela 12.3 traz os FA a serem considerados de acordo com a idade, estado nutricional e nível de atividade física de cada indivíduo, também propostos pelo *Institute of Medicine*.[10] Desta forma, entende-se como ativo o indivíduo que realiza no mínimo 60 minutos de atividade física diariamente, muito ativo quando realiza mais do que 60 minutos de atividade física por dia e pouco ativo aquele que realiza alguma atividade, porém abaixo de 60 minutos por dia. O indivíduo é considerado sedentário quando não realiza atividades físicas.

RECOMENDAÇÕES NUTRICIONAIS

Macronutrientes

As evidências atuais sugerem que não há uma recomendação específica de percentual de calorias advindas de carboidratos, proteínas e gorduras para indivíduos com diabetes. A distribuição de macronutrientes deve ser determinada de forma personalizada, considerando os padrões alimentares, preferências e metas metabólicas.[7] A partir dos resultados existentes até o momento, a *American Diabetes Association* sugere que a escolha do padrão alimentar do indivíduo siga alguns pressupostos saudáveis:[11]

- Estimular o consumo de vegetais sem amido;
- Minimizar o consumo de alimentos com adição de açúcares e grãos refinados;
- Priorizar o consumo de alimentos in natura e minimamente processados, em substituição ao consumo de alimentos ultra processados;
- Reduzir o aporte total de carboidratos da alimentação.

É importante esclarecer que, quando se trata de dietas com restrição de carboidratos, há dietas com restrição moderada (aquelas com cerca de 40% do valor calórico total proveniente de carboidratos), com baixo conteúdo (cerca de 70-130g ao dia) e com muito baixo conteúdo de carboidratos (menos de 70g). Especificamente para DM1, o acompanhamento individualizado é essencial para evitar episódios de hipoglicemia.[7] Referente à segurança da prescrição de dietas restritas em carboidratos para crianças e adolescentes, poucos estudos estão disponíveis e os eventuais prejuízos ao crescimento estatural merecem atenção e vigilância.[12]

Até o momento, não dispomos de revisões sistemáticas ou metanálises que comparem o efeito de diferentes padrões alimentares no DM1. Parece não haver um "padrão alimentar ideal" que irá beneficiar todas as

Tabela 12.3. Fator Atividade (FA) de acordo com nível de atividade física, sexo e peso dos indivíduos

Idade	♂			♀		
	Pouco ativo	Ativo	Muito ativo	Pouco ativo	Ativo	Muito ativo
Peso dentro da normalidade						
9-18 anos	1,13	1,26	1,42	1,16	1,31	1,56
>18 anos	1,11	1,25	1,48	1,12	1,27	1,45
Excesso de peso						
9-18 anos	1,12	1,24	1,45	1,18	1,35	1,60
>18 anos	1,12	1,29	1,59	1,16	1,27	1,44

Fonte: Institute of Medicine.[10]

pessoas com DM. Entretanto, existem padrões alimentares associados a melhores desfechos globais de saúde em estudos prospectivos, e estes padrões são ricos em vegetais, frutas, cereais integrais, legumes e nozes, além de conterem quantidades moderadas de produtos lácteos e serem pobres em açúcar e grãos refinados, especialmente o padrão mediterrâneo[13] (ver Capítulo 19)[11] e vegetariano[14] (ver Capítulo 20). Desse modo, a escolha no padrão alimentar deve ser individualizada, levando-se em consideração o consumo atual do paciente, suas preferências e alvos metabólicos a serem alcançados. Após essa escolha, o papel do nutricionista é o de otimizar a adesão ao padrão alimentar sempre incentivando escolhas alimentares saudáveis.[11]

Método de Contagem de Carboidratos

Indivíduos com DM1 necessitam um processo educacional contínuo para aprenderem a realizar a administração de insulina de acordo com o consumo de carboidratos, sendo este consumo programado ou variável.[7] Atualmente, uma das principais estratégias nutricionais para o tratamento de DM1 é a contagem de carboidratos. Inicialmente usada no Reino Unido em 1935 foi citada pela primeira vez nas Diretrizes da *American Diabetes Association* em 1994.

O estudo *Diabetes Control and Complications Trial* – DCCT[1] descreve a contagem de carboidratos como uma estratégia com melhor efeito no controle glicêmico comparativamente a outras estratégias, tais como as "Orientações de Consumo Alimentar Saudável" e o "Método de Trocas". A contagem de carboidratos reduz os valores de HbA1c de crianças e adolescentes em torno de 0,5% e em adultos em torno de 0,4%.[15]

A contagem de carboidratos é uma estratégia nutricional focada na quantidade de carboidratos que será consumida, uma vez que os carboidratos são os principais influenciadores da excursão de glicemia do indivíduo (diferença entre as glicemias pré- e pós-prandiais). A quantidade a ser consumida desse macronutriente definirá a quantidade de insulina a ser usada na refeição. Ao priorizar a análise do consumo de carboidratos, reduz-se a complexidade das escolhas alimentares e se aumenta a autonomia do paciente, permitindo que o indivíduo foque em outras mudanças comportamentais também importantes para o seu tratamento como, por exemplo, definir corretamente a dose de insulina necessária para evitar grandes excursões glicêmicas e realizar mais testes de controle glicêmico.[9]

Para ser eficaz, a realização da contagem de carboidratos exige um grande envolvimento do indivíduo ou seu responsável. Antecipar a quantidade de alimentos a ser consumida, manusear um manual de contagem de carboidratos ou utilizar aplicativos e entender as informações descritas nos rótulos dos alimentos para estimar a quantidade de carboidratos presente nos alimentos e calcular a dosagem de insulina necessária para o consumo dessa quantidade de carboidratos constituem as etapas a serem realizadas diariamente pelo paciente com DM1 ou, no caso de crianças, seus responsáveis. Mais ainda, a realização frequente da monitorização glicêmica através da glicemia capilar ou monitorização contínua da glicose permitem ajustes terapêuticos se e quando necessários. Desta forma, o paciente ou seu cuidador precisam possuir algumas competências como:

- Realizar habitualmente o automonitoramento de glicemia pré- e pós prandiais
- Ter grau mínimo de alfabetização (paciente e/ou de seu cuidador/responsável)
- Estar motivado com o autocuidado

Há três métodos de contagem de carboidratos: básico, intermediário e avançado, descritos a seguir.

Método Básico

O paciente aprende a identificar o tamanho das porções. É permitida a substituição dos alimentos utilizando listas em que os alimentos são agrupados de modo que cada equivalente de carboidratos tenha, aproximadamente, 15g deste macronutriente (variação de 9 a 19g de carboidratos por equivalente). O paciente não deve exceder as quantidades já calculadas em seu plano alimentar, observando a prescrição e consultando as listas de substituições. O método básico pode ser utilizado por qualquer indivíduo com diabetes. O Anexo I deste capítulo apresenta uma tabela de equivalentes alimentares a partir do conteúdo de carboidratos elaborada com as informações disponíveis na Tabela Brasileira de Composição dos Alimentos,[16] a qual pode ser utilizada neste método inicial.

Método Intermediário

Tem por objetivo que o paciente compreenda os efeitos da atividade física, dos medicamentos e dos alimentos sobre a glicemia por meio da monitorização da glicemia capilar. Neste estágio, o paciente também não deve exceder as quantidades prescritas, mas pode contabilizar o carboidrato de cada alimento da refeição até que a soma total dos carboidratos seja a mesma estipulada em seu plano alimentar. Devem ser estimuladas as substituições respeitando os mesmos grupos de alimentos como modo de incentivar a alimentação saudável. No entanto, eventualmente, é permitida a substituição dos alimentos de diferentes grupos, desde que estes tenham as mesmas quantidades de carboidratos.

Método Avançado

É indicado apenas para pacientes que estão usando o esquema de insulina basal/bolus, pois possibilita calcular a dose de insulina a ser administrada em função da quantidade de carboidratos de cada refeição (bolus alimentar). Os pacientes que utilizam o esquema basal/bolus por meio de aplicação de insulina basal somada à insulina regular ou aos análogos de ação ultrarrápida devem ser orientados a calcular o bolus alimentar pela razão insulina *versus* carboidrato.

Os pacientes que iniciarão a contagem de carboidratos devem estar com suas doses de insulina estáveis e idealmente com um controle glicêmico adequado. A contagem permitirá uma maior flexibilização no esquema de insulinas e controle glicêmico mais fino.

Para adotar este método, alguns conceitos precisam ser trabalhados e entendidos, brevemente descritos a seguir.

Razão de insulina versus carboidratos (RIC)

Proporção antecipada entre a capacidade de uma unidade de insulina (UI) de metabolizar determinada quantidade de carboidratos (g). Como regra geral, para crianças, podemos utilizar a RIC de 1:25 a 1:30, ou seja, 1 UI de insulina rápida ou ultrarrápida metaboliza cerca de 25g a 30g de carboidratos. Para adolescentes, pode-se utilizar a RIC de 1:10 a 1:20 e para adultos de 1:8 a 1:12.[17] Para a definição da RIC individualizada, utiliza-se a regra de 500 que consiste em dividir 500 pela dose total de insulina aplicada ao dia (basal + rápida). Por exemplo: um paciente que utiliza 18UI de insulina basal antes do café da manhã e 8UI de insulina rápida antes das refeições (café-da-manhã, almoço e jantar), totaliza 42UI de insulina. Assim, pela regra, devemos dividir 500/42 UI e teremos o valor de 11,9. Para este paciente, cada unidade de insulina metaboliza cerca de 12g de carboidratos (RIC = 1:12).

Bolus alimentar (BA)

É a quantidade de insulina (UI) necessária para metabolizar a quantidade de carboidratos (g) contida em uma refeição. Calcula-se da seguinte forma:

BA = total de carboidratos da refeição/RIC

Exemplo:

- RIC = 1:10
- Consumo de carboidratos da refeição = 38g
- BA = 38/10 = 3,8 UI de insulina devem ser aplicadas para o consumo dessa refeição

A determinação da quantidade de carboidratos presente em uma porção alimentar pode ser uma tarefa difícil. Para essa estimativa, existem tabelas nutricionais, manuais de entidades como as da Sociedade Brasileira de Diabetes[17] e do Instituto da Criança com Diabetes[18] além de aplicativos digitais que podem ser utilizados. O sucesso da contagem de carboidratos, todavia, depende da estimativa de porções alimentares, bem como da quantidade de carboidratos nessa porção. Portanto, a consulta da informação de forma confiável se faz importante e deve ser orientada ao paciente.

Fator de sensibilidade (FS)

É a quantidade de insulina (UI) necessária para metabolizar uma determinada quantidade de glicose sanguínea. Esse cálculo é feito inicialmente dividindo o valor de 1500 a 2100 pela quantidade total diária de insulina, a partir do tipo de insulina prandial utilizada. Se o paciente faz uso de insulina de ação rápida, o valor adotado é o de 1500. Se o paciente faz uso de insulina ou análogo de ação ultrarrápida, o valor inicial geralmente utilizado é o de 2000. O valor encontrado corresponde ao FS. Estes valores podem ser variáveis ao longo do dia para o mesmo paciente. A medida da glicemia realizada duas horas após a refeição auxilia na verificação do FS e nos futuros ajustes necessários.[9]

Bolus de correção (BC)

É a quantidade de insulina (UI) necessária para corrigir a hiperglicemia. Calcula-se da seguinte forma:

BC = (glicemia do momento – meta de glicemia)/FS

A meta glicêmica pode ser individualizada para cada paciente de tal forma que pacientes mais frágeis ou com hipoglicemias assintomáticas frequentes podem ter metas diferenciadas.

Exemplo:

- Meta = 100mg/dL
- FS = 1UI metaboliza 50mg/dL de glicose
- Glicemia do momento = 250mg/dL
- BC = (250 – 100) / 50 = 3 UI de insulina devem ser aplicadas para correção da hiperglicemia

Índice Glicêmico

Velocidade com que o carboidrato é absorvido e se transforma em glicose no sangue. Alimentos com alto IG são absorvidos mais rapidamente pelo organismo, ocasionando picos de glicose. Alimentos com baixo IG são absorvidos mais lentamente pelo organismo, alterando gradativamente os níveis de glicose no sangue.

Carga Glicêmica

Indica a qualidade e a quantidade de carboidratos presentes em uma porção de determinado alimento. Para calcular a carga glicêmica de um alimento utiliza-se o valor do IG e a quantidade de carboidratos em gramas.

A seguir temos a sugestão de passo-a-passo para trabalhar o método de contagem de carboidratos com o paciente que faz uso de insulina injetável:

Medir a glicemia capilar pré-prandial

(capilar ou utilizando alguma tecnologia de monitorização contínua)

↓

Definir se é preciso corrigir a glicemia capilar a partir da meta glicêmica e utilizando o BC

↓

Determinar a quantidade de carboidratos a ser consumida na refeição

↓

Definir o Bolus Alimentar

↓

Somar o Bolus de Correção com o Bolus Alimentar para saber a quantidade de insulina necessária naquele momento

Para o paciente usuário de bomba de infusão, o passo-a-passo é bastante parecido, mas há particularidades:

Medir glicemia pré-prandial

(capilar ou utilizando alguma tecnologia de monitorização contínua)

↓

Definir a necessidade de correção da glicemia

(muitas vezes essa correção não fica vinculada ao momento pré-prandial, uma vez que o algoritmo da bomba avisa caso ocorram oscilações de glicose, permitindo a correção prévia)

↓

Determinar se a quantidade de carboidratos consumida será próxima ao padrão previamente estabelecido com a equipe de saúde, ou será uma refeição diferenciada

↓

Definir o Bolus Alimentar

Bolus padrão: pré determinado de acordo com o padrão de refeições habitual realizado pelo paciente

Bolus quadrado: liberação de insulina de forma mais gradual; indicado para refeições com grandes quantidades de proteínas e baixa quantidade de carboidratos, ou refeições prolongadas (petiscos, festas, churrascos)

Bolus duplo: liberação de insulina em dois momentos distintos; indicado para refeições com grande quantidade de carboidratos, associado a grandes quantidades de gordura e proteínas, como pizza, hambúrguer e salgadinhos

↓

Somar Bolus de Correção com o Bolus Alimentar para saber a quantidade de insulina necessária naquele momento

No processo de educação para o método de contagem de carboidratos o profissional nutricionista deve:

- Estimular a realização das medidas de glicemia pré e pós prandial;
- Incentivar o registro alimentar com as estimativas de consumo de carboidratos estimadas (usando tabelas ou aplicativos);
- Auxiliar no reconhecimento das medidas caseiras, na interpretação de rótulos dos alimentos a partir do consumo individual e na estimativa da quantidade de carboidratos de receitas caseiras utilizadas pelo paciente.

Após três meses no processo de contagem de carboidratos, e com acompanhamento de uma equipe/educador, acredita-se que o processo fica mais fácil de ser aplicado, tornando-se parte da rotina diária do paciente.[19]

Aspectos que podem interferir no método de contagem de carboidratos

A contagem de carboidratos não leva em conta a velocidade de absorção dos carboidratos. Logo, alguns fatores que interferem nessa velocidade, devem ser considerados, tais como:[20]

- *Índice glicêmico da refeição:* Quanto maior o índice glicêmico da refeição, maior será a sobrecarga de glicose até duas horas após o consumo alimentar; portanto, se faz necessária uma maior ação da insulina próximo a ingestão alimentar. Considera-se antecipar o bolus de insulina para evitar elevações glicêmicas. Por outro lado, refeições com alto teor de fibras retardam a velocidade de absorção glicêmica.
- *Quantidade de proteínas:* O consumo proteico tem um efeito tardio sobre a glicemia, iniciando a elevação glicêmica aproximadamente 100 minutos após a refeição. Quando o consumo de proteínas em uma refeição é superior a 30g, considera-se a possibilidade de aumentar em 15-20% a dose de insulina.
- *Quantidade de gorduras:* O consumo de gorduras tem um efeito mais tardio sobre a glicemia, iniciando a elevação glicêmica cerca de três horas após a refeição, tendo seu pico em 5-6h, e podendo permanecer até 8h após a refeição. Há duas alternativas de ações a serem adotadas: a cada 35g de gorduras em uma refeição, considera-se o consumo de mais 20g de carboidratos, e a dose de insulina calculada é aplicada 1h após o consumo; Adição de 30-35% do bolus prandial aplicado 1h após a refeição.
- *Álcool:* O consumo de bebidas alcoólicas sem a ingestão concomitante de alimentos pode provocar hipoglicemia tardia, uma vez que o metabolismo do álcool inibe a produção de glicose. É importante avaliar como os níveis de glicose são interferidos individualmente pela quantidade e tipo de bebida consumida, para que esse comportamento possa ser considerado em uma situação futura, como por exemplo, reduzir o uso de insulina no próximo consumo alcoólico se houve um episódio de hipoglicemia. Uma estratégia bastante utilizada é o consumo de pelo menos uma porção de carboidrato junto ao consumo de bebidas alcoólicas, com objetivo de minimizar o seu efeito hipoglicêmico.[9]
- *Prática de atividade física:* O efeito da atividade física sobre a glicemia do paciente vai depender da intensidade, duração e intervalo entre as atividades, na relação insulina/glucagon do indivíduo, da glicemia e refeição realizada antes da atividade. Atividades físicas aeróbicas tendem a reduzir a concentração de glicose durante e após a atividade, atividades resistidas tendem a aumentar os valores de glicemia durante e após a atividade, e as atividades mistas podem ter ambas as respostas. Portanto, o conhecimento da resposta individual à atividade física poderá

auxiliar na determinação das estratégias nutricionais a serem adotadas, tais como qual refeição/alimento consumir antes, durante e após a prática da atividade física.[9]

Níveis de glicose antes da atividade física e estratégias para controle glicêmico[21]

Atividade física com glicemia < 90mg/dL:

- Ingerir 10-20g de glicose antes de começar o exercício
- Iniciar o exercício quando os níveis glicêmicos estiverem > 90 mg/dL.

Atividade física com glicemia entre 90mg/dL e 124mg/dL:

- Ingerir 10g de glicose antes de iniciar exercício aeróbico.
- Exercícios resistidos e exercícios intervalados de alta intensidade pode ser liberados.

Atividade física com glicemia entre 126mg/dL e 180mg/dL:

- Atividades aeróbicas podem ser iniciadas.
- Exercícios resistidos e exercícios intervalados de alta intensidade pode ser liberados, mas a monitorização glicêmica deve ser realizada pois os níveis glicêmicos podem aumentar.

Atividade física com glicemia entre 181mg/dL e 270mg/dL:

- Atividades aeróbicas podem ser iniciadas.
- Exercícios resistidos podem ser iniciados, mas a monitorização glicêmica deve ser realizada pois os níveis glicêmicos podem aumentar.

Iniciando a atividade física com glicemia > 270mg/dL:

- Se a hiperglicemia não tiver uma explicação visível (por exemplo, uma refeição recente), a atividade física não deve ser realizada a não ser que haja possibilidade de medir os corpos cetônicos.

Hipoglicemias

Hipoglicemia nível 1

Ão caracterizadas por glicemias inferiores a 70mg/dL (alerta de hipoglicemia). Com o paciente consciente, coloca-se em prática a regra dos 15: ingerir 15g de carboidratos, esperar 15 minutos e medir a glicemia novamente. Exemplos de 15g de carboidratos de rápida absorção: 1 colher de sopa de açúcar diluída em água, 3 balas de goma, 1 colher de sopa de mel, 150mL de suco de laranja ou melancia, 150mL de refrigerante comum, 1 pedaço pequeno (15g) de rapadura.

Hipoglicemia nível 2

Representa glicemias abaixo de 54mg/dL e necessita de correção imediata, podendo também ser feita com uso de 15g de carboidratos via oral.

Hipoglicemia nível 3

Representa hipoglicemia grave, sem limites glicêmicos definidos, com comprometimento cognitivo. Os pacientes podem estar inconscientes ou sem condições de ingerir carboidratos por via oral, havendo a necessidade de ajuda de terceiros para a reversão da hipoglicemia. As opções de tratamento para hipoglicemia de nível 3 incluem: glucagon 0,5mg a 1mg em injeção subcutânea ou intramuscular, geralmente levando à recuperação da consciência em cerca de 15 minutos.

Particularidades dietéticas na doença celíaca e DM1

Pacientes com DM1 têm maior risco de ter outras doenças autoimunes, entre elas a doença celíaca. Estima-se que 4,6% dos pacientes com DM1 têm doença celíaca, e que a cada 10 anos do diagnóstico, há um aumento de 2%

nessa prevalência.[22] Nesse caso, a estratégia nutricional também deverá considerar a restrição do glúten, presente no trigo, centeio, cevada e aveia. Além disso, a leitura de rótulos para identificação de alimentos produzidos com derivados de glúten deve ser estimulada. As farinhas sem glúten mais utilizadas (tapioca e arroz) são farinhas com baixo teor de fibras, e contribuem para um elevado pico glicêmico. A adição de fibras de fontes livres de glúten se faz necessária como recomendação para evitar grandes oscilações glicêmicas, tais como quinoa, amaranto, arroz integral, sementes de linhaça e chia.[19]

Doença renal do diabetes

Cerca de 20% a 40% dos pacientes acabam desenvolvendo a doença renal do DM, até pouco tempo atrás conhecida como nefropatia diabética. Essa complicação crônica inicia-se com aumento na excreção urinária de albumina (EUA) ou redução na taxa de filtração glomerular, ou ambos. A doença renal do diabetes (DRD) é a principal causa de insuficiência renal crônica (IRC) em pacientes ingressando em diálise.

Como estratégias para o tratamento dessa complicação, sugere-se alcançar e manter um bom controle glicêmico, pressórico e lipídico. Os objetivos do tratamento da DRD são:[9]

- Reduzir e evitar o aumento progressivo da albuminúria;
- Desacelerar o declínio da TFG;
- Evitar a ocorrência de eventos cardiovasculares associados.

Em pacientes com DRD não dependentes de diálise, a ingestão de proteínas recomendada é de 0,8g/kg de peso corporal.[23] Elevados teores de proteínas na dieta (> 20% do VET ou > 1,3g/kg ao dia) têm sido associados com aumento da excreção de albuminúria, declínio da função renal e maior mortalidade cardiovascular, embora uma ingestão menor do que 0,8g/kg não seja recomendada.[23]

Outros fatores dietéticos também têm sido associados à DRD. De maneira geral, os ácidos graxos poli-insaturados apresentam efeito protetor sobre a albuminúria, sendo a ingestão do tipo ômega-3 inversamente associada à EUA.[24] Convém especial atenção à ingestão de vitamina D para evitar a doença óssea associada à DRC. Além disso, a vitamina D tem efeito antiproteinúrico, exercendo funções moduladoras nos sistemas renal, cardiovascular e imune. Evidências clínicas têm demonstrado uma relação inversa entre o nível de vitamina D e o grau de albuminúria (23). Recomenda-se reposição com 25(OH) vitamina D (colecalciferol) para pacientes com deficiência de vitamina D.[7]

Com o intuito de controlar a pressão arterial, proteger a função renal dos pacientes e reduzir risco cardiovascular, recomenda-se que indivíduos com DRD reduzam a ingestão de sódio (< 2.300mg/d de sódio) e a restrição de potássio na dieta pode ser necessária para controlar a concentração de potássio sérico.[14] A dieta DASH (elevado consumo de frutas, vegetais e produtos lácteos magros) pode ser utilizada por resultar em menores valores de pressão arterial. Entretanto, essa dieta deve ser prescrita com cautela para pacientes com TFG < 60mL/min, devido ao elevado conteúdo de proteínas, potássio e fósforo.[20]

É importante destacar que, após o início da hemodiálise ou da diálise peritoneal, as recomendações nutricionais devem ser reajustadas, devido à perda de nutrientes durante o procedimento, sobretudo a perda proteica e risco de desnutrição. Assim, a recomendação de ingestão de proteína passa a ser entre 1,0 e 1,2g/kg.[23]

▶ CONSIDERAÇÕES FINAIS

O DM tipo 1 tem crescido na população e o tratamento dietético representa importante ferramenta no controle da doença e na prevenção das complicações relacionadas ao risco cardiovascular. Neste contexto, a contagem de carboidratos oferece ao paciente maior controle glicêmico, além de maior flexibilidade frente a diferentes situações.

Além do controle da glicemia, a adoção de padrões alimentares saudáveis deve ser discutida com o paciente, pois influenciam diretamente no controle dos fatores de risco cardiovascular.

Tópicos relevantes abordados neste capítulo:

- Fisiopatologia do DM tipo 1
- Tratamento medicamentoso e dietético
- Contagem de carboidratos e manuseio da insulina
- Cuidados com o exercício físico
- Tratamento dos diferentes tipos de hipoglicemia

Referências

1. Anderson EJ, Richardson M, Castle G, Cercone S, Delahanty L, Lyon R, et al. Nutrition interventions for intensive therapy in the Diabetes Control and Complications Trial. The DCCT Research Group. J Am Diet Assoc. 1993;93(7):768-772.
2. Writing Team for the Diabetes Control and Complications Trial / Epidemiology of Diabetes Interventions and Complications Research Group. Effect of intensive therapy on the microvascular complications of type 1 diabetes mellitus. JAMA. 2002;287(19):2563-2569.
3. Maahs DM, West NA, Lawrence JM, Mayer-Davis EJ. Epidemiology of type 1 diabetes. Endocrinol Metab Clin North Am. 2010;39(3):481-497.
4. Mayer-Davis EJ, Lawrence JM, Dabelea D, Divers J, Isom S, Dolan L, et al. Incidence trends of type 1 and type 2 diabetes among youths, 2002-2012. N Engl J Med. 2017;376(15):1419-1429.
5. Chobot A, Polanska J, Brandt A, Deja G, Glowinska-Olszewska B, Pilecki O, et al. Updated 24-year trend of Type 1 diabetes incidence in children in Poland reveals a sinusoidal pattern and sustained increase. Diabet Med. 2017;34(9):1252-1258.
6. Rewers M, Ludvigsson J. Environmental risk factors for type 1 diabetes. Lancet. 2016;387(10035):2340-2348.
7. American Diabetes Association. 2. Classification and diagnosis of diabetes: Standards of medical care in diabetes-2021. Diabetes Care. 2021;44(Suppl 1):S15-S33.
8. Eisenbarth GS. Type I diabetes mellitus. A chronic autoimmune disease. N Engl J Med. 1986;314(21):1360-1368.
9. Sociedade Brasileira de Diabetes. Diretrizes da Sociedade Brasileira de Diabetes 2019-2020. Disponível em: https://www.diabetes.org.br/profissionais/images/DIRETRIZES-COMPLETA-2019-2020.pdf
10. Trumbo P, Schlicker S, Yates AA, Poos M; Food and Nutrition Board of the Institute of Medicine, The National Academies. Dietary reference intakes for energy, carbohydrate, fiber, fat, fatty acids, cholesterol, protein and amino acids. J Am Diet Assoc. 2002;102(11):1621-1630.
11. Evert AB, Dennison M, Gardner CD, Garvey WT, Lau KHK, MacLeod J, et al. Nutrition therapy for adults with diabetes or prediabetes: A Consensus Report. Diabetes Care. 2019;42(5):731-754.
12. de Bock M, Lobley K, Anderson D, Davis E, Donaghue K, Pappas M, et al. Endocrine and metabolic consequences due to restrictive carbohydrate diets in children with type 1 diabetes: An illustrative case series. Pediatr Diabetes. 2018;19(1):129-137.
13. Becerra-Tomás N, Paz-Graniel I, W C Kendall C, Kahleova H, Rahelić D, Sievenpiper JL, et al. Nut consumption and incidence of cardiovascular diseases and cardiovascular disease mortality: a meta-analysis of prospective cohort studies. Nutr Rev. 2019;77(10):691-709.
14. Glenn AJ, Viguiliouk E, Seider M, Boucher BA, Khan TA, Blanco Mejia S, et al. Relation of vegetarian dietary patterns with major cardiovascular outcomes: A systematic review and meta-analysis of prospective cohort studies. Front Nutr. 2019;6:80.
15. Fu S, Li L, Deng S, Zan L, Liu Z. Effectiveness of advanced carbohydrate counting in type 1 diabetes mellitus: a systematic review and meta-analysis. Sci Rep. 2016;6:37067.
16. Tabela Brasileira de Composição de Alimentos (TBCA). Universidade de São Paulo (USP). Food Research Center (FoRC). Versão 7.1. São Paulo, 2020. Disponível em: http://www.fcf.usp.br/tbca.
17. Departamento de Nutrição da Sociedade Brasileira de Diabetes. Manual de Contagem de Carboidratos para Pessoas com Diabetes. 2016. Disponível em: https://www.diabetes.org.br/publico/images/manual-de-contagem-de-carboidrato2016.pdf.
18. Muttoni SMP, Maria CRM, Fulginiti HSD. Manual de contagem de carboidratos. Edição no 2. Porto Alegre, RS. 2020. Disponível em: https://www.icdrs.org.br/wp-content/uploads/2020/09/manual-carboidratos.pdf
19. Wood J, Peters A. The Type 1 Diabetes Self-Care Manual. American Diabetes Association. 2018. Disponível em: http://main.diabetes.org/dorg/PDFs/living-with-diabetes/T1DSelfCareManual.pdf

20. Shirani F, Salehi-Abargouei A, Azadbakht L. Effects of Dietary Approaches to Stop Hypertension (DASH) diet on some risk for developing type 2 diabetes: a systematic review and meta-analysis on controlled clinical trials. Nutrition. 2013;29(7-8): 939-947.
21. Riddell MC, Gallen IW, Smart CE, Taplin CE, Adolfsson P, Lumb AN, et al. Exercise management in type 1 diabetes: a consensus statement. Lancet Diabetes Endocrinol. 2017;5(5):377-390.
22. Pham-Short A, Donaghue KC, Ambler G, Phelan H, Twigg S, Craig ME. Screening for celiac disease in type 1 diabetes: A systematic review. Pediatrics. 2015; 136(1):e170-e176.
23. Ikizler TA, Burrowes JD, Byham-Gray LD, Campbell KL, Carrero JJ, Chan W, et al. KDOQI Clinical Practice Guideline for Nutrition in CKD: 2020 Update. Am J Kidney Dis. 2020;76(3 Suppl 1):S1-S107.
24. Filippou CD, Tsioufis CP, Thomopoulos CG, Mihas CC, Dimitriadis KS, Sotiropoulou LI, et al. Dietary Approaches to Stop Hypertension (DASH) diet and blood pressure reduction in adults with and without hypertension: A systematic review and meta-analysis of randomized controlled trials. Adv Nutr. 2020;11(5):1150-1160.

PARTE

III

Terapia Nutricional em Situações Específicas

CAPÍTULO 13

Gabriela Corrêa Souza
Priscila Zuchinali
Germano Emílio Conceição Souza

Importância da Orientação Dietética no Paciente com Insuficiência Cardíaca

▶ INTRODUÇÃO

Insuficiência cardíaca (IC) é uma condição clínica muito comum, com incidência e prevalência crescentes não apenas no Brasil, mas em todo o mundo, definida como uma síndrome complexa, em que o sistema cardiovascular não é capaz de fazer circular o sangue de forma a atender todas as necessidades metabólicas dos diversos tecidos, ou o faz à custa de altas pressões de enchimento. Nos Estados Unidos, estima-se que cerca de 6,5 milhões de pessoas têm diagnóstico de IC e quase 1 milhão de novos casos ocorre todos os anos. No Brasil, é a principal causa de internação por motivos cardiovasculares em pacientes acima dos 60 anos de idade.[1]

Essa síndrome, caracterizada por sinais e sintomas específicos, pode ser causada por alterações anatômicas ou funcionais no coração ou no sistema cardiovascular como um todo, que podem levar à alteração do débito cardíaco e, frequentemente, elevação de pressões de enchimento.[2] Além dessas características hemodinâmicas, a IC também pode ser caracterizada por extensa ativação neuro-humoral e inflamatória, tornando-se alvos terapêuticos.[3] Os sintomas e sinais mais comuns na IC incluem dispneia, fadiga, edema periférico e acúmulo de líquido em órgãos abdominais.

Os sintomas e sinais podem ser organizados em critérios para facilitar a definição do diagnóstico da síndrome, o qual é essencialmente clínico. Dentre esses critérios, destacamos os Critérios de Framingham elencados no Tabela 13.1.

Tabela 13.1. Critérios de Framingham para avaliação diagnóstica de insuficiência cardíaca

Critérios de Framingham	
Maiores	**Menores**
Dispneia paroxística noturna	Edema bilateral de tornozelo
Turgência jugular a 45º	Tosse noturna
Refluxo hepatojugular	Dispneia aos mínimos esforços
Estertores pulmonares crepitantes	Derrame pleural
Cardiomegalia à radiografia de tórax	Taquicardia
Edema pulmonar agudo	
Ritmo de galope (3ª bulha)	
Para o diagnóstico de IC são necessários dois critérios maiores + um menor OU um maior + dois menores.	
A utilização de critérios menores deve ser feita excluindo-se outras condições clínicas que possam justificar a presença de tais sinais ou sintomas.	

Fonte: Diretriz de Insuficiência Cardíaca Crônica e Aguda da Sociedade Brasileira de Cardiologia.[3]

Em algumas situações, o diagnóstico de IC permanece obscuro, mesmo após uma avaliação clínica completa. Isso pode ocorrer, por exemplo, pela presença de comorbidades como obesidade ou doença pulmonar obstrutiva crônica que, ou reduzem a acurácia de alguns achados do exame clínico ou determinam sintomas sobrepostos aos da IC. Nesses casos, exames complementares podem ser usados para auxiliar no diagnóstico da IC, sejam eles biomarcadores como o BNP (*brain natriuretic peptide*)[4] ou o NT-pro-BNP (*N-terminal pro-BNP*)[5] (biomarcadores de pressões de enchimento elevadas) ou exames de imagem (como o ecocardiograma). A Figura 13.1, adaptada a partir da Diretriz de Insuficiência Cardíaca Crônica e Aguda da Sociedade Brasileira de Cardiologia de 2018,[3] representa uma integração dos esforços diagnósticos na IC com a utilização desses métodos complementares, além do exame clínico.

Classificação e Fatores Etológicos

Existem diversos tipos de classificação para a síndrome da IC. Do ponto de vista do tempo de instalação da disfunção, a IC pode ser classificada em aguda ou crônica. Quando falamos em IC crônica, referimo-nos ao aspecto persistente e progressivo da evolução da síndrome, enquanto IC aguda trata de situações decorrentes de modificações da evolução dessa síndrome em que o tratamento médico se torna urgente; por sua vez, a IC aguda pode ser subclassificada em IC crônica descompensada e IC aguda nova, sendo essa última a IC aguda em sua primeira apresentação, sem história de sintomas ou sinais pregressos de IC.

Do ponto de vista hemodinâmico, outra classificação possível é a de IC de alto débito ou de baixo débito, dependendo das características do débito cardíaco de cada paciente. Enquanto a maioria dos casos de IC caracteristicamente é de baixo débito, algumas etiologias podem gerar IC de alto débito, em que há elevação de pressões de enchimento e insuficiência do sistema cardiovascular em suprir as necessidades metabólicas, mesmo diante de elevado débito cardíaco como aquelas encontradas na tireotoxicose, anemia, sepse, fístulas arteriovenosas, beribéri, entre outras.

As principais etiologias da IC de baixo débito estão apresentadas na Figura 13.2.

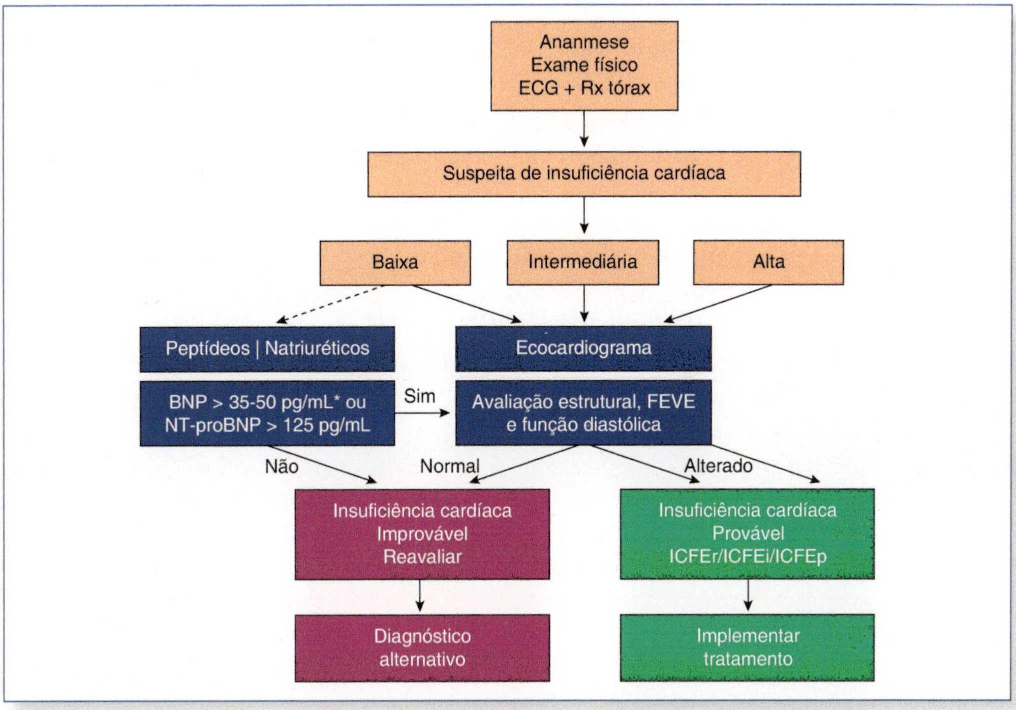

Figura 13.1. Algoritmo diagnóstico na suspeita clínica de IC com fração de ejeção reduzida, intermediária ou com fração de ejeção preservada.

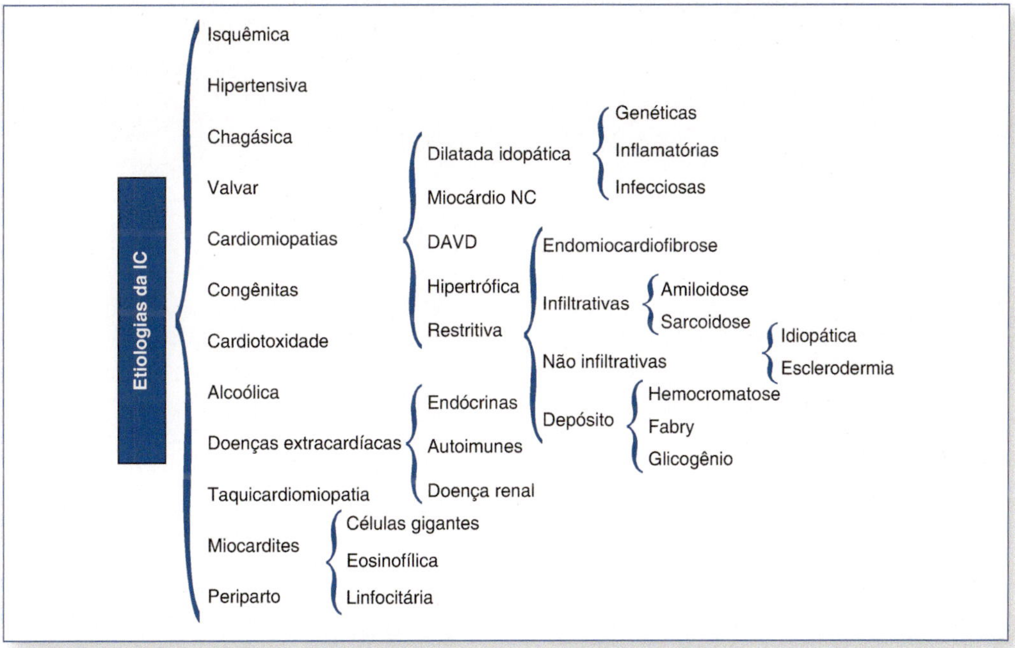

Figura 13.2. Principais etiologias da insuficiência cardíaca. DAVD: displasia arritmogênica do ventrículo direito; NC: não compactado. Fonte: Diretriz de Insuficiência Cardíaca Crônica e Aguda da Sociedade Brasileira de Cardiologia de 2018.[3]

Outra classificação importante é a classificação funcional de IC proposta pela *New York Heart Association* (NYHA) que vai de I a IV (em numerais romanos), ilustrada no Tabela 13.2. Essa classificação é particularmente importante pela facilidade e praticidade de obtenção aliadas à importância prognóstica.[6]

Outra classificação que recentemente tem ganho muita importância é o estadiamento da IC. Nesse estadiamento, a evolução é unidirecional de A a D, em que o estágio A representa uma situação de risco para o desenvolvimento de IC (como dislipidemia, hipertensão arterial ou tabagismo, por exemplo) até o estágio D (IC refratária não responsiva ao tratamento habitual, com provável necessidade de transplante cardíaco, ventrículo artificial ou cuidados paliativos proporcionais)[7] (Tabela 13.3).

Uma classificação que tem significativo impacto na orientação terapêutica de pacientes com IC é baseada na fração de ejeção do ventrículo esquerdo (FEVE). Essa classificação é de particular importância porque a FEVE tem sido, tradicionalmente, um critério de seleção para a inclusão de pacientes em estudos clínicos na área de IC. Assim, estudos da década de 1980 e 1990 incluíram pacientes com FEVE ≤ 40%. Atualmente, boa parte dos medicamentos aprovados para tratamento da IC com impacto em redução de mortalidade se aplicam

Tabela 13.2. Classificação funcional de IC segundo a *New York Heart Association*

Classe	Definição	Descrição Geral
I	• Ausência de sintomas	Assintomático
II	• Atividade física habitual causa sintomas • Limitação leve	Sintomas leves
III	• Atividade física menos intensa do que a habitual causa sintomas • Limitação importante, porém, confortável em repouso	Sintomas moderados
IV	• Incapacidade de realizar qualquer atividade física sem apresentar desconforto • Sintomas no repouso	Sintomas graves

Fonte: Diretriz de Insuficiência Cardíaca Crônica e Aguda da Sociedade Brasileira de Cardiologia.[3]

Tabela 13.3. Estadiamento da insuficiência cardíaca (IC) segundo o *American College of Cardiology/American Heart Association.*

Estágio	Descrição	Abordagens Possíveis
A	• Risco de desenvolver IC • Sem doença estrutural ou sintomas de IC	• Controle dos fatores de risco para IC • Monitorar cardiotoxicidade
B	• Doença estrutural cardíaca presente • Sem sintomas de IC	• Considerar IECA, β-bloqueadores e antagonistas mineralocorticoides
C	• Doença estrutural cardíaca presente • Sintomas prévios ou atuais de IC	• Terapia médica otimizada • Considerar terapia de ressincronização cardíaca, implante de cardiodesfibrilador e tratamento cirúrgico • Assistência multiprofissional
D	• IC refratária ao tratamento clínico • Requer intervenção especializada	• Todas acima • Considerar transplante cardíaco e dispositivos de assistência ventricular

naqueles pacientes com IC com FEVE (ICFEr). Por outro lado, pacientes com IC e FEVE preservada (ICFEp), ou seja, FEVE > 50% têm sido mais recentemente investigados, mas não há qualquer medicamento que tenha demonstrado redução de mortalidade nesse grupo de pacientes. Há, ainda, a IC com fração de ejeção intermediária ou ICFEi (FEVE entre 40% e 50%), também alvo de investigações mais recentes (8). De uma forma geral, grande parte do que sabemos sobre a evolução e tratamento da IC estão fundamentados nos conhecimentos baseados nos estudos em pacientes com ICFEr.

Bases Fisiopatológicas

Na ICFEr, a redução da FEVE, via-de-regra, causa redução no volume sistólico do ventrículo esquerdo, que por sua vez, ativa barorreceptores nas paredes arteriais, desencadeando a mais rápida das respostas neuro-humorais à disfunção sistólica: ativação do sistema nervoso simpático, com aumento da secreção de adrenalina e noradrenalina em nível sistêmico. Com isso, há elevação da frequência cardíaca e da resistência vascular sistêmica. Essa ativação, em conjunto com a redução da perfusão renal, desencadeia outra resposta neuro-humoral que é a ativação do sistema renina angiotensina-aldosterona (SRAA), através das células do aparelho justa glomerular que secretam renina, mediante redução da pressão de filtração glomerular. A partir daí, a renina secretada transforma o angiotensinogênio circulante em angiotensina 1 que, por sua vez, após ação da enzima conversora da angiotensina (ECA), dá origem à angiotensina 2, um potente vasopressor que, entre tantas ações, estimula a liberação de aldosterona pela medula adrenal. Essa molécula é responsável, entre outros efeitos, pela retenção de Na^+ e H_2O no ducto coletor por meio da troca entre os íons K^+ e Na^+, promovendo intensa caliurese e retenção hidrossalina. Esses efeitos de adaptação, quando não são interrompidos, originam um ciclo vicioso responsável pelos principais sinais e sintomas característicos da IC, como retenção hidrossalina, edema, dispneia, fadiga e, finalmente, intolerância progressiva aos esforços e redução da sobrevida. Some-se a esses fatores a secreção de um hormônio contrarregulador em resposta à elevação das pressões de enchimento – o BNP – que é secretado pelo próprio miocárdio em resposta ao estresse de parede, típico das situações de elevadas pressões de enchimento. A determinação do BNP ou da fração amino-terminal pró-BNP tem sido utilizada tanto para o diagnóstico quanto para avaliação prognóstica de pacientes com IC.

Prognóstico e Princípios do Tratamento

Pacientes com diagnóstico de IC têm pior prognóstico quando comparados à população geral. Não são observadas diferenças nas taxas de mortalidade entre os pacientes com ICFEp, ICFEr ou ICFEi. Todavia, há diferenças nas causas de morte entre esses grupos.[9]

Tanto o estadiamento da *American College of Cardiology/ American Heart Association* quanto a classe funcional da NYHA representam importantes ferramentas de estratificação de risco de eventos adversos. Inúmeras outras variáveis têm sido utilizadas para auxiliar na estratificação do risco em pacientes com IC, desde elementos da anamnese, do exame físico, eletrocardiográficos, funcionais, por imagem, varáveis hemodinâmicas e biomarcadores.

Para apurar melhor a estratificação de risco frente a tantas variáveis disponíveis, pode-se valer de escores prognósticos, na tentativa de minimizar a subjetividade da análise e auxiliar na tomada de decisões. Dentre os escores disponíveis, podemos citar o *Heart Failure Survival Score* (HFSS), o *Meta-Analysis Global Group in Chronic Heart Failure* (MAGGIC) e o *Seattle Heart Failure Model* (SHFM). A **Figura 13.4** apresenta diversas variáveis envolvidas

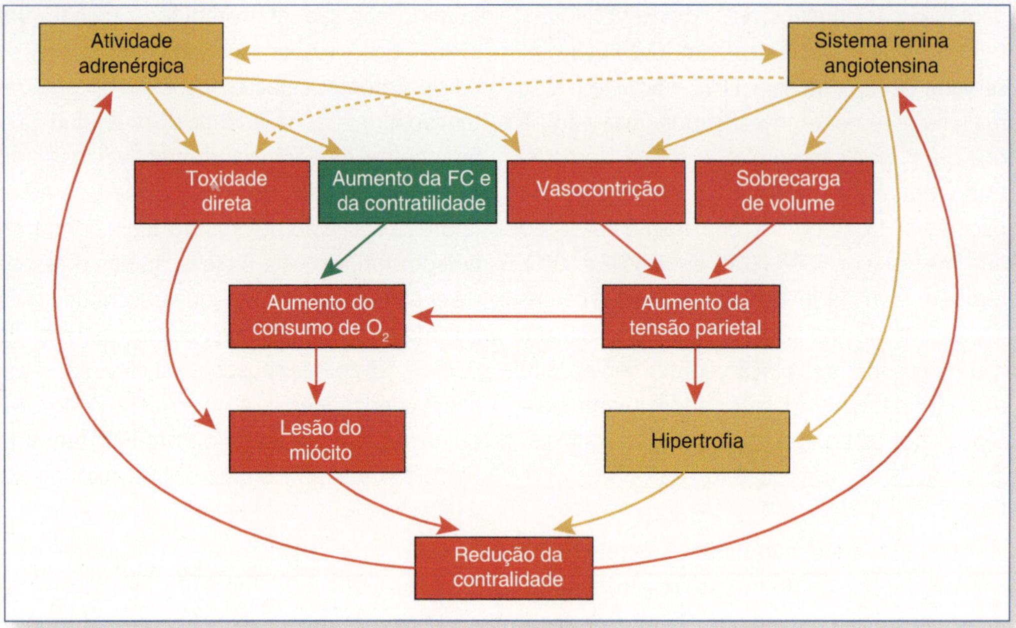

Figura 13.3. Bases fisiopatológicas da IC.

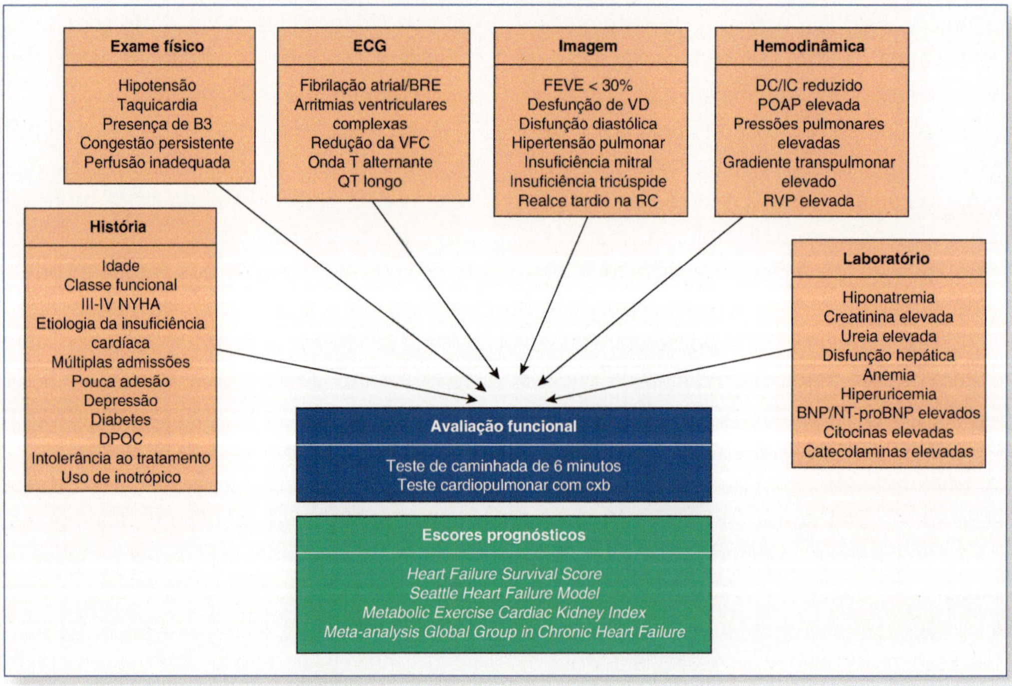

Figura 13.4. Marcadores prognósticos na IC. BNP: peptídeo natriurético do tipo B; BRE: bloqueio de ramo esquerdo; DC: débito cardíaco; DPOC: doença pulmonar obstrutiva crônica; ECG: eletrocardiograma; FEVE: fração de ejeção do ventrículo esquerdo; IC: índice cardíaco; NT-pro-BNP: fração N-terminal do peptídeo natriurético do tipo B; NYHA: *New York Heart Association*; POAP: pressão de oclusão da artéria pulmonar; RC: realce tardio; RVP: resistência vascular pulmonar.

na estratificação de risco dos pacientes com IC, bem como os principais escores prognósticos.

O tratamento dessa síndrome é multidisciplinar e envolve terapia farmacológica baseadas no bloqueio neuro-humoral com β-bloqueadores, inibidores do SRAA, diuréticos, vasodilatadores, digitálicos e, mais recentemente, inibidores do SGLT2 e o tratamento cirúrgico através de dispositivos implantáveis como marcapassos atriobiventriculares e multissítio ou cardiodesfibriladores implantáveis; em casos avançados e refratários, o uso de ventrículos artificiais e a realização de transplante cardíaco devem ser considerados.

IMPORTÂNCIA DA ORIENTAÇÃO DIETÉTICA NO PACIENTE COM INSUFICIÊNCIA CARDÍACA

Estudos epidemiológicos associaram desfechos desfavoráveis ao longo do curso da doença com o estado nutricional dos pacientes. As duas principais desordens nutricionais, obesidade e desnutrição, podem estar presentes nos indivíduos com diagnóstico de IC. Dados da literatura científica demonstram uma prevalência de 38% a 58% de obesidade nesta população, sendo mais de um terço destes pacientes classificados como gravemente obesos. No outro extremo, a desnutrição também apresenta números preocupantes, em que cerca de 80% dos pacientes com exacerbação ou em estágio avançado da doença estão desnutridos e pelo menos 10% a 15% sofrerão de caquexia cardíaca.[12]

O objetivo da terapia nutricional para a IC crônica é prevenir a exacerbação da doença, garantir o estado nutricional e manter ou melhorar a capacidade funcional destes pacientes. Assim, a orientação deve ser personalizada, com ênfase nos principais temas que perpassam o manejo nutricional destes pacientes: qualidade da dieta, suplementação de micronutrientes, consumo de sódio e líquidos, manejo da obesidade e da caquexia cardíaca.

Avaliação Nutricional

O primeiro passo para a orientação dietética individualizada e eficaz é a determinação do diagnóstico do estado nutricional e das necessidades do indivíduo. Pacientes com IC poderão apresentar, ao longo do curso da doença: 1) excesso de adiposidade; 2) redução de força, quantidade e funcionalidade da massa magra (sarcopenia); 3) a combinação dos dois anteriores (obesidade sarcopênica); 4) perda de peso não intencional significativa resultando em perda de massa magra, de gordura e outras disfunções metabólicas (caquexia) (13); 5) um conjunto de fatores clínicos que se manifestam como aumento da vulnerabilidade e declínio relacionado à idade, levando à capacidade reduzida do corpo de lidar com fatores de estresse (fragilidade).[14]

Diante deste cenário, não existe padrão-ouro para o diagnóstico e avaliação nutricional dos pacientes com IC.[15] A escolha pela ferramenta a ser utilizada na prática clínica deve considerar as características da população, lembrando que esta pode influenciar significativamente o resultado da avaliação.

Estudo realizado em 2020 em coorte de 467 pacientes ambulatoriais com IC comparou concordância e desempenho de seis ferramentas: *COntrolling NUTritional Status Index* (CONUT), *Geriatric Nutritional Risk Index* (GNRI), *Prognostic Nutritional Index* (PNI), *Malnutrition Universal Screening Tool* (MUST), *Mini Nutritional Assessment-Short Form* (MNA-SF), e Avaliação Subjetiva Global (ASG). Os resultados do estudo demonstraram que o MNA-SF apresentou melhor desempenho em identificar desnutrição moderada.[16]

Além disso, parâmetros de avaliação individuais, tais como, valor de albumina sérica e força do aperto de mão (FAM) vêm surgindo como alternativa simples capaz de predizer prognóstico nesta população.

Recomendações Nutricionais

Dados atuais da literatura sugerem que a ingestão alimentar e manejo nutricional representam componentes críticos na evolução da doença (17). Ainda assim, as diretrizes nacionais e internacionais atuais trazem informações limitadas e geralmente focadas em estratégias como controle na ingestão de sódio e suplementação de micronutrientes específicos e exploram pouco a composição dietética e o aconselhamento nutricional para melhora de desfechos clínicos nesta população,[18] como pode ser observado na Tabela 13.4, a qual contém um resumo da última edição das principais diretrizes nacionais e internacionais de IC.

Além disso, a terapia nutricional deve objetivar a manutenção do peso seco adequado e o tratamento das comorbidades. Dentre as mais comuns podemos citar a aterosclerose, o diabetes mellitus e a hipertensão arterial sistêmica, além daquelas condições associadas à progressão da IC como a insuficiência renal. É fundamental que a orientação dietética seja realizada através de estratégias de educação nutricional e que o paciente compreenda as razões das modificações alimentares propostas.

Gasto energético basal e necessidades nutricionais

Em pacientes com IC, o metabolismo basal está aumentado e a necessidade de energia é maior do que o normal. Para o cálculo da necessidade estimada de energia, a calorimetria indireta é ainda considerada o método mais preciso, porém, apresenta diversas dificuldades de realização, indisponível na maioria dos serviços de saúde. Métodos simplificados como a fórmula de bolso e a equação de Harris-Benedict são amplamente utilizados[19] (Tabela 13.5).

Na ausência de uma recomendação específica, o aporte energético de 25 a 30Kcal/kg/dia pode ser adotado para pacientes eutróficos. Considerando-se que a população de pacientes com IC é composta predominantemente por idosos, pode-se adotar a recomendação da Sociedade Europeia de Nutrição Clínica e Metabolismo (ESPEN) para pacientes geriátricos. De acordo com a orientação da ESPEN, a ingestão mínima deve ser de 30kcal/kg/dia, devendo este valor ser ajustado de acordo com o estado nutricional, nível de atividade física, status de saúde e tolerância.[20]

Carboidratos e Lipídeos

As evidências relacionadas às recomendações de carboidratos e lipídeos são ainda mais escassas e muitas vezes ausentes nas principais diretrizes. Neste caso, a recomendação de consumo de carboidratos e lipídeos deve estar alinhada com o consumo energético e proteico, levando-se em consideração as comorbidades apresentadas para cada indivíduo. Pode-se usar como referência os valores apresentados nas tabelas de *Dietary Reference Intakes* (DRI).

Proteínas

A musculatura esquelética está frequentemente comprometida na presença de IC. Recomenda-se, portanto, que a ingestão de proteínas para pacientes com IC seja aumentada para 1,2 a 1,5g/kg/dia. É importante atentar-se para a presença de disfunção renal, condição comum nesta população. Nos casos em que a taxa de filtração glomerular estimada (eTFG) estiver abaixo de 60mL/min/1,73m^2, a redução do consumo de proteína para 0,6 a 0,8g/kg/dia está indicada.[19]

Micronutrientes

Ácidos graxos e carboidratos são a principal fonte de energia dos cardiomiócitos. A conversão desses macronutrientes em energia requer uma cadeia de reações que envolvem micronutrientes, tais como, coenzima Q10, tiamina e riboflavina. Além disso, pacientes com IC apresentam estresse oxidativo, metabolismo e função intestinal alterados, que podem cursar

Tabela 13.4. Resumo das principais recomendações relacionas à terapia nutricional

Tópico	ACC[a]/AHA[b] 2013 ACC/AHA/HSFA[c] 2017	ESC[d] 2016	AND[e] 2017	SBC[f] 2018
Sódio	< 3g/dia	Evitar ingestão excessiva de sal (> 6g/dia)	2 a 3g/dia	Evitar ingestão excessiva de sal (> 7g/dia)
Fluidos	1,5 a 2L/dia para estágio D especialmente com hiponatremia	1,5 a 2L/dia pode ser considerado para pacientes com IC grave	1 a 2L/dia	∅
Energia	∅	∅	Eutróficos: 22Kcal/kg de peso atual; Desnutridos: 24Kcal/kg; ou baseado na EER	∅
Proteína	∅	∅	Individualizado, mas >1,1g/kg	∅
Supl. de folato, vitaminas B_6 e B_{12}	∅	∅	Não recomendado como rotina	∅
Supl. de tiamina	∅	∅	Não recomendado como rotina	∅
Supl. nutricionais	∅	∅	Não recomendado como rotina	∅
Ferro	Ferro intravenoso pode ser indicado para IC NYHA II-III e para deficiência de Fe (ferritina <100ng/mL ou 100-300ng/mL se saturação da tranferrina < 20%)	Carboximaltose férrica intravenosa para para paciente sintomático com ICFEr e para deficiência de Fe (ferritina <100ng/mL ou 100-299ng/mL se saturação da tranferrina < 20%)	Não recomendado como rotina	Reposição de Fe por via intravenosa na ICFEr com deficiência de ferro, mesmo na ausência de anemia
Supl. ácido graxo ω-3	Possível como terapia adjuvante para pacientes com ICFEr ou para ICFEp e NYHA II-IV	Pode ser considerado para pacientes sintomáticos	Não recomendado como rotina	Suplemento alimentar com ácidos graxos poli-insaturados ω-3 para redução de mortalidade e internações cardiovascular
Coenzima Q10	∅	∅	Não recomendado como rotina	∅
Caquexia	Importante componente na IC avançada	∅	Oferecer 1,1g/dia de proteína por kg de peso atual para prevenir catabolismo	∅
Obesidade	∅	Perda de peso pode ser considerada para manejar sintomas se IMC entre 35 e 45kg/m^2	Perda de peso para IC estágios B e C com obesidade	∅

∅ = não recomendado ou não reportado; ICFEr – Insuficiência cardíaca com FEVE reduzida

[a] American College of Cardiology; [b] American Heart Association; [c] Heart Failure Society of America; [d] European Society of Cardiology; [e] Academy of Nutrition and Dietetics; [f] Sociedade Brasileira de Cardiologia

Tabela 13.5. Estimativa das necessidades energéticas utilizando a fórmula de Harris-Benedict

Gasto metabólico basal	♂ = 66,5 + (13,8 × peso corporal em kg) + (5,0 × altura em cm) - (6,8 × idade) ♀ = 655,1 + (9,6 × peso corporal em kg) + (1,8 × altura em cm) - (4,7 × idade)
Fator atividade	Posição reclinada: 1,0 Cadeira de rodas (apoiada na cama): 1,2 Caminhada (atividades fora da cama): 1,3-1,4 Esforço leve: 1,5 Esforço moderado: 1,7 Esforço pesado: 1,9
Fator estresse	Após a cirurgia (sem complicações): 1,0 Febre: 1,2-1,5 Fratura: 1,15-1,30 Escara: 1,2-1,6 Câncer, DPOC, pneumonia, sepse: 1,1-1,3 Uso de esteroide: 1,6-1,7 Infecção grave, múltiplos traumas: 1,2-1,4 Falência de múltiplos órgãos, queimadura: 1,2-2,0
Necessidade energética	Gasto metabólico basal × Fator atividade × Fator estresse

Fonte: adaptado de Yamamoto e cols.[19]

em paralelo com a ingestão alimentar inadequada. Todo este cenário desfavorável leva à deficiência de micronutrientes (ferro, selênio e zinco) e, por consequência, afeta o prognóstico destes indivíduos.[21]

Ainda são necessários mais estudos para que se possa determinar o consumo ideal e o efeito de cada um destes micronutrientes na progressão da IC. As principais recomendações para suplementação de tais micronutrientes podem ser encontradas na Tabela 13.4.

Sódio e líquidos

A restrição de sódio é uma medida não farmacológica ainda controversa na IC. Embora seja eventualmente recomendada, não existem ensaios clínicos randomizados conclusivos para embasar tais orientações, principalmente quanto à quantidade ideal de consumo de sal. Em contrapartida, a alta ingestão de sódio pode estar associada à piora da hipervolemia, à hipertrofia ventricular esquerda, piora da função renal e outras doenças cardiovasculares.

Segundo as últimas diretrizes, pacientes com IC devem evitar a ingestão excessiva de sódio (Tabela 13.4). Mais ainda, é importante ressaltar que, nos casos de IC avançada (estágio D), a restrição importante no consumo de sódio promove redução dos sintomas congestivos e reinternações hospitalares.

A restrição de líquidos também é uma medida não farmacológica utilizada para o tratamento da IC. No entanto, as diretrizes atuais afirmam que não há necessidade de restrição hídrica em pacientes com IC leve a moderada, mas uma possível restrição de líquidos pode beneficiar pacientes mais graves (Tabela 13.4). Em vista das evidências escassas, não é possível precisar recomendações específicas sobre a restrição hídrica em pacientes com IC, sendo importante prescrevê-la apenas quando justificado.

Condições específicas

Nenhuma terapia medicamentosa mostrou-se eficaz em reverter complicações como sarcopenia, caquexia ou fragilidade em pacientes com IC, mas programas de treinamento físico e suplementação nutricional, focados principalmente no aporte proteico, podem apresentar benefícios, limitando a perda muscular.[22]

Padrões alimentares e qualidade da dieta

Intervenções no estilo de vida, como a dieta, têm mostrado resultados promissores na melhoria dos resultados relacionados à IC. A maior adesão à dieta mediterrânea (ver **Capítulo 19**), padrão alimentar rico em ácidos graxos poli-insaturados e antioxidantes, associou-se à redução do risco de novas internações por IC em até um ano. Além disso, na IC estável, intervenções dietéticas destinadas a aumentar o consumo de ácidos graxos poli-insaturados ou melhorar a adesão à dieta DASH, entre outras, têm se mostrado factíveis e associadas a mudanças favoráveis no exercício e na capacidade funcional. É importante destacar que tanto a dieta mediterrânea quanto a dieta DASH são compostas principalmente de alimentos vegetais, sugerindo que um padrão alimentar baseado em vegetais pode ser benéfico na IC (ver **Capítulo 20**).[13]

▶ CONSIDERAÇÕES FINAIS

Insuficiência cardíaca (IC) é uma condição clínica comum, com incidência e prevalência crescentes em todo o mundo. A obesidade e a desnutrição podem estar presentes nos indivíduos com diagnóstico de IC e merecem atenção relacionada ao manejo da obesidade e caquexia cardíaca. Dados recentes mostram que o padrão da dieta e a orientação nutricional são componentes críticos na evolução da doença. A dieta que atende as necessidades nutricionais do paciente deve ser incentivada e pode, inclusive, melhorar a qualidade de vida do paciente.

Tópicos relevantes abordados no capítulo

- A IC é uma condição clínica crescente no Brasil e no mundo
- A classificação funcional da IC de I a IV é importante na avaliação dos sintomas, além do prognóstico da doença
- O estado nutricional do paciente está associado com o desfecho da doença
- A terapia nutricional objetiva a manutenção do peso seco adequado e o tratamento das comorbidades
- A ingestão calórica mínima recomendada deve ser de 30kcal/kg/dia, devendo este valor ser ajustado de acordo com o estado nutricional, nível de atividade física, condições atuais de saúde e tolerância
- Nos casos de IC avançada (estágio D), a restrição importante no consumo de sódio é capaz de promover redução dos sintomas congestivos e reinternações hospitalares. A restrição hídrica é recomendada somente em casos mais graves, devendo essa conduta ser avaliada individualmente

Referências

1. Bocchi EA, Arias A, Verdejo H, Diez M, Gómez E, Castro P, et al. The reality of heart failure in Latin America. J Am Coll Cardiol. 2013;62(11):949-958.
2. Hasenfuss G, Mann DL. Pathophysiology of heart failure. In: Mann DL, Zipes D, Libby P, Bonow R (Editors). Braunwald's Heart Disease: A Textbook of Cardiovascular Medicine. 10th Edition. Philadelphia, PA. Elsevier; 2014. p 454-472.
3. Comitê Coordenador da Diretriz de Insuficiência Cardíaca, Rohde LEP, Montera MW, Bocchi EA, Clausell NO, Albuquerque DC, Rassi S, et al. Diretriz Brasileira de Insuficiência Cardíaca Crônica e Aguda. Arq Bras Cardiol. 2018;111(3):436-539.
4. Maisel AS, Krishnaswamy P, Nowak RM, McCord J, Hollander JE, Duc P, et al. Rapid measurement of B-type natriuretic peptide in the emergency diagnosis of heart failure. N Engl J Med. 2002;347(3):161-167.
5. Januzzi JL, Camargo CA, Anwaruddin S, Baggish AL, Chen AA, Krauser DG, et al. The N-terminal Pro-BNP investigation of dyspnea in the emergency department (PRIDE) study. Am J Cardiol. 2005;95(8):948-954.
6. Hawwa N, Vest AR, Kumar R, Lahoud R, Young JB, Wu Y, et al. Comparison between the Kansas City Cardiomyopathy Questionnaire and New York Heart Association in assessing functional capacity and clinical outcomes. J Card Fail. 2017;23(4):280-285.

7. Jorge AL, Rosa ML, Martins WA, Correia DM, Fernandes LC, Costa JA, et al. The prevalence of stages of heart failure in primary care: A population-based study. J Card Fail. 2016;22(2):153-157.
8. Ponikowski P, Voors AA, Anker SD, Bueno H, Cleland JGF, Coats AJS, et al. 2016 ESC Guidelines for the diagnosis and treatment of acute and chronic heart failure: The Task Force for the diagnosis and treatment of acute and chronic heart failure of the European Society of Cardiology (ESC) developed with the special contribution of the Heart Failure Association (HFA) of the ESC. Eur Heart J. 2016;37(27):2129-2200.
9. Kalogeropoulos AP, Fonarow GC, Georgiopoulou V, Burkman G, Siwamogsatham S, Patel A, et al. Characteristics and outcomes of adult outpatients with heart failure and improved or recovered ejection fraction. JAMA Cardiol. 2016;1(5):510-518.
10. Terhoch CB, Moreira HF, Ayub-Ferreira SM, Conceição-Souza GE, Salemi VMC, Chizzola PR, et al. Clinical findings and prognosis of patients hospitalized for acute decompensated heart failure: Analysis of the influence of Chagas etiology and ventricular function. PLoS Negl Trop Dis. 2018;12(2):e0006207.
11. Shen L, Ramires F, Martinez F, Bodanese LC, Echeverría LE, Gómez EA, et al. Contemporary characteristics and outcomes in Chagasic heart failure compared with other nonischemic and ischemic cardiomyopathy. Circ Heart Fail. 2017;10(11):e004361.
12. Wawrze□czyk A, Anaszewicz M, Budzy□ski J. Clinical significance of nutritional status in patients with chronic heart failure-a systematic review. Heart Fail Rev. 2019;24(5):671-700.
13. Allen KE, Billingsley HE, Carbone S. Nutrition, Heart Failure, and Quality of Life: Beyond Dietary Sodium. JACC Heart Fail. 2020;8(9):765-769.
14. Marengoni A, Zucchelli A, Vetrano DL, Aloisi G, Brandi V, Ciutan M, et al. Heart failure, frailty, and pre-frailty: A systematic review and meta-analysis of observational studies. Int J Cardiol. 2020;316:161-171.
15. Ka□użna-Oleksy M, Krysztofiak H, Migaj J, Wleklik M, Dudek M, Uchmanowicz I, et al. Relationship between nutritional status and clinical and biochemical parameters in hospitalized patients with heart failure with reduced ejection fraction, with 1-year follow-up. Nutrients. 2020;12(8):2330.
16. Sze S, Pellicori P, Zhang J, Weston J, Clark AL. Agreement and classification performance of malnutrition tools in patients with chronic heart failure. Curr Dev Nutr. 2020;4(6):nzaa071.
17. Bianchi VE. Nutrition in chronic heart failure patients: a systematic review. Heart Fail Rev. 2020;25(6):1017-1026.
18. Vest AR, Chan M, Deswal A, Givertz MM, Lekavich C, Lennie T, et al. Nutrition, obesity, and cachexia in patients with heart failure: A consensus statement from the Heart Failure Society of America Scientific Statements Committee. J Card Fail. 2019;25(5):380-400.
19. Yamamoto K, Tsuchihashi-Makaya M, Kinugasa Y, Iida Y, Kamiya K, Kihara Y, et al. Japanese Heart Failure Society 2018 scientific statement on nutritional assessment and management in heart failure patients. Circ J. 2020;84(8):1408-1444.
20. Volkert D, Beck AM, Cederholm T, Cruz-Jentoft A, Goisser S, Hooper L, et al. ESPEN guideline on clinical nutrition and hydration in geriatrics. Clin Nutr. 2019;38(1):10-47.
21. Cvetinovic N, Loncar G, Isakovic AM, von Haehling S, Doehner W, Lainscak M, et al. Micronutrient depletion in heart failure: Common, clinically relevant and treatable. Int J Mol Sci. 2019;20(22):5627.
22. Coats AJS. Heart failure management of the elderly patient: focus on frailty, sarcopaenia, cachexia, and dementia: conclusions. Eur Heart J Suppl. 2019;21(Suppl L):L36-L38.

CAPÍTULO 14

Christiane Ishikawa Ramos
Fernando Saldanha Thomé
Lilian Cuppari

Abordagem Dietética na Doença Renal Crônica

▶ DEFINIÇÃO E EPIDEMIOLOGIA

A doença renal crônica (DRC) é uma síndrome definida como alterações na função ou na estrutura difusa dos rins, persistentes por mais de três meses, com implicações para a saúde.[1] Histologicamente, caracteriza-se por fibrose intersticial e esclerose glomerular, com redução no número de néfrons, as unidades funcionais do rim. Apesar das inúmeras funções exercidas pelos rins, a DRC é definida pela redução da taxa de filtração glomerular (FG), medida ou usualmente estimada a partir da creatinina sérica por meio de equações, como a da *Chronic Kidney Disease Epidemiology Colaboration* (CKD-EPI) ou a da *Modification of Diet in Renal Disease* (MDRD). As alterações estruturais compreendem malformações congênitas, cistos, atrofias, entre outras, encontradas em exames de imagem, ou evidências de danos renais como hematúria ou proteinúria persistentes. Dentre as evidências de alterações estruturais na prática clínica, destaca-se a albuminúria como indicador de lesão à barreira glomerular. Implícita na definição da DRC está a noção de que os marcadores de função e alteração estrutural se relacionam com desfechos a longo prazo. Assim, a iniciativa *Kidney Disease Improving Global Outcomes* (KDIGO) classifica a DRC com base na FG e na albuminúria[1] como mostrado na Tabela 14.1.

A DRC atinge entre 8% a 16 % da população, sendo mais prevalente em países menos desenvolvidos.[2] As principais causas são o diabetes mellitus, hipertensão arterial sistêmica, doença renal policística, glomerulonefrites, nefrites intersticiais, doenças autoimunes ou malformações congênitas. A Tabela 14.2 lista os vários fatores causais da DRC. As diretrizes atuais recomendam, sempre que possível, identificar a etiologia da DRC, haja vista que essa informação tem impacto sobre o prognóstico.

Sabe-se que a DRC tem caráter progressivo, com perda estimada da FG ao redor de 1,5 a 2,0 ml/min/1,73m^2 por ano. Hipertensão acelerada ou mal controlada, diabetes mal controlado, síndrome nefrótica, obstrução urinária

Tabela 14.1. Classificação da DRC e relação com manifestações clínicas.

Estágio	TFG (mL/min)	Características		Albuminúria (mg/g de creatinina)		
		Funções renais	Manifestações	A1 < 30	A2 30-300	A3 > 300
1	≥ 90*	Usualmente sem disfunção significativa ou disfunção tubular eventual	Usualmente sem sintomas			
2	60-89	Leve redução**	Possível edema se albuminúria elevada			
3a	45-59	Redução moderada***	Alterações subclínicas			
3b	30-44	Redução moderada	Alterações laboratoriais			
4	15-29	Redução grave	Sintomas variados			
5	< 15	Falência renal	(ver texto)			

*Pode haver hiperfiltração. **Significativa para indivíduos jovens. ***Pode não ter significado clínico para idosos >60 anos. A intensidade das cores representa o risco de progressão, sendo a mais clara o risco baixo e a mais escura o risco muito alto. Adaptado de KDIGO.[1]

Tabela 14.2. Fatores etiológicos da doença renal crônica.

Diabetes mellitus	Hipertensão arterial sistêmica
Glomerulonefrites primárias ou secundárias	Doenças autoimunes
Infecções sistêmicas[a]	Nefrites intersticiais
Urolitíase maligna	Infecções renais recorrentes
Obstrução do trato urinário	Malformações congênitas do trato urinário
Doenças monogênicas[b]	História de injúria renal aguda
Idade maior do que 60 anos	Fumo
Raça negra e indígena	Obesidade
Neoplasias, mieloma múltiplo	Redução de massa renal[e]
Tabagismo	História familiar de DRC, doenças poligênicas
Doenças vasculares renais[c]	Síndrome metabólica, dislipidemias
Vasculites	Distúrbios metabólicos[f]
Drogas nefrotóxicas[d]	Amiloidose e paraproteinemias
Microangiopatias trombóticas	

[a]Hepatite B, hepatite C, HIV, malária, etc.

[b]Doença renal policística, doença de Alport, anemia falciforme, variantes genéticas do gene da apolipoproteína L1, doença de Fabry, síndrome hemolítico-urêmica atípica

[c]Estenose de artérias renais, infarto renal, nefropatia isquêmica, doença tromboembólica

[d]Anti-inflamatórios não esteroides, lítio, aminoglicosídeos, analgésicos, metais pesados, etc.

[e]Muito baixo peso ao nascer, nefrectomia

[f]Hiperuricemia, hipercalcemia, hipocalemia, cistinose, nefropatia por oxalato.

ou litíase associadas à infecção, fumo, uso continuado de fármacos nefrotóxicos, episódios de injúria renal aguda, gravidez, anemia, entre outros, podem acelerar o ritmo de progressão da DRC, aumentando a morbidade cardiovascular e a mortalidade.[3]

A maioria das pessoas afetadas pela DRC é assintomática, fato preocupante, uma vez que o diagnóstico precoce e o manejo adequado podem retardar ou prevenir as possíveis consequências da doença tais como a progressão para falência renal com necessidade de terapia de substituição renal (diálise ou transplante), risco de doença cardiovascular, maior incidência de injúria renal aguda, maior incidência de infecções, complicações médicas/cirúrgicas e hospitalizações, e maior mortalidade.

Manifestações e complicações

As manifestações da DRC variam conforme a causa, o estágio da doença e as complicações associadas.[2,4] Os rins estão envolvidos em inúmeros processos fisiológicos e suas disfunções podem ter consequências variadas. Sintomas urinários podem ocorrer dependendo da doença de base como hematúria, urina espumosa, noctúria, todos inespecíficos. Ainda que pacientes em estágios iniciais da DRC sejam frequentemente assintomáticos, alguns exames laboratoriais podem detectar alterações subclínicas nesta fase. A Tabela 14.1 ilustra a progressão das manifestações clínicas de acordo com o estágio da DRC.

Distúrbios hidroeletrolíticos e do equilíbrio acidobásico podem ocorrer. Algumas nefropatias intersticiais podem acarretar perda de sódio ou dificuldade de concentração urinária levando à poliúria. Nesses casos, pode ocorrer hipovolemia e até hipotensão. Mas, o mais comum, especialmente em estágios avançados da DRC ou quando houver proteinúria importante, é a retenção de sódio com hipervolemia latente ou manifesta, podendo levar ao aparecimento ou agravamento da hipertensão arterial, edema e dispneia. O excesso de eliminação de água livre pode ocasionar hiponatremia. Os níveis de potássio permanecem normais enquanto a oferta de sódio estiver adequada nos segmentos distais do néfron. Quando o fluxo tubular diminui nos estágios mais avançados, principalmente na presença de oligúria, a excreção de potássio é comprometida, levando à hipercalemia. No entanto, outros fatores podem adicionalmente contribuir para a hipercalemia como o uso de alguns fármacos, distúrbios tubulares, constipação intestinal, acidose metabólica, ou dieta rica em potássio. A Tabela 14.3 elenca os vários fatores que contribuem para a hipercalemia.

A acidose metabólica ocorre nos estágios 3 a 5 da DRC por dificuldade em excretar a carga ácida fixa do organismo, especialmente se a dieta for muito rica em elementos acidogênicos.

Tabela 14.3. Fatores não dietéticos e condições clínicas que podem promover hipercalemia.[9]

Acidose metabólica	Uso de diuréticos poupadores de potássio
Constipação crônica e grave	Distúrbios tubulares
Uso de inibidores da enzima de conversão da angiotensina ou bloqueadores do receptor da angiotensina II	Hipoaldosteronismo hiporreninêmico
Uso de β-bloqueadores	Anti-inflamatórios não-esteroides
Condições de hipercatabolismo	Elevada concentração de potássio na solução de diálise
Deficiência de insulina ou hiperglicemia	

Esse quadro pode levar a consequências como desmineralização óssea, desgaste muscular e ao aumento da perda de função renal. Por tudo isso, a acidose deve ser tratada com alcalinizantes ou com dieta que reduza a oferta de ácidos.

Outra complicação da DRC é o distúrbio mineral ósseo, que pode resultar em dor óssea, dificuldades da função muscular, deformidades e cistos ósseos, fraturas, calcificações em tecidos moles, especialmente nos vasos sanguíneos.[5] As causas desses distúrbios são hiperfosfatemia, hipocalcemia, deficiência de 25(OH)-D (vitamina D), redução de calcitriol por diminuição da conversão renal da 25(OH)D a 1,25(OH)2D, elevação do paratormônio (PTH) e do fator de crescimento de fibroblastos 23 (FGF23).

A anemia da DRC ocorre principalmente por redução da produção de eritropoietina, mas também pode ocorrer diminuição da vida média das hemácias, aumento de hepcidina com consequente alteração no metabolismo do ferro, perdas sanguíneas, deficiências de ferro, acúmulo de alumínio, deficiências de vitamina B_{12} ou ácido fólico. Usualmente, a anemia é normocítica e normocrômica já que a deficiência de ferro ou o acúmulo de alumínio causam microcitose e a deficiência de vitaminas do complexo B causa macrocitose. Clinicamente, a anemia leva a cansaço fácil e contribui para outros sintomas urêmicos.

Talvez a principal complicação da DRC seja a doença cardiovascular (DCV), responsável por aumento significativo da morbidade e da mortalidade nesses pacientes em comparação à população geral. A DCV da DRC se deve a fatores de risco convencionais, como hipertensão arterial, diabetes, síndrome metabólica, dislipidemia, obesidade, mas também a outros fatores, como inflamação sistêmica, hiperuricemia, estresse oxidativo, hiper-homocisteinemia, distúrbios do metabolismo mineral e ósseo. Pacientes com DRC têm aterosclerose acelerada, que além do processo fisiopatológico envolvendo a camada íntima das artérias apresenta também calcificação da camada média. As consequências são doença isquêmica do coração (angina, infarto), doença cerebrovascular ou doença vascular periférica. Hipertensão arterial, hipervolemia e elevação do FGF23 provocam também a hipertrofia ventricular esquerda, podendo levar à insuficiência cardíaca sistólica ou diastólica, fibrilação atrial e outras arritmias, até à morte súbita.

Além dos distúrbios apresentados anteriormente, vários distúrbios metabólicos acompanham a DRC, como dislipidemia (especialmente a hipertrigliceridemia), alterações hormonais (resistência à insulina, anormalidades na função tireoidiana, resistência ao hormônio do crescimento, alterações nos hormônios sexuais com fertilidade reduzida e disfunção erétil), hiperuricemia, e a desnutrição energético-proteica (DEP). A DEP se caracteriza por redução da massa gorda e muscular e se associa à sarcopenia, fragilidade, catabolismo proteico, hipoalbuminemia, em um estado de inflamação crônica de baixo grau e aumento do estresse oxidativo.[6] Dentre as complicações neurológicas encontram-se asterixis, mioclonias, disfunção cognitiva, redução variável do nível de consciência (podendo chegar ao coma urêmico), neuropatia periférica, letargia, síndrome das pernas inquietas, distúrbios do sono, ou convulsões.

As manifestações urêmicas gerais da DRC costumam acontecer nos estágios finais da doença, particularmente em pacientes que não receberam tratamento conservador durante a sua evolução. A síndrome urêmica é a resultante do somatório dos elementos já descritos ao acúmulo de resíduos nitrogenados e centenas das chamadas toxinas urêmicas não eliminadas pelos rins que causam alterações de paladar e hálito, fadiga, fraqueza e fragilidade, anorexia, náuseas, vômitos, soluços, prurido, palidez, emagrecimento, disfunção plaquetária ou lesões de pele. A serosite urêmica é uma complicação da uremia avançada e pode afetar o pericárdio, levando à pericardite, derrame pericárdico e tamponamento cardíaco.

Manejo da DRC

A Tabela 14.4 descreve o manejo genérico das principais complicações da DRC.

A terapia renal substitutiva deve ser instituída em geral no estágio 5 da doença quando o tratamento clínico conservador não for

Tabela 14.4. Manejo de pacientes com doença renal crônica.

Medida	Metas	Ações representativas
Controle da hipertensão	< 130/80 mmHg	• Diuréticos e anti-hipertensivos • Em pacientes com diabetes ou albuminúria ≥30 mg/g, preferir inibidores do SRAA • Ingestão de sódio < 2.300mg/dia
Controle do diabete	HbA1C ~ 7,0%	• Inibidores do SGLT-2 • Ajuste dos antidiabéticos • Ajuste da dieta
Manejo da doença de base	Diversos tratamentos específicos para a causa da DRC	• Tratamento de infecções, imunossupressão, desobstrução das vias urinárias, redução de peso
Nefroproteção	Controle rigoroso dos fatores que aceleram a perda de FG	• Cessação de fumo • Evitar uso de fármacos nefrotóxicos • Ajuste da dieta • Controle da pressão arterial • Evitar desidratação • Controle da uricemia e dislipidemias
Ajuste de fármacos	Dose conforme FG	• Limitar o uso de metformina de acordo com a FG • Limitar o uso de omeprazol
Estímulo à atividade física	≥ 150 min/semana	• Orientação de profissional especializado • Respeitar tolerância
Prevenção da doença cardiovascular	Controlar fatores de risco	• Uso de estatinas • Ajustes na dieta
Manejo da anemia	Hemoglobina > 10 g/L (limite para uso de estimulantes da eritropoiese)	• Estimulantes da eritropoiese • Ferro por via oral ou endovenosa • Vitaminas do complexo B, ácido fólico
Manejo da acidose metabólica	Bicarbonato sérico ≥ 22 mEq/L	• Bicarbonato ou citrato de sódio • Ajustes na dieta
Manejo do distúrbio mineral e ósseo	Cálcio e fósforo séricos dentro da faixa de normalidade PTH adequado para FG	• Quelantes de fósforo • Correção da hipovitaminose D • Análogos da Vitamina D • Calcimiméticos • Ajustes na dieta
Monitoração	Função renal, proteinúria, eletrólitos, fosfatase alcalina, PTH e hemoglobina	• Frequência de acordo com o estágio da DRC
Preparo para terapia renal substitutiva	Orientações Fístula arteriovenosa Cateter peritoneal Transplante	• Vacinações • Sorologias (HBV, HCV, HIV, HTLV) • Nos estágios 4 e 5
Prevenção de DEP	Acompanhar os indicadores nutricionais	• Avaliação antropométrica, bioquímica e consumo alimentar

suficiente para manter o paciente estável e com adequada qualidade de vida. Nesta condição, idealmente o transplante renal deve ser oferecido; no entanto, diante da escassez de doadores frente à demanda de pacientes em estágio 5, a utilização de diálise (peritoneal ou hemodiálise) é alternativa eficaz.

O manejo dietético é crucial no tratamento da DRC, podendo contribuir para diminuir o ritmo de perda da função renal, assegurar adequação do estado nutricional ou prevenção da DEP e no controle do desequilíbrio hidroeletrolítico e acidobásico, da hipertensão arterial e diabetes, além da prevenção das complicações urêmicas.

Nutrição na doença renal crônica

A alimentação saudável e adequada é um dos determinantes de saúde em geral, inclusive em situações de doença. Na DRC, a adoção de padrões alimentares saudáveis tem sido associada tanto à menor incidência da doença como a melhores desfechos clínicos. Desta forma, os ajustes de nutrientes necessários ao controle dos distúrbios associados à doença, como proteínas, sódio, potássio, fósforo, precisam estar alinhados aos preceitos da alimentação saudável. As orientações do Guia Alimentar para População Brasileira (2014) voltadas à população em geral podem ser aplicadas aos pacientes com DRC, uma vez que estimulam a ingestão de alimentos frescos em detrimento dos industrializados, menor consumo de açúcares, gorduras e sódio, além de valorizar aspectos muitas vezes negligenciados na prática clínica, como comer com atenção e tranquilidade, desenvolver habilidades culinárias e respeitar a cultura alimentar de cada região do Brasil.

As orientações nutricionais específicas da DRC variam com a fase da doença. Na fase não dialítica, tem como principais objetivos contribuir para retardar o ritmo de progressão da disfunção renal, prevenir as complicações, tratar as comorbidades e preparar o paciente para a terapia renal substitutiva. Já na fase dialítica, a prevenção dos distúrbios hidroeletrolíticos e da desnutrição são as bases da terapia dietética.

Energia

Estudos têm mostrado que gasto energético de repouso (GER) de pessoas metabolicamente estáveis com DRC é muito semelhante ao de indivíduos saudáveis. Todavia, algumas condições associadas à DRC como a presença de diabetes, inflamação crônica e hiperparatireoidismo secundário podem aumentar o gasto energético de repouso e, portanto, devem ser considerados na estimativa das necessidades energéticas. A calorimetria indireta é considerada o padrão-ouro para a avaliação do GER, porém, é pouco disponível para utilização na prática clínica. Recentemente, equações para estimativa do GER a partir de parâmetros simples foram desenvolvidas e validadas e podem ser usadas para estimar o GER ajustadas para um fator de atividade física para estimativa do gasto energético total.[7]

De forma simplificada, recomenda-se uma oferta energética de 25 a 35 kcal/kg/dia para pacientes metabolicamente estáveis variando de acordo com a idade, sexo, nível de atividade física, composição corporal, estágio da doença e presença de outras comorbidades, a fim de manter o estado nutricional adequado (Tabela 14.5).[7]

Proteínas

A proteína é sem dúvida um dos nutrientes mais discutidos no contexto da DRC. Fisiologicamente, a ingestão aguda de proteínas modifica a hemodinâmica renal em favor do aumento da filtração glomerular (hiperfiltração), a fim de aumentar a excreção de compostos tóxicos (p. ex. ureia) produzidos a partir do metabolismo das proteínas. Apesar desta relação, a ingestão elevada de proteínas não parece ter impacto negativo sobre a função renal em indivíduos saudáveis. Por outro lado, em pessoas

Tabela 14.5. Recomendação de macronutrientes em pacientes com doença renal crônica.

Nutriente	Recomendação[a]
Energia	25 a 35 kcal/kg[b]/dia
Carboidratos	50% a 60% do valor energético total
Lipídios	25% a 35% do valor energético total
Proteínas	**Fase não dialítica** • **Estágio 1 e 2 (TFG > 60mL/min)** – 0,80 a 1,00g/kg/dia • **Estágio 3 a 5 (TFG < 60mL/min)** – 0,55 a 0,60g/kg/dia ou – 0,28 a 0,43g/kg/dia + cetoácidos e aminoácidos essenciais • **Diabetes** – 0,60 a 0,80g/kg/dia **Fase dialítica (com ou sem Diabetes)** • **Estágio 5** – 1,00 a 1,20g/kg/dia
Fibras	14g/1.000Kcal **ou** 25g/dia para mulheres e 38g/dia para homens

TFG – taxa de filtração glomerular; a para indivíduos metabolicamente estáveis
bo peso utilizado para os cálculos é determinado pelo julgamento clínico do nutricionista.
Adaptada de KDOQI.[7]

que já apresentam algum grau de DRC ou fatores de risco para seu desenvolvimento como diabéticos e hipertensos, maior ingestão de proteínas tem sido associada à menor taxa de filtração glomerular.

A hiperfiltração encontra-se entre os mecanismos fisiopatológicos de progressão da DRC, base teórica para justificar o emprego de dietas hipoproteicas na fase não dialítica. O benefício da diminuição de proteínas sobre a progressão da disfunção renal, porém, ainda é controverso, principalmente após o uso disseminado dos inibidores do sistema renina angiotensina aldosterona. Bem estabelecido está, todavia, que a menor ingestão de proteínas retarda a necessidade de iniciar terapia dialítica.[7] Este efeito relaciona-se à menor produção e acúmulo de metabólitos tóxicos, atenuando as manifestações clínicas da uremia. Adicionalmente, o controle na ingestão de alimentos fontes de proteínas, especialmente de origem animal, também promove menor ingestão de fósforo, potássio, ácidos graxos saturados, sódio e compostos indutores da formação de ácidos, modulando distúrbios eletrolíticos, metabólicos e hormonais na fase não dialítica da DRC.

Tendo em vista o exposto, nos estágios 1 e 2 da DRC sugere-se dieta normoproteica (0,80 a 1,00g/kg/dia) e nos estágios 3 a 5 não dialítico, em pacientes metabolicamente estáveis, dieta hipoproteica (0,55 a 0,60g/kg/dia). Uma ressalva deve ser feita para pacientes com diabetes, para os quais a oferta entre 0,6 e 0,8g/kg/dia pode contribuir com melhor controle glicêmico (Tabela 14.5). Dieta com muito baixo teor de proteínas (0,28 a 0,43g/kg/dia) suplementada com cetoanálogos e aminoácidos essenciais (1 comprimido a cada 5kg de peso) configura outra estratégia para o aporte de proteínas, especialmente no estágio 5 da DRC.[7] Esta estratégia apresenta benefícios adicionais sobre dietas hipoproteicas convencionais no controle da uremia e distúrbios metabólicos, porém apresenta entraves à maior utilização como restrição alimentar mais rigorosa (basicamente, trata-se de uma dieta vegetariana), o elevado número de comprimidos e alto custo.

O impacto dos diferentes tipos de fontes de proteínas também tem sido estudado na DRC. Apesar de estudos observacionais sugerirem benefícios da carne branca sobre a vermelha e de proteínas vegetais sobre animais, estudos de intervenção têm mostrado que o impacto da quantidade de proteína parece mais importante do que a fonte proteica.[7]

Em pacientes em terapia por hemodiálise (Tabela 14.5) sugere-se a oferta de 1,00 a 1,20g/kg/dia (hiperproteica),[7] em virtude da perda de aminoácidos, peptídeos, bem como do maior catabolismo proteico muscular observados durante o procedimento dialítico. Além da quantidade diária de proteínas, o consumo de refeições/lanches balanceados antes, durante e após o procedimento dialítico minimiza os efeitos do catabolismo proteico.

Fósforo

A hiperfosfatemia geralmente é definida como níveis de fósforo sérico acima do valor de referência do laboratório (fase não dialítica) ou 5,5mg/dL (fase dialítica). Encontra-se dentro do contexto do distúrbio do metabolismo mineral e ósseo (DMO-DRC), caracterizado também por níveis séricos aumentados de PTH, baixos níveis de cálcio e calcitriol, entre outros fatores (8). O DMO-DRC tem repercussões negativas para saúde, associa-se com aumento do risco de fraturas, calcificação vascular, mortalidade e pior qualidade de vida dos pacientes.

Na fase não dialítica da DRC, o fósforo sérico é mantido dentro da faixa de normalidade até os estágios mais avançado da doença. Esta regulação é mediada pela ação de dois hormônios fosfatúricos: PTH e fator de crescimento de fibroblastos-23 (FGF23). Níveis séricos crescentes e elevados de PTH e FGF23 são considerados marcadores de sobrecarga de fósforo, e indicam a necessidade de ajustes na alimentação, mesmo antes do surgimento da hiperfosfatemia.[8]

O fósforo encontra-se no alimento sob duas formas: orgânica (natural) e inorgânica, que compreende os aditivos de fósforo utilizados pela indústria de alimentos. Dentre os produtos que apresentam aditivos de fósforo encontram-se embutidos (linguiça, presunto, etc.), carnes processadas (nuggets, hambúrguer, etc.), misturas para preparação (bolo, purê, pudim, etc.), biscoitos, leite UHT, suco em pó e refrigerantes à base de cola. Uma diferença importante entre o fósforo orgânico e inorgânico é a taxa de absorção. Para a forma orgânica, a taxa varia conforme o grupo de alimento, sendo em torno de 90% para lácteos, 70% para cárneos, 30% a 50% para leguminosas e cereais. Já o fósforo inorgânico apresenta alta taxa de absorção, podendo chegar a 100%. Desta forma, um dos pilares para o ajuste na ingestão de fósforo dietético consiste em reduzir o consumo de alimentos industrializados que contenham aditivos à base de fósforo.[7]

As diretrizes de condutas clínicas não determinam quantidades específicas de fósforo que pacientes com DRC devem ingerir diariamente.[7] Considerando que as principais fontes de fósforo natural da alimentação são também fontes de proteína (laticínios e carnes em geral), a ingestão de fósforo sugerida é aquela que naturalmente acompanha a quantidade de proteína necessária para cada indivíduo, de acordo com a fase da DRC. Para auxiliar no controle da fosfatemia, sugere-se priorizar alimentos que possuem menor quantidade de fósforo por grama de proteína (Tabela 14.6).

Quando as estratégias descritas não forem suficientes para promover redução do fósforo sérico torna-se necessário o uso de quelantes de fósforo.[8] Estes medicamentos contêm compostos que se ligam ao fósforo do alimento, reduzindo sua absorção no trato gastrointestinal. No Brasil, os quelantes de fósforo mais comuns são carbonato de cálcio (contém 40% de cálcio) e cloridrato de sevelamer. Apesar do poder quelante de ambas as substâncias ser similar, parte do cálcio presente no carbonato de cálcio é absorvido, contribuindo com a sobrecarga de cálcio na DRC. A prescrição de quelante de fósforo é atribuição médica, porém o nutricionista pode auxiliá-lo na distribuição do quelante ao longo do dia, de acordo com o consumo de alimentos fontes de fósforo do paciente. Para que o quelante exerça sua função, ele deve ser ingerido conjuntamente aos alimentos ricos em fósforo, em número de comprimidos proporcional à quantidade de fósforo presente nas refeições, lanches ou alimentos ingeridos fora dos horários das refeições, inclusive durante a sessão de diálise.

Tabela 14.6. Exemplos de alimentos fontes de fósforo e razão fósforo/proteína.

Alimento	Porção (medida caseira)	Porção (g)	P (mg)	PTN (g)	P/PTN (mg/g)
Carnes em geral					
Peito de frango	1 filé de peito médio, grelhado	80	236	25,6	9,2
Bisteca suína	1 bisteca média, grelhada	80	183,2	23,1	7,9
Contrafilé	1 bife médio, grelhado	85	204,8	30,5	6,7
Pescada branca	1 filé médio, frito	84	171,4	21	7,1
Fígado bovino	1 bife médio, grelhado	85	357	25,4	14,0
Sardinha	2 unidades, frita	68	534,7	28,4	18,8
Embutidos					
Presunto*	2 fatias médias	48	117,1	6,9	17,1
Linguiça de porco*	1 gomo médio, grelhado	80	168	18,6	9,1
Ovos					
Ovo (inteiro)	1 unidade média	50	92	6,7	13,8
Clara de ovo	1 unidade média	30	4,5	4,0	1,1
Laticínios					
Queijo prato*	2 fatias finas	30	138,3	6,8	20,3
Queijo minas fresco	1 fatia média	30	36,9	5,2	7,1
Iogurte natural	1 pote médio	180	214,2	7,2	29,8
Leite UHT*	1 copo americano	150	123	3,5	34,9
Requeijão cremoso*	1 colher de sopa cheia	22	98,6	2,1	46,7
Leguminosas e oleaginosas					
Feijão carioca	1 concha média, cozido	154	134,0	7,4	18,1
Amendoim	1 pacote pequeno	50	130,5	11,3	11,6

Fonte: Tabela Brasileira de Composição de Alimentos.[14]

Potássio

A hiperpotassemia ou hipercalemia geralmente é definida por níveis séricos de potássio acima de 5,0mEq/L. Níveis acima de 6,0mEq/L estão associados a maior risco de arritmias e, em situações mais graves, de parada cardíaca (morte súbita). Apesar da ingestão alimentar elevada de potássio contribuir com a elevação dos níveis séricos de potássio, outros fatores clínicos, identificados na Tabela 14.3, também promovem hiperpotassemia e precisam ser considerados no tratamento.

Não existe recomendação específica sobre a quantidade de potássio que o paciente com DRC, com ou sem hiperpotassemia, deva ingerir. A versão mais atual da diretriz de nutrição clínica sugere que ajustes na ingestão alimentar sejam feitos a fim de manter o potássio sérico dentro dos valores de normalidade.[7] Todavia, nem todos os pacientes com DRC necessitarão de ajustes na ingestão de potássio. A hiperpotassemia é mais prevalente nas fases mais avançadas da doença, especialmente em pacientes anúricos em hemodiálise.

Os ajustes na ingestão de potássio envolvem todos os grupos alimentares, uma vez que este mineral se encontra amplamente distribuído nos alimentos. Com exceção da carambola, todos os alimentos podem ser incluídos no plano alimentar do paciente com DRC e hiperpotassemia, desde que seja individualmente orientado em relação à seleção, porções, substituições e/ou modo de preparo dos alimentos. Ressalta-se que, antes de orientar restrições alimentares radicais, é importante realizar uma avaliação criteriosa do hábito alimentar e, sempre que possível, o nefrologista deve manejar os outros fatores clínicos associados à hiperpotassemia.

Para alimentos de origem animal, a ingestão de potássio é ajustada conforme a recomendação de proteínas para cada fase da DRC. Já para os de origem vegetal, diferentes estratégias podem ser empregadas, a fim de reduzir essa ingestão. É importante salientar que alimentos de origem vegetal não devem ser excluídos da alimentação, uma vez que contêm outros minerais, vitaminas e compostos bioativos importantes para a saúde em geral. Ademais, o consumo destes alimentos pode contribuir de forma indireta para o controle da hiperpotassemia, por serem fontes de fibras, regulando o hábito intestinal e possibilitando maior a excreção de potássio por via fecal, e por serem indutores de carga alcalina, auxiliando no controle da acidose metabólica.[9]

Frutas e hortaliças *in natura* podem ser classificadas de acordo com o teor de potássio na porção do alimento (Tabelas 14.7 e 14.8). Todavia, esta classificação não é baseada em evidência científica. Assim, a orientação quanto ao tipo e quantidade de frutas deve ser individualizada, considerando hábitos, preferências e condições socioeconômicas dos pacientes, priorizando a oferta de uma alimentação com variedade e boa qualidade nutricional, e acompanhada pelo nutricionista, para avaliar a efetividade da intervenção.

O processo de cocção de hortaliças e leguminosas em água, desprezando-se a água de cocção, é uma estratégia empregada para reduzir o conteúdo de potássio destes alimentos. Apesar de diversos serviços orientarem duas cocções, há consenso de que é na primeira que maior parte do nutriente é removido. A porcentagem de redução varia para cada alimento e, para otimizar a remoção do potássio, sugere-se que a hortaliça seja descascada e cortada em pedaços menores, antes de cozinhar. Após cozido, o preparo pode ser finalizado com outras técnicas de cocção como refogar, assar, fritar, e/ou acrescentando temperos naturais. Realizar apenas uma cocção facilita o preparo, contribui com melhor palatabilidade, consistência dos alimentos e, consequentemente, com a aceitação e o prazer em comer, favorecendo a adesão. Estudos também avaliaram a técnica de remolho, que não mostrou eficiência em remover o potássio do alimento. Ressalta-se que nem todas as hortaliças precisam ser consumidas cozidas, mas é importante avaliar o contexto global da alimentação, para que alimentos crus sejam incluídos sem promover hiperpotassemia (Tabela 14.8). O mesmo raciocínio pode ser adotado com alimentos integrais, oleaginosas, frutas secas, molhos concentrados e café, os quais também possuem quantidades elevadas de potássio.[10]

Atenção também deve ser dada aos alimentos industrializados que possuem aditivos à base de potássio e apresentam maior taxa de absorção do que o potássio naturalmente presente nos alimentos. Sorbato de potássio, citrato de potássio, difosfato de potássio e cloreto de potássio são os mais comuns. O último tem sido muito utilizado como substituto do cloreto de sódio no "sal light" e em produtos com a designação de teor reduzido em sódio. Desta forma, estratégias de educação nutricional, com vistas à redução do consumo de alimentos processados, também podem contribuir com o controle da hiperpotassemia.

Tabela 14.7. Teor de potássio e fibras em frutas.

	Fruta	Porção (medida caseira)	Porção (g)	Potássio (mg)	Fibra (g)
Baixo teor (< 200mg)	Jabuticaba	1 copo americano	63	81,9	1,4
	Fruta do conde	1 unidade M	150	102	5,1
	Pêssego (aurora)	1 unidade M	90	111,6	1,3
	Maçã (Fuji)	1 unidade M	160	120	2,1
	Figo	1 unidade M	70	121,8	1,3
	Uva passa	1 colher de sopa	17	127,33	0,6
	Ameixa fresca	1 unidade M	100	134	2,4
	Caju	1 unidade M	109	135,16	1,9
	Ameixa seca	2 unidades	20	146,4	1,4
	Pêra Williams	1 unidade P	130	150,8	3,9
	Lima da pérsia	1 unidade M	150	153	4,2
	Mamão papaia	$^{1}/_{2}$ unidade M	133	167,6	1,3
	Abacaxi	1 fatia M	132	172,92	1,3
	Acerola	15 unidades	105	173,25	1,6
	Melancia	1 pires de chá raso picado	175	182	0,2
Médio teor (200 a 300mg)	Manga (Palmer)	1 pires de chá raso picado	130	204,1	2,1
	Laranja-lima	1 unidade M	150	195	1,8
	Caqui	1 unidade M	120	196,8	7,8
	Morango	6 unidades M	108	198,7	1,8
	Uva (Itália)	1 copo americano	129	208,98	1,2
	Tangerina (Poncã)	1 unidade M	160	209,6	1,4
	Jaca	6 bagos	90	210,6	2,2
	Mexerica (Rio)	1 unidade M	182	227,5	4,9
	Banana-maçã	1 unidade M	89	235	2,3
	Água de coco	1 copo americano	150	243	0,2
	Maracujá	1 unidade M	80	270	0,9
	Banana prata	1 unidade M	80	286,4	1,6
	Abacate	$^{1}/_{2}$ unidade M	140	288,4	8,8
	Kiwi	1 unidade M	108	290,52	2,9
Alto teor (> 300mg)	Laranja Pêra	1 unidade M	205	334,2	1,6
	Melão	1 pires de chá raso picado	160	345,6	0,5
	Banana nanica	1 unidade M	96	361	1,8
	Goiaba vermelha	1 unidade M	195	386	12,1
	Mamão formosa	1 pires de chá raso picado	240	532,8	4,3
	Atemoia	1 unidade M	207	621	4,3

Tabela 14.8. Teor de potássio e fibras em hortaliças cruas.

Frutas	Porção (medida caseira)	Porção (g)	Potássio (mg)	Fibra (g)
Agrião	1 pires de chá	10	21,77	0,2
Rúcula	1 pires de chá	10	23,34	0,2
Pepino	10 rodelas finas	30	46,10	0,3
Repolho branco	1 pires de chá	34	51,03	0,6
Rabanete	1 unidade média	20	60,65	0,4
Cenoura ralada	1 pires de chá	25	65,54	0,8
Alface crespa	5 folhas médias	49	99,90	0,9
Almeirão	5 folhas médias	40	125,30	1,0
Tomate italiano	5 rodelas médias	75	147,65	0,9
Acelga	1 pires de chá	70	166,80	0,8

Carambola

A carambola contém um composto neurotóxico denominado caramboxina depurado pelos rins. Na vigência de DRC, há um acúmulo dessa neurotoxina desencadeando uma série de sintomas, sendo os mais comuns soluços persistentes, vômitos, confusão mental, agitação, diminuição da força muscular, insônia e convulsão. Dependendo da quantidade ingerida e do tempo que leve para o paciente receber atendimento, a condição pode ser fatal. Por essa razão, a carambola é o único alimento que deve ser excluído da dieta de pacientes com DRC.[10]

Fibras

Pacientes com DRC geralmente têm baixa ingestão de fibras, atribuído ao fato de que os principais alimentos fontes deste nutriente serem também boas fontes de potássio (Tabelas 14.7 e 14.8). Ademais, na hemodiálise a ingestão de fibras tende a ser limitada pela necessidade de controle na ingestão de líquidos, particularmente nos pacientes anúricos.

Além dos benefícios tradicionais atribuídos ao uso de fibras, como o controle da glicemia, do perfil lipídico e da constipação intestinal, na DRC a ingestão adequada deste nutriente pode ser coadjuvante no controle da uremia. Com a redução da função renal, o intestino torna-se via importante de excreção de ureia e outras substâncias, portanto manter o ritmo intestinal adequado favorece a excreção fecal destes compostos. Maior ingestão de fibras também pode modificar a atividade proteolítica da microbiota intestinal, diminuindo a produção de toxinas urêmicas produzidas no cólon, como o sulfato de p-cresila e o sulfato de indoxila, que por sua vez têm sido associados à doença cardiovascular na DRC.[11] Neste contexto, prebióticos, probióticos e simbióticos também têm sido investigados; até o momento, os resultados obtidos são insuficientes para a precisa determinação dos tipos e doses mais adequados para o tratamento.

Especialistas sugerem que a ingestão de fibras na DRC seja aquela recomendada para a população geral (14g/1.000Kcal ou 25g/dia para mulheres e 38g/dia para homens).[11] Esta pode ser alcançada por meio da utilização de cereais integrais, frutas, hortaliças, leguminosas ou fibra suplementar inseridos no hábito do paciente de forma gradual, com acompanhamento dos exames laboratoriais, hábito intestinal (por meio do Critério de Roma IV e/ou Escala de Bristol) e ingestão hídrica suficiente para promover ganho de peso interdialítico adequado no caso dos pacientes em hemodiálise.

Sódio e líquidos

Sabe-se que a ingestão elevada de sódio se relaciona com o aumento da pressão arterial e o risco de doença cardiovascular. Na fase não dialítica, a redução na ingestão de sódio potencializa a ação dos anti-hipertensivos em diminuir a pressão arterial e proteinúria. Na fase dialítica, além da pressão arterial, o ajuste do sódio contribui com menor ganho de peso interdialítico, que por sua vez promove melhores desfechos clínicos.[12]

Para pacientes com DRC, em todas as fases da doença, sugere-se ingestão de sódio abaixo de 2.300mg/dia.[7] Para se adequar a esta recomendação, faz-se necessário não apenas reduzir o sal de adição, mas também evitar o consumo de alimentos processados e ultraprocessados ricos em sódio. É importante lembrar que muitos alimentos com alegação de teor reduzido em sódio apresentam em sua composição cloreto de potássio em substituição ao cloreto de sódio, sendo contraindicados para pacientes com DRC e hiperpotassemia.

Junto com os mecanismos regulatórios da sede, o rim consegue manter o balanço de água e eletrólitos até a fase mais avançada da DRC.[12] Desta forma, o controle da ingestão hídrica raramente é empregado na fase não dialítica, com exceção aos pacientes que apresentam outras comorbidades que necessitem de restrição hídrica, como insuficiência cardíaca, síndrome nefrótica, hepatopatias com ascite entre outras. Já na fase dialítica, o balanço hídrico resulta da capacidade individual de excreção de água pela urina e suor, associada à ultrafiltração durante o procedimento dialítico. Na hemodiálise, um indicador importante de hidratação adequada é o ganho de peso interdialítico, que tem sido sugerido não ser superior 4,0% a 4,5% do peso seco. Estratégias centradas no paciente, que considere não somente hábitos alimentares, mas os hábitos de vida, favorecem a adesão e manutenção do ganho de peso interdialítico adequado e estável.

Desnutrição

Pacientes com DRC apresentam risco elevado de desnutrição especialmente aqueles submetidos à terapia por hemodiálise. Estudos mostram que a prevalência global de desnutrição varia de 28% a 54% dependendo da região e do critério diagnóstico utilizado.[13] Há evidências da associação entre desnutrição e maior risco de morbimortalidade. As causas de desnutrição são várias e incluem fatores relacionados às complicações da doença e ao tratamento que contribuem para diminuição da ingestão alimentar, aumento do catabolismo proteico além das perdas de nutrientes durante o procedimento dialítico. Como resultado há desbalanço entre a ingestão alimentar e as necessidades nutricionais do paciente.

O tratamento da desnutrição é complexo e inclui a identificação de potenciais condições clínicas que causam anorexia e aumento do catabolismo como infecção/inflamação, acidose metabólica, toxicidade urêmica ou distúrbios gastrintestinais, além de orientação dietética individualizada. É importante ressaltar que as medidas devem ser tomadas precocemente tão logo sejam observadas mudanças no consumo alimentar, redução do apetite ou de outros parâmetros nutricionais.

Nesse sentido, o primeiro passo é avaliar a adequação do consumo de energia e proteína do paciente e identificar de que forma é possível melhorar a oferta de alimentos fontes de energia e de proteína, se for o caso. Deve-se orientar e traçar junto com o paciente metas possíveis de serem alcançadas em curto espaço de tempo. Reavaliação sequencial, e caso se mostrem insuficientes para minimizar ou reverter o processo, recomenda-se iniciar suplementação oral.

De acordo com as diretrizes de nutrição e doença renal crônica recomenda-se o uso de suplemento oral por um período mínimo de três meses.[7] Deve-se dar preferência aos suplementos específicos para diálise cujas formulações atendam às necessidades nutricionais sem provocar efeitos adversos sobre o controle hídrico e de eletrólitos. Dependendo da quantidade a ser oferecida (no máximo 20% a 25% do total calórico), porém, fórmulas-padrão também podem ser empregadas. É importante individualizar a orientação quanto ao tipo e quantidade do suplemento a ser empregado, considerando a disponibilidade e a preferência do paciente em termos de sabor e textura.

Caso não haja melhora do estado nutricional, e o paciente tenha muita dificuldade ingerir alimentos ou o suplemento na quantidade recomendada a terapia nutricional enteral tem sido sugerida. Outra opção é a terapia parenteral intradialítica caso nenhumas das opções anteriores tenham sido efetivas.[7]

Tópicos relevantes abordados neste capítulo:

- A DRC atinge 8% a 16% da população, sendo mais prevalente em países menos desenvolvidos
- A DRC tem caráter progressivo, com perda estimada da FG ao redor de 1,5 a 2,0mL/min/1,73m^2 por ano. É classificada em estágios de 1 a 5 conforme a TFG
- Recomenda-se manter a oferta energética entre 25 e 35kcal/kg/dia para pacientes metabolicamente estáveis assegurando-se estado nutricional adequado
- A ingestão elevada de proteínas não parece ter impacto negativo sobre a função renal de indivíduos saudáveis. Porém, em pessoas que apresentam algum grau ou fatores de risco para DRC, como diabéticos e hipertensos, maior ingestão de proteínas tem sido associada à progressão na perda de filtração glomerular
- A hiperpotassemia é mais prevalente nas fases mais avançadas da doença, especialmente em pacientes anúricos que fazem hemodiálise
- Na fase não dialítica, a redução na ingestão de sódio potencializa a ação dos anti-hipertensivos em diminuir a pressão arterial e proteinúria. Na fase dialítica, além da pressão arterial, o ajuste do sódio contribui com menor ganho de peso interdialítico, promovendo melhores desfechos clínicos
- Na presença de desnutrição, a suplementação oral específica para diálise é recomendada por um período mínimo de 3 meses

Referências

1. Stevens PE, Levin A; Kidney Disease: Improving Global Outcomes Chronic Kidney Disease Guideline Development Work Group Members. Evaluation and management of chronic kidney disease: synopsis of the kidney disease: improving global outcomes 2012 clinical practice guideline. Ann Intern Med. 2013;158(11):825-830.
2. Chen TK, Knicely DH, Grams ME. Chronic kidney disease diagnosis and management: A review. JAMA. 2019;322(13):1294-1304.
3. Orlandi PF, Xie D, Yang W, Cohen JB, Deo R, Ricardo AC, et al. Slope of kidney function and its association with longitudinal mortality and cardiovascular disease among individuals with CKD. J Am Soc Nephrol. 2020;31(12):2912-2923.
4. Romagnani P, Remuzzi G, Glassock R, Levin A, Jager KJ, Tonelli M, et al. Chronic kidney disease. Nat Rev Dis Primers. 2017;3:17088.
5. Ketteler M, Block GA, Evenepoel P, Fukagawa M, Herzog CA, McCann L, et al. Executive summary of the 2017 KDIGO Chronic Kidney Disease-Mineral and Bone Disorder (CKD-MBD) Guideline Update: what's changed and why it matters. Kidney Int. 2017;92(1):26-36.
6. Sabatino A, Cuppari L, Stenvinkel P, Lindholm B, Avesani CM. Sarcopenia in chronic kidney disease: what have we learned so far? J Nephrol. 2020 Sep 2. [Epub ahead of print].

7. Ikizler TA, Burrowes JD, Byham-Gray LD, Campbell KL, Carrero JJ, Chan W, et al. KDOQI Clinical Practice Guideline for Nutrition in CKD: 2020 Update. Am J Kidney Dis. 2020;76(3 Suppl 1):S1-S107.
8. Rastogi A, Bhatt N, Rossetti S, Beto J. Management of hyperphosphatemia in end-stage renal disease: A new paradigm. J Ren Nutr. 2021;31(1):21-34.
9. Cupisti A, Kovesdy CP, D'Alessandro C, Kalantar-Zadeh K. Dietary approach to recurrent or chronic hyperkalaemia in patients with decreased kidney function. Nutrients. 2018;10(3).
10. Wijayaratne DR, Bavanthan V, de Silva MVC, Nazar ALM, Wijewickrama ES. Star fruit nephrotoxicity: a case series and literature review. BMC Nephrol. 2018;19(1):288.
11. Camerotto C, Cupisti A, D'Alessandro C, Muzio F, Gallieni M. Dietary fiber and gut microbiota in renal diets. Nutrients. 2019;11(9).
12. Khan S, Floris M, Pani A, Rosner MH. Sodium and volume disorders in advanced chronic kidney disease. Adv Chronic Kidney Dis. 2016;23(4):240-246.
13. Carrero JJ, Thomas F, Nagy K, Arogundade F, Avesani CM, Chan M, et al. Global prevalence of protein-energy wasting in kidney disease: A meta-analysis of contemporary observational studies from the International Society of Renal Nutrition and Metabolism. J Ren Nutr. 2018;28(6):380-92.
14. Tabela Brasileira de Composição de Alimentos (TBCA). São Paulo: Universidade de São Paulo (USP); 2020 [Versão 7.1:[Disponível em: http://www.fcf.usp.br/tbca.].

CAPÍTULO 15

Aline Cattani
Flavia Moraes Silva
Silvia Helena Gelás Lage

Suporte Nutricional ao Paciente Crítico

▶ INTRODUÇÃO

Considerando o catabolismo intrínseco presente na doença crítica decorrente da resposta inflamatória sistêmica, faz-se necessário estabelecer um plano de cuidado nutricional precoce no paciente crítico. No processo de sistematização do cuidado de pacientes hospitalizados, o primeiro passo é a triagem de risco nutricional, seguido da avaliação do estado nutricional e definição do diagnóstico em nutrição, com posterior assistência nutricional e dietoterápica e monitoramento.[1]

Não existem na literatura recomendações específicas para a sistematização do cuidado nutricional ao paciente crítico cardiopata. Entende-se que ele possa ser tratado como um paciente crítico clínico ou cirúrgico não cardiopata e que as diretrizes para pacientes críticos possam ser empregadas para a tomada de decisões acerca do cuidado nutricional em unidades de terapia intensiva cardiológicas. Na Tabela 15.1 apresentamos um sumário das diretrizes de sociedades de terapia nutricional enteral e parenteral para cuidado nutricional do paciente crítico – *American Society for Parenteral and Enteral Nutrition* (ASPEN),[2] Sociedade Brasileira de Nutrição Parenteral e Enteral (BRASPEN)[3] e *European Society for Clinical Nutrition and Metabolism* (ESPEN)[4] em que cada etapa desse processo será discutida com maior detalhamento em seções específicas desse capítulo. Tais diretrizes foram selecionadas por terem sido publicadas nos últimos cinco anos e contemplarem recomendações referentes à maioria das etapas do cuidado nutricional.

Triagem de Risco Nutricional

A ASPEN[2] e a BRASPEN[3] recomendam o uso do *Nutrition Risk in the Critically Ill* modificado (mNUTRIC) ou do *Nutritional Risk Screening*–2002 (NRS-2002) para triagem de risco nutricional de pacientes críticos, sendo recomendado que ela seja realizada nas primeiras 24h após admissão na UTI.

Tabela 15.1. Sumário das diretrizes sobre cuidado nutricional do paciente crítico.

	ASPEN (2)	BRASPEN (3)	ESPEN (4)
Triagem nutricional	NRS-2002 ou NUTRIC	NUTRIC ou NRS-2002 nas primeiras 48h de internação	Todo paciente crítico que permanecer por mais de 48h na UTI deve ser considerado em risco nutricional
Avaliação nutricional	Avaliar condições de comorbidade, função do trato gastrointestinal e risco de aspiração, não sendo recomendando uso de indicadores nutricionais tradicionais como antropometria	ND	Realizar avaliação clínica geral, ou seja, realizar anamnese e questionar sobre perda de peso não intencional ou diminuição do desempenho físico antes da admissão na UTI, realizar exame físico, e avaliação da composição corporal, com mensuração de massa e força muscular
Necessidade calórica	1ª opção: CI	1ª opção: CI	1ª opção: CI
	Na indisponibilidade de CI, equações preditivas (25 a 30kcal/kg/dia)	Na indisponibilidade de CI, equações preditivas (iniciar com 15 a 20kcal/kg/dia e progredir para 25 a 30kcal/kg/dia após o 4º dia)	Na indisponibilidade de CI, deve-se utilizar a equação que considera VO_2/VCO_2 Ou a fórmula de bolso (20 a 25kcal/kg/dia)
Necessidade proteica	1,2 a 2,0g/kg/dia	1,2 a 2,0g/kg/dia	1,3g/kg/dia
Início da TN	Precoce (primeiras 24 a 48h de internação na UTI)	Precoce (primeiras 24 a 48h de internação na UTI)	Precoce (primeiras 48h de internação na UTI)
Via de alimentação	1ª escolha: Enteral	1ª escolha: Enteral	1ª escolha: Enteral (na impossibilidade da VO)
Posicionamento da SNE	1ª escolha: Gástrica	1ª escolha: Gástrica	1ª escolha: Gástrica
	Posição pós-pilórica somente quando há alto risco de aspiração	Administração pós-pilórica somente em casos de risco de aspiração e com intolerância gastrointestinal	Posição pós-pilórica somente quando há alto risco de aspiração.
Fórmula enteral	Polimérica	ND	ND
Indicação para TNP	Quando NE não é factível em pacientes com alto risco nutricional (NRS ≥ 5 / mNUTRIC ≥ 5), NP deve ser iniciada precocemente, e naqueles com baixo risco nutricional, iniciar NP após 7 dias	Considerar o uso de NP suplementar após 5-7 dias em pacientes que não conseguiram atingir aporte >60% por via digestiva	Em pacientes que não toleram NE plena na primeira semana, deve-se iniciar NP (avaliando caso a caso)
	Considerar NP suplementar após 7 a 10 quando não é possível atingir > 60% do aporte nutricional via enteral		NP precoce pode ser fornecida em caso de contraindicações para NE em pacientes gravemente desnutridos e após 3 a 7 dias naqueles sem desnutrição
Solução de NP	Limitar o uso de emulsões lipídicas à base de soja na 1ª semana até um máximo de 100g/semana se houver preocupação com deficiência de ácidos graxos essenciais	Emulsões lipídicas balanceadas contendo TCM, óleo de oliva e óleo de peixe	Carboidratos não devem exceder 5 mg/kg/min
		Emulsões lipídicas à base de óleo de soja devem ser evitadas	Lipídeos intravenosos não devem exceder 1,5g/kg/dia

Abreviaturas: CI: calorimetria indireta; ND: não descrita; NE: nutrição enteral; NP: nutrição parenteral; TCM: triglicerídeos de cadeia média; UTI: unidade de terapia intensiva; VO: via oral

Por outro lado, a ESPEN[4] considera todos os pacientes com período de internação em UTI superior a 48h como apresentando risco nutricional. Cabe destacar que quando empregado o NRS-2002, o paciente crítico deve ser considerado como tendo alto risco nutricional quando pontuação > 5.[2,3] Salienta-se que, na prática clínica, a indisponibilidade dos dados dos escores de gravidade podem limitar a aplicabilidade do mNUTRIC, enquanto em pacientes em ventilação mecânica e/ou sedados, nos quais a anamnese nutricional fica prejudicada, a viabilidade da aplicação do NRS-2002 é comprometida.

Uma revisão sistemática envolvendo 36 estudos demonstrou que as principais ferramentas de triagem nutricional aplicadas no paciente crítico são o mNUTRIC e o NRS-2002. A prevalência de risco nutricional de acordo com o NUTRIC variou entre 16,0% e 91,1% nos 28 estudos que aplicaram essa ferramenta, enquanto dentre os 7 estudos que aplicaram o NRS-2002 a prevalência de risco nutricional variou entre 39,4 e 99,5%. Independente da ferramenta empregada, a presença de risco nutricional foi preditor de mortalidade em 28 dias e na UTI, de tempo de ventilação mecânica e de internação prolongada em UTI.[4]

Lomivorotov e cols. avaliaram o valor prognóstico de diferentes ferramentas de triagem nutricional para predizer eventos adversos em amostra de 894 pacientes cardiopatas submetidos a cirurgias com auxílio de circulação extracorpórea e demonstraram maior risco de complicações pós-operatórias e de falência cardíaca aguda, além de maior tempo de internação em UTI e hospitalar nos pacientes identificados com risco nutricional pelo *Malnutrition Universal Screening Tool* (MUST). Já quando se avaliou o risco nutricional pela ferramenta NRS-2002 observou-se maior risco de complicações pós-operatórias e tempo de internação na UTI nos pacientes com risco nutricional (5). De maneira complementar, Stoppe e cols. demonstraram em estudo conduzido com 1193 pacientes submetidos à cirurgia eletiva valvar, das coronárias ou combinada que o risco nutricional identificado pelas ferramentas NRS-2002, MUST e *Mini-Nutritional Assessment* (MNA) foi preditor de tempo de internação em UTI > 5 dias [OR=2,26 (IC95% 1,22-4,18), OR=1,83 (IC95% 1,14-2,92) e OR=1,89 (IC95% 1,21-2,94), respectivamente].[6]

A literatura sobre triagem nutricional em paciente crítico cardiopata é escassa e os estudos acima citados sugerem que outras ferramentas poderiam ser empregadas para identificação de risco nutricional nesses pacientes. Considerando-se, porém, que as diretrizes sobre paciente crítico não fazem nenhuma ressalva quanto ao tipo de paciente crítico para triagem de risco nutricional, recomenda-se a aplicação do NUTRIC modificado ou NRS-2002 nas primeiras 24 horas após admissão na UTI e, se houver qualquer impedimento para seu uso, sugere-se considerar como tendo risco nutricional todos os pacientes que permanecerem na UTI por mais de 48 horas.

Avaliação Nutricional

A avaliação nutricional do paciente crítico é complexa e os parâmetros comumente utilizados para avaliação nutricional de pacientes hospitalizados não críticos não são recomendados para o paciente crítico.[2] Por esses pacientes apresentarem frequentemente retenção hídrica, por exemplo, a avaliação antropométrica acaba não sendo representativa do estado nutricional; ainda mais, o exame físico deixa de ser um bom parâmetro para verificação de perda de massa magra e gordura subcutânea. A avaliação laboratorial com dosagem das proteínas séricas é limitada pelo processo inflamatório decorrente da resposta orgânica que leva a uma redução da síntese hepática de proteínas de fase aguda negativa para aumento da síntese de proteínas de fase aguda positiva, como proteína C-reativa ou ferritina.

Estudos recentes têm buscado avaliar o desempenho da avaliação subjetiva global (ASG) em pacientes críticos aplicada com familiares se o paciente estiver incapaz de responder à anamnese nutricional. No paciente cardiopata, estudo envolvendo 894 pacientes submetidos à cirurgia com auxílio de circulação extracorpórea demonstrou que a presença de desnutrição identificada pela ASG foi preditora de tempo de internação > 2 dias na UTI após cirurgia cardiovascular.[5]

Dado o acentuado catabolismo proteico encontrado no paciente crítico em virtude da resposta orgânica ao estresse, a avaliação da massa muscular (MM) nesses pacientes tem ganho destaque nas pesquisas e maior visibilidade para implementação na prática clínica, sendo determinada por meio de ultrassonografia (US) ou tomografia computadorizada (TC). A US é um método simples e de baixo custo que pode ser realizado na beira do leito e apresenta boa concordância com a TC na avaliação da massa muscular, sendo indicada para monitoramento da perda muscular nos pacientes críticos. A despeito de ainda não existirem valores de referência definidos, o método já foi validado na avaliação dos músculos reto-femoral e quadríceps.[7,8] Em relação à TC, alguns autores destacam que o paciente crítico normalmente realiza TC durante a internação na UTI e que ela poderia ser utilizada como um método de conveniência para avaliação da composição corporal mediante análise de cortes abdominais selecionados na altura da terceira vértebra lombar. A partir da TC é possível, por exemplo, quantificar a área de músculo esquelético e a partir daí, a massa magra corporal.[7] Ainda, a redução da medida da espessura do músculo adutor do polegar tem sido associada a piores desfechos no paciente crítico[9] e pode ser empregada na avaliação e monitoramento das reservas musculares naqueles sem edema de mãos.

A aplicabilidade da impedância bioelétrica no paciente crítico também tem sido mais estudada, com enfoque em parâmetros como o ângulo de fase (AF), menos afetado pelo estado de hidratação e indicador da integridade celular e qualidade muscular[8] e no vetor da impedância bioelétrica (BIVA), que possibilita uma avaliação do estado de hidratação do paciente. Valores reduzidos de AF[10] e aumentados de BIVA[11] estão associados a piores desfechos no paciente crítico e podem ser empregados no monitoramento desses pacientes, haja vista seu valor prognóstico.

De acordo com a ASPEN, a avaliação nutricional deve incluir uma avaliação das comorbidades, da integridade do trato gastrointestinal e do risco de aspiração, além de sugerir que os indicadores tradicionais do estado nutricional não sejam utilizados pois não são válidos para pacientes críticos.[2] Essa avaliação é importante haja vista que no paciente crítico cardiopata a prevalência de desnutrição varia entre 5% e 20%.[5]

▶ PLANEJAMENTO DA TERAPIA NUTRICIONAL

Necessidades nutricionais

A determinação das necessidades nutricionais é o próximo passo após a triagem e avaliação nutricional do paciente crítico. Idealmente, a necessidade energética deveria ser determinada por calorimetria indireta; entretanto, na maioria das UTI o calorímetro não está disponível. As equações preditivas acabam não sendo precisas para determinação da necessidade energética no paciente crítico e recomenda-se o uso de fórmula de bolso com aporte calórico variando entre 15 a 30kcal/kg/dia dependendo da fase da doença crítica e da diretriz adotada, conforme apresentado na Tabela 15.1.[2,12]

Há consenso entre as entidades nacionais e internacionais de terapia nutricional de que há necessidade de uma oferta hiperproteica para o paciente crítico, sendo recomendado entre 1,2 e 2,0 gramas de proteína/kg/dia, podendo chegar a 2,5g/kg/dia em alguns casos, como em pacientes em terapia de substituição renal por hemodiálise para assegurar balanço nitrogenado positivo[2,12] (ver Capítulo 14).

No caso do paciente crítico obeso, a oferta calórica recomendada é de 11 a 14kcal/kg/dia de peso atual para pacientes com índice de massa corporal (IMC) entre 30 e 50kg/m^2 ou 22 a 25kcal/kg/dia de peso ideal para pacientes com IMC > 50kg/m^2 com oferta proteica de 2g/kg de peso ideal para pacientes com IMC entre 30 e 40kg/m^2 e 2,5g/kg de peso ideal para pacientes com IMC > 40kg/m^2 ou 1,2g/kg/dia de peso atual. Sugere-se que o cálculo do peso ideal seja feito considerando-se o limite máximo de normalidade para o IMC. Nesses pacientes, o alvo da terapia nutricional (TN) não deve exceder 65% a 70% dos requerimentos nutricionais mensurados por calorimetria indireta quando esta estiver disponível. Esses pacientes devem ser monitorados quanto à hiperglicemia, hipertrigliceridemia, hipercapnia, sobrecarga de fluidos e acúmulo de gordura hepática. Aqueles pacientes críticos obesos com histórico de cirurgia bariátrica devem receber suplementação de vitaminas e minerais em casos de deficiência documentada.[2,3]

Início da terapia nutricional

Determinadas as necessidades calórico-proteicas do doente crítico, o primeiro questionamento que se faz é quando iniciar a TN. Recomenda-se iniciar a TN precocemente, dentro das primeiras 24 a 48 horas após a admissão na UTI, desde que o paciente esteja estável hemodinamicamente.[2,12]

A estabilidade hemodinâmica pode ser avaliada a partir da combinação dos seguintes parâmetros: avaliação da gasometria, sendo contraindicado o início da TN naqueles pacientes com acidose metabólica expressa por valores reduzidos de pH (< 7,35), bicarbonato (HCO_3) e valores aumentados de lactato (> 1,5-2,0mmol/L); valores reduzidos de pressão arterial média (< 60mmHg); má perfusão tecidual (extremidades corporais pouco aquecidas, presença de moteamento em membros inferiores); débito urinário reduzido, altas doses de drogas vasoativas (embora não haja um valor consensual para definir altas doses, na prática admitem-se valores de infusão de noradrenalina acima de 0,3-0,4μg/kg/min, especialmente quando em ascensão) e baixa saturação venosa de O_2 (< 70%). O principal temor em alimentar pacientes hemodinamicamente instáveis está no risco de ocorrência de necrose intestinal não oclusiva que, embora rara (incidência < 1%), está associada à elevada mortalidade.[13] Estudo envolvendo 642 pacientes com instabilidade hemodinâmica após cirurgia cardiovascular demonstrou que a TN precoce é viável e não se associou a aumento na incidência de complicações sérias como isquemia mesentérica. Ainda assim, alertam os autores quanto à dificuldade em se atingir o alvo nutricional com a TN enteral isolada, o qual foi alcançado em apenas 40% da amostra estudada.[13]

Quando do início da TN no paciente crítico cardiopata, deve ser feita triagem dos pacientes sob risco da síndrome de realimentação, condição clínica caracterizada por hipofosfatemia, hipomagnesemia, hipocalemia e hipocalcemia, podendo impor repercussões cardiorrespiratórias graves. Pacientes com desnutrição grave, aqueles com perda ponderal acentuada nos últimos seis meses ou redução significativa do consumo alimentar nas últimas semanas, bem como os etilistas pesados apresentam maior risco de desenvolvimento de síndrome de realimentação. Nesses casos, a reintrodução da dieta deve ser lenta e gradual, atingindo-se o alvo nutricional após 10 a 14 dias, concomitante à reposição eletrolítica. Ressalta-se a importância do monitoramento dos eletrólitos séricos, especialmente o fósforo, para verificar tanto o risco quanto o desenvolvimento de síndrome de realimentação, guiando a TN quanto à progressão da oferta calórica.[14]

Via de Alimentação

Determinada a importância do início precoce da TN, deve-se definir qual a via de alimentação será adotada. Naqueles pacientes lúcidos, orientados, sem risco de aspiração e com condições de dieta por via oral, esta deve ser a escolhida. Na impossibilidade de uso da via oral em pacientes sedados, em ventilação mecânica, mas com trato gastrointestinal parcial ou totalmente íntegro, a TN enteral (TNE) deve ser a primeira escolha em detrimento à TN parenteral (TNP), por ser mais fisiológica, mais simples e mais barata, além de estar associada à menor incidência de complicações.[2,12]

A escolha pela TNE implica na definição do posicionamento da sonda nasoenteral em posição gástrica ou pós-pilórica, sendo a posição gástrica a primeira escolha, reservando-se a posição pós-pilórica para pacientes com intolerância à dieta enteral infundida no estômago, suspeitada na presença de náuseas, vômitos, distensão abdominal ou elevado volume residual gástrico.[2,12] Cabe destacar que em pacientes com comprometimento da função cardíaca pode haver redução da perfusão intestinal e, consequentemente, má absorção e intolerância à TNE.

Definido pelo início da TNE com sonda nasoenteral em posição gástrica, discute-se qual o volume de dieta a ser ofertado. A ASPEN recomenda que a meta proposta seja alcançada dentro de 48 a 72 horas, embora considere que a TNE trófica (10% a 20% do alvo nutricional) é apropriada para pacientes com falência respiratória aguda, síndrome da angústia respiratória ou aqueles com expectativa de ventilação mecânica por período igual ou superior a 72 horas.[2] Entretanto, pacientes com alto risco nutricional (NRS ≥ 5 pontos ou NUTRIC ≥ 5 pontos) bem como aqueles com desnutrição grave devem evoluir a TNE para o alvo nutricional conforme tolerância dentro das primeiras 24 a 48 horas, com atenta monitorização do risco de síndrome de realimentação. Esforços devem ser feitos para fornecer a esses pacientes mais de 80% das necessidades nutricionais na primeira semana de hospitalização.[3]

Quando a TNE não for bem tolerada, não há consenso entre as entidades internacionais sobre quando iniciar a TNP. Segundo a ESPEN, a TNP deve ser iniciada para todos os pacientes que após três dias de internação não estejam sendo nutridos adequadamente pela via digestiva, seja por apresentarem contraindicação absoluta ao seu uso ou por não tolerarem de maneira satisfatória a TNE.[12] A ASPEN pondera que o início da TNP deve ser após sete dias naqueles pacientes sem desnutrição e precoce nos pacientes desnutridos. A ASPEN recomenda o início da TNP suplementar após 7 a 10 dias de TNE insuficiente para suprir a necessidade calórica do paciente (< 60% do alvo nutricional).[2]

Escolha da fórmula enteral ou da solução de nutrição parenteral

Em relação à fórmula enteral a ser utilizada, há consenso entre as entidades internacionais quanto ao uso de fórmula padrão polimérica para a maioria dos pacientes críticos. Não há evidência de que as fórmulas oligoméricas são mais bem toleradas do que as fórmulas poliméricas, assim como não há dados que apontem diferenças na administração da nutrição enteral contínua versus cíclica.[2,12]

Segundo a ASPEN, as fórmulas imunomoduladoras não devem ser utilizadas em pacientes críticos clínicos, devendo seu uso ser restrito a pacientes críticos cirúrgicos no pós-operatório e naqueles pacientes com trauma extenso. O uso de fórmulas enterais contendo óleo de peixe, com perfil lipídico mais anti-inflamatório, não é recomendado para pacientes com síndrome da angústia respiratória do adulto ou falência respiratória aguda, devido aos resultados conflitantes dos estudos atualmente disponíveis.[2]

Fórmulas com maior densidade calórica e hiperproteicas parecem ser interessantes para garantir maior adequação calórico-proteica em pacientes cardiopatas hemodinamicamente comprometidos, conforme demonstrado em ensaio clínico randomizado que comparou o efeito de fórmula padrão com densidade calórica de 1.0Kcal/mL e 15% de proteína à fórmula hipercalórica e hiperproteica imunomoduladora (1,33Kcal/mL e 20% de proteína): 80% dos pacientes que receberam a fórmula padrão versus 30% dos pacientes que receberam a fórmula hipercalórica e hiperproteica tiveram de receber TNP suplementar.[15]

No tocante ao uso de fórmulas enterais contendo fibras, a ASPEN recomenda que não sejam utilizadas rotineiramente com pacientes críticos como forma de prevenir diarreia ou regularizar o trânsito intestinal. Deve-se evitar o uso de fórmulas contendo tanto fibra solúvel como insolúvel naqueles pacientes com risco de isquemia mesentérica. Já naqueles pacientes com diarreia sugere-se o uso de uma fórmula enteral contendo mix de fibras e, em caso de não resposta clínica, o uso de uma fórmula oligomérica. Segundo a ASPEN, o uso de fibra solúvel deve ser a terceira alternativa para manejo da diarreia no paciente crítico.[2]

A ASPEN sugere que a TNP hipocalórica (< 20kcal/kg/dia ou 80% das necessidades calóricas) com oferta proteica adequada (> 1,2g/kg/dia) seja apropriada para pacientes com indicação precoce de TNP na primeira semana de internação na UTI. Na escolha da composição da NP, na primeira semana deve-se evitar o uso formulações contendo emulsões lipídicas à base de óleo de soja, e quando utilizá-las, limitar a oferta a 100g/semana divididos em duas doses. Se possível e disponível, devem ser utilizadas emulsões lipídicas contendo gorduras monoinsaturadas e ácidos graxos ω-3 para garantir um perfil lipídico mais anti-inflamatório.[2] De fato, emulsões lipídicas à base de óleo de peixe conferem efeitos anti-inflamatórios e imunomoduladores e parecem modular a resposta clínica e biológica em pacientes submetidos a cirurgias cardiovasculares. De fato, os ácidos graxos ω-3 parecem reduzir o risco de morte súbita e a incidência de fibrilação atrial perioperatória nesses pacientes.[16] O uso rotineiro de glutamina na nutrição parenteral não é recomendado devido à ausência de benefícios em pacientes cardiopatas e aos potenciais riscos já demonstrados em pacientes críticos.[2,16] Poucos estudos estão disponíveis acerca dos efeitos da suplementação de vitaminas em pacientes críticos cardiopatas, sendo a tiamina, vitamina D e vitamina C as mais relevantes; todavia, as evidências disponíveis não autorizam sua suplementação rotineira nesses pacientes.[16]

Monitoramento nutricional

O monitoramento da TN deve ser diário. Nos pacientes com TNE deve-se avaliar o balanço energético e proteico, a presença de diarreia ou constipação, a presença de vômitos e de distensão abdominal, a presença de edema e os sinais clínicos de desnutrição, bem como os sinais clínicos de estabilidade hemodinâmica como temperatura, frequência cardíaca, frequência respiratória, pressão arterial média, o estado de hidratação e o balanço hídrico. Deve-se monitorar também a glicemia, a gasometria, exames de função renal, eletrólitos e marcadores inflamatórios.[17]

Embora seja uma prática comum em diversas UTIs, a ASPEN[2] e BRASPEN[3] recomendam que o monitoramento do volume residual gástrico não seja uma prática rotineira nesses ambientes e, caso isso já faça parte da rotina do serviço, que seja adotado como ponto de corte para considerar o volume residual gástrico (VRG) elevado o valor de 500mL. A ASPEN sugere, pois, que na presença de VRG elevado a dieta não seja suspensa e que sejam adotadas medidas para minimizar o VRG, tais como: verificar método e velocidade de infusão da dieta;

verificar densidade calórica da fórmula enteral utilizada, verificar posicionamento do paciente no leito durante a infusão da dieta, verificar se paciente está em uso de procinéticos e, finalmente, o correto posicionamento da SNE.[2]

A presença de diarreia, definida como 2 ou 3 episódios de fezes líquidas/dia ou > 250g de fezes líquidas/dia, não deve levar à interrupção abrupta da NE. Diversos fatores podem contribuir para a diarreia e devem ser analisados, dentre eles: o tipo e a quantidade de fibra na fórmula enteral, a osmolaridade da fórmula, o método de infusão da dieta, a possibilidade de contaminação da NE, o uso de antibióticos, procinéticos, inibidores da bomba de prótons, anti-inflamatórios não esteroidais, antidiabéticos orais, laxativos, inibidores da recaptação de serotonina e preparações contendo sorbitol; presença de infecção, incluindo colite causada por *Clostridium difficile*. Além disso, estudos têm mostrado associação entre carboidratos de cadeia curta fermentáveis oligossacarídeos, dissacarídeos, monossacarídeos e poliois (FODMAPS, do inglês *fermentable oligo-, di-, mono-saccharides and polyols*) com a presença de diarreia devido a sua alta osmolaridade e por serem rapidamente fermentáveis pelas bactérias intestinais. A presença de diarreia intratável e de vômitos incoercíveis são indicativos para suspensão da TNE.[18]

Naqueles pacientes com TNP é necessário o monitoramento dos eletrólitos diariamente, bem como da glicemia (2 a 3 vezes/dia) e dos níveis de triglicérides (semanalmente), especialmente quando a NP for no sistema 3:1 e contiver lipídios de primeira geração na sua formulação. Deve-se suspender a oferta diária de lipídios da NP quando os níveis de triglicérides estiverem > 400mg/dL; a velocidade de infusão de glicose deve ser limitada a 3mg/kg/min em pacientes críticos. Monitoramento diário da função renal e semanal da função hepática e do hemograma também estão indicados, assim como avaliação diária do balanço hídrico naqueles pacientes em NPT. A glicemia no paciente crítico deve ser mantida entre 140 e 180mg/dL.[3,16]

Quanto ao estado nutricional, sugere-se acompanhamento diário dos sinais de retenção hídrica e de depleção muscular e de gordura subcutânea. O exame físico diário também auxilia na avaliação de sinais de má perfusão, conforme já mencionado. Ainda, se o paciente não apresentar edema, medidas seriadas semanais da circunferência do braço, da panturrilha e da espessura do músculo adutor do polegar podem auxiliar no monitoramento das reservas de massa muscular e de gordura subcutânea. Da mesma forma, se disponível ultrassonografia e profissional habilitado para avaliação da massa muscular do quadríceps, medidas em série durante a internação na UTI podem ser úteis, assim como a realização da impedância bioelétrica em diferentes momentos para monitoramento do ângulo de fase e do estado de hidratação do paciente. Não há recomendação da periodicidade com que essas avaliações devem ser repetidas, mas acredita-se que se puderem ser feitas a cada 3, 5 ou 7 dias fornecerão subsídios para a equipe avaliar se os cuidados instituídos estão sendo efetivos ou se são necessários ajustes. Destaca-se também a importância do monitoramento diário do balanço energético e proteico a partir da comparação entre volume de dieta enteral e/ou parenteral prescrito e infundido.

▶ CONSIDERAÇÕES FINAIS

Não existem recomendações específicas para a sistematização do cuidado nutricional do paciente crítico cardiopata. As recomendações gerais para pacientes críticos devem ser seguidas. Salienta-se que a terapia nutricional seja iniciada precocemente, dentro das primeiras 24 a 48 horas após a admissão na UTI, desde que o paciente esteja estável hemodinamicamente. É importante que as necessidades nutricionais sejam supridas, quer seja por via oral, enteral e/

ou parenteral, respeitando-se as particularidades de cada paciente. Recomenda-se o acompanhamento diário desses pacientes com as seguintes práticas de rotina: inspeção física de retenção hídrica, depleção muscular e de gordura subcutânea e de perfusão; avaliação laboratorial, dos sinais vitais e de medicamentos prescritos; cálculo da adequação calórica e proteica; checagem dos sintomas gastrointestinais. Sugere-se, ainda, que semanalmente, a aferição das medidas antropométricas seja refeita e que o nutricionista participe das visitas médicas multiprofissionais para que a tomada de decisões possa ser compartilhada com a equipe.

Tópicos relevantes abordados neste capítulo:

- A triagem nutricional deve ser realizada nas primeiras 24 horas após admissão na UTI pelos instrumentos mNUTRIC ou NRS-2002
- A avaliação nutricional deve incluir uma avaliação global das comorbidades, integridade do trato gastrointestinal e risco de aspiração
- Na indisponibilidade de calorímetro, fórmulas de bolso podem ser empregadas para determinar necessidades energéticas e os pacientes devem receber dieta hiperproteica
- A TN deve ser iniciada nas primeiras 24 a 48h de internação na UTI, preferencialmente pela via enteral quando a via oral não for possível, com SNE em posição gástrica e infusão de fórmula enteral polimérica
- O monitoramento da TN deve ser diário, avaliando balanço energético e proteico, tolerância à TN, sinais clínicos de estabilidade hemodinâmica e estado de hidratação.

Referências

1. Associação Brasileira de Nutrição. Manual Orientativo: Sistematização do Cuidado de Nutrição. Fidelix MSP (Org.). São Paulo: 2014. 66p.
2. McClave SA, Taylor BE, Martindale RG, Warren MM, Johnson DR, Braunschweig C, et al. Guidelines for the Provision and Assessment of Nutrition Support Therapy in the Adult Critically Ill Patient: Society of Critical Care Medicine (SCCM) and American Society for parenteral and Enteral Nutrition (A.S.P.E.N.). JPEN J Parenter Enteral Nutr. 2016;40(2):159-211.
3. Castro MG, Ribeiro PC, Souza IAO, Cunha HFR, Silva MHN, Rocha EEM, et al. Diretriz brasileira de terapia nutricional no paciente grave. Braspen J. 2018;33(Supl 1): 2-36.
4. Cattani A, Eckert IC, Brito JE, Tartari RF, Silva FM. Nutritional risk in critically ill patients: how it is assessed, its prevalence and prognostic value: a systematic review. Nutr Rev. 2020;78(12):1052-1068.
5. Lomivorotov VV, Efremov SM, Boboshko VA, Nikolaev DA, Vedernikov PE, Lomivorotov VN, et al. Evaluation of nutritional screening tools for patients scheduled for cardiac surgery. Nutrition. 2013;29(2):436-442.
6. Stoppe C, Ney J, Lomivorotov VV, Efremov SM, Benstoem C, Hill A, et al. Prediction of prolonged ICU stay in cardiac surgery patients as a useful method to identify nutrition risk in cardiac surgery patients: A post hoc analysis of a prospective observational study. JPEN J Parenter Enteral Nutr. 2019;43(6):768-779.
7. Looijaard WGPM, Molinger J, Weijs PJM. Measuring and monitoring lean body mass in critical illness. Curr Opin Crit Care. 2018;24(4):241-247.
8. Formenti P, Umbrello M, Coppola S, Froio S, Chiumello D. Clinical review: peripheral muscular ultrasound in the ICU. Ann Intensive Care. 2019;9(1):57.
9. Pereira TG, da Silva Fink J, Silva FM. Thickness of the adductor pollicis muscle: Accuracy in predicting malnutrition and length of intensive care unit stay in critically ill surgical patients: Thickness of the adductor pollicis muscle in surgical critically patients. Clin Nutr ESPEN. 2018; 24:165-169.
10. Jansen AK, Gattermann T, da Silva Fink J, Saldanha MF, Dias Nascimento Rocha C, de Souza Moreira TH, et al. Low standardized phase angle predicts prolonged hospitalization in critically ill patients. Clin Nutr ESPEN. 2019; 34:68-72.
11. Razzera EL, Marcadenti A, Rovedder SW, Alves FD, Fink JDS, Silva FM. Parameters of bioelectrical impedance are good predictors of nutrition risk, length of stay, and mortality in critically ill patients: A prospective cohort study. JPEN J Parenter Enteral Nutr. 2020;44(5):849-854.
12. Singer P, Blaser AR, Berger MM, Alhazzani W, Calder PC, Casaer MP, et al. ESPEN guideline on clinical nutrition in the intensive care unit. Clin Nutr. 2019;38(1):48-79.
13. Flordelís Lasierra JL, Pérez-Vela JL, Umezawa Makikado LD, Torres Sánchez E, Colino Gómez L, Maroto Rodríguez B, et al. Early enteral nutrition in patients with

hemodynamic failure following cardiac surgery. JPEN J Parenter Enteral Nutr. 2015;39(2):154-162.
14. da Silva JSV, Seres DS, Sabino K, Adams SC, Berdahl GJ, Citty SW, et al. ASPEN Consensus Recommendations for Refeeding Syndrome. Nutr Clin Pract. 2020;35(2): 178-195.
15. Efremov S, Lomivorotov V, Stoppe C, Shilova A, Shmyrev V, Deryagin M, et al. Standard vs. calorie-dense immune nutrition in haemodynamically compromised cardiac patients: A prospective randomized controlled pilot study. Nutrients. 2017;9(11).
16. Hill A, Nesterova E, Lomivorotov V, Efremov S, Goetzenich A, Benstoem C, et al. Current evidence about nutrition support in cardiac surgery patients-What do we know? Nutrients. 2018;10(5).
17. Berger MM, Reintam-Blaser A, Calder PC, Casaer M, Hiesmayr MJ, Mayer K, et al. Monitoring nutrition in the ICU. Clin Nutr. 2019;38(2):584-593.
18. Pitta MR, Campos FM, Monteiro AG, Cunha AGF, Porto JD, Gomes RR. Tutorial on diarrhea and enteral nutrition: A comprehensive step-by-step approach. JPEN J Parenter Enteral Nutr. 2019;43(8):1008-1019.

CAPÍTULO

16

Solange Silveira Pereira

Nutrientes Imunomoduladores em Cirurgia

▶ INTRODUÇÃO

As indicações para terapia nutricional (TN) no paciente cirúrgico incluem a prevenção e tratamento do catabolismo e da desnutrição. A TN influencia principalmente a manutenção do bom estado nutricional no perioperatório a fim de prevenir complicações pós-operatórias. O sucesso da TN é avaliado por meio de parâmetros de desfechos clinicamente relevados como mortalidade, morbidade e tempo de internação hospitalar, além das implicações econômicas. A melhora do estado nutricional, a recuperação funcional e a manutenção da qualidade de vida são as metas nutricionais mais importantes no pós-operatório tardio.[1] A TN perioperatória adequada melhora os resultados pós-operatórios, especialmente em pacientes cirúrgicos gastrointestinais ou oncológicos, os quais frequentemente apresentam um risco de desnutrição ao redor de 65%.[2]

O Projeto ACERTO (Aceleração da Recuperação Total Pós-Operatória) recomenda que a terapia nutricional deve contemplar imunonutrientes, tanto pelo uso de suplementos orais como por via enteral, em pacientes de maior risco e submetidos a cirurgias de grande porte.[3] A ESPEN (*European Society for Clinical Nutrition and Metabolism*) recomenda que a administração peri- ou pelo menos pós-operatória de fórmula específica enriquecida com imunonutrientes (arginina, ácidos graxos ω3, ácidos ribonucleicos) deve ser dada a pacientes desnutridos submetidos à cirurgia oncológica de grande porte. Reconhece, entretanto, que se dada exclusivamente no período pré-operatório, ainda não há evidências claras de superioridade no uso dessas fórmulas enriquecidas com imunonutrientes em comparação a suplementos nutricionais orais padrão.[1] A Sociedade ERAS (*Enhanced Recovery After Surgery*

Society), por sua vez, destaca a importância da terapia nutricional no perioperatório, ainda que em relação ao uso de imunonutrientes as recomendações sejam poucas e específicas para determinados tipos de cirurgia. As diretrizes ERAS mais recentes sobre nutrição clínica em cirurgia não recomendam a imunonutrição para todos os pacientes submetidos a cirurgias de grande porte.[4] Tal fato é atribuído à heterogeneidade de estudos sobre o tema, incluindo o momento ideal para a administração dessas formulações.[5] Dentre os nutrientes considerados imunomoduladores, atenção maior é dada à arginina, ácidos graxos ω3 e glutamina.

▶ ARGININA

A arginina é um aminoácido condicionalmente essencial que estimula a secreção do hormônio do crescimento além de aumentar a produção de colágeno (acelerando assim a cicatrização e regeneração de feridas) e modular a inflamação e a resposta imunológica.[6] Possui efeito potencializador da atividade dos linfócitos T e favorece o aumento da função fagocitária dos neutrófilos. A arginina também reduz a produção de mediadores inflamatórios como TNF, IL6 e IL1β no local da lesão tecidual; assim, tem propriedades imunorregulatórias e pode atenuar a resposta inflamatória em condições de estresse. A deficiência ou indisponibilidade de arginina inibem a proliferação de linfócitos T, resultando em diversos prejuízos na resposta imunológica. Para pacientes catabólicos, como indivíduos submetidos ao estresse cirúrgico, a arginina é considerada um aminoácido essencial.[7]

De maneira paradoxal, a suplementação de arginina a pacientes com inflamação grave parece exacerbar as respostas inflamatórias.[4,6] Estudos com pacientes graves (não cirúrgicos) com sepse demonstraram risco potencial com a suplementação de arginina. Entretanto, análises sistemáticas recentes demonstraram benefício claro em pacientes cirúrgicos na redução do tempo de internação hospitalar, redução de aproximadamente 40% das infecções pós-operatórias e melhor relação custo-benefício.[2] Em alguns estudos clínicos observou-se que a arginina reduz o risco de infecções, o tempo de internação pós-operatória, e complicações como abscesso intra-abdominal e vazamento anastomótico, com menor mortalidade. Importante considerar que o uso exclusivo de arginina em ensaios clínicos após cirurgia abdominal de grande porte ainda é raro. Em estudo animal, a suplementação de arginina por meio de nutrição parenteral (NP) em um modelo de gastrectomia parcial aumentou a atividade fagocítica de neutrófilos e reduziu a produção de mediadores inflamatórios após a cirurgia.[7] De toda a forma, o uso de arginina ainda permanece controverso e doses excessivas devem ser evitadas em pacientes com inflamação sistêmica. O conhecimento sobre o momento adequado e as condições do paciente são as chaves para o uso clínico eficiente da suplementação de arginina.[6] Atualmente, não há recomendação formal para suplementação parenteral ou enteral de arginina de forma isolada no paciente cirúrgico.[1,4]

▶ GLUTAMINA

A glutamina é o aminoácido mais abundante no plasma de mamíferos e nos reservatórios intracelulares. Muitas funções fisiológicas importantes dependem direta ou indiretamente do metabolismo de glutamina. Além de ser um precursor antioxidante, é também fonte de carbono, nitrogênio e energia para células de proliferação rápida como células da mucosa intestinal e linfócitos.[6] Apesar de poder ser sintetizada em praticamente todos os tecidos do corpo, sob certas condições catabólicas como trauma, cirurgia ou infecção, as demandas metabólicas aumentam e a capacidade de produção endógena de glutamina é prejudicada.

Assim, a glutamina pode se tornar essencial, e suplementação adicional é necessária durante estados catabólicos.[7] Os efeitos benéficos do fornecimento exógeno de glutamina em condições metabolicamente estressantes foram estudados e encontrados resultados positivos sobre o aumento da retenção de nitrogênio, preservação da integridade da mucosa intestinal e controle da permeabilidade intestinal e modulação da função imunológica. Estudos que avaliaram o impacto clínico da glutamina no período pós-operatório de pacientes submetidos a cirurgias para neoplasia gástrica e a outras cirurgias abdominais eletivas demonstraram que a suplementação de glutamina reduziu a taxa de complicações infecciosas, melhorou a função imunológica e reduziu o tempo de internação hospitalar.[7,8] A investigação do efeito da glutamina na imunossupressão pós-operatória em pacientes com intervenções cirúrgicas no esôfago ou estômago demonstrou que a suplementação parenteral de glutamina ou ácidos graxos ω3 reverteu a imunossupressão pós-operatória de acordo com as porcentagens de subconjuntos de linfócitos T. Em estudo clínico controlado randomizado com indivíduos submetidos à cirurgia cardíaca eletiva, o grupo que recebeu a suplementação oral pós-operatória por cinco dias com fórmula imunomoduladora com glutamina, vitaminas e minerais, apresentou maior contagem de linfócitos T $CD3^+$ e $CD4^+$ no sexto dia pós-operatório em relação ao grupo controle (9). Efeitos benéficos da suplementação de glutamina foram demonstrados em estudos experimentais e clínicos que notaram redução do risco de diarreia e preservação da morfologia e imunidade intestinais (6). A suplementação de glutamina parenteral pode ser considerada em pacientes que não podem ser alimentados de forma enteral adequada e, portanto, necessitam de nutrição parenteral (NP). Apesar de todos os benefícios assinalados, atualmente não há recomendação para a suplementação de glutamina oral.[1]

ÁCIDOS GRAXOS Ω3

Os ácidos graxos ômega-3 (AG-ω3), especialmente o ácido eicosapentaenoico (EPA) e o ácido docosa-hexaenoico (DHA), são imunonutrientes presentes em óleos de peixe. Ensaios clínicos que avaliaram o uso de emulsões lipídicas na nutrição parenteral contendo de óleo de peixe (fonte de ω3) observaram propriedades anti-inflamatórias e imunomoduladores desse nutriente. Os AG-ω3 também são metabolizados em resolvinas e protectinas, que rapidamente terminam a inflamação determinando a inibição da migração e aumento de apoptose de polimorfonucleares e da migração de macrófagos,[6] além de modular a liberação de citocinas provenientes de linfócitos T *helper* tipo 2 (Th2), obtendo subconjuntos altamente equilibrados em relação ao perfil de resposta de células T durante o estresse metabólico.[7] Os AG-ω3 também reduzem a citotoxicidade dos macrófagos, linfócitos e células *natural killer* (NK) reduzindo o potencial pró-inflamatório. Entretanto, em ensaio clínico randomizado com pacientes submetidos à gastrectomia total por neoplasia gástrica não foram encontradas diferenças na morbidade cirúrgica ou perda de peso corporal em 1 e 3 meses quando comparados um grupo com dieta padrão a outro com dieta padrão com suplementação oral com ácido eicosapentaenoico (EPA) (7 dias no pré-operatório + 21 dias no pós-operatório, 600Kcal com 2,2 g de EPA).[6,7] Em relação à inclusão de AG-ω3 na nutrição parenteral pós-operatória, as diretrizes da ESPEN apontam que deve ser considerada apenas em pacientes que não podem ser alimentados adequadamente por via enteral e, portanto, requerem nutrição parenteral.[1]

INDICAÇÃO DE SUPLEMENTAÇÃO

Fórmulas imunomoduladoras com arginina, glutamina, AG-ω3 e ácido ribonucleico (RNA) têm sido sugeridas para melhorar a resposta imune e a cicatrização de feridas em pacientes cirúrgicos. Existem efeitos sinérgicos entre a arginina e os óleos de peixe ω3 e, portanto, a combinação de dois ou mais imunonutrientes deve ser usada. A administração de um único imunonutriente parece não afetar o resultado clínico na maioria dos estudos. Demonstrou-se que fórmulas imunomoduladoras contendo dois ou mais imunonutrientes podem melhorar a resposta imunológica e reduzir as reações inflamatórias em vários grupos de pacientes pós-operatórios, diminuindo assim a incidência de complicações infecciosas graves. Desta maneira, a administração pré-operatória dessas fórmulas em pacientes submetidos à cirurgia do trato gastrointestinal tem sido recomendada.[3] No Brasil são poucas as formulações imunomoduladoras disponíveis para uso em TN (Tabela 16.1).

A administração perioperatória de fórmula imunomoduladora contendo arginina, óleo de peixe e nucleotídeos demonstrou reduzir complicações infecciosas e o tempo de internação em pacientes submetidos a cirurgias gastrointestinais superiores ou inferiores, independentemente do estado nutricional preexistente.

A despeito de condições ideais, complicações infecciosas pós-operatórias ocorrem em 4% a 22% dos pacientes submetidos à ressecção cirúrgica para o tratamento do câncer. Entre as intervenções propostas para diminuir tais complicações por meio da modulação do sistema imunológico, a imunonutrição pode desempenhar papel importante na redução de infecções pós-operatórias. Em revisão sistemática e metanálise, os potenciais benefícios clínicos da imunonutrição administrada por via oral antes da cirurgia foram avaliados em pacientes submetidos à cirurgia oncológica em comparação aos pacientes que não receberam imunonutrição, incluindo aqueles que continuaram com a imunonutrição no período pós-operatório. Os desfechos de interesse englobaram as taxas de complicações infecciosas em geral, infecção do sítio cirúrgico e mortalidade em 30 dias. Um total de 22 estudos clínicos randomizados envolvendo 2.159 participantes foram elegíveis para essa metanálise. Em comparação com o grupo controle, a imunonutrição reduziu significativamente as complicações infecciosas gerais em 42% e infecção do sítio cirúrgico em 35%, ainda que a mortalidade em 30 dias não tenha sido alterada pela estratégia imunomoduladora.[11]

Ensaio clínico, prospectivo, randomizado e controlado com 55 pacientes submetidos à cirurgia de exenteração pélvica comparou o efeito da suplementação no período pré-operatório com fórmula imunomoduladora em relação à fórmula polimérica padrão, ambas equivalentes em energia, proteína e volume. Os pacientes foram randomizados para consumir por 5 dias no pré-operatório 3 suplementos de imunonutrição ao dia ou 3 suplementos poliméricos padrão ao dia. Não houve diferença entre imunonutrição e suplementos poliméricos padrão no tempo de internação hospitalar e complicações pós-operatórias, levando em consideração a adesão após a cirurgia de exenteração pélvica.[12]

O papel da imunonutrição em pacientes submetidos à duodenopancreatectomia são numerosos, porém contraditórios. Nas diretrizes da ERAS não há recomendações definitivas em relação a esses pacientes (5). Todavia, muitos estudos demonstram que os imunonutrientes modulam significativamente a resposta imune e são úteis para a recuperação de pacientes submetidos a cirurgias de grande porte.[3] Assim, a maioria dos autores recomenda o uso de imunonutrição por via oral no período pré-operatório para diminuir a taxa de infecção pós-operatória e o tempo de internação hospitalar. Em publicações relatando o impacto da imunonutrição em pacientes submetidos à duodenopancreatectomia, comprovou-se a influência significativa da imunonutrição na taxa de complicações infecciosas e no tempo de internação hospitalar. A imunonutrição pré-operatória oral é a mais bem documentada em relação às outras fórmulas de imunonutrição (pós-operatória e parenteral). De todo o modo, segundo a maioria dos autores, o impacto da imunonutrição sobre outros parâmetros de pós-operatório como taxa de complicações gerais e não infecciosas permanece incerto.[4]

Em pesquisa sobre a prática nutricional adotada por cirurgiões oncológicos e do aparelho digestivo nos Estados Unidos, Williams & Wischmeyer[2] reportam evidências extensas sobre o efeito da imunonutrição (especialmente contendo arginina) levando à redução de aproximadamente 40% das taxas de infecções pós-operatórias e de dois dias no tempo de internação no período pós-operatório. As práticas e atitudes desses cirurgiões em relação à intervenção nutricional apontam que a glutamina (72%) e arginina (61%) foram os imunonutrientes mais amplamente reconhecidos e adotados em estratégias de imunonutrição.[2]

Em revisão elaborada por Wu & Lin[7] sobre o uso de fórmulas imunomoduladoras em pacientes submetidos à gastrectomia por neoplasia gástrica, os resultados entre os diversos estudos analisados apresentam divergências. Provavelmente, o estado nutricional pré-operatório dos pacientes, o estágio e a gravidade da neoplasia, o tipo e extensão dos procedimentos cirúrgicos, a quantidade de formulação imunomoduladora utilizada na intervenção nutricional e o tempo de mensuração dos resultados são variáveis de confusão que tornam cada ensaio clínico diferente dos demais. Entretanto, muitos estudos avaliados nessa revisão sugerem que os imunonutrientes fornecidos isoladamente ou em combinação têm efeitos favoráveis na melhoria dos resultados dos pacientes, como modulação da função celular e homeostasia da resposta imune, e redução de complicações pós-operatórias. A exceção ocorre em relação ao uso exclusivo de arginina, que é raro e precisa ser confirmado em pacientes gastrectomizados. A terapia convencional em combinação com a imunonutrição no pré e/ou pós-operatório pode ser estratégia importante para alcançar efeitos sinérgicos favoráveis no tratamento de pacientes com neoplasia gástrica.[7]

Durante as últimas décadas, o papel de nutrientes específicos, como glutamina, arginina, AG-ω3 e nucleotídeos tem sido amplamente investigado. O conceito de imunonutrição, terapia nutricional usando nutrientes específicos (imunonutrientes) que têm efeitos benéficos na resposta e na imunidade do hospedeiro vem sendo testado em muitos ensaios experimentais e clínicos (**Figura 16.1**). Embora muitos estudos isoladamente não tenham encontrado nenhuma diferença na eficácia clínica entre as fórmulas padrão e as fórmulas imunomoduladoras, muitas metanálises confirmam as vantagens da imunonutrição sobre a terapia nutricional padrão no que diz respeito à redução das taxas de complicações infecciosas pós-operatórias e tempo de internação hospitalar.[4,6] O uso de imunonutrição durante o período perioperatório em cirurgias gastrointestinais reduz o risco de complicações infecciosas em aproximadamente 40% e reduziu o tempo de internação hospitalar pós-operatória em 2 dias.[2]

A recomendação para a utilização de fórmulas nutricionais enriquecidas com nutrientes contendo qualquer combinação de arginina, glutamina, ácidos graxos ω-3 e nucleotídeos deve ser direcionada a pacientes selecionados, especialmente os desnutridos ou sob risco nutricional, que mais provavelmente possam obter benefícios com a imunonutrição. Justifica-se tal estratégia pelo fato de as fórmulas imunomoduladoras serem mais caras do que as fórmulas padrão, e os efeitos benéficos serem menos evidentes em indivíduos com adequado estado nutricional já que têm menor risco de complicações no período pós-operatório.[6]

ARGININA	• Aumenta o número e atividade das células T • Estimula atividade fagocítica de neutrófilos • Reduz produção de IL1β, IL6, IL18 e TNF no local da lesão • Inibe a translocação do NFκB • Bloqueia moléculas de adesão e peroxidação lipídica • Melhora cicatrização e regeneração de feridas
GLUTAMINA	• Combustível para células de proliferação rápida: esnterócitos, linfócitos e neutrófilos • Melhora função de neutrófilos e linfócitos • Estimula maturação e atividade de monócitos • Favorece a integridade da barreira intestinal e bom funcionamento do GALT • Substrato para síntese da glutationa
ÁCIDOS GRAXOS ω3	• Previne respostas inflamatórias excessivas • Metabolizados em mediadores anti-inflamatórios (resolvinas) • Aumenta produção de prostaglandinas e leucotrienos, diminindo o potencial inflamatório • Diminui produção de prostaciclina e tromboxano A2 • Modula imunidade mediada por células – neutrófilos e macrófagos no sítio inflamatório • Reduz citoxicidade de macrófagos, linfócitos e células NK • Reduz imussupressão induzida por estresse cirúrgico

Figura 16.1. Efeitos dos imunonutrientes nas respostas imunológicas do hospedeiro.[4]

RECOMENDAÇÃO DAS PRINCIPAIS DIRETRIZES

- Diretrizes ACERTO: "A fórmula nutricional utilizada no período perioperatório pode conter imunonutrientes ou não. Em pacientes de maior risco e submetidos à operação de grande porte, contudo, a terapia nutricional deve incluir imunonutrientes, tanto pelo uso de suplementos orais como por via enteral".[3]
- Diretrizes ERAS mais atuais em cirurgia não recomendam rotineiramente a imunonutrição em todos os pacientes submetidos a cirurgias de grande porte:
  - Pancreatoduodenectomia: não se recomenda o uso de imunonutrientes
  - Cirurgias ginecológicas ou oncológicas: aponta a evolução dos estudos de imunonutrição nesses pacientes e acrescenta que dietas ricas em proteínas podem ser consideradas no manejo pós-operatório de pacientes cirúrgicos
  - Cirurgia colorretal: recomenda-se imunonutrição por via o oral no pós-operatório
  - Cirurgia de pulmão: não há evidências suficientes sobre a superioridade da imunonutrição por via oral em relação a suplementos padrão no pré-operatório, mas admite poder haver um papel no paciente desnutrido, determinando recomendação (fraca) de imunonutrição por via oral no pós-operatório
  - Cirurgia para neoplasia de esôfago, cabeça e pescoço e fígado: as evidencias ainda são conflitantes e seu uso rotineiro não pode ser apoiado no momento

- Demais cirurgias, como cardíaca, reconstrução da mama, dentre outras: as diretrizes ERAS ainda não fazem referência à imunonutrição.[5]
- Diretrizes ESPEN: recomenda a administração peri- ou pelo menos pós-operatória de fórmulas específicas enriquecidas com imunonutrientes em pacientes desnutridos submetidos a cirurgias de grande porte para tratamento de neoplasias. Por outro lado, não há evidências atuais claras de superioridade do uso de fórmulas enriquecidas com imunonutrientes comparadas aos suplementos nutricionais orais padrão exclusivamente no período pré-operatório. Em relação ao uso isolado de imunonutrientes, destaca que a suplementação de glutamina parenteral pode ser considerada em pacientes que não podem ser alimentados adequadamente com nutrição enteral e, portanto, requerem NP exclusiva e nenhuma recomendação clara pode ser dada em relação à suplementação oral de glutamina. Quanto à arginina, nenhuma recomendação clara é dada em relação à suplementação intravenosa ou enteral de forma isolada. Os AG-ω3 devem ser considerados na NP apenas em pacientes que não podem ser alimentados adequadamente por via enteral e, portanto, requerem essa via de alimentação.[1]

CONSIDERAÇÕES FINAIS

Os benefícios da terapia nutricional no perioperatório em populações específicas são claros e bem documentados. O uso da imunonutrição no pré-operatório em indivíduos desnutridos, ou sob risco nutricional, tem maior respaldo na literatura; por outro lado, no período pós-operatório o tema ainda é controverso. Esse cenário se deve, provavelmente, à falta de homogeneidade nos estudos desenvolvidos quanto às características da amostra (estado nutricional dos pacientes), diferenças na intervenção nutricional (duração da intervenção, quantidade e composição da fórmula imunomoduladora), diferentes abordagens cirúrgicas para o mesmo tipo de paciente e até análises estatísticas de desfecho com maiores possibilidades de vieses. Assim, espera-se que metanálises de alta qualidade e revisões sistemáticas de estudos clínicos randomizados com baixo risco de viés possam solucionar essa lacuna ainda existente em tema tão relevante dentro da ciência da Nutrição.

Tópicos relevantes abordados neste capítulo:

- As diretrizes ERAS mais recente sobre nutrição clínica em cirurgia não recomendam fortemente a imunonutrição em todos os pacientes submetidos a cirurgias de grande porte. Tal fato é atribuído principalmente pela falta de consenso relacionada ao momento ideal da indicação
- Dentre os nutrientes considerados imunomoduladores, atenção maior é dada à arginina, ácidos graxos ω3 e glutamina
- A combinação de dois ou mais imunonutrientes deve ser usada. A administração de um único imunonutriente parece não afetar o resultado clínico na maioria dos estudos
- O uso de fórmulas nutricionais enriquecidas com imunonutrientes deve ser direcionada aos pacientes selecionados, especialmente os desnutridos ou sob risco nutricional. O custo é geralmente mais alto do que o das fórmulas padrão e os efeitos benéficos podem ser obscurecidos por outros fatores perioperatórios diretamente associados à incidência de complicações graves

Referências

1. Weimann A, Braga M, Carli F, Higashiguchi T, Hübner M, Klek S, et al. ESPEN guideline: Clinical nutrition in surgery. Clin Nutr. 2017;36(3):623-50.
2. Williams JD, Wischmeyer PE. Assessment of perioperative nutrition practices and attitudes – A national sur-

vey of colorectal and GI surgical oncology programs. Am J Surg. 2017;213(6):1010-8.

3. De-Aguilar-Nascimento JE, Salomão AB, Waitzberg DL, Dock-Nascimento DB, Correa MITD, Campos ACL, et al. ACERTO guidelines of perioperative nutritional interventions in elective general surgery. Rev Col Bras Cir. 2017;44(6):633-48.
4. Jabłońska B, Mrowiec S. The role of immunonutrition in patients undergoing pancreaticoduodenectomy. Nutrients. 2020;12(9):1-15.
5. Ljungqvist O, Scott M, Fearon KC. Enhanced recovery after surgery a review. JAMA Surg. 2017;152(3): 292-8.
6. Fukatsu K. Role of nutrition in gastroenterological surgery. Ann Gastroenterol Surg. 2019;3(2):160-8.
7. Wu JM, Lin MT. Effects of specific nutrients on immune modulation in patients with gastrectomy. Ann Gastroenterol Surg. 2020;4(1):14-20.
8. Kang K, Shu XL, Zhang YS, Liu XL, Zhao J. Effect of glutamine enriched nutrition support on surgical patients with gastrointestinal tumor: A meta-analysis of randomized controlled trials. Chin Med J (Engl). 2015;128(2): 245-51.
9. Svetikiene M, Ringaitiene D, Vezeliene J, Isajevas V, Trybe D, Vicka V, et al. The efficacy of early postoperative enteral immunonutrition on T-lymphocyte count: A randomised control study in low-risk cardiac surgery patients. Clin Nutr. 2021;40(2):372-9.
10. Cardoso MGC, Prates SMS, Anastácio LR. Fórmulas para nutrição enteral padrão e modificada disponíveis no Brasil: Levantamento e classificação. BRASPEN J. 2018;33(4):402-17.
11. Buzquurz F, Bojesen RD, Grube C, Madsen MT, Gögenur I. Impact of oral preoperative and perioperative immunonutrition on postoperative infection and mortality in patients undergoing cancer surgery: systematic review and meta-analysis with trial sequential analysis. BJS Open. 2020;4(5):764-75.
12. Hogan S, Solomon M, Rangan A, Ferrie S, Carey S. The impact of preoperative immunonutrition and standard polymeric supplements on patient outcomes after pelvic exenteration surgery, taking compliance into consideration: A randomized controlled trial. J Parenter Enter Nutr. 2020;44(5):806-14.

CAPÍTULO 17

Dalila Pinto de Souza Fernandes
Carolina Araújo dos Santos
Andréia Queiroz Ribeiro

Aspectos Específicos do Suporte Nutricional ao Paciente Idoso

▶ INTRODUÇÃO

A revolução da longevidade, fenômeno de maior proeminência neste século XXI, pode ser debatida sob dois aspectos paradoxais. O primeiro deles é o fato de representar uma das maiores conquistas da sociedade, reflexo das significativas melhorias nas condições de vida das populações. O segundo aspecto chama a atenção para os importantes desafios dessa mesma sociedade nos diversos setores da saúde e segurança, assegurando o envelhecimento saudável, ativo e digno de sua população.

No âmbito da saúde, a prevenção e adequado controle das doenças crônicas não transmissíveis (DCNT) e incapacidades são os maiores desafios. Reforça esse cenário o fato das doenças cardiovasculares (DCV) representarem a principal causa de morte no Brasil e no mundo, inclusive entre a população idosa.[1] Além disso, os idosos costumam apresentar várias condições crônicas simultaneamente, implicando em desafio ainda maior no manejo dessa população.

A epidemiologia das DCNT revela um conjunto de fatores de risco, além da própria idade, para sua ocorrência. Dentre tais fatores de risco, tem-se um conjunto de comportamentos em saúde como a baixa qualidade da dieta, tabagismo, consumo excessivo de álcool e inatividade física.[2]

O processo de envelhecimento se caracteriza por modificações fisiológicas que incluem alterações na percepção sensorial, digestivas (menor motilidade do trato gastrintestinal e menor secreção gástrica), além das modificações na composição corporal com redução da massa magra e aumento do tecido adiposo.[3] Adicionalmente, situações como edentulismo, isolamento e depressão associados à aposentadoria, perda de amigos e cônjuges, além de declínios funcionais e cognitivos podem limitar a capacidade dos idosos de fazer compras, preparar suas refeições e adotar práticas saudáveis de alimentação. O conjunto dessas alterações exerce um impacto negativo no estado nutricional, comprometendo o estado geral de saúde do idoso.

Diante desse cenário, há consenso acerca da necessidade de se avaliar e monitorar o consumo alimentar em idosos, pois o envelhecimento saudável está associado à manutenção do estado nutricional adequado.

DIAGNÓSTICO NUTRICIONAL

Tendo em vista os vários fatores que dificultam a análise precisa do estado nutricional do idoso em decorrência das alterações fisiológicas, da composição corporal e de doenças crônicas, o profissional capacitado e habilitado para exercer essa função deve ter cautela na avaliação.

O diagnóstico nutricional deve resultar da análise de um conjunto de métodos adotados para avaliação do estado nutricional, tais como a antropometria, composição corporal, exames bioquímicos, consumo alimentar, exame físico e avaliação global subjetiva. Todos esses métodos possuem vantagens, desvantagens e limitações que devem ser consideradas. A partir da avaliação é possível identificar distúrbios nutricionais, intervir adequadamente e auxiliar na recuperação ou manutenção da saúde do indivíduo. Dessa forma, a escolha do melhor método deve considerar as condições físicas e mentais do idoso, o objetivo da avaliação e os recursos financeiros disponíveis.[4]

Com base no exposto e no objetivo deste capítulo, será abordada a avaliação antropométrica, método muito utilizado por ser prático, não invasivo, de baixo custo e útil na prática clínica e em estudos epidemiológicos.

Avaliação antropométrica

Serão descritas as variáveis antropométricas e índices que têm sido mais utilizados para avaliar risco cardiovascular, sarcopenia e obesidade sarcopênica, visto que são síndromes geriátricas prevalentes nesse grupo.

Peso

Por representar a soma de todos os componentes do corpo, o peso não identifica alterações individuais desses componentes, tendo valor limitado na avaliação nutricional se utilizado isoladamente. Apesar disso, pode ser útil para avaliar perda ou ganho de peso quando comparado ao peso habitual ou ideal e necessário para o cálculo do índice de massa corporal (IMC). A aferição do peso em idosos pode ser uma medida simples de ser realizada, se não houver limitações físicas e cognitivas importantes.[5,6]

Nos casos de impossibilidade de aferição do peso em idosos, essa medida pode ser estimada a partir de fórmulas que consideram perímetros da perna, altura do joelho e dobra cutânea subescapular. A fórmula mais utilizada é a proposta por Chumlea e cols.,[7] conforme abaixo:

Homens idosos:

$$PE = [(0{,}98 \times PP) + (1{,}16 \times AJ) + (1{,}73 \times PB) + (0{,}37 \times DCSE) - 81{,} 69]$$

Mulheres idosas:

$$PE = [(1{,}27 \times PP) + (0{,}87 \times AJ) + (0{,}98 \times PB) + (0{,}4 \times DCSE) - 62{,}35]$$

Sendo que:

PE: peso estimado (kg); PP: perímetro da panturrilha (cm); AJ: altura do joelho (cm); PB: perímetro do braço (cm); DCSE: dobra cutânea subescapular (mm)

Em idosos, muitos fatores podem contribuir para uma perda ponderal repentina como hospitalização associada a redução da massa muscular, diminuição da ingestão alimentar, uso de diferentes medicamentos, incapacidade de locomoção, estado emocional ruim e dificuldades financeiras. Com isso, a manutenção do peso deve ser monitorada, pois a perda pode indicar aumento do risco de morte nesse grupo.[4] A perda de peso em relação ao tempo pode ser avaliada segundo Blackburn e cols.[8] (**Figura 17.1**) e é determinada pela fórmula:

Perda de peso (%) = (peso habitual – peso atual) / peso habitual x 100

Contudo, caso o peso habitual seja autorrelatado, esse dado de perda de peso pode ser impreciso considerando possíveis falhas de memória do idoso.

Estatura

A estatura tende a diminuir com o avançar da idade e, apesar de ser uma medida simples de ser aferida e necessária para o cálculo do IMC, pode ser imprecisa se os idosos tiverem limitações físicas ou cognitivas.[5] A estatura poderá ser estimada a partir da altura do joelho ou pela envergadura dos braços no idoso que apresenta alguma condição que o impossibilite de ter sua estatura aferida, como por exemplo, acamados, cadeirantes, presença de alterações degenerativas no disco intervertebral, fraturas osteoporóticas vertebrais ou cifose muito acentuada.[9]

Índices, dobras cutâneas e principais perímetros

A avaliação da distribuição de reservas de tecido adiposo e o cálculo de gordura corporal total podem ser estimados por dobras cutâneas, sendo que as mais utilizadas são as dobras cutâneas bicipital, tricipital, suprailíaca e subescapular. Além delas, existem parâmetros relacionados com a reserva muscular ou adiposa, úteis para avaliação de perda de peso e risco de desnutrição como o perímetro do braço, perímetro muscular do braço, área muscular do braço corrigida, área de gordura do braço e perímetro da perna. Nesse capítulo serão abordados o IMC, por ser prático e amplamente utilizado; o índice de massa muscular, que possibilita estimar a massa muscular; o perímetro da perna, medida sensível para avaliar massa muscular; o perímetro da cintura e a razão cintura-estatura, úteis na avaliação de risco cardiovascular.

Índice de massa corporal (IMC)

É um indicador antropométrico de estado nutricional calculado a partir da seguinte fórmula:

IMC = peso atual (kg)/estrutura^2 (m)

O IMC é muito utilizado em estudos epidemiológicos e incorporado à prática clínica devido à sua simplicidade na aplicação, porém não distingue tecido muscular de adiposo, além de não avaliar como a gordura está distribuída no corpo.[10,11] Assim, seu uso deve ser associado a outras medidas de adiposidade como PC e de massa muscular como o PP. Por ser um índice amplamente utilizado, apresentaremos a seguir os principais critérios adotados para sua classificação.

A classificação adotada pelo Ministério da Saúde para idosos, muito encontrada na literatura, é a proposta por Lipschitz em 1994.[12] Contudo, observa-se uma crescente adesão ao uso da proposta adotada pela Organização Pan-americana de Saúde (OPAS) em 2001,[13] a qual apresenta pontos de corte mais sensíveis para baixo peso e mais específicos para sobrepeso quando comparados ao anterior. Já a da Organização Mundial de Saúde[14] não utiliza pontos de corte específicos para idosos, adotando os mesmos para adultos (**Figura 17.1**).

Sabe-se que o baixo peso em idosos está associado a maiores taxas mortalidade. Contrariamente, o excesso de peso não representa o mesmo risco nesse grupo, fato conhecido como o "paradoxo da obesidade". Apesar dos pontos de corte adotados pela OPAS serem mais indicados na avaliação do risco para doenças cardiovasculares, deve-se ter o cuidado para não considerar apenas o IMC nessa avaliação.

Índice de massa muscular (IMM)

A massa muscular (MM) estimada pela equação preditiva[15] é útil para diagnóstico de sarcopenia quando não é possível a estimativa da massa magra por tomografia computadorizada, ressonância magnética, absorciometria de dupla emissão de raios-X (DEXA) ou bioimpedância (BIA).

$$0{,}244 \times \text{peso (kg)} + 7{,}8 \times \text{estatura (m)} - 0{,}098 \times \text{idade (anos)} + 6{,}6 \times \text{sexo} + \text{etnia} - 3{,}3$$

Sendo: sexo = 1 para homens e 0 para mulheres; etnia = –1,2 para asiáticos, 0 para brancos e 1,4 para negros.

A partir da MM é possível calcular o IMM pela seguinte fórmula:

$$\text{IMM} = \text{MM (kg)}/\text{estatura}^2\ \text{(m)}$$

Para a definição de baixa massa muscular recomenda-se a utilização do percentil 20 da distribuição da própria população em estudo, conforme o sexo.[16]

Perímetro da perna (PP)

O perímetro da perna (PP) tem sido considerado instrumento sensível para avaliação da massa muscular em idosos por fornecer estimativas da reserva de proteínas, uma medida importante para avaliação da perda de massa muscular,[17] principalmente para idosos acamados ou em risco de desnutrição e quando não se tem disponível outro método de diagnóstico de massa muscular.[18]

Os pontos de corte mais utilizados para avaliação do PP são os preconizados pela Organização Mundial de Saúde,[17] a qual define redução de massa muscular quando seu o valor é inferior a 31cm.

Perímetro da cintura (PC)

O perímetro da cintura (PC) é considerado um bom indicador de gordura visceral e corporal sendo associado ao risco cardiovascular.[19] Dentre as técnicas de aferição utilizadas, a medida mais confiável é a do ponto médio entre o último arco costal e a crista ilíaca,[6] pois em muitos idosos, principalmente obesos (IMC ≥ 30kg/m²), é impreciso utilizar a cicatriz umbilical e a menor curvatura ou cintura natural.

Sabe-se que com o avançar da idade ocorrem alterações da composição corporal e redistribuição de gordura, mas ainda não há pontos de corte específicos para avaliação do PC em idosos sendo adotados aqueles para adultos não idosos (**Figura 17.1**). Nesse sentido, deve-se ter cautela na utilização dos pontos de corte de adultos, sendo recomendado o uso do PC sempre associado a outros parâmetros de avaliação de risco cardiovascular.

Razão cintura-estatura (RCE)

A razão cintura-estatura (RCE) é uma medida útil para identificar risco cardiovascular, válida para diagnóstico de obesidade em idosos e precisa na estimativa da adiposidade visceral.[20] É um índice simples e barato, baseado no pressuposto de que a estatura tem influência no acúmulo e distribuição de gordura e na amplitude do PC,[21] calculado pela fórmula:

$$\text{RCE} = \text{PC (cm/estatura (cm)}$$

Força de preensão manual

A força muscular pode ser avaliada pela força de preensão manual, capaz de identificar

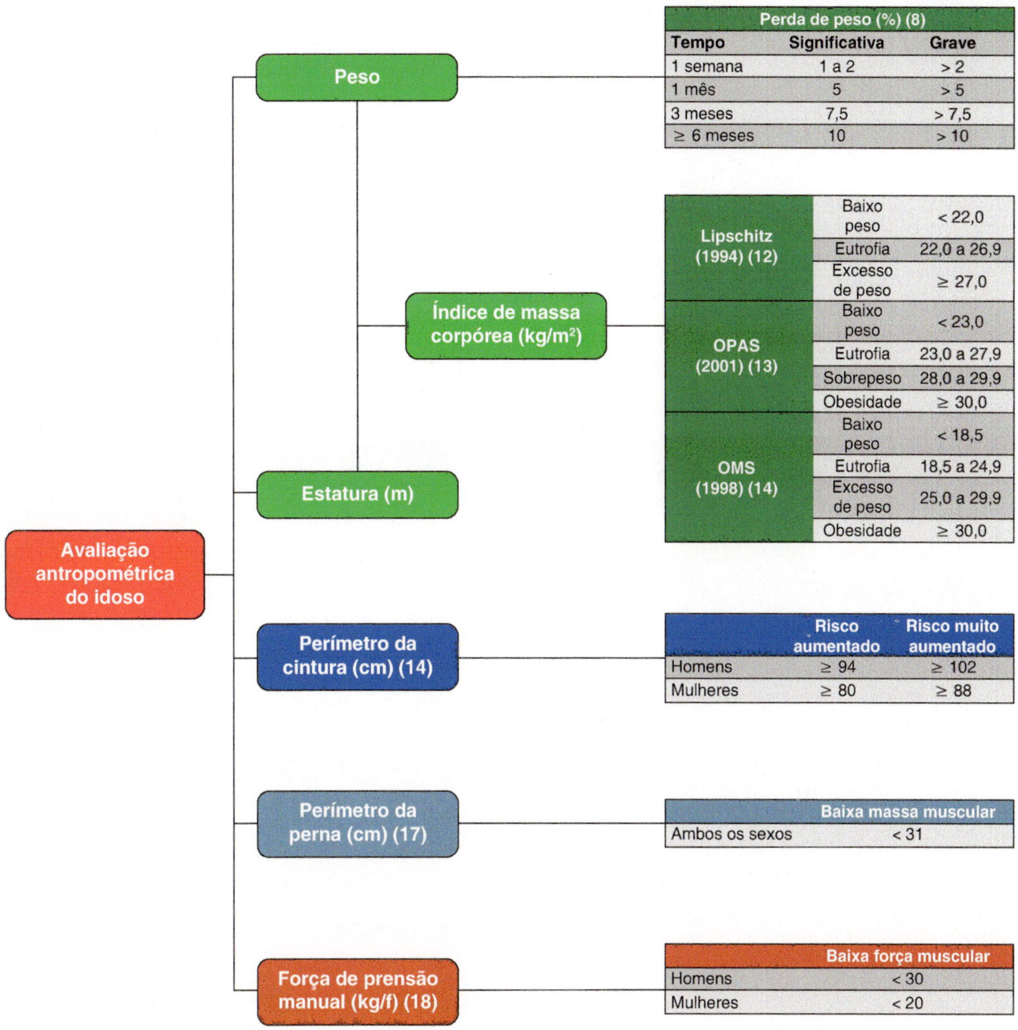

Figura 17.1. Principais componentes da avaliação antropométrica e de força muscular no idoso.

e correlacionar o declínio de força muscular com alguns desfechos clínicos. É obtida por meio do uso de um dinamômetro, sendo considerada uma medida de fácil aferição e muito utilizada em estudos epidemiológicos.[22,23] Para a avaliação da perda de força muscular, um dos critérios diagnósticos da sarcopenia e obesidade sarcopênica, podem-se considerar os pontos de corte < 30kg/f para homens e < 20kg/f para mulheres, ainda que diferentes estudos possam adotar diferentes pontos de corte.[18,22]

▶ SUPORTE NUTRICIONAL AO PACIENTE IDOSO

O objetivo da terapia nutricional no idoso é o de fornecer quantidades adequadas de calorias, proteínas, micronutrientes e líquidos, a fim de atender aos requisitos nutricionais e, dessa forma, manter ou melhorar o estado nutricional durante o processo de envelhecimento.[24] Além disso, a dieta adequada auxilia a manutenção ou melhora da capacidade funcional, oferece condições para uma melhor reabilitação, promoção da qualidade de vida, além da reduzir a morbimortalidade.[25]

A intervenção nutricional em Geriatria deve ser individualizada, considerando-se múltiplos aspectos: estado nutricional atual, objetivos, alterações fisiológicas e funcionais relacionadas ao envelhecimento, aspectos socioeconômicos, comorbidades e condições clínicas associadas (função cognitiva, capacidade funcional, sinais e sintomas específicos e efeitos colaterais de polifarmácia). As condutas prescritas devem ser avaliadas, monitoradas e ajustadas continuamente de forma a promover uma assistência nutricional ampla e efetiva.

Recomendações Nutricionais

Necessidade hídrica

De forma geral, recomenda-se uma ingestão adequada de líquidos totais (incluindo-se a água, bebidas e os líquidos presentes nos alimentos) de 2,0L/dia para mulheres e 2,5L/dia para homens, independente da faixa etária. Especificamente para idosos, a recomendação mínima é de 1,6L de líquidos/dia para mulheres e 2,0L de líquidos/dia para homens,[24,25] sendo a meta de ingestão, segundo as *Dietary Reference Intakes* (DRIs) de 2,7L para mulheres e 3,7L para homens.[26] Ajustes devem ser realizados em caso de perdas, como vômito, diarreia, sangramentos e na presença de desidratação. Em casos de insuficiência renal e cardíaca pode ser necessária a restrição hídrica individualizada.

Energia

Pessoas idosas possuem, de maneira geral, menor gasto energético de repouso em comparação a indivíduos mais jovens, principalmente devido à redução da massa muscular e da atividade física. Na presença de processos patológicos (como inflamação, infecção ou trauma), tal necessidade pode estar aumentada. Por se tratar de um grupo heterogêneo, a adequação energética deve ser ajustada individualmente, considerando-se fatores como estado nutricional prévio, nível de atividade física, condições clínicas e tolerância alimentar.[25] As propostas mais utilizadas para determinação da necessidade energética de idosos são apresentadas na Tabela 17.1.

Macronutrientes

As recomendações de macronutrientes no idoso são apresentadas no Tabela 17.2. Tais quantidades se referem a idosos saudáveis, sendo necessários ajustes específicos na presença de doenças e deficiências já instaladas.

Micronutrientes

Devido a inadequações alimentares e às alterações relacionadas ao envelhecimento que alteram a biodisponibilidade de nutrientes

Tabela 17.1. Necessidades energéticas em idosos.

Proposta	Recomendação	Referência
Fórmula de bolso	Eutrofia: 30 a 35kcal/kg peso atual ao dia	BRASPEN, 2019[24]
	Desnutrição ou risco nutricional: 32 a 38kcal/kg peso atual ao dia	
Equação preditiva	*Estimated Energy Requirement* (EER): H = 662 – 9,53 x idade [anos] + NAF x (15,91 x peso [kg] + 539,6 x altura [m]) M = 354 – 6,91 x idade [anos] + NAF x (9,36 x peso [kg] + 726 x altura [m])	DRIs, 2006[26]
	Sendo NAF (Nível de Atividade Física): Sedentário: H e M = 1,00 Pouco ativo: H = 1,11 / M = 1,12 Ativo: H = 1,25 / M = 1,27 Muito ativo: H = 1,48 / M = 1,15	

Tabela 17.2. Recomendação para o consumo de macronutrientes em idosos.

Nutriente	Recomendação	Informações adicionais
Proteínas	DRIs: 0,8g/kg peso atual equivalente a 10 a 35% do Valor Energético Total (VET)	O oferecimento de refeições com pelo menos 25g a 30g de proteínas por refeição é indicado para otimizar a massa magra e aumentar a performance física do idoso[24]
	BRASPEN (2019):[24] Idosos saudáveis: 1,0 a 1,2g/kg peso atual Doença aguda ou crônica: 1,2 a 1,5g/kg peso atual/dia Doença grave e elevado catabolismo: até 2,0g/kg peso atual/dia	
Carboidratos	Carboidratos totais: DRIs: RDA: 130g/dia AMDR: 45–65% VET	Consumir carboidratos de menor índice glicêmico por promoverem maior saciedade e favorecem um melhor funcionamento intestinal devido ao maior teor de fibras
	Fibras: DRIs: AI: 30g/dia em H e 21g/dia em M BRASPEN (2019):[24] 25g/dia	
Lipídeos	Lipídios totais: AMDR: 20–35% VET RDA: ND	Diminuição da ingestão de gorduras saturadas e trans, com substituição por gorduras insaturadas é recomendado para a saúde cardiovascular[1]
	Gordura saturada: SBC (2019):[1] < 10% (na ausência de comorbidades) < 7% (na presença de comorbidades) MUFA: 15% PUFA: 5–10%	

AI: *Adequate Intake*; AMDR: *Acceptable Macronutrients of Distribution Ranges*; DRIs: *Dietary Reference Intakes*; MUFA: ácidos graxos monoinsaturados; PUFA: ácidos graxos poli-insaturados; RDA: *Recommended Dietary Allowances*; VET: valor energético total.
*Presentes em vegetais, frutas, sementes, leguminosas e cereais integrais.
**Hipertensão, diabetes, sobrepeso ou obesidade, perímetro da cintura aumentada, hipercolesterolemia, hipertrigliceridemia, síndrome metabólica, intolerância à glicose e aterosclerose.

(como a gastrite atrófica, que diminui a absorção de ferro, cálcio e vitamina B_{12}), idosos apresentam risco aumentado de deficiências nutricionais. As quantidades recomendadas para consumo diário em idosos saudáveis são as preconizadas pelas DRIs[26] (Tabela 17.3). Em caso de deficiências já diagnosticadas ou condições clínicas que impliquem em maior demanda de micronutrientes, a suplementação pode ser necessária. Nestes casos, a quantidade oferecida não deve ultrapassar o *Tolerable Upper Intake Level* (UL), que se refere ao limite máximo de ingestão diária de um nutriente que não oferece risco de efeitos adversos à saúde em quase todos os indivíduos.

Terapia Nutricional Oral, Enteral e Parenteral

Quando a dieta por via oral não for capaz de suprir as necessidades nutricionais do idoso, a terapia nutricional enteral poderá ser indicada (Tabela 17.4).

Quando bem indicada e monitorada, a TNO, TNE e TNP, isoladas ou combinadas, são vias seguras e efetivas de nutrição no idoso. Para a TNE

Tabela 17.3. Recomendação de consumo de micronutrientes em idosos.

Nutriente	RDA ou AI*	UL
	Vitaminas	
Vitamina A	H: 900µg/d M: 700µg/d	300µg/d
Vitamina D	51 a 70 anos (H e M): 10µg/d > 70 anos (H e M): 15µg/d	50µg/d
Vitamina E	15mg/d	1000mg/d
Vitamina K	H: 120µg/d* M: 90µg/d*	ND
Vitamina C	H: 90mg/d M: 75mg/d	2000mg/d
Vitamina B_1 (tiamina)	H: 1,2mg/d M: 1,1mg/d	ND
Vitamina B_2 (riboflavina)	H: 1,3mg/d M: 1,1mg/d	ND
Vitamina B_3 (niacina)	H: 16mg/d M: 14mg/d	35mg/d
Vitamina B_6 (piridoxina)	H: 1,7mg/d M: 1,5mg/d	100mg/d
Vitamina B_9 (ácido fólico)	400µg/d	1000µg/d
Vitamina B_{12}	2,4µg/d	ND
	Minerais	
Sódio	H e M 51 – 70 anos: 1,3g/d* H e M > 70 anos: 1,2g/d*	2,3g/d
Potássio	4,7g/d	ND
Cálcio	1200mg/d*	2000mg/d
Fósforo	700mg/d	51-70 anos: 4000mg/d > 70 anos: 3000mg/d
Ferro	8mg/d	45mg/d
Magnésio	H: 420mg/d M: 320mg/d	350mg/d[1]
Cobre	900µg/d	10000µg/d
Zinco	H: 11mg/d M: 8mg/d	40mg/d
Selênio	55µg/d	400µg/d

AI: *Adequate Intake*; ND: valor não estabelecido; RDA: *Recommended Dietary Allowances*; UL: *Tolerable Upper Intake Level*. O UL para magnésio representa somente a ingestão de fármacos e não inclui a ingestão de alimentos e água.

Tabela 17.4. Indicações e características da terapia nutricional no idoso.

Tipo de dieta	Características
TNO	• Ingestão oral insuficiente em idosos desnutridos ou em risco de desnutrição • Os suplementos orais devem fornecer pelo menos 400kcal/dia e 30g de proteínas/dia por um período mínimo de 35 dias
TNE	• Bom prognóstico • Capacidade de utilização do trato gastrointestinal • Via oral contraindicada ou insuficiente (60% das necessidades por mais de 3 dias consecutivos) • Caso a duração da TNE prevista seja inferior a 4 semanas, recomenda-se a utilização de sonda nasogástrica. Para períodos maiores, recomenda-se a gastrostomia
TNP	• Bom prognóstico • Via oral e/ou enteral não é possível por mais de 3 dias ou é inferior a 50% das necessidades energéticas por mais de uma semana • Para idosos em cuidados paliativos, a indicação deve ser baseada no prognóstico da doença

Fonte: BRASPEN, 2019.[24]

e a TNP, recomenda-se a administração precoce e gradual para evitar a síndrome de realimentação com evolução até a meta nutricional conforme a tolerância do idoso[24,25] (ver Capítulo 15).

O monitoramento contínuo e a quantificação da aceitação da dieta oferecida são importantes para a indicação, o acompanhamento e a interrupção da terapia nutricional. A descontinuidade só deve ser feita quando a via a ser adotada for segura e suficiente para manter um estado nutricional adequado.

▶ CONSIDERAÇÕES FINAIS

As alterações físicas e funcionais que ocorrem na terceira idade exercem um impacto negativo no estado nutricional. Dessa forma, a avaliação criteriosa e individualizada do idoso é recomendada e deve abranger um conjunto de aferições, tais como, a antropometria, composição corporal, exames bioquímicos, consumo alimentar, exame físico e avaliação global subjetiva. A partir da determinação das necessidades nutricionais do idoso, a dieta irá contribuir para a manutenção ou melhora da capacidade funcional, promoção da qualidade de vida e redução da morbimortalidade.

Tópicos relevantes abordados neste capítulo:

- Particularidades relacionadas ao envelhecimento e condições clínicas frequentemente observadas em idosos aumentam o risco de inadequações nutricionais neste grupo.
- As medidas e os índices antropométricos devem ser utilizados de forma crítica, preferencialmente em conjunto com outros indicadores nutricionais.
- A intervenção nutricional deve ser individualizada e específica, promovendo a saúde, a qualidade de vida e o manejo de comorbidades.

Referências

1. Précoma DB, Oliveira GMM, Simão AF, Dutra OP, Coelho OR, Izar MCO, et al. Updated Cardiovascular Prevention Guideline of the Brazilian Society of Cardiology – 2019. Arq Bras Cardiol. 2019;113(4):787-891.
2. Brasil. Ministério da Saúde. Secretaria de Vigilância em Saúde. Departamento de Análise em Saúde e Vigilância de Doenças Não Transmissíveis. Vigitel Brasil 2019: vigilância de fatores de risco e proteção para doenças crônicas por inquérito telefônico: estimativas sobre frequência e distribuição sociodemográfica de fatores de risco e proteção para doenças crônicas nas capitais

dos 26 estados brasileiros e no Distrito Federal em 2019. Brasília, DF. 2020. Disponível em: http://bvsms.saude.gov.br/bvs/publicacoes/vigitel_brasil_2019_vigilancia_fatores_risco.pdf
3. Souza ECG, Duarte MSL. Epidemiologia e processo biológico do envelhecimento. In: Duarte MSL, Rezende FAC, Souza ECG (Editores). Abordagem nutricional no envelhecimento. Rio de Janeiro: Rubio; 2016. p. 1-10.
4. Roediger MA SM, Marucci MFN. Avaliação nutricional de idosos. In: Silva MLN, Marucci MFN, Roediger MA (Organizadores). Tratado de Nutrição em Gerontologia. São Paulo: Manole; 2015. p. 62-91.
5. Rezende FAC, Netto MP, Rocha DS, Loureiro LMR, Santos CA. Avaliação nutricional em idosos. In: Duarte MSL, Rezende FAC, Souza ECG (Editores). Abordagem nutricional no envelhecimento. Rio de Janeiro: Rubio; 2016. p.29-64.
6. Lohman TG, Roche AF, Martorell R. Anthropometric standardization reference manual. Champaign, IL. Human Kinetics Books; 1988. 177p.
7. Chumlea WC, Guo S, Roche AF, Steinbaugh ML. Prediction of body weight for the nonambulatory elderly from anthropometry. J Am Diet Assoc. 1988;88(5):564-8.
8. Blackburn GL, Bistrian BR, Maini BS, Schlamm HT, Smith MF. Nutritional and metabolic assessment of the hospitalized patient. JPEN J Parenter Enteral Nutr. 1977;1(1):11-22.
9. Chumlea WC, Roche AF, Steinbaugh ML. Estimating stature from knee height for persons 60 to 90 years of age. J Amer Geriatr Soc 1985;33(2):116:20.
10. Okorodudu DO, Jumean MF, Montori VM, Romero--Corral A, Somers VK, Erwin PJ, et al. Diagnostic performance of body mass index to identify obesity as defined by body adiposity: a systematic review and meta-analysis. Int J Obes (Lond). 2010;34(5):791-9.
11. Easton JF, Stephens CR, Román-Sicilia H, Cesari M, Pérez-Zepeda MU. Anthropometric measurements and mortality in frail older adults. Exp Gerontol. 2018;110:61-6.
12. Lipschitz DA. Screening for nutritional status in the elderly. Prim Care. 1994;21(1):55-67.
13. Organización Panamericana de la Salud. Salud Bienestar y Envejecimento (SABE) en América Latina y el Caribe. Washington, DC. 2001. Disponível em: http://envejecimiento.csic.es/documentos/documentos/paho-salud-01.pdf.
14. World Health Organization. Division of Noncommunicable Diseases & World Health Organization. Programme of Nutrition. Obesity: preventing and managing the global epidemic: Report of a WHO Consultation. Genebra, Suiça. 2000.
15. Lee RC, Wang Z, Heo M, Ross R, Janssen I, Heymsfield SB. Total-body skeletal muscle mass: development and cross-validation of anthropometric prediction models. Am J Clin Nutr. 2000;72(3):796-803.
16. Silva-Alexandre T, Oliveira-Duarte YA, Ferreira-Santos JL, Wong R, Lebrão ML. Prevalence and associated factors of sarcopenia among elderly in Brazil: findings from the SABE study. J Nutr Health Aging. 2014; 18(3):284-90.
17. Physical status: the use and interpretation of anthropometry. Report of a WHO Expert Committee. World Health Organ Tech Rep Ser. 1995;854:1-452.
18. Cruz-Jentoft AJ, Bahat G, Bauer J, Boirie Y, Bruyère O, Cederholm T, et al. Sarcopenia: revised European consensus on definition and diagnosis. Age Ageing. 2019;48(1):16-31.
19. Ross R, Neeland IJ, Yamashita S, Shai I, Seidell J, Magni P, et al. Waist circumference as a vital sign in clinical practice: A Consensus Statement from the IAS and ICCR Working Group on Visceral Obesity. Nat Rev Endocrinol. 2020;16(3):177-89.
20. Corrêa MM, Thumé E, De Oliveira ER, Tomasi E. Performance of the waist-to-height ratio in identifying obesity and predicting non-communicable diseases in the elderly population: A systematic literature review. Arch Gerontol Geriatr. 2016;65:174-82.
21. Guasch-Ferré M, Bulló M, Martínez-González M, Corella D, Estruch R, Covas MI, et al. Waist-to-height ratio and cardiovascular risk factors in elderly individuals at high cardiovascular risk. PLoS One. 2012;7(8):e43275.
22. Silva-Alexandre T, Duarte YAO, Santos JLF, Lebrão ML. Prevalence and associated factors of sarcopenia, dynapenia, and sarcodynapenia in community-dwelling elderly in São Paulo - SABE Study. Rev Bras Epidemiol. 2019;21Suppl 02(Suppl 02):e180009.
23. Rijk JM, Roos PR, Deckx L, van den Akker M, Buntinx F. Prognostic value of handgrip strength in people aged 60 years and older: A systematic review and meta-analysis. Geriatr Gerontol Int. 2016;16(1):5-20.
24. Gonçalves TJM, Horie LM, Gonçalves SEAB, Bacchi MK, Bailer MC, Barbosa-Silva TG, et al. Diretriz BRASPEN de Terapia Nutricional no Envelhecimento. BRASPEN J. 2019; 34(Supl 3):2-58.
25. Volkert D, Beck AM, Cederholm T, Cruz-Jentoft A, Goisser S, Hooper L, et al. ESPEN guideline on clinical nutrition and hydration in geriatrics. Clin Nutr. 2019;38(1):10-47.
26. Institute of Medicine. Dietary Reference Intakes: The Essential Guide to Nutrient Requirements. Washington, DC: The National Academies Press; 2006. Disponível em: https://www.nap.edu/download/11537#.

CAPÍTULO 18

Marcella Ramos Sant'Ana
Daniela Calderaro

Nutrição em Tempos de Pandemia – A Experiência Frente à COVID-19

▶ INTRODUÇÃO

Desde o início da pandemia de COVID-19 até o dia de hoje (18 de março de 2021), de acordo com dados fornecidos pelo *Coronavirus Resource Center – Johns Hopkins University & Medicine* mais de 120 milhões de pessoas ao redor do globo tiveram diagnóstico confirmado de infecção pelo SARS-CoV2 (*severe acute respiratory syndrome coronavirus* 2), dos quais, infelizmente, 2,7 milhões morreram. Apenas no Brasil, mais de 284 mil pessoas faleceram entre os 11,7 milhões de casos confirmados.[1]. A maioria dos pacientes tem sintomas leves, mas parte deles necessita hospitalização e evolui com a forma mais grave da doença com comprometimento pulmonar extenso e risco de evolução para envolvimento sistêmico por síndrome inflamatória e fenômenos tromboembólicos.

▶ DOENÇAS CARDIOVASCULARES, METABÓLICAS E O RISCO PARA O COVID-19

Entre os fatores de risco para mortalidade por COVID-19, destacam-se a idade avançada e a presença de comorbidades, com especial destaque para as doenças cardiovasculares e diabetes.[2] A mortalidade por COVID-19 nessas situações chega a ser até mais elevada do que a de pacientes com doença pulmonar obstrutiva crônica, que intuitivamente seriam os mais susceptíveis à pneumonia.[3] Não há certeza do mecanismo fisiopatológico dessas associações, porém o fato do SARS-CoV-2 invadir as células através da ligação ao receptor da enzima de conversão da angiotensina (ECA-2), e a enorme participação dessa enzima na homeostase cardiovascular constitui potencial explicação para maior agressividade da doença em cardiopatas.[4]

Por outro lado, diabetes mellitus e a obesidade promovem estado pró-inflamatório e redução da imunidade, predispondo à maior susceptibilidade à injuria vascular quanto à maior vulnerabilidade às infecções.

Pacientes com cardiopatia estrutural prévia, além de desenvolverem formas mais graves de COVID-19, frequentemente descompensam sua cardiopatia de base durante a fase de infecção. Injúria miocárdica aguda é bastante prevalente entre os pacientes hospitalizados por COVID-19 e constitui marcador independente de mortalidade.[5] O acometimento direto do miocárdio pelo SARS-CoV-2 já foi relatado [6], porém a cardiodepressão associada à sepse e à síndrome inflamatória sistêmica, bem como a já referida instabilização de cardiopatia estrutural pré-existente, parecem ser os principais fatores etiológicos da injúria miocárdica.

Em indivíduos obesos, o risco de morte aumenta em quase três vezes naqueles com IMC > 40kg/m² e em quatro vezes entre os de IMC > 45kg/m².[7] O impacto do peso excessivo é ainda mais significativo na população jovem e determina maiores taxas de admissão hospitalar entre os infectados, além de maior mortalidade [8]. Entre os mecanismos propostos para a elevada morbimortalidade da COVID-19 nos obesos, destaca-se o estado pró-inflamatório, imunodepressão e alterações ventilatórias com implicações não apenas na vulnerabilidade à infecção, mas também em questões técnicas referentes à dificuldade de assegurar via aérea e mecânica ventilatória adequadas. Outra questão a ser considerada é que tanto a obesidade, quanto a COVID-19, constituem maior risco para eventos trombóticos, notadamente tromboembolismo venoso; desde o início da pandemia, reconheceu-se a alta incidência de eventos trombóticos complicando a evolução clínica [9]. Fatores nutricionais habituais em pacientes obesos, como carência de micronutrientes e consumo excessivo de carboidratos refinados e gorduras saturadas e trans, também propiciam a maior vulnerabilidade à agressão viral por meio do estado sustentado de inflamação de baixo grau. Cabe destacar que a obesidade permanece como fator de risco independente para mortalidade relacionada à COVID-19 após ajuste para outras comorbidades como diabetes mellitus e hipertensão arterial.[8] A prevalência de obesidade entre os pacientes internados é bastante alta conforme demonstrado em estudo com 5700 pacientes hospitalizados por COVID-19 dos quais 41,7% eram obesos, taxa apenas inferior à prevalência de hipertensão presente em 56,6% dos casos.[10]

Nesse cenário pandêmico, e ainda instigante tanto do ponto de vista assistencial como científico, pretendemos discutir aspectos nutricionais que possam influenciar a evolução da COVID-19 e como a pandemia pode afetar aspectos nutricionais da população.

▶ EFEITO IMUNOMODULATÓRIO DOS ALIMENTOS

A alimentação tem um papel importante na manutenção da homeostase corporal. É por meio dela que adquirimos nutrientes capazes de sintetizar as macromoléculas que formam enzimas, hormônios, transportadores, receptores e diversas estruturas celulares que regulam as funções orgânicas. Dessa forma, padrões alimentares têm impacto direto no metabolismo e sinalização celular que regularão o funcionamento de diversos sistemas, incluindo o sistema imunológico.

O sistema imunológico é composto por diversos tipos celulares que precisam responder rapidamente às situações de risco, como a presença de patógenos. Devido ao seu estado dinâmico de ativação, estas células requerem um fino ajuste entre macro- e micronutrientes para conseguir regular sua maquinaria intracelular e gerar a correta resposta imunológica.[11]

O consumo habitual de uma dieta rica em gorduras saturadas e carboidratos refinados, e pobre em fibras e micronutrientes está associado à maior inflamação sistêmica. Por outro lado, uma dieta equilibrada em macro- e micronutrientes, assim como em compostos bioativos, está associada à redução da inflamação crônica, aumento da longevidade e redução do risco de doença crônicas e infeciosas.[11,12]

Macronutrientes

Adequar a quantidade e qualidade dos macronutrientes, como carboidratos, proteínas e lipídios, é fundamental para o controle da resposta imunológica.[11,13]

Os aminoácidos são nutrientes indispensáveis para o funcionamento celular, pois controlam não apenas a síntese proteica, como também diversas vias responsáveis pela regulação do metabolismo energético, equilíbrio redox e controle do crescimento, diferenciação, proliferação e funções efetoras das células imunes. Aminoácidos como a glutamina, leucina, isoleucina, valina, serina, cisteína, glicina, ácido glutâmico, metionina e arginina são fundamentais para regular esses eventos celulares (ver Capítulo 3). Nesse sentido, o aporte de aminoácidos essenciais e não essenciais se torna importante, uma vez que os aminoácidos não essenciais podem se tornar condicionalmente essenciais durante a resposta imunológica.[14]

O consumo excessivo e regular de carboidratos de alta carga glicêmica também afeta o imunometabolismo. Com o aumento da glicemia há o aumento nos níveis séricos de insulina, maior produção de radicais livres, produtos finais de glicação avançada (AGEs) e citocinas pró-inflamatórias[12] (ver Capítulo 1). Por outro lado, o consumo de carboidratos não digeríveis, como as fibras solúveis, favorece a resposta anti-inflamatória devido à produção de ácidos graxos de cadeia curta resultantes da fermentação bacteriana. Estes ácidos graxos apresentam receptores celulares específicos, como GPR41 e GPR43, que quando ativos, inibem a ativação do NF-κB, um importante fator de transcrição de citocinas inflamatórias. Pesquisas clínicas recentes sugerem efeitos benéficos do consumo de fibra solúveis em doenças respiratórias de cunho inflamatório como a asma.[15]

O excesso de gordura saturada também é um importante gatilho inflamatório. Já é sabido que ácidos graxos saturados, principalmente o ácido palmítico (C16:0), são capazes de se ligar à receptores da resposta imune inata e desencadear o processo inflamatório crônico de baixo grau[12] (ver Capítulo 2). O consumo excessivo desse tipo de gordura também tem sido associado ao aumento da infiltração de macrófagos nos alvéolos, o que poderia contribuir para o agravamento da COVID-19.[16]

Entretanto, nem todas as gorduras apresentam caráter inflamatório. Entre os ácidos graxos com atividade anti-inflamatória se destacam o ácido oleico (C18:1, n-9) e os ácidos graxos da série ômega 3, como o ácido eicosapentaenoico (EPA, C20:5, n-3) e o docosaexaenoico (DHA, C22:6, n-3) (ver Capítulos 9 e 19). Demonstrou-se que a ação anti-inflamatória ocorre, em grande parte, pela ativação dos receptores celulares GPR40 e GPR120. No meio intracelular, o EPA e DHA também podem ser metabolizados e dar origem a eicosanoides de série ímpar e mediadores lipídicos como as resolvinas (produzidas a partir do EPA e DHA), maresina e protectinas (produzidas a partir do DHA), com relevante ação anti-inflamatória.[17]

Cabe destacar que o tônus inflamatório também é regulado pela proporção entre ômega 6 e 3 presentes na membrana celular. Estes ácidos graxos poli-insaturados compartilham enzimas durante o processo de metabolização dando origem a produtos que apresentam funções opostas na regulação da resposta imune. Enquanto o EPA e o DHA darão origem à eicosanoides de série ímpar com função anti-inflamatória, o ácido araquidônico (C20:4, n-6) dará origem à eicosanoides de série par com ação pró-inflamatória.[17] Visando o equilíbrio no processo inflamatório, recomenda-se que o consumo de fontes de ômega-6 e ômega-3 esteja na proporção de 5:1.

Micronutrientes

É necessário a ação sinérgica entre vários micronutrientes para a execução de uma resposta imune eficiente. Entre os principais micronutrientes imunomodulatórios se destacam as vitaminas A, C, D, E e os minerais ferro, zinco, cobre, selênio e magnésio. Estes micronutrientes estão envolvidos na melhora da imunidade de barreira epitelial, controle do equilíbrio oxidativo, melhora do metabolismo celular e regulação da atividade efetora das células do sistema imune inato e adaptativo.[11,18]

Estudos têm demonstrado correlação positiva entre a deficiência dessas vitaminas e minerais com o aumento da inflamação, do estresse oxidativo e, consequentemente, do risco de infecções respiratórias, como pode ser observado na Tabela 18.1. Indivíduos com depleção desses micronutrientes após suplementação apresentam melhoras na resposta imunológica e redução do risco ou agravamento de infecções respiratórias. Entretanto, os dados ainda são controversos quanto aos benefícios da suplementação em indivíduos com níveis séricos adequados para esses micronutrientes.[11,18] Além disso, a efetividade na suplementação desses micronutrientes em pacientes com COVID-19 ainda não foi comprovada.

Probióticos e prebióticos

A saúde intestinal também parece ser peça-chave na regulação do sistema imune (ver Capítulo 30). Quando há desequilíbrio persistente da microbiota intestinal, também chamado de disbiose, há um aumento da inflamação sistêmica que contribui para maior susceptibilidade a distúrbios metabólicos e infecções, como a COVID-19. Nesse sentido, o consumo de probióticos, prebióticos e bebidas fermentadas poderia ser uma interessante estratégia capaz de aumentar a imunidade da mucosa intestinal e pulmonar, reduzindo o risco de desenvolvimento desta doença.[19]

Fitoquímicos

Estudos também têm demostrado a ação de fitoquímicos no aumento da eficiência imunológica. Compostos bioativos, como a quercetina, curcumina, catequinas, antocianinas, entre outros, podem agir sobre fatores de transcrição, como inibição do NF-kB e ativação do Nrf-2,

Tabela 18.1. Deficiências de micronutrientes e o risco para infecções.

Micronutriente	Deficiência
Vitamina A	Aumento da suscetibilidade a infecções do trato respiratório induzidas por vírus, além de prejuízos na resposta imunológica gerada pela vacina
Vitamina C	Aumento do risco e gravidade infecções respiratórias como pneumonia
Vitamin D	Aumento do risco e gravidade de doenças respiratórias, como rinite, asma, tuberculose, doenças pulmonares crônicas, infecções respiratórias virais e, possivelmente, COVID-19
Vitamina E	Aumento do risco de infecções virais por disfunções da resposta imune adaptativa
Zinco	Aumento do risco e morbidade por infecções e doenças inflamatórias, principalmente em crianças e idosos
Selênio	Aumento do risco de infecções pulmonares induzidas por vírus, principalmente em recém-nascidos
Magnésio	Aumento do risco de inflamação crônica de baixo grau e infecções do trato respiratório superior

Adaptada de Gasmi e cols.[18]

resultando na redução da inflamação e do estresse oxidativo. Estudos experimentais demonstraram que alguns polifenóis podem agir diretamente sobre patógenos invasores, como os vírus, diminuindo sua replicação, adesão e penetração nas células do hospedeiro.[11] No entanto, ensaios clínicos em humanos ainda precisam ser realizados para avaliar sua efetividade, principalmente nos casos de COVID-19.

Hábitos alimentares em tempos de pandemia

Durante a pandemia, o isolamento social tem sido recomendado como estratégia para redução da sobrecarga do sistema de saúde e redução da taxa de mortalidade da população, uma vez que a taxa de transmissão do vírus SARS-CoV-2 é alta, a vacinação em massa recém-iniciada é um processo moroso, e tratamentos específicos ainda estão em desenvolvimento.

Pesquisas relatam que durante os períodos de quarentena houve um significativo impacto no estilo de vida e nos padrões alimentares de muitas famílias. De forma abrupta, a população precisou se isolar em suas casas, alterar sua rotina e lidar com perdas de pessoas próximas. Todas essas mudanças, associadas com as incertezas do futuro, geram ansiedade, estresse, distúrbios do sono, alterações do consumo e do comportamento alimentar. Durante o isolamento, a busca por alimentos altamente palatáveis (alimentos ricos em açúcares e gordura saturada) e o uso abusivo de álcool tem sido relatado com frequência. A combinação desses fatores leva a um ciclo vicioso que pode ocasionar distúrbios imunometabólicos e favorecer o surgimento de doenças como obesidade, diabetes, doenças cardiovasculares e, possivelmente, aumentar o risco de complicações da COVID-19.[20]

Encontrar estratégias para manter o equilíbrio emocional e fisiológico nesta quarentena tem sido desafiador. Dessa forma, o trabalho em conjunto baseado nas ações de uma equipe multidisciplinar é indispensável para conscientização e promoção da saúde dos pacientes em tempos de pandemia.

▶ CONSIDERAÇÕES FINAIS

Os pacientes obesos, diabéticos e portadores de doença cardiovascular apresentam maior mortalidade por COVID-19. O controle dessas condições, incluindo os aspectos nutricionais, deve idealmente ser intensificados em tempos de pandemia. Os padrões alimentares influenciam diretamente o metabolismo e a atividade das células imunes, podendo contribuir para um ambiente com maior ou menor grau de inflamação. Ainda não há estratégias nutricionais isoladas que possam combater a infecção pelo SARS-CoV2. No entanto, a nutrição adequada é uma importante estratégia para manutenção da homeostase metabólica e imunológica, contribuindo para prevenção de doenças de maneira geral.Tanto indivíduos hospitalizados quanto indivíduos em isolamento domiciliar necessitam de ajustes na sua alimentação e na sua rotina para garantir o equilíbrio fisiológico e mental, visando a redução do risco do surgimento e agravamento das doenças infecciosas.

Referências

1. Johns Hopkins Coronavirus Resource Center. Disponível em: https://coronavirus.jhu.edu/. Acesso em: 18 de março de 2021.
2. Clerkin KJ, Fried JA, Raikhelkar J, Sayer G, Griffin JM, Masoumi A, et al. COVID-19 and cardiovascular disease. Circulation 2020;2019:1648-1655.
3. Wu Z, McGoogan JM. Characteristics of and important lessons from the coronavirus disease 2019 (COVID-19) outbreak in China: Summary of a report of 72314 cases from the Chinese Center for Disease Control and Prevention. JAMA 2020;323(13):1239-1242.
4. Tavares CAM, Avelino-Silva TJ, Benard G, et al. ACE2 expression and risk factors for COVID-19 severity in patients with advanced age. Arq Bras Cardiol 2020;115(4):701-707.

5. Sandoval Y, Januzzi JL, Jaffe AS. Cardiac troponin for assessment of myocardial injury in COVID-19: JACC Review Topic of the Week. J Am Coll Cardiol 2020; 76(10):1244-1258.
6. Dolhnikoff M, Ferreira Ferranti J, de Almeida Monteiro RA, et al. SARS-CoV-2 in cardiac tissue of a child with COVID-19-related multisystem inflammatory syndrome. Lancet Child Adolesc Health 2020;4(10):790-794.
7. Tartof SY, Qian L, Hong V, Wei R, Nadjafi RF, Fischer H, et al. Obesity and mortality among patients diagnosed with COVID-19: Results from an integrated health care organization. Ann Intern Med 2020;M20-3742.
8. Halpern B, Louzada MLDC, Aschner P, Gerchman F, Brajkovich I, Faria-Neto JR, et al. Obesity and COVID-19 in Latin America: A tragedy of two pandemics--Official document of the Latin American Federation of Obesity Societies. Obes Rev. 2021;22(3):e13165.
9. Bikdeli B, Madhavan MV, Jimenez D, et al. COVID-19 and thrombotic or thromboembolic disease: Implications for prevention, antithrombotic therapy, and follow-up: JACC State-of-the-Art Review. J Am Coll Cardiol 2020;75(23):2950-2973.
10. Richardson S, Hirsch JS, Narasimhan M, et al. Presenting characteristics, comorbidities, and outcomes among 5700 patients hospitalized with COVID-19 in the New York City Area. JAMA 2020;323(20):2052-2059.
11. Iddir M, Brito A, Dingeo G, Sosa S, Del F, Samouda H, et al. Strengthening the immune system and reducing inflammation and oxidative stress through diet and nutrition: Considerations during the COVID-19 crisis. Nutrients 2020;12(6):1-43.
12. Wang X, Wang Y, Antony V, Sun H, Liang G. Metabolism-associated molecular patterns (MAMPs). Trends Endocrinol Metab 2020;1-13.
13. Zabetakis I, Lordan R, Norton C, Tsoupras A. Covid-19: The inflammation link and the role of nutrition in potential mitigation. Nutrients 2020;12(5):1-28.
14. Kelly B, Pearce EL. Review amino assets: How amino acids support immunity. Cell Metab 2020;32(2): 154-175.
15. Williams LM, Scott HA, Wood LG. Soluble fibre as a treatment for inflammation in asthma. J Nutr Intermed Metab 2019;18:1-10.
16. Butler MJ, Barrientos RM. The impact of nutrition on COVID-19 susceptibility and long-term consequences. Brain Behav Immun 2020;87:53-54.
17. Nagatake T, Kunisawa J. Emerging roles of metabolites of ω3 and ω6 essential fatty acids in the control of intestinal inflammation. Int Immunol 2019;31(9):569-577.
18. Gasmi A, Tippairote T, Mujawdiya PK. Micronutrients as immunomodulatory tools for COVID-19 management. Clin Immunol 2020;108545.
19. Antunes AEC, Vinderola G, Xavier-santos D, Sivieri K. Potential contribution of beneficial microbes to face the COVID-19 pandemic. Food Res Int 2020;136:1-10.
20. Muscogiuri G, Barrea L, Savastano S, Colao A. Nutritional recommendations for CoVID-19 quarantine. Eur J Clin Nutr 2020;74(6):850-1.

PARTE

IV

Benefícios e Controvérsias dos Diferentes Padrões de Dieta Sobre a Saúde Cardiovascular

da civilização Europeia. Os primeiros estudos sobre esta dieta foram realizados por pesquisadores no final dos anos 1950 e início dos anos 1960 (ver Capítulo 4). No entanto, há registros de que o padrão alimentar da dieta do Mediterrâneo já existia no período de 750 AC.[1] Esta dieta é construída a partir de um conjunto de fatores dos quais destaca-se a cultura popular baseada nos rituais, na preparação do alimento fresco e no estilo de vida da população local, respeitando a biodiversidade e a sazonalidade, ainda que as diferentes regiões da bacia do Mediterrâneo tenham suas peculiaridades. Tais características a elegeram, em 2010, como patrimônio cultural imaterial da humanidade, reconhecida pela UNESCO.

A dieta do Mediterrâneo tem como principal característica o consumo elevado de gordura monoinsaturada proveniente principalmente do azeite. Este se destaca como principal fonte de gordura, sendo utilizado praticamente em todas as preparações, tanto nas saladas quanto em alimentos cozidos, como legumes e carnes, agregando sabor e contribuindo para a cocção. No que tange ao consumo de gorduras, ademais da elevada proporção de gorduras monoinsaturadas em relação às saturadas, também apresenta uma proporção de 2:1 no consumo de ômega-6:ômega-3 (diferente de uma dieta ocidental que chega à proporção de 15:1); consumo elevado de peixes, frutas, hortaliças, oleaginosas, leguminosas e cerais não processados; além do vinho consumido principalmente durante as refeições, mas de modo esporádico. Além disso, caracteriza-se por um consumo moderado de produtos lácteos e baixo em carnes vermelhas e processadas (Figura 19.1).

O fato de indivíduos de determinadas regiões apresentarem menor incidência e mortalidade por doenças cardiovasculares (DCV) levantou a hipótese de que o padrão alimentar da região do Mediterrâneo apresentava um efeito protetor para a saúde cardiovascular. Um dos estudos pioneiros, reconhecido internacionalmente, é o "Estudo dos Sete Países" (ver Capítulo 4). Desenvolvido por Ancel Keys e colaboradores nos anos

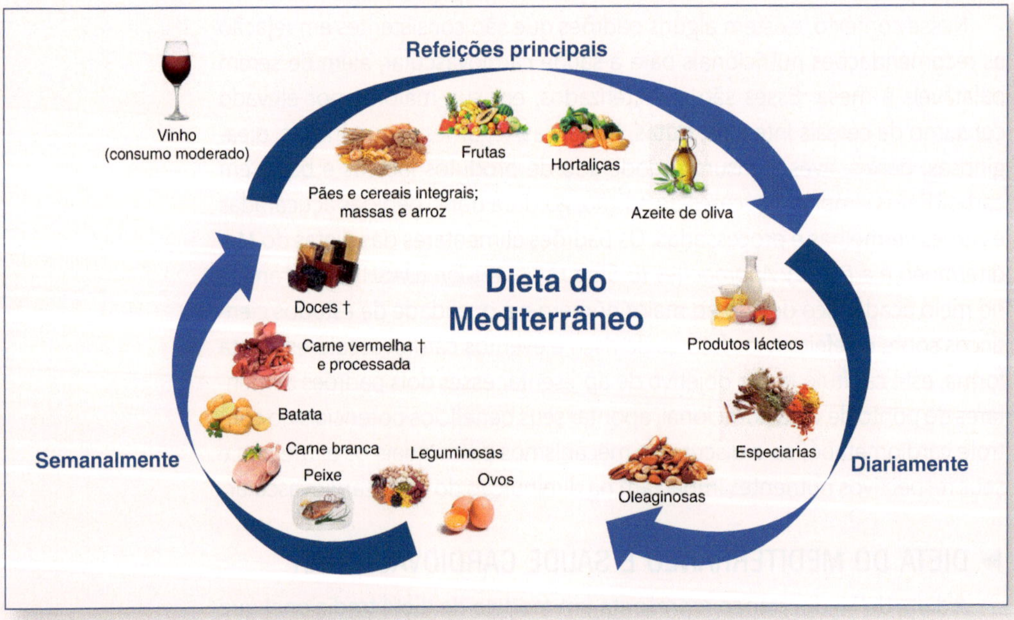

Figura 19.1. Frequência de consumo dos alimentos constituintes da dieta do Mediterrâneo. † quantidades reduzidas. Adaptada de Bach-Faig e cols.[2]

1950, já destacava o papel da dieta do Mediterrâneo na redução da incidência e mortalidade por doença coronariana.

A partir de então, muitos estudos observacionais, incluindo estudos prospectivos e alguns estudos clínicos randomizados, têm mostrado que a maior adesão à dieta do Mediterrâneo está associada à maior longevidade e qualidade de vida, bem como à menor incidência e mortalidade por DCV. O estudo *Lyon Diet Heart* foi o primeiro ensaio clínico randomizado a demonstrar os efeitos benéficos da dieta do Mediterrâneo enriquecida com ácido α-linolênico (ALA) na redução de eventos coronários e mortes cardíacas em prevenção secundária.[3] Um outro estudo tradicional na avaliação da dieta do Mediterrâneo, o estudo prospectivo de coorte Grego EPIC (*European Prospective Investigation into Cancer and Nutrition*) demonstrou que o aumento de dois pontos no escore de adesão à essa dieta reduziu a mortalidade em 7% após a realização de ajustes entre os países.[4] Outros estudos deste grupo realizados na Grécia também mostraram que maior adesão a este padrão foi associado à maior redução na mortalidade total, destacando redução para morte por doença cardíaca coronária.

Por sua vez, o PREDIMED (*PREvención con DIeta MEDiterránea*), estudo espanhol multicêntrico controlado randomizado de prevenção primária da DCV avaliou o efeito da dieta do Mediterrâneo na proteção cardiovascular comparado à dieta com baixo teor de gordura. A característica deste padrão alimentar se baseia em uma dieta do Mediterrâneo, suplementada com azeite de oliva extravirgem ou oleaginosas. Uma revisão realizou um compilado de todos os estudos realizados por este grupo de pesquisa na avaliação de desfechos em saúde, incluindo DCV e seus fatores de risco. Os autores destacam os benefícios da intervenção na redução de eventos cardiovasculares clinicamente relevantes como infarto agudo do miocárdio, acidente vascular encefálico, ou mortes por eventos cardiovasculares na prevenção primária, bem como redução na incidência do diabetes mellitus tipo 2 (DM2) e controle de componentes da síndrome metabólica.[5]

Acredita-se que a dieta do Mediterrâneo reduza o risco para eventos cardiovasculares por meio do controle dos fatores de risco, tais como excesso de peso, resistência à insulina (RI) e DM2, hipertensão arterial sistêmica (HAS) e disfunção endotelial (e.g., dislipidemias, inflamação e estresse oxidativo). Nesse contexto, o excesso de peso é um importante fator para o desenvolvimento de outras doenças crônicas não transmissíveis, como DM 2, HAS, DCV, entre outras. Portanto, é importante ressaltar que o efeito benéfico da dieta do Mediterrâneo no controle do peso, indiretamente, previne o desenvolvimento destas outras doenças.

Alguns mecanismos podem explicar esta associação inversa como o teor de fibras solúveis e insolúveis dessa dieta presentes nas frutas, hortaliças, leguminosas, oleaginosas e cereais integrais. As fibras alimentares são um tipo de carboidrato não digerível pelo organismo e apresentam um importante papel na regulação do peso corporal, tanto pelos seus efeitos intrínsecos, quanto hormonais. O consumo de fibras relaciona-se ao aumento da saciação que é a sensação de plenitude durante a ingestão alimentar com consequente cessação desta, e da saciedade, período de jejum entre as refeições. As fibras causam uma mastigação mais prolongada com maior produção de saliva, suco gástrico e hormônios relacionados à saciedade. Além disso, outro fator importante e característico deste padrão alimentar que contribui para a redução do peso é o fato deste apresentar menor densidade energética, definida pela caloria disponível por peso do alimento, comparado a outros padrões alimentares como a dieta ocidental.[6]

Sobre a relação entre o consumo de gordura e o peso corporal, o tipo de gordura consumido é fundamental visto que diferenças nas taxas de oxidação e poder de saciedade dos ácidos graxos estão relacionados à perda ou ao ganho de peso. Os ácidos graxos insaturados estão relacionados à redução do peso e gordura corporal. O ácido oleico, principal ácido graxo presente no azeite, promove um aumento na oxidação de gordura e na termogênese induzida pela dieta, sendo esses possíveis mecanismos de ação do consumo deste óleo sobre a perda de peso (ver Capítulo 22).

Alguns componentes presentes na dieta do Mediterrâneo contribuem para o controle da RI e do DM2. O maior consumo de alimentos de baixo índice glicêmico (i.e., produtos lácteos, cereais integrais, leguminosas, frutas e verduras), alta razão gordura monoinsaturada/saturada e baixo conteúdo em aminoácidos de cadeia ramificada contribuem para maior sensibilidade à ação da insulina e melhora do controle glicêmico. Além disso, os compostos antioxidantes dessa dieta levam à diminuição dos produtos finais da glicação avançada com redução da carga glicêmica e da glicotoxicidade.

Vários alimentos constituintes deste padrão como peixes, frutas e hortaliças, que são ricos em ômega-3, antioxidantes, fitoquímicos, magnésio, cálcio, potássio, nitratos, além do baixo consumo de sódio e moderado de álcool, contribuem para a prevenção da HAS. No entanto, a dieta do Mediterrâneo apresenta outras características que são efetivas no controle da HAS como a elevada razão gordura monoinsaturada/saturada. O azeite é rico em ácido oleico e polifenóis, responsáveis pelos efeitos anti-hipertensivos por atuarem na regulação de moléculas vasodilatadoras como o óxido nítrico e na expressão de genes relacionados ao risco cardiovascular. Além disso, o ácido oleico atua na membrana celular por meio de vias de transdução de sinais celulares que contribuem para o controle da pressão arterial. Por sua vez, o consumo de oleaginosas com alto conteúdo em ácidos graxos mono e poli-insaturados pode regular negativamente a produção de moléculas vasoconstritoras como a endotelina-1. O equilíbrio entre substâncias vasodilatadores e vasoconstritoras é de fundamental importância, visto que um desequilíbrio destas leva à disfunção endotelial e consequente alteração da pressão arterial.[6]

Outros fatores importantes na patogênese da disfunção endotelial e da aterosclerose são a hipercolesterolemia (ver Capítulos 8 e 9), a inflamação e o estresse oxidativo. A substituição de carboidratos por lipídios, no caso, gordura monoinsaturada, reduz as concentrações de triglicerídeos e aumenta as de HDL-colesterol, bem como a substituição de ácidos graxos saturados por ácidos graxos monoinsaturados diminui o LDL-colesterol [6]. Além disso, as fibras solúveis presentes em frutas, hortaliças e cereais integrais também contribuem para redução do colesterol total plasmático e LDL-colesterol por reduzirem a absorção de colesterol e ácidos biliares no intestino delgado, o que leva ao aumento da captação de LDL-colesterol pelo fígado. Estas também levam ao aumento de ácidos graxos de cadeia curta impedindo a síntese de colesterol. Ainda, os fitosteróis, presentes em alimentos de origem vegetal como oleaginosas, azeite, frutas, hortaliças e cereais integrais, reduzem a absorção do colesterol no intestino por competição, resultando em redução do LDL-colesterol (ver Capítulo 9).

A dieta do Mediterrâneo também possui nutrientes e compostos bioativos com propriedades anti-inflamatórias e antioxidantes, tais como β-caroteno, vitaminas C, E e ácido fólico, minerais como o selênio, fitoquímicos, resveratrol (encontrado no vinho) e compostos fenólicos presentes nas frutas e hortaliças. Esses atuam na diminuição de moléculas de adesão e citocinas inflamatórias circulantes, assim como têm efeitos protetores sobre a produção de radicais livres e consequente oxidação do LDL-colesterol, importante gatilho no processo aterosclerótico. Ademais, acredita-se que polifenóis presentes no azeite apresentam grande capacidade antioxidante, destacando os efeitos do hidroxitirosol e seus derivados na redução da oxidação das lipoproteínas. Metabólitos de polifenóis presentes nesse óleo são incorporados ao LDL-colesterol, formando radicais fenoxil estáveis e interrompendo as reações de oxidação.[6]

Ainda, alguns componentes presentes nesse padrão (i.e., proteínas e fibras insolúveis) também exercem efeito sobre a microbiota intestinal por modular e ativar vias metabólicas e inflamatórias (ver Capítulo 30). Além disso, por apresentar baixo conteúdo de N-óxido de trimetilamina (TMAO), produto do metabolismo da colina, fosfatidilcolina e L-carnitina (presentes em carne vermelha, ovos e queijos), comparado a outros padrões alimentares, essa dieta exerce efeito cardioprotetor. De fato, o TMAO circulante tem sido considerado um elo na relação entre microbiota intestinal e eventos cardiovasculares. Pessoas com obesidade que seguiram o padrão de dieta do Mediterrâneo por dois anos tiveram aumento dos gêneros de bactérias importantes para conversão de carboidratos em ácidos graxos de cadeia curta (i.e., acetato, propionato e butirato).[6] Assim como o consumo de ômega-3 também levou à produção de butirato devido ao aumento das bactérias bifidobactérias, *Roseburia* e lactobacilos no microbioma.

Quando os efeitos benéficos da dieta do Mediterrâneo sobre os fatores de risco cardiometabólicos são avaliados por meio de metanálises, contudo, os resultados são ainda controversos.[7] Metanálise realizada com estudos de intervenção, por exemplo, mostrou que a dieta do Mediterrâneo teve efeitos benéficos em cinco dos seis fatores de risco metabólicos, quais sejam, perímetro da cintura, nível de triglicerídeos, glicemia de jejum, pressão arterial sistólica e diastólica.[7] Outra metanálise utilizando estudos observacionais (transversais e de coorte) identificou associação inversa entre maior aderência a este padrão e a síndrome metabólica, em especial para a circunferência abdominal, a pressão arterial e baixos níveis de HDL-colesterol (8). Uma revisão que incluiu metanálises tanto de estudos observacionais quanto ensaios clínicos randomizados demonstrou que a maior aderência a este padrão dietético se associou à menor mortalidade por todas as causas e redução do risco de DCV. Além disso, ensaios clínicos randomizados demonstraram que indivíduos pertencentes ao grupo da dieta do Mediterrâneo comparados à dieta controle apresentaram melhores parâmetros antropométricos, metabólicos e inflamatórios.[9] Por fim, uma metanálise incluindo apenas estudos clínicos randomizados controlados identificou reduções na pressão arterial sistólica e diastólica e pequeno efeito no colesterol total e pouco ou nenhum efeito sobre os níveis de LDL-colesterol, HDL-colesterol ou triglicerídeos no grupo que consumiu a dieta do Mediterrâneo na prevenção primária comparado ao grupo com mínima ou nenhuma intervenção. Quando comparada a uma outra dieta de intervenção, foram identificados pequena redução no LDL-colesterol e triglicerídeos, pouco ou nenhum efeito no colesterol total, HDL-colesterol ou pressão arterial. Na prevenção secundária, pouco ou nenhum efeito foi observado no perfil lipídico e pressão arterial.[10]

O principal motivo para os resultados controversos se deve ao fato de haver diferenças entre os estudos na definição de uma dieta do tipo Mediterrâneo, na duração da intervenção, no tipo de amostra (indivíduos saudáveis ou de alto risco para DCV), e até na localização geográfica, já que alguns estudos demonstraram maior benefício quando conduzidos em regiões do Mediterrâneo. Os tipos de estudos incluídos nas metanálises também podem impactar os resultados, uma vez que ainda há poucos ensaios clínicos randomizados que tenham avaliado este padrão, principalmente na prevenção secundária. Além disso, alguns estudos avaliam o efeito da dieta do Mediterrâneo suplementada com componentes específicos deste padrão, como por exemplo azeite de oliva extravirgem, oleaginosas ou ALA, dificultando a comparação entre estudos e levando a divergências entre os achados.[9-12] Curiosamente, alguns estudos demonstraram que esta dieta atenua os efeitos da predisposição genética para hipercolesterolemia, hipertrigliceridemia, glicemia de jejum alterada e acidente vascular encefálico naqueles indivíduos homozigotos para o alelo T do polimorfismo rs7903146 no gene TCF7L2 (do inglês, *transcription factor 7-like 2*). A adesão a esta dieta também é capaz de reduzir de forma acentuada o risco cardiovascular em portadores do alelo G no gene MLXIPL (do inglês, *MLX interacting protein like*), bem como aumentar a perda de peso e controle glicêmico naqueles com polimorfismos 3111T/C e rs1801260 no gene CLOCK (do inglês *Circadian Locomotor Output Cycles Kaput*), respectivamente.[6]

É importante ressaltar que o conceito de dieta do Mediterrâneo se expandiu para diferentes partes do mundo, deixando de ser exclusividade de uma população que habita essa região geográfica. Com a globalização nas últimas décadas, a frequência e origem dos alimentos na dieta do Mediterrâneo se modernizaram. Além disso, nota-se infelizmente uma tendência no aumento de alimentos ultraprocessados e redução de alimentos *in natura* e minimamente processados em diversos países, incluindo regiões do Mediterrâneo.[13] As gorduras saturadas e trans, por exemplo, que antigamente eram obtidas exclusivamente de alimentos de origem animal, atualmente são encontradas em alimentos industrializados, obtidas a partir de alimentos de origem vegetal (e.g. óleo de palma) ou por processo de hidrogenação industrial. Ainda, novos híbridos do trigo surgiram, sendo modificados em relação aos tradicionais daquela época.

Diante do exposto, apesar dos efeitos cardioprotetores conhecidos da dieta do Mediterrâneo, há controvérsias sobre a eficácia desta dieta, tanto nos fatores de risco cardiometabólico quanto nos desfechos cardiovasculares, incluindo tipos específicos de DCV e cerebrovasculares (i.e., doença coronariana, infarto do miocárdio e acidente vascular encefálico), sobretudo na prevenção secundária.

▶ DIETA DASH E SAÚDE CARDIOVASCULAR

O padrão DASH surgiu nos anos 1990 com o objetivo principal de prevenir e tratar a HAS. Desta forma, estudos clínicos e multicêntricos foram realizados para testar a efetividade deste padrão alimentar na melhora de marcadores cardiometabólicos.[14] A dieta DASH é constituída por elevado consumo de frutas, hortaliças, cereais integrais, oleaginosas, produtos lácteos com baixo teor de gordura, moderado de peixes e aves e pelo baixo consumo de carnes vermelhas, sódio, açúcar e alimentos processados. A principal diferença entre a dieta do Mediterrâneo e a dieta DASH está no conteúdo de gordura. A primeira apresenta quantidades elevadas de gordura insaturada, principalmente advindas do azeite (Tabela 19.1).

As investigações sobre o benefício da dieta DASH na pressão arterial se iniciaram por meio de estudo multicêntrico randomizado. Nele, três grupos foram avaliados: dieta típica americana (grupo controle), dieta com alto consumo de frutas e hortaliças e dieta com alto consumo de frutas, hortaliças e produtos lácteos com baixo teor de gordura e baixo consumo de gordura total e saturada. Após 8 semanas de estudo, entre as pessoas com HAS a pressão arterial sistólica foi reduzida em 7,2mmHg e 11,4mmHg e a diastólica em 2,8mmHg e 5,5mmHg para as últimas duas dietas, respectivamente, em relação à dieta controle. A pressão arterial também foi reduzida nos indivíduos sem HAS, porém em menor magnitude.

Outros estudos foram realizados com a dieta DASH com diferentes teores de sódio (elevado = 3,5 g/dia, médio = 2,3g/dia e baixo = 1,2g/

Tabela 19.1. Componentes e quantidades presentes nas dietas do Mediterrâneo e DASH

Quantidades	Dieta do Mediterrâneo	Dieta DASH
Elevadas	Azeite	∅
	Peixes	∅
	Pães e outras formas de cereais	Grãos
	Frutas	Frutas
	Hortaliças	Hortaliças
	Leguminosas	Leguminosas
	Oleaginosas	Oleaginosas
	Feijões	∅
	Sementes	Sementes
	∅	Produtos lácteos com baixo teor de gordura
Moderadas	Produtos lácteos	∅
	Aves	Aves
	Bebidas alcóolicas	∅
	∅	Peixes
Restritas	Carnes vermelhas	Carnes vermelhas
	Carnes processadas	∅
	Doces	Doces
	∅	Gorduras saturadas
	∅	Gordura total
	∅	Colesterol
	∅	Sódio

Fonte: Adaptado de van den Brink e cols.[15]

dia) e com variações nos conteúdos de macronutrientes (rica em gordura insaturada, rica em proteína ou rica em carboidratos). Desse modo, uma maior efetividade da dieta DASH foi observada à medida que se reduziu a ingestão de sódio e se aumentou a ingestão de proteína ou gordura insaturada quando comparada à dieta com alto teor de carboidratos.

Em metanálise, o risco de desenvolvimento de doença arterial coronariana foi menor entre aqueles com maior aderência a este padrão.[16] Um outro estudo demonstrou que um aumento de cinco pontos na adesão à dieta reduziu em 5% a mortalidade por todas as causas, a mortalidade por DCV em 4% e acidente vascular encefálico em 3% (17). Ambas metanálises incluíram estudos de coorte prospectivos. Por outro lado, metanálise incluindo estudos clínicos randomizados controlados identificou efeito positivo desta dieta em outros marcadores como redução do colesterol total (-8mg/dL) e LDL-colesterol (-4mg/dL). Tais resultados associados à redução dos níveis pressóricos (–5,2mmHg para sistólica e -2,6mmHg para diastólica) levaram à diminuição de aproximadamente 13% no risco estimado de 10 anos para DCV de acordo com escore de risco de Framingham.[18]

Na avaliação do impacto de diferentes dietas sobre o peso e composição corporal, a DASH promoveu redução média de –1,42kg, sendo mais significativa quando associada à restrição calórica e em participantes com excesso de peso. A redução da circunferência abdominal (–1,05 cm) também foi maior comparada a outras dietas isocalóricas.[19] De fato, alguns componentes característicos do padrão DASH podem contribuir para a perda de peso.[19] Os produtos lácteos com baixo teor de gordura favorecem a redução do apetite (20) e a alta ingestão de potássio e baixa de sódio são inversamente associadas à obesidade, devido ao consumo elevado de frutas e hortaliças (i.e., fontes de potássio) e baixo de produtos industrializados (i.e., ricos em sódio).[21] No entanto, a alta ingestão de sódio, independente da ingestão calórica, também parece contribuir para o ganho de peso, apesar dos mecanismos não serem totalmente conhecidos.[22]

A DASH apresenta alguns outros componentes característicos e relacionados aos fatores de risco cardiometabólico. A ingestão de produtos lácteos com baixo teor de gordura, por exemplo, é recomendada em quantidades elevadas neste padrão e parecem eficazes no controle da pressão arterial pelas proteínas presentes que, digeridas, produzem tripeptídeos bioativos que ajudam no controle pressórico.[23-25] A ingestão diária de produtos lácteos também tem sido relacionada à melhora de marcadores inflamatórios. Os benefícios estão relacionados ao cálcio por sua atuação na supressão do calcitriol e consequente modulação dos processos inflamatórios associados a obesidade.[26,27] O aumento do calcitriol estimula o influxo de Ca^{2+} nos adipócitos, mecanismo ativador da lipogênese e inibidor da lipólise, o que promove a adiposidade e inflamação. Além da promoção da inflamação pelo tecido adiposo, ocorre a liberação de citocinas advindas de outras células, com destaque para os macrófagos. Adicionalmente, o calcitriol parece induzir o aumento da expressão de citocinas inflamatórias nos macrófagos e adipócitos.[26,27] Os produtos lácteos também apresentam peptídeos inibidores da enzima de conversão da angiotensina, sendo um deles a lactoferrina que atua na modulação do processo inflamatório por inibir a liberação de citocinas mediadas por células do sistema imunológico. De fato, a dieta DASH comparada ao consumo de grupos alimentares separadamente se mostrou mais eficaz na redução dos níveis de proteína C-reativa (PCR), importante marcador do processo inflamatório. A redução alcançada dos níveis de PCR ultrassensível equivale a 1,01mg/L, sendo maior em intervenções com período maior ou igual a 8 semanas. No entanto, quando o comparador foi o padrão dietético saudável, não houve redução significativa.[28]

A suplementação de potássio, magnésio, fibras e ômega-3, nutrientes salientados na dieta DASH, não reduziu efetivamente a pressão arterial, o que indica a presença de outros componentes essenciais para essa ação. O potássio e o magnésio contribuem para a redução da pressão por seus efeitos vasodilatadores.[25] Além disso, esses nutrientes estão relacionados com a inibição da proliferação das células musculares lisas vasculares, redução da rigidez vascular e trombose. O ômega-3, por sua vez, está associado com a inibição da enzima de conversão da angiotensina e aumento da biodisponibilidade do óxido nítrico.[25] Outra característica deste padrão alimentar é a ingestão diária aproximada de 1.200mg de nitrato. Sabe-se que este componente tem potencial para redução da pressão arterial sistólica e diastólica por meio da sua conversão em nitrito plasmático, substrato para a produção de óxido nítrico, potente vasodilatador.[18] Além disso, a restrição de gordura saturada pode contribuir para a redução da pressão arterial, visto que o seu consumo elevado pode aumentar as concentrações séricas da enzima conversora de angiotensina (ECA) e ativar o sistema renina-angiotensina, com consequente aumento da pressão arterial.[29]

A característica da dieta DASH associada à menor incidência de DM tipo 2 parece estar relacionada com a maior ingestão de cálcio, potássio e magnésio.[25] Os mecanismos pelos quais esses nutrientes diminuem o risco da doença ainda não foram adequadamente esclarecidos. Uma das hipóteses relacionadas ao consumo de cálcio é a sua modulação intracelular resultando na diminuição do calcitriol e de paratormônio com consequente redução no influxo de cálcio na célula.[30] A redução de cálcio intracelular está associada com a maior fosforilação de substratos sensíveis à insulina e inativação do seu receptor via ativação da proteína quinase C.[31,32] Outro mecanismo proposto recentemente está relacionado com o efeito do cálcio na microbiota por modular as junções de oclusão (do inglês, *tight junctions*), manter a integridade intestinal e reduzir a citotoxicidade luminal com diminuição da endotoxemia metabólica (i.e., causada pelo aumento de lipopolissacarídeo (LPS) e responsável pela RI).[30] A perda da integridade da barreira intestinal e o aumento da sua permeabilidade têm sido associados com o aumento de risco das doenças crônicas. No entanto, mais estudos são necessários para que a relação entre o consumo de cálcio com a redução da RI seja estabelecida (Figura 19.2).

Quanto ao potássio, diversos estudos especulam a sua relação com o risco de DM. Pesquisas epidemiológicas encontraram associação entre maiores níveis séricos de potássio e aumento da sensibilidade à insulina. Em investigação in vitro, o maior influxo de potássio levou à despolarização das células β e aumento da secreção da insulina. Ainda é questionável, entretanto, se o estímulo a secreção da insulina permanece *in vivo*, quando os níveis séricos de potássio estão dentro da faixa de normalidade.[33]

O magnésio age na homeostase da glicose por atuar tanto na secreção, quanto na ação da insulina. Alguns estudos sugerem que a depleção de magnésio pode ser causa e consequência da hiperglicemia. A RI pode

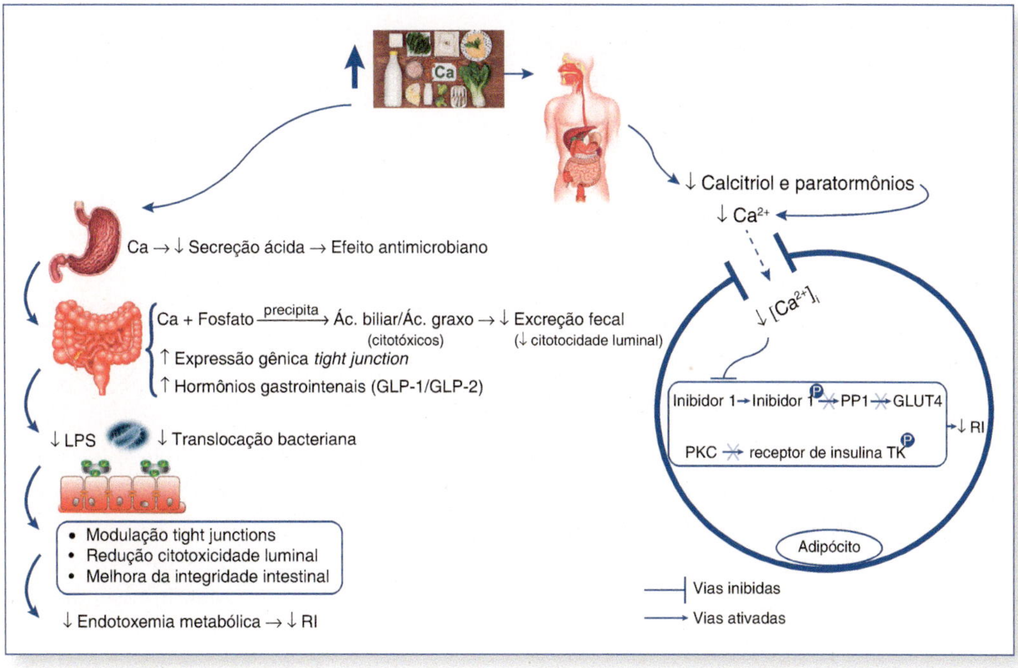

Figura 19.2. Possíveis mecanismos que explicam a relação do Ca^{2+} alimentar com a RI. Existem algumas ações do Ca^{2+} na melhora da integridade intestinal: i) aumento do suco gástrico que ocasiona efeito antimicrobiano (i.e., destruição de bactérias como a *Salmonella*); ii) Ca^{2+} e PO_4^{3-} alimentares interagem, o que precipita ácidos biliares e graxos (citotóxicos), promovendo efeitos citoprotetores, reduzindo a formação de surfactantes citotóxicos (formados pelas bactérias), mantendo a integridade do epitélio; iii) aumento da expressão da *tight junction*; e iv) estímulo da produção de hormônios gastrointestinais, GLP-1 e GLP-2, este último com efeito trófico na mucosa intestinal, influenciando a expressão do gene da *tight junction*. Esses mecanismos reduzem o LPS e a translocação bacteriana, o que reduz a endotoxemia metabólica (responsável pela RI). Um outro mecanismo seria nos adipócitos por meio da modulação do Ca^{2+} (i.e., aumento do Ca^{2+} alimentar), que leva à diminuição do calcitritol e paratormônios e diminuição no influxo de Ca^{2+} na célula e redução do Ca^{2+} intracelular. Esta redução contribui para a diminuição da RI por inibir os seguintes mecanismos: i) fosforilação e ativação do inibidor 1, este se liga a subunidade catalítica da fosfoserina fosfatase 1 (PP1) inativando-a, o que resulta em desfosforilação prejudicada de substratos sensíveis à insulina (e.g. GLUT 4); e ii) ativação da proteína quinase C (PKC), com consequente fosforilação e inativação da subunidade β da tirosina quinase (TK) do receptor de insulina.

prejudicar a reabsorção deste micronutriente pelo rim e aumentar a sua excreção, agravando essa condição.[25]

O efeito da dieta DASH sobre as concentrações de colesterol total e de LDL-colesterol é resultado da baixa ingestão de gordura saturada, visto que este padrão dietético prevê o consumo três vezes menor de carne vermelha do que dietas controle. O cálcio também contribui para a redução do colesterol por atuar no intestino inibindo a absorção de: i) sais biliares – como o colesterol é precursor do metabolismo de sais biliares, o aumento da excreção fecal destes é compensada pelo aumento da síntese dos sais biliares a partir do colesterol; ii) ácidos graxos saturados, com consequente diminuição da síntese de colesterol; e iii) próprio colesterol.[34] Tal efeito benéfico pode ser característico na dieta DASH, já que a quantidade de produtos lácteos neste padrão é cinco vezes maior do que em dietas controle.[14] Contudo, a dieta DASH não promove aumento de HDL-colesterol,[18] provavelmente em função da ingestão reduzida de gordura total neste padrão alimentar.

Muitos outros componentes alimentares presentes na dieta do Mediterrâneo e DASH desenvolvem papel determinante nos benefícios sobre a saúde cardiovascular, já apresentados na discussão sobre a dieta do Mediterrâneo como as fibras, vitaminas e compostos fenólicos (presentes em frutas e hortaliças), cereais integrais e leguminosas, proporções adequadas de ácidos graxos, com destaque para o ômega-3, especialmente o ALA, e os ácidos docosahexaenoico (DHA) e eicosapentaenoico (EPA) presentes nos peixes de água fria[35] (**Figura 19.3**).

Desta maneira, além dos efeitos bem conhecidos sobre a redução dos níveis pressóricos, a dieta DASH também contribui para a redução de incidência e mortalidade por DCV. No entanto, é importante destacar que o benefício em relação à redução do risco de complicações, bem como recorrência de eventos cardiovasculares clinicamente relevantes e a mortalidade em pacientes com DCV ainda não foram documentados.

▶ CONSIDERAÇÕES FINAIS

Apesar dos padrões de dieta do Mediterrâneo e DASH diferirem em alguns componentes, ambos apresentam benefícios para a saúde cardiovascular e prevenção de desfechos cardiovasculares. Esses benefícios se devem potencialmente ao efeito sinérgico de nutrientes e compostos bioativos provenientes dos alimentos frescos e minimamente processados consumidos em elevada frequência nesses padrões. Entretanto, mais estudos clínicos randomizados controlados são necessários, principalmente na avaliação da prevenção secundária e impacto sobre mortalidade, visto que os padrões podem sofrer mudanças de acordo com sua localização geográfica, cultura local e sazonal.

Tópicos relevantes abordados neste capítulo:

- Os padrões alimentares do Mediterrâneo e DASH são consistentes em relação às recomendações nutricionais para a saúde cardiovascular
- A dieta do Mediterrâneo apresenta componentes alimentares cardioprotetores tais como o azeite (principal fonte de gordura advinda deste padrão e utilizado em todas as preparações), elevado consumo de peixes, frutas e hortaliças, oleaginosas, leguminosas, cereais integrais, consumo moderado de produtos lácteos e baixo consumo de carnes vermelhas e processadas
- A dieta DASH se caracteriza por elevado consumo de frutas, hortaliças, cereais integrais, oleaginosas, produtos lácteos com baixo teor de gordura, moderado de peixes e aves e baixo consumo de carnes

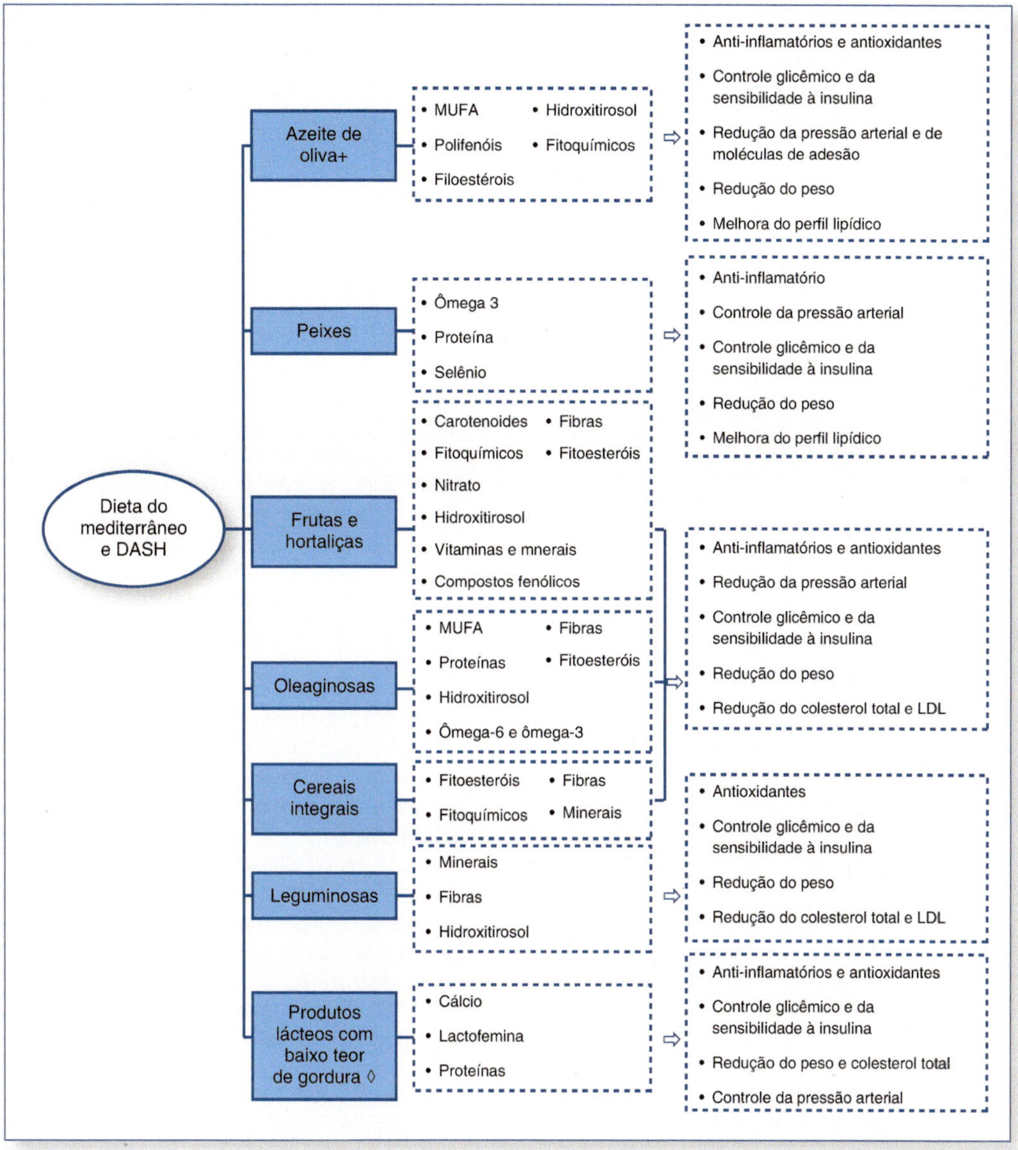

Figura 19.3. Grupos alimentares e compostos bioativos dos padrões dieta do Mediterrâneo e DASH e seus potenciais mecanismos cardioprotetores. Componentes presentes somente na dieta do Mediterrâneo♦ ou na DASH◊.

vermelhas, sódio, açúcar e alimentos processados

- Os efeitos cardioprotetores da dieta do Mediterrâneo estão relacionados ao controle do peso e controle glicêmico, bem como com a redução da pressão arterial e da disfunção endotelial. No entanto, mais estudos clínicos randomizados controlados são necessários, principalmente na prevenção secundária.
- Os benefícios da dieta DASH extrapolam o seu efeito na redução da pressão arterial, com benefícios em outros fatores de risco cardiovascular, bem como em desfechos

cardiovasculares. No entanto, os benefícios em relação a redução do risco de complicações, recorrência de eventos cardiovasculares relevantes e mortalidade ainda necessitam de investigações adicionais

Referências

1. Minelli P, Montinari MR. The Mediterranean diet and cardioprotection: Historical overview and current research. J Multidiscip Healthc. 2019;12:805-815.
2. Bach-Faig A, Berry EM, Lairon D, Reguant J, Trichopoulou A, Dernini S, et al. Mediterranean diet pyramid today. Science and cultural updates. Public Health Nutr. 2011;14(12A):2274-2284.
3. de Lorgeril M, Renaud S, Mamelle N, Salen P, Martin JL, Monjaud I, et al. Mediterranean alpha-linolenic acid-rich diet in secondary prevention of coronary heart disease. Lancet. 1994;343(8911):1454-1459.
4. Trichopoulou A, Orfanos P, Norat T, Bueno-de-Mesquita B, Ocké MC, Peeters PH, et al. Modified Mediterranean diet and survival: EPIC – Elderly prospective cohort study. BMJ. 2005;330(7498):991.
5. Kargin D, Tomaino L, Serra-Majem L. Experimental outcomes of the Mediterranean diet: Lessons learned from the Predimed randomized controlled trial. Nutrients. 2019;11(12).
6. Tuttolomondo A, Simonetta I, Daidone M, Mogavero A, Ortello A, Pinto A. Metabolic and vascular effect of the Mediterranean diet. Int J Mol Sci. 2019;20(19).
7. Garcia M, Bihuniak JD, Shook J, Kenny A, Kerstetter J, Huedo-Medina TB. The effect of the traditional Mediterranean-style diet on metabolic risk factors: A meta-analysis. Nutrients. 2016;8(3):168.
8. Godos J, Zappalà G, Bernardini S, Giambini I, Bes-Rastrollo M, Martinez-Gonzalez M. Adherence to the Mediterranean diet is inversely associated with metabolic syndrome occurrence: a meta-analysis of observational studies. Int J Food Sci Nutr. 2017;68(2):138-148.
9. Dinu M, Pagliai G, Casini A, Sofi F. Mediterranean diet and multiple health outcomes: an umbrella review of meta-analyses of observational studies and randomised trials. Eur J Clin Nutr. 2018;72(1):30-43.
10. Rees K, Takeda A, Martin N, Ellis L, Wijesekara D, Vepa A, et al. Mediterranean-style diet for the primary and secondary prevention of cardiovascular disease. Cochrane Database Syst Rev. 2019;3:CD009825.
11. Liyanage T, Ninomiya T, Wang A, Neal B, Jun M, Wong MG, et al. Effects of the Mediterranean diet on cardiovascular outcomes – A systematic review and meta-analysis. PLoS One. 2016;11(8):e0159252.
12. Rosato V, Temple NJ, La Vecchia C, Castellan G, Tavani A, Guercio V. Mediterranean diet and cardiovascular disease: a systematic review and meta-analysis of observational studies. Eur J Nutr. 2019;58(1):173-191.
13. Monteiro CA, Moubarac JC, Levy RB, Canella DS, Louzada MLDC, Cannon G. Household availability of ultra-processed foods and obesity in nineteen European countries. Public Health Nutr. 2018;21(1):18-26.
14. Appel LJ, Moore TJ, Obarzanek E, Vollmer WM, Svetkey LP, Sacks FM, et al. A clinical trial of the effects of dietary patterns on blood pressure. DASH Collaborative Research Group. N Engl J Med. 1997;336(16):1117-1124.
15. van den Brink AC, Brouwer-Brolsma EM, Berendsen AAM, van de Rest O. The Mediterranean, Dietary Approaches to Stop Hypertension (DASH), and Mediterranean-DASH Intervention for Neurodegenerative Delay (MIND) diets are associated with less cognitive decline and a lower risk of Alzheimer's disease – A review. Adv Nutr. 2019;10(6):1040-1065.
16. Yang ZQ, Yang Z, Duan ML. Dietary approach to stop hypertension diet and risk of coronary artery disease: a meta-analysis of prospective cohort studies. Int J Food Sci Nutr. 2019;70(6):668-674.
17. Soltani S, Arablou T, Jayedi A, Salehi-Abargouei A. Adherence to the dietary approaches to stop hypertension (DASH) diet in relation to all-cause and cause-specific mortality: a systematic review and dose-response meta-analysis of prospective cohort studies. Nutr J. 2020;19(1):37.
18. Siervo M, Lara J, Chowdhury S, Ashor A, Oggioni C, Mathers JC. Effects of the Dietary Approach to Stop Hypertension (DASH) diet on cardiovascular risk factors: a systematic review and meta-analysis. Br J Nutr. 2015;113(1):1-15.
19. Soltani S, Shirani F, Chitsazi MJ, Salehi-Abargouei A. The effect of dietary approaches to stop hypertension (DASH) diet on weight and body composition in adults: a systematic review and meta-analysis of randomized controlled clinical trials. Obes Rev. 2016;17(5):442-454.
20. Abargouei AS, Janghorbani M, Salehi-Marzijarani M, Esmaillzadeh A. Effect of dairy consumption on weight and body composition in adults: a systematic review and meta-analysis of randomized controlled clinical trials. Int J Obes (Lond). 2012;36(12):1485-1493.
21. Jain N, Minhajuddin AT, Neeland IJ, Elsayed EF, Vega GL, Hedayati SS. Association of urinary sodium-to-potassium ratio with obesity in a multiethnic cohort. Am J Clin Nutr. 2014;99(5):992-998.
22. Ma Y, He FJ, MacGregor GA. High salt intake: independent risk factor for obesity? Hypertension. 2015;66(4):843-849.

23. Boelsma E, Kloek J. Lactotripeptides and antihypertensive effects: a critical review. Br J Nutr. 2009;101(6): 776-786.
24. Fekete Á, Givens DI, Lovegrove JA. The impact of milk proteins and peptides on blood pressure and vascular function: a review of evidence from human intervention studies. Nutr Res Rev. 2013;26(2):177-190.
25. Akhlaghi M. Dietary Approaches to Stop Hypertension (DASH): potential mechanisms of action against risk factors of the metabolic syndrome. Nutr Res Rev. 2020;33(1):1-18.
26. Zemel MB, Sun X. Dietary calcium and dairy products modulate oxidative and inflammatory stress in mice and humans. J Nutr. 2008;138(6):1047-1052.
27. Sun X, Zemel MB. Calcitriol and calcium regulate cytokine production and adipocyte-macrophage cross-talk. J Nutr Biochem. 2008;19(6):392-399.
28. Soltani S, Chitsazi MJ, Salehi-Abargouei A. The effect of dietary approaches to stop hypertension (DASH) on serum inflammatory markers: A systematic review and meta-analysis of randomized trials. Clin Nutr. 2018;37(2):542-550.
29. Schüler R, Osterhoff MA, Frahnow T, Seltmann AC, Busjahn A, Kabisch S, et al. High-saturated-fat diet increases circulating angiotensin-converting enzyme, which is enhanced by the rs4343 polymorphism defining persons at risk of nutrient-dependent increases of blood pressure. J Am Heart Assoc. 2017;6(1).
30. Gomes JM, Costa JA, Alfenas RC. Could the beneficial effects of dietary calcium on obesity and diabetes control be mediated by changes in intestinal microbiota and integrity? Br J Nutr. 2015;114(11):1756-1765.
31. Zemel MB, Shi H, Greer B, Dirienzo D, Zemel PC. Regulation of adiposity by dietary calcium. FASEB J. 2000;14(9):1132-1138.
32. Zemel MB. Nutritional and endocrine modulation of intracellular calcium: implications in obesity, insulin resistance and hypertension. Mol Cell Biochem. 1998;188(1-2):129-136.
33. Ekmekcioglu C, Elmadfa I, Meyer AL, Moeslinger T. The role of dietary potassium in hypertension and diabetes. J Physiol Biochem. 2016;72(1):93-106.
34. Vinarova L, Vinarov Z, Tcholakova S, Denkov ND, Stoyanov S, Lips A. The mechanism of lowering cholesterol absorption by calcium studied by using an in vitro digestion model. Food Funct. 2016;7(1):151-163.
35. Grosso G, Marventano S, Yang J, Micek A, Pajak A, Scalfi L, et al. A comprehensive meta-analysis on evidence of Mediterranean diet and cardiovascular disease: Are individual components equal? Crit Rev Food Sci Nutr. 2017;57(15):3218-3232.

CAPÍTULO 20

Marcia Cristina Teixeira Martins
Gary E. Fraser

Dietas Vegetarianas e Dietas à Base de Vegetais

▶ INTRODUÇÃO

Recentemente, acumularam-se evidências de que um conjunto de alimentos de origem vegetal (frutas, legumes, verduras, leguminosas, cereais integrais, castanhas, sementes, ervas e condimentos) e padrões alimentares baseados no consumo destes alimentos (dietas vegetarianas e dietas à base de vegetais em tradução livre do inglês *plant-based diets*) possuem efeito protetor contra a doença isquêmica do coração e outras doenças crônicas.[1,2] Há, por outro lado, estudos mostrando associação entre o alto consumo de carnes vermelhas e processadas e maior risco de doença cardiovascular e de mortalidade cardiovascular.[3]

Vários guias alimentares vegetarianos foram desenvolvidos para diferentes populações. No guia alimentar brasileiro[4] recomenda-se que "alimentos *in natura* ou minimamente processados, em grande variedade e predominantemente de origem vegetal, são a base para uma alimentação nutricionalmente balanceada, saborosa, culturalmente apropriada e promotora de um sistema alimentar socialmente e ambientalmente sustentável". Já o guia alimentar norte-americano descreve o padrão alimentar "vegetariano saudável" entre as opções com baixo consumo de carne vermelha e processada associadas com menor risco de doença cardiovascular. Estudos e relatórios oficiais recentes reconhecem também o valor das dietas vegetarianas por sua sustentabilidade e benefícios à saúde.[5]

O termo "dieta baseada em vegetais" engloba uma ampla variedade de padrões dietéticos que enfatizam o maior consumo de alimentos de origem vegetal em relação ao consumo mais baixo de alimentos de origem animal (6). As dietas vegetarianas constituem um subgrupo das dietas baseadas em vegetais nas quais se exclui o consumo de alguns ou todos os alimentos de origem animal. A Figura 20.1 ilustra o espectro dos cinco padrões dietéticos de acordo com a sua ênfase em alimentos de origem vegetal ou animal.

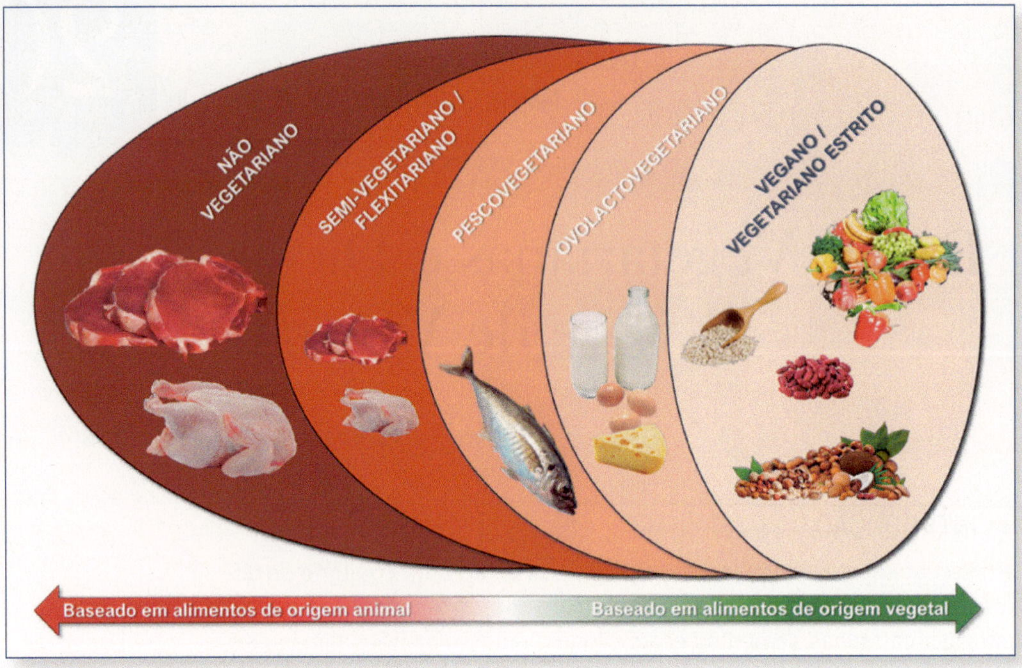

Figura 20.1. Espectro de padrões dietéticos incluindo todos ou apenas certos tipos de alimentos de origem animal. Da esquerda para a direita: incluindo todos os itens alimentares, com maior consumo de carne vermelha e aves (*padrão não vegetariano*) ⇒ incluindo todos os itens alimentares, porém com consumo restrito de carne vermelha e/ou aves (*padrão semi-vegetariano*) ⇒ incluindo todos, exceto carne vermelha e aves (*padrão pescovegetarianos* ou *pescetarianos*) ⇒ incluindo todos, exceto carnes vermelhas, aves e peixes (*padrão ovolactovegetariano*) ⇒ até à direita incluindo apenas alimentos de origem vegetal (*padrão vegano* ou *vegetariano estrito*). Adaptada de Medawar e cols.[7]

Na extremidade final do espectro destes padrões alimentares as dietas veganas excluem o consumo de todos os produtos de origem animal (p.ex., carne vermelha, peixes, aves, insetos, gelatina, crustáceos, ovos, laticínios e mel), podendo apresentar restrições adicionais. Por exemplo, a dieta conhecida como *whole food plant-based* exclui alimentos processados além dos produtos de origem animal, a dieta crudívora ou vitariana exclui também alimentos processados ou cozidos a temperaturas superiores a 48°C e a dieta frutariana exclui hortaliças.

Ovovegetarianos consomem ovos, mas não consomem laticínios e outros produtos de origem animal, lactovegetarianos consomem laticínios, mas não consomem os demais alimentos de origem animal e ovolactovegetarianos consomem ovos e laticínios, excluindo outros alimentos de origem animal.

Pesco-vegetarianos ou pescetarianos consomem peixes, mas excluem aves e carne vermelha da sua dieta. Dietas semi-vegetarianas ou flexitarianas consistem em uma forma de transição entre as dietas baseadas em carnes e as dietas vegetarianas, com redução intencional ou voluntária na quantidade de carne consumida. Assim, tais dietas são por vezes definidas em termos de exclusão de apenas carne vermelha e outras vezes definidas pelo consumo infrequente de aves e carne vermelha. Em estudos recentes com populações Adventistas do Sétimo Dia, a dieta semi-vegetariana é definida pelo consumo de peixes e carne (vermelha e de aves) superior a 1 vez ao mês, porém com consumo da soma de todos os tipos de carne (peixe, aves e vermelha) inferior a 1 vez na semana.[8]

A dieta mediterrânea (ver Capítulo 19) também é considerada como um padrão alimentar baseado em vegetais, uma vez que as refeições enfatizam o uso de alimentos de origem vegetal, como hortaliças, frutas, ervas, oleaginosas, leguminosas e cereais integrais. Em contraste, laticínios, ovos e carne vermelha são consumidos ocasionalmente. Outros exemplos de padrões dietéticos baseados em vegetais associados com desfechos positivos para a saúde cardiovascular têm sido descritos, tais como a dieta planetária saudável, a dieta DASH (*Dietary Approaches to Stop Hypertension*) (ver Capítulo 19), a dieta vegetariana saudável, entre outros.[6] No Brasil, tem ocorrido um aumento da população vegetariana nas regiões metropolitanas. Há também indicações de crescimento desse segmento de mercado nas indústrias de alimentos e no setor gastronômico.

Embora as dietas vegetarianas sejam comumente definidas pelos alimentos que elas excluem, a sua principal característica é que geralmente incluem uma variedade e abundância de alimentos de origem vegetal. Consequentemente, quando bem planejadas, dietas vegetarianas em geral contém um conjunto de componentes saudáveis, incluindo fibras e vários fitoquímicos. De fato, conforme o parecer da Academia de Nutrição e Dietética publicado em dezembro de 2016, "dietas vegetarianas bem planejadas são saudáveis, nutricionalmente adequadas para todas as fases do ciclo vital, podem prover benefícios na prevenção e tratamento de doenças crônicas e estão associadas com menor dano ambiental".[9]

Nos últimos anos, aspectos relacionados com a qualidade desse padrão dietético passaram a ganhar o interesse dos investigadores. De fato, mesmo restringindo as escolhas alimentares aos alimentos de origem vegetal é possível encontrar opções de elevado valor calórico e baixo valor nutritivo, especialmente entre alimentos com maior grau de processamento (p. ex.: cereais refinados, bebidas açucaradas, salgadinhos fritos, etc.). Ao examinar dois índices de dietas baseadas em vegetais (saudáveis e não saudáveis), ambos construídos com base no consumo de alimentos de origem vegetal, pesquisadores encontraram variações dos efeitos cardiometabólicos desses índices, apontando para a importância de se definir as dietas baseadas em vegetais em termos da qualidade dos alimentos de origem vegetal por elas enfatizada.[10]

Dietas vegetarianas e aquelas baseadas em vegetais apresentam efeitos benéficos em relação aos fatores de risco cardiovascular, sendo geralmente associadas com menores valores de pressão sanguínea[11] e de lipídeos plasmáticos, além de reduzida agregação plaquetária em comparação com dietas não-vegetarianas.[1] São também benéficas no controle do peso corporal,[12] reduzem o risco de desenvolvimento de síndrome metabólica e de diabetes tipo 2.[13] Dietas vegetarianas também têm demonstrado serem efetivas no controle de diabetes, além da prevenção e reversão da aterosclerose.[14]

Estudos prospectivos e de coorte têm apresentado resultados variados sobre as associações das dietas vegetarianas e doença cerebrovascular[15] e efeitos protetores das dietas vegetarianas para doença isquêmica do coração,[16] incidência e mortalidade por doença coronária.[17] Neste capítulo, daremos maior ênfase aos estudos epidemiológicos que avaliaram os efeitos das dietas vegetarianas, incluindo as semi-vegetarianas ou flexitarianas sobre a ocorrência de eventos cardiovasculares clinicamente relevantes. Além disso, serão apresentados os potenciais mecanismos responsáveis pelos benefícios das dietas vegetarianas sobre a saúde cardiovascular.

Evidências de estudos epidemiológicos

Povos que tradicionalmente fazem uso de uma alimentação predominantemente de origem vegetal tendem a apresentar baixas taxas de doença cardiovascular. Isso se observa em populações em que o milho é a base da alimentação (p. ex., em várias partes da África rural central e entre os Tarahumaras, no México), nos países cuja alimentação é baseada em arroz, como em alguns países asiáticos (p.ex.: populações de Okinawa, Papua Nova Guiné e China rural) e em populações que seguem o padrão alimentar mediterrâneo.[18]

Os primeiros estudos que avaliaram os efeitos das dietas vegetarianas em sociedades ocidentais foram realizados em populações de Adventistas do Sétimo Dia residentes na Califórnia, Estados Unidos.[19] Muitos adeptos dessa corrente religiosa são vegetarianos e como grupo apresentam baixas taxas de mortalidade por doença isquêmica do coração. O estudo de Snowdon e cols. foi também o primeiro a mostrar uma relação dose-dependente entre o consumo de carne e o risco de doença isquêmica do coração em homens.[19]

Coortes de vegetarianos foram também estudadas em outros países como Alemanha e Reino Unido. Em 1999, Key e cols. (20) combinaram os dados de cinco estudos envolvendo com 76.172 indivíduos de ambos os sexos e analisaram os dados de 8.330 mortes após um tempo médio de 10,6 anos de seguimento. Após ajuste por idade, sexo e uso de tabaco, a mortalidade por doença isquêmica do coração foi 24% mais baixa em vegetarianos (participantes que não consumiam qualquer tipo de carne ou peixe) em comparação aos não vegetarianos (definidos como consumidores regulares de carne). A redução de mortalidade, no entanto, foi restrita aos indivíduos que seguiam esse padrão alimentar há mais de 5 anos. Para consumidores semi-vegetarianos, pescovegetarianos, ovolactovegetarianos e veganos, a redução na taxa de mortalidade foi de 20%, 34%, 34% e 26%, respectivamente. Não foram observadas diferenças estatisticamente significantes para a mortalidade por acidente vascular encefálico nesse estudo.

Mais recentemente, a coorte adventista foi ampliada no *Adventist Health Study*-2 (AHS-2), com indivíduos norte-americanos e canadenses, sendo 48% não-vegetarianos, 29% ovolactovegetarianos, 10% pescovegetarianos, 8% veganos e 5% semi-vegetarianos. Uma amostra analítica de 73.308 participantes desse estudo foi avaliada após um tempo médio de seguimento de 5,79 anos em que ocorreram 2.570 mortes. Associações significativas de dietas vegetarianas com menor mortalidade por doença cardiovascular foram observadas para homens veganos, ovolactovegetarianos e pescovegetarianos. Para mortes por doença isquêmica do coração as associações foram significativas para pescovegetarianos, mulheres pescovegetarianas e homens veganos. Nesse estudo não foram encontradas vantagens para semi-vegetarianos, quando comparados com não vegetarianos com respeito à mortalidade cardiovascular.[8] Digno de nota na coorte adventista é o fato de que o grupo de não vegetarianos apresenta-se como referência relativamente saudável. É possível que os resultados desse estudo tenham sido influenciados pelo monitoramento precoce da mortalidade e por outras escolhas do estilo de vida.

Paralelamente, na década de 1990 o *EPIC-Oxford Study*, sucessor do *Oxford-Vegetarian Study*, recrutou 57.446 participantes vegetarianos, veganos e da população em geral do Reino Unido usando métodos voltados à seleção de indivíduos preocupados com a saúde (2). Destes, 34% consumiam uma dieta vegetariana. O estudo analisou a ocorrência de mortes e eventos associados à doença isquêmica do coração num total de 1.235 casos, sendo a maior parte não fatal. Após o tempo médio de seguimento de 11,6 anos, os vegetarianos apresentaram um risco 32% menor de doença isquêmica do coração em relação a não vegetarianos após ajuste por idade, tabagismo, consumo de álcool, atividade física, escolaridade e, em mulheres, uso de contraceptivos orais ou tratamento hormonal para mulheres em menopausa. O menor risco para doença isquêmica do coração entre vegetarianos pode ser em grande parte explicado pelos menores níveis dos seus fatores de risco bem estabelecidos, tais como a concentração de colesterol não-HDL e pressão arterial sistólica.

Em 2012 Huang e cols.[21] realizaram uma metanálise para investigar a relação entre mortalidade por doença cardiovascular e padrão alimentar (vegetarianos e não-vegetarianos) em estudos realizados com populações do Reino Unido, Alemanha, Estados Unidos, Holanda e Japão. Avaliando um total de 124.706 participantes, encontraram uma redução de 29% no risco de morte por doença isquêmica do coração em vegetarianos comparados aos não-vegetarianos. Ainda que nominalmente menores, não houve diferença estatisticamente significante no risco de morte por doenças circulatórias (redução de 16%) e por doença cerebrovascular (redução de 12%) entre os vegetarianos quando comparados aos não-vegetarianos.

Posteriormente, os resultados dos estudos *Oxford Vegetarian Study* e *EPIC-Oxford Study* foram combinados, totalizando 60.310 participantes sendo 30% consumidores regulares de carne, 22% consumidores de carne menos frequentes, 14% consumidores de peixe, mas não de carne e 34% vegetarianos (incluindo 4% de indivíduos veganos). Não foram observadas diferenças entre os grupos vegetarianos comparados com os consumidores regulares de carne para mortes por doença circulatória em geral ou quando estratificada em doença isquêmica do coração, doença cerebrovascular ou outras doenças circulatórias.[22] Segundo Mann (23), ao menos duas explicações podem justificar esses resultados: o efeito protetor do início de tratamento com estatinas entre indivíduos não vegetarianos bem como um elevado número de mortes entre indivíduos com idade avançada, uma vez que o estudo incluiu participantes até a idade de 90 anos. Nesta faixa etária, os fatores protetores associados com o vegetarianismo podem ter menor influência do que em indivíduos mais jovens.

Em 2017, Dinu e cols.[24] realizaram uma revisão sistemática com metanálise envolvendo estudos observacionais (transversais e prospectivos de coorte) para estimativa da associação entre dietas vegetarianas e veganas com vários desfechos clinicamente relevantes, incluindo incidência e mortalidade por doença cardio-cerebrovascular. Foram avaliados 98 estudos transversais e 10 estudos prospectivos de coorte com uma população total de mais de 130.000 vegetarianos e 15.000 veganos. Entre os vegetarianos, identificou-se redução da incidência de doença isquêmica do coração (–25%), mas não para incidência e/ou mortalidade para doença cardiovascular total ou doença cerebrovascular. De outra maneira, maior consumo do fator proteico "carne" associou-se à maior risco de morte por doença cardiovascular.[25]

A menor incidência de eventos cardiovasculares foi reafirmada em seguimento de muito longo prazo do estudo *EPIC-Oxford Study* em que consumidores de peixe (mas não de carne) e vegetarianos (incluindo veganos) apresentaram menores taxas de morte por doença isquêmica do coração da ordem de 13% e 22%, respectivamente, em relação aos consumidores de carne.[16] Por outro lado e de maneira surpreendente, vegetarianos (incluindo veganos) apresentaram risco 20% maior para acidente vascular encefálico em comparação aos consumidores de carne, particularmente o acidente vascular do tipo hemorrágico. Longe de ser definitivo e como exemplo da influência multifatorial entre dieta e desfechos clínicos, outros estudos com coortes vegetarianas demonstraram menor risco de acidente vascular encefálico isquêmico e hemorrágico.[15] De maneira geral, as evidências acumuladas sugerem que o padrão dietético vegetariano está associado à menor mortalidade e incidência de doença coronária, mas não à mortalidade total por doença cardiovascular (esta última incluindo mortes por acidente vascular encefálico).[1]

Escores de adesão às dietas vegetarianas e baseadas em vegetais

Diante da variabilidade de adesão às dietas vegetarianas, alguns investigadores criaram índices de dietas pró-vegetariana, em que o maior consumo de todos os alimentos de origem vegetal selecionados recebe os maiores escores. Em um estudo com adultos espanhóis com alto risco de desenvolver doença cardiovascular, Martínez-González e cols. mostraram que a maior aderência ao índice de dieta pró-vegetariana associou-se a um risco 53% menor de mortalidade por doença cardiovascular (26). Ampliando esse conceito, pesquisadores da Universidade de Harvard desenvolveram um índice global de dieta baseada em vegetais (PDI) e dois índices complementares: 1) o índice de dieta baseado em vegetais saudável (hPDI), em que o maior consumo apenas dos alimentos de origem vegetal saudáveis (p.ex.: cereais integrais, hortaliças, frutas, castanhas e leguminosas) recebeu escores mais altos e 2) o índice de dieta baseado em vegetais menos ou não saudável (uPDI), em que o maior consumo apenas dos alimentos de origem vegetal considerados menos saudáveis (p.ex.: alimentos ricos em açúcar e carboidratos refinados) recebeu escores mais elevados enquanto alimentos saudáveis receberam pontuação reversa. Em todos os índices, o alto consumo de alimentos de origem animal recebeu pontuação mais baixa. Aplicando esses índices no *Nurses' Health Study*, os autores encontraram relação inversa entre os índices PDI e hPDI e o risco de doença coronária enquanto o índice uPDI esteve diretamente relacionado ao maior risco.[10]

Avaliando 12.168 indivíduos adultos de meia idade da população norte-americana em geral no estudo ARIC (*Atherosclerosis Risk in Communities Study*) durante 19 anos, Kim e cols.[27] classificaram a dieta dos participantes utilizando quatro índices: índice de dieta pró-vegetariana, índice de dieta baseada em vegetais (PDI), índice de dieta saudável baseada em vegetais (hPDI) e o índice de dieta menos saudável ou não-saudável baseada em vegetais (uPDI). As dietas com maior consumo de alimentos de origem vegetal foram associadas com menor risco de morbidade e mortalidade cardiovascular na população em geral. Entretanto, não foram observadas associações entre o índice de alimentos de origem vegetal menos saudáveis e os desfechos estudados. Tais escores apresentam a vantagem de associar o estudo dos efeitos das substituições de alimentos de origem animal pelo consumo de alimentos de origem vegetal considerados mais ou menos saudáveis.

Outros escores têm sido criados para avaliar padrões dietéticos com alto consumo de cereais integrais, frutas, verduras, legumes, leguminosas e castanhas e o risco cardiovascular: o índice de alimentação saudável-2015 (*Healthy Eating Index*-2015, HEI-2015), o escore de dieta mediterrânea alternativa (*Alternate Mediterranean Diet Score*, AMED) e o índice de alimentação alternativa saudável (*Alternate Healthy Eating Index*, AHEI). A maior aderência a esses índices e ao hPDI foi associada ao menor risco de doença cardiovascular entre os participantes do *Nurses' Health Study*, Nurses' Health Study II e o *Health Professionals Follow-up Study* (165.794 mulheres e 43.339 homens) com até 32 anos de seguimento.[28]

POTENCIAIS MECANISMOS RESPONSÁVEIS PELOS BENEFÍCIOS DOS PADRÕES DIÉTETICOS SOBRE A INCIDÊNCIA DE DOENÇA CARDIOVASCULAR

Os benefícios cardiovasculares das dietas vegetarianas e dietas baseadas em vegetais saudáveis resultam de numerosos mecanismos biológicos destacados na Figura 20.2. Estas vias são ativadas tanto pela baixa exposição a substâncias menos saudáveis contidas em produtos de origem animal (p.ex., gorduras saturadas, colesterol, ferro heme, poluentes orgânicos persistentes, hidrocarbonetos policíclicos aromáticos, aminas heterocíclicas e produtos avançados de glicação), como pela alta exposição a alimentos integrais de origem vegetal, ricos em nutrientes essenciais e compostos bioativos que atuam de modo sinergético para produzir efeitos biológicos que conferem proteção cardiovascular. Ademais, a microbiota intestinal representa outra via através da qual as dietas vegetarianas e dietas baseadas em vegetais saudáveis podem influenciar a saúde cardiovascular[29] (ver Capítulo 30).

Densidade energética, composição nutricional e proteção cardiovascular

Devido ao seu baixo conteúdo de gordura e alto conteúdo de fibras, dietas vegetarianas e dietas baseadas em vegetais saudáveis em geral apresentam baixa densidade energética, favorecem mecanismos de controle da fome e saciedade e colaboram com a redução e manutenção do peso corporal a longo prazo. As fibras dietéticas requerem maior tempo de mastigação, promovem distensão gástrica e proporcionam a formação de gel por absorção de água, acionando mecanismos de controle da saciedade que reduzem o consumo energético. Esse mecanismo leva ao retardo do esvaziamento gástrico e prolongada absorção de nutrientes, resultando em melhor controle da insulinemia pós-prandial, resposta glicêmica e aumenta ainda mais a saciedade.[31] Em contraste, o consumo de uma dieta rica em gordura e pobre em fibras promove o desejo por alimentos calóricos podendo comprometer ainda mais a qualidade da alimentação.

As fibras alimentares também exercem um efeito protetor à saúde cardiovascular através do seu efeito hipolipemiante, possivelmente

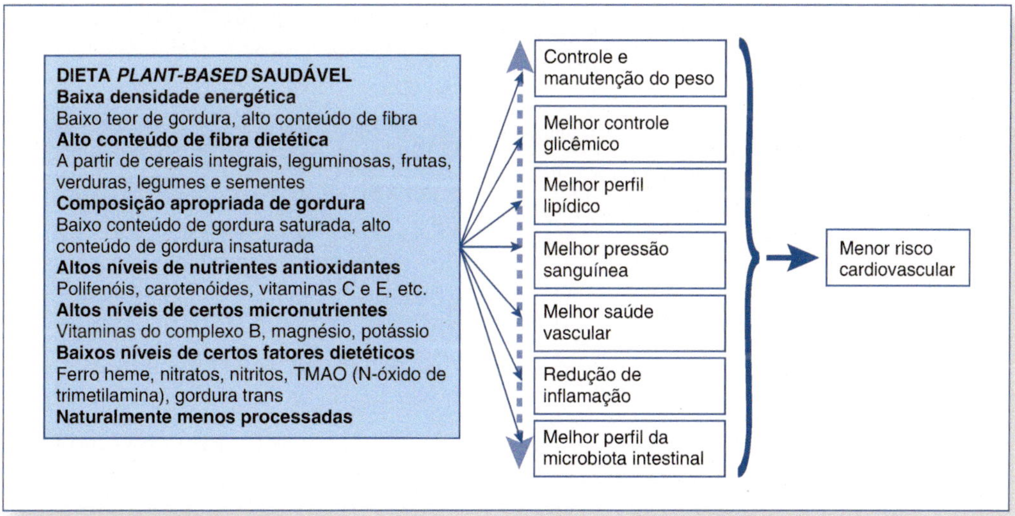

Figura 20.2. Mecanismos potenciais dos efeitos cardiovasculares das dietas saudáveis baseadas em vegetais. Adaptado de Satija & Hu.[30]

mediado pela menor absorção de gordura e de colesterol, alteração na síntese de colesterol, aumento da síntese de ácidos biliares e menor absorção de ácidos biliares.[31]

Dietas vegetarianas e dietas baseadas em vegetais saudáveis comumente apresentam baixo conteúdo de ácidos graxos saturados e o alto conteúdo de ácidos insaturados. Estudos mostraram que a substituição de ácidos graxos saturados por poli-insaturados reduz a relação colesterol total/HDL-colesterol e o risco cardiovascular.[32] A dieta rica em ácidos graxos insaturados e pobre em ácidos graxos saturados pode ativar vias anti-inflamatórias e reduzir a ativação de vias pró-inflamatórias (ver Capítulo 2). Ademais, a substituição de ácidos graxos saturados por ácidos graxos poli-insaturados e monoinsaturados reduz o risco de aparecimento do diabetes tipo 2 pelo aumento da sensibilidade à insulina. O mecanismo envolve possivelmente a alteração da composição de ácidos graxos das membranas celulares e mediação da resposta inflamatória.

Potássio e magnésio, também abundantes em alimentos de origem vegetal possuem efeitos benéficos sobre a saúde cardiovascular (ver Capítulo 27). O potássio reduz a pressão sanguínea e o risco de acidente vascular encefálico pelos seus efeitos benéficos sobre a função endotelial e homeostase vascular,[33] enquanto o magnésio apresenta efeitos sobre o metabolismo da glicose e sensibilidade à insulina, propriedades anti-inflamatórias, antiarrítmicas e vasodilatadoras.[34]

Compostos bioativos e proteção cardiovascular

Alimentos integrais de origem vegetal são ricos em compostos bioativos (ver Capítulo 32). Estudos *in vitro*, *in vivo* e clínicos reportaram que compostos bioativos presentes em alimentos de origem vegetal (p. ex.: polifenóis, peptídeos, oligossacarídeos, carotenoides, fitosteróis, proteína vegetal, ácidos graxos insaturados) possuem efeitos cardioprotetores.[35] Os polifenóis promovem inibição da agregação plaquetária, redução da inflamação vascular, manutenção da homeostase vascular, modulação de processos de apoptose, limitam o estresse oxidativo e a oxidação da lipoproteína LDL e melhoram o perfil lipídico.

Dietas ricas em alimentos de origem vegetal contém também outros nutrientes e compostos antioxidantes, como vitaminas C e E e carotenoides que reduzem o estresse oxidativo promovendo saúde cardiovascular.

Microbiota intestinal e saúde cardiovascular

O intestino humano abriga uma complexa comunidade de microrganismos que metaboliza substratos indigeríveis influenciando a saúde cardiovascular (ver Capítulo 30). Um dos exemplos reside na via do N-óxido de trimetilamina (TMAO), um composto orgânico associado com maior risco de eventos cardiovasculares de modo independente dos fatores de risco tradicionais, com efeitos no metabolismo do colesterol, inflamação, vias trombóticas e ateroscleróticas. Carnitina e fosfatidilcolina, abundantes em várias fontes de origem animal, incluindo carne vermelha, frango, peixe, ovos e laticínios são decompostas por microrganismos intestinais para gerar trimetilamina (TMA) que é posteriormente metabolizada no fígado, dando origem ao TMAO.[29,30,36] A produção de TMAO depende, portanto, da presença de seus precursores dietéticos, bem como da composição da microbiota intestinal. Alguns componentes de alimentos de origem vegetal (p. ex.: resveratrol) inibem a produção de TMAO.

Dietas vegetarianas, perfil inflamatório, estresse oxidativo, disfunção endotelial, liberação do óxido nítrico e padrões de aminoácidos da dieta

Indivíduos onívoros apresentam maiores níveis de indicadores de um estado pró-oxidativo e pró-inflamatório quando comparados com vegetarianos. Tal condição pode promover disfunção endotelial.[37] De fato, uma dieta rica em carnes tem sido associada com o comprometimento da função endotelial enquanto dietas ricas em frutas, legumes e verduras estão associadas com melhora da função endotelial e com menores concentrações de biomarcadores inflamatórios, como a proteína C-reativa, interleucina-6, entre outros.[38] Polifenóis presentes em vários alimentos de origem vegetal promovem a liberação de óxido nítrico vaso-protetor a partir das células do endotélio vascular, resultando em efeitos cardiovasculares benéficos. Há também evidências emergentes sugerindo que aminoácidos essenciais, tais como os aminoácidos de cadeia ramificada, lisina e metionina podem ter efeitos adversos sobre a saúde cardiovascular (ver Capítulo 3).

Fatores dietéticos deletérios à saúde cardiovascular

Uma dieta com baixos níveis de micronutrientes, antioxidantes e outros compostos bioativos cardioprotetores, fibras alimentares e gorduras insaturadas, com alto teor de açúcar adicionado e maior carga glicêmica pode contribuir com maior risco cardiovascular. Efeitos deletérios adicionais têm sido atribuídos a outros fatores dietéticos presentes em uma alimentação rica em alimentos de origem animal. Por exemplo, o ferro heme, encontrado em carnes vermelhas, aves e alimentos marinhos promove estresse oxidativo.[39] Nutrientes usados para preservar carnes processadas como o sódio, nitratos e nitritos podem aumentar o risco cardiovascular através da elevação da pressão sanguínea, prejuízo na resposta à insulina e disfunção endotelial.

▶ RECOMENDAÇÕES E APLICAÇÕES À PRÁTICA CLÍNICA

Melhorias nos hábitos alimentares constituem um importante pilar na prevenção e tratamento das doenças cardiovasculares. Pesquisadores recomendam que dietas vegetarianas e dietas baseadas em vegetais sejam promovidas através de guias alimentares e recomendações como forma de prevenção, reversão e tratamento destas doenças.[14,29] Se o paciente está motivado em adotar uma dieta vegetariana para controlar os fatores de risco cardiovascular é importante que o profissional de saúde esteja ciente sobre os tipos de dietas vegetarianas, seus riscos e benefícios para realizar uma orientação eficiente. Dietas mais restritivas, com a exclusão de todos os produtos de origem animal requererão orientação para evitar deficiências de alguns nutrientes.

O *American College of Cardiology* recomenda que profissionais de saúde estejam familiarizados com padrões alimentares saudáveis, incluindo o padrão vegetariano saudável, a fim de educar pacientes para uma alimentação protetora à saúde cardiovascular.[40] Entre os possíveis benefícios de curto prazo à saúde cardiovascular proporcionados por dietas vegetarianas e dietas baseadas em vegetais estão o controle e a manutenção do peso. Observa-se por exemplo, que a perda de peso ocorre mais rapidamente em uma dieta vegana sem restrição calórica, quando comparada com uma dieta convencional, com restrição calórica.[12]

Trautwein & McKay[41] definiram as características de uma dieta saudável predominantemente baseada em vegetais para o controle de dislipidemia e prevenção de doença cardiovascular, a qual foi modificada e está apresentada na Tabela 20.1.

▶ CONSIDERAÇÕES FINAIS

Vegetarianos e aqueles que optam por dietas baseadas em vegetais saudáveis apresentam um perfil favorável à saúde cardiovascular em função dos diversos atributos destes padrões alimentares. Dada a ampla variedade desses padrões alimentares, recomenda-se que tais indivíduos sejam devidamente

Tabela 20.1. Características de uma dieta saudável predominantemente baseada em vegetais para o controle de dislipidemia e prevenção de doença cardiovascular.

Alimentos e recomendações de grupos alimentares	
Consuma mais	
Legumes e verduras	Consumo abundante e variado de legumes e verduras, de todas as cores*
Leguminosas	Escolha uma variedade de leguminosas (todos os tipos de feijões, soja, ervilha, lentilha, grão de bico)
Frutas	Consumo abundante de frutas* (frescas ou congeladas) e limite o consumo de sucos de frutas
Castanhas e sementes	Escolha uma variedade de castanhas, sementes e amendoim
Cereais integrais	Consuma uma variedade de cereais integrais, como pão, macarrão e arroz integrais
Consuma adequadamente/moderadamente	
Gorduras saudáveis	Limite o consumo de gorduras saturadas como manteiga, queijos gordurosos, creme de leite; evite gorduras *trans*; escolha óleos vegetais e gorduras (margarina) ricos em ácidos graxos insaturados
Leite e derivados**	Escolha laticínios desnatados ou com baixo teor de gordura em lugar das versões integrais
Peixe**	Escolha uma variedade de peixes produzidos de modo sustentável
Aves e ovos**	Consuma ocasionalmente e verifique a procedência
Limite o consumo	
Carne vermelha**	Limite o consumo de carne vermelha e não consuma carnes processadas
Doces e bebidas açucaradas	Limite o consumo
Recomendações de nutrientes específicos	
Reduza o consumo de gorduras saturadas substituindo-as por gorduras mono- e poli-insaturadas	Ácidos graxos saturados devem ser substituídos por monoinsaturados e poli-insaturados para reduzir o colesterol LDL
Aumente o consumo de fibras totais e especialmente de fibras solúveis	Consuma 25-45 g/dia de fibras totais, das quais 5-15g/dia de fibras solúveis de alimentos ricos nestas fibras, para reduzir o colesterol LDL
Limite o consumo de sal	Limite o consumo de sal para menos de 5g/dia
Orientação específica para redução de colesterol LDL	
Considere o uso conjunto de fitosteróis em conjunto com uma alimentação saudável	Consuma cerca de 2g/dia de fitosteróis, a partir de suplementos ou alimentos enriquecidos com fitosteróis
Aumente o consumo de fibra solúvel (p.ex., β-glucana) a partir de aveia e cevada	Consuma cerca de 3g/dia de β-glucanas a partir de alimentos como aveia, farelo de aveia e cevada

Adaptada de Trautwein & McKay.[41]

*Consumo abundante significa 5 porções de frutas, verduras e legumes por dia.

**Apenas para indivíduos que consomem alguns ou todos os alimentos de origem animal.

orientados de modo a evitar dietas restritivas e assegurar-lhes uma alimentação protetora à saúde cardiovascular.

Tópicos relevantes abordados neste capítulo:

- Dietas vegetarianas e dietas baseadas em vegetais (plant based) apresentam efeitos benéficos em relação aos fatores de risco cardiovascular
- Estudos prospectivos e de coorte têm apresentado:
    - resultados variados sobre as associações das dietas vegetarianas com doença cerebrovascular e
    - efeitos protetores das dietas vegetarianas para doença isquêmica do coração, incidência e mortalidade por doença coronária
- Vegetarianos e aqueles que optam por dietas baseadas em vegetais saudáveis apresentam um perfil favorável à saúde cardiovascular em função dos diversos atributos destes padrões alimentares:
    - naturalmente menos processados
    - baixa densidade energética
    - alto conteúdo de fibra dietética
    - composição apropriada de gordura
    - altos níveis de antioxidantes
    - altos níveis de micronutrientes e compostos com efeitos benéficos sobre a saúde cardiovascular
    - baixos níveis de fatores dietéticos com efeitos deletérios à saúde cardiovascular
- Dada a ampla variedade desses padrões alimentares, é recomendável orientação nutricional de modo a evitar dietas restritivas e assegurar uma alimentação protetora à saúde cardiovascular

Referências

1. Oussalah A, Levy J, Berthezène C, Alpers DH, Guéant JL. Health outcomes associated with vegetarian diets: An umbrella review of systematic reviews and meta-analyses. Clin Nutr. 2020;39(11):3283-3307.
2. Crowe FL, Appleby PN, Travis RC, Key TJ. Risk of hospitalization or death from ischemic heart disease among British vegetarians and nonvegetarians: results from the EPIC-Oxford cohort study. Am J Clin Nutr. 2013;97(3):597-603.
3. Wang X, Lin X, Ouyang YY, Liu J, Zhao G, Pan A, et al. Red and processed meat consumption and mortality: dose-response meta-analysis of prospective cohort studies. Public Health Nutr. 2016;19(5):893-905.
4. Brasil. Ministério da Saúde. Guia alimentar para a população brasileira: promovendo a alimentação saudável. Normas e Manuais Técnicos: Brasília, DF. 2014. p. 210.
5. Segovia-Siapco G, Sabaté J. Health and sustainability outcomes of vegetarian dietary patterns: a revisit of the EPIC-Oxford and the Adventist Health Study-2 cohorts. Eur J Clin Nutr. 2019;72(Suppl 1):60-70.
6. Hemler EC, Hu FB. Plant-based diets for cardiovascular disease prevention: all plant foods are not created equal. Curr Atheroscler Rep. 2019;21(5):18.
7. Medawar E, Huhn S, Villringer A, Veronica Witte A. The effects of plant-based diets on the body and the brain: a systematic review. Transl Psychiatry. 2019;9(1):226.
8. Orlich MJ, Singh PN, Sabaté J, Jaceldo-Siegl K, Fan J, Knutsen S, et al. Vegetarian dietary patterns and mortality in Adventist Health Study 2. JAMA Intern Med. 2013;173(13):1230-1238.
9. Melina V, Craig W, Levin S. Position of the Academy of Nutrition and Dietetics: Vegetarian diets. J Acad Nutr Diet. 2016;116(12):1970-1980.
10. Satija A, Bhupathiraju SN, Spiegelman D, Chiuve SE, Manson JE, Willett W, et al. Healthful and unhealthful plant-based diets and the risk of coronary heart disease in U.S. adults. J Am Coll Cardiol. 2017;70(4):411-422.
11. Yokoyama Y, Nishimura K, Barnard ND, Takegami M, Watanabe M, Sekikawa A, et al. Vegetarian diets and blood pressure: a meta-analysis. JAMA Intern Med. 2014;174(4):577-587.
12. Barnard ND, Levin SM, Yokoyama Y. A systematic review and meta-analysis of changes in body weight in clinical trials of vegetarian diets. J Acad Nutr Diet. 2015;115(6):954-969.
13. Yokoyama Y, Barnard ND, Levin SM, Watanabe M. Vegetarian diets and glycemic control in diabetes: a systematic review and meta-analysis. Cardiovasc Diagn Ther. 2014;4(5):373-382.
14. Ornish D, Scherwitz LW, Billings JH, Brown SE, Gould KL, Merritt TA, et al. Intensive lifestyle changes for reversal of coronary heart disease. JAMA. 1998;280(23):2001-2007.
15. Chiu THT, Chang HR, Wang LY, Chang CC, Lin MN, Lin CL. Vegetarian diet and incidence of total, ischemic,

and hemorrhagic stroke in 2 cohorts in Taiwan. Neurology. 2020;94(11):e1112-e1121.

16. Tong TYN, Appleby PN, Bradbury KE, Perez-Cornago A, Travis RC, Clarke R, et al. Risks of ischaemic heart disease and stroke in meat eaters, fish eaters, and vegetarians over 18 years of follow-up: results from the prospective EPIC-Oxford study. BMJ. 2019;366:l4897.
17. Glenn AJ, Viguiliouk E, Seider M, Boucher BA, Khan TA, Blanco Mejia S, et al. Relation of vegetarian dietary patterns with major cardiovascular outcomes: A systematic review and meta-analysis of prospective cohort studies. Front Nutr. 2019;6:80.
18. Freeman AM, Morris PB, Barnard N, Esselstyn CB, Ros E, Agatston A, et al. Trending cardiovascular nutrition controversies. J Am Coll Cardiol. 2017;69(9):1172-1187.
19. Snowdon DA, Phillips RL, Fraser GE. Meat consumption and fatal ischemic heart disease. Prev Med. 1984;13(5):490-500.
20. Key TJ, Fraser GE, Thorogood M, Appleby PN, Beral V, Reeves G, et al. Mortality in vegetarians and nonvegetarians: detailed findings from a collaborative analysis of 5 prospective studies. Am J Clin Nutr. 1999;70(3 Suppl):516S-524S.
21. Huang T, Yang B, Zheng J, Li G, Wahlqvist ML, Li D. Cardiovascular disease mortality and cancer incidence in vegetarians: a meta-analysis and systematic review. Ann Nutr Metab. 2012;60(4):233-240.
22. Appleby PN, Crowe FL, Bradbury KE, Travis RC, Key TJ. Mortality in vegetarians and comparable non-vegetarians in the United Kingdom. Am J Clin Nutr. 2016;103(1):218-230.
23. Mann J. Ischemic disease in vegetarians and those consuming a predominantly plant-based diet. In: Mariotti F. (editor). Vegetarian and plant-based diets in health and disease prevention. London.: Elsevier Inc.; 2017.
24. Dinu M, Abbate R, Gensini GF, Casini A, Sofi F. Vegetarian, vegan diets and multiple health outcomes: A systematic review with meta-analysis of observational studies. Crit Rev Food Sci Nutr. 2017;57(17):3640-3649.
25. Tharrey M, Mariotti F, Mashchak A, Barbillon P, Delattre M, Fraser GE. Patterns of plant and animal protein intake are strongly associated with cardiovascular mortality: the Adventist Health Study-2 cohort. Int J Epidemiol. 2018;47(5):1603-1612.
26. Martínez-González MA, Sánchez-Tainta A, Corella D, Salas-Salvadó J, Ros E, Arós F, et al. A provegetarian food pattern and reduction in total mortality in the Prevención con Dieta Mediterránea (PREDIMED) study. Am J Clin Nutr. 2014;100 Suppl 1:320S-328S.
27. Kim H, Caulfield LE, Garcia-Larsen V, Steffen LM, Coresh J, Rebholz CM. Plant-based diets are associated with a lower risk of incident cardiovascular disease, cardiovascular disease mortality, and all-cause mortality in a general population of middle-aged adults. J Am Heart Assoc. 2019;8(16):e012865.
28. Shan Z, Li Y, Baden MY, Bhupathiraju SN, Wang DD, Sun Q, et al. Association between healthy eating patterns and risk of cardiovascular disease. JAMA Intern Med. 2020;180(8):1090-1100.
29. Kahleova H, Levin S, Barnard ND. Vegetarian dietary patterns and cardiovascular disease. Prog Cardiovasc Dis. 2018;61(1):54-61.
30. Satija A, Hu FB. Plant-based diets and cardiovascular health. Trends Cardiovasc Med. 2018;28(7):437-441.
31. Smith CE, Tucker KL. Health benefits of cereal fibre: a review of clinical trials. Nutr Res Rev. 2011;24(1): 118-131.
32. Forouhi NG, Krauss RM, Taubes G, Willett W. Dietary fat and cardiometabolic health: evidence, controversies, and consensus for guidance. BMJ. 2018;361:k2139.
33. Aburto NJ, Hanson S, Gutierrez H, Hooper L, Elliott P, Cappuccio FP. Effect of increased potassium intake on cardiovascular risk factors and disease: systematic review and meta-analyses. BMJ. 2013;346:f1378.
34. Kolte D, Vijayaraghavan K, Khera S, Sica DA, Frishman WH. Role of magnesium in cardiovascular diseases. Cardiol Rev. 2014;22(4):182-92.
35. Sharifi-Rad J, Rodrigues CF, Sharopov F, Docea AO, Can Karaca A, Sharifi-Rad M, et al. Diet, lifestyle and cardiovascular diseases: Linking pathophysiology to cardioprotective effects of natural bioactive compounds. Int J Environ Res Public Health. 2020;17(7).
36. Bronzato S, Durante A. A contemporary review of the relationship between red meat consumption and cardiovascular risk. Int J Prev Med. 2017;8:40.
37. Cinegaglia N, Acosta-Navarro J, Rainho C, Antoniazzi L, Mattioli S, Pimentel C, et al. Association of omnivorous and vegetarian diets with antioxidant defense mechanisms in men. J Am Heart Assoc. 2020; 9(12):e015576.
38. Wolk A. Potential health hazards of eating red meat. J Intern Med. 2017;281(2):106-122.
39. Qi L, van Dam RM, Rexrode K, Hu FB. Heme iron from diet as a risk factor for coronary heart disease in women with type 2 diabetes. Diabetes Care. 2007;30(1):101-106.
40. Freeman AM, Morris PB, Aspry K, Gordon NF, Barnard ND, Esselstyn CB, et al. A clinician's guide for trending cardiovascular nutrition controversies: Part II. J Am Coll Cardiol. 2018;72(5):553-568.
41. Trautwein EA, McKay S. The role of specific components of a plant-based diet in management of dyslipidemia and the impact on cardiovascular risk. Nutrients. 2020;12(9).

CAPÍTULO 21

Ismênia Marques de Souza
Nágila Raquel Teixeira Damasceno

Dieta Cetogênica e Jejum Intermitente

▶ INTRODUÇÃO

O papel da Nutrição na prevenção e manejo dos fatores de risco é consenso na literatura mundial e no Brasil, fazendo parte das principais e mais recentes diretrizes de Cardiologia e Nutrição. Diante da importância dos nutrientes, compostos bioativos e padrões alimentares no controle do metabolismo lipídico, glicídico, assim como da pressão arterial, obesidade e síndrome metabólica, diversos padrões alimentares têm sido propostos, destacando-se o uso da dieta cetogênica e do jejum intermitente. Ambos os padrões alimentares apresentam fundamentação científica semelhante baseada no efeito do jejum sobre diversas vias metabólicas. Este capítulo convida os leitores a visitar as mais recentes evidências da literatura sobre o tema, tendo como foco os fatores de risco cardiovascular, assim como a aplicabilidade e limitações desses padrões dietéticos.

▶ DIETA CETOGÊNICA E FATORES DE RISCO CARDIOVASCULAR

A dieta cetogênica (DC) foi desenvolvida pelo médico americano Wilder na década de 1920 na *Mayo Clinic*, Estados Unidos. Wilder se baseou nos relatos históricos de Hipócrates e em suas observações clínicas que mostravam que pacientes com epilepsia apresentavam redução relevante nas crises convulsivas quando submetidos ao jejum.[1] Deste marco histórico aos dias atuais, a DC passou a ser o principal padrão dietético utilizado nos centros de referência mundial para tratamento das epilepsias farmacoresistentes, sendo considerada um tratamento adjuvante clinicamente eficaz.[2] A DC apresenta proporções de gorduras para carboidratos e proteínas que variam de 2 a 4 partes de gorduras para 1 parte do total de carboidratos e proteínas consumidos, ou seja, seu conteúdo de gorduras pode alcançar limites em torno de 90% do valor calórico total (VCT) exigido pelo indivíduo.[1] Importante destacar que a DC fornece quantidades adequadas de proteínas quando comparadas às intervenções com altas concentrações de carboidratos (45–65%) e menor teor de gorduras (25–35%) promovem melhoria nos triglicerídeos, HDL-colesterol, controle glicêmico, permitindo até a redução no uso de antidiabéticos. Entretanto, esse mesmo grupo mostrou que o papel dessas dietas sobre o conteúdo de LDL-colesterol é conflitante quando foram considerados estudos com seguimento de até 2 anos. Dois pontos importantes foram destacados neste documento, a saber: I – o impacto das dietas hiperlipídicas é fortemente influenciado pela qualidade dos ácidos graxos administrados e; II – os possíveis benefícios atribuídos às dietas hiperlipídicas dependem do tempo; até 6 meses após a intervenção, há uma resposta positiva e após esse período a resposta é semelhante às dietas ricas em carboidratos.[6]

Poucos estudos mostram os efeitos adversos das DC a curto, médio e longo prazos. Nosso grupo tem avaliado o potencial impacto negativo da DC na proporção de 4 partes de gorduras para 1 parte de carboidratos mais proteínas, após 3 e 6 meses de intervenção. Na revisão de Lima e cols.[15] os autores mostraram os potenciais efeitos adversos das DC no metabolismo lipídico e oxidativo. Essas observações foram, posteriormente, confirmadas na avaliação da incidência do perfil lipoproteico e suas subfrações quando crianças com epilepsia foram tratadas com DC.[16] Após 6 meses de intervenção, os autores descreveram o aumento significativo no colesterol total, nos triglicerídeos, na LDL-colesterol e HDL-colesterol, assim como nas apolipoproteínas AI e B, tendo as frações aterogênicas aumentado em maior proporção. O tamanho da partícula de LDL foi reduzido significativamente (27,3nm para 26,7nm), enquanto o fenótipo não-A (mais aterogênico) foi detectado em 52,1% dos indivíduos.[16] A aparente divergência entre os resultados descritos por Lima e cols.[16] e o estudo de Lu e cols.[14] são explicados diretamente pelo diferente conteúdo de ácidos graxos presentes em ambas as dietas, em que o estudo de Lima e cols. utilizou 90% das calorias na forma de gorduras, quantidade superior à descrita pelo grupo de Lu.[14] Mais recentemente, nosso grupo avaliou o efeito da qualidade dos ácidos graxos sobre a resposta cardiometabólica. Encontramos que tanto as DC ricas em ácidos graxos saturados quanto aquelas com elevador teor de poli-insaturados apresentaram efeito hipercolesterolêmico e hipertrigliceridêmico. Ambos os padrões de DC promoverem elevação significativa da concentração de LDL-colesterol oxidada, enquanto a DC rica em ácidos graxos saturados aumentou o fator NF-kB após 6 meses de intervenção (*dados não publicados*).

O padrão DC, portanto, possui indicações clínicas precisas e efeitos adversos relacionados à saúde cardiovascular conhecidos, que não permitem seu uso na prevenção ou controle dos fatores de risco cardiovascular à luz das atuais evidências científicas.

▶ JEJUM INTERMITENTE E FATORES DE RISCO CARDIOVASCULAR

Nos últimos 10 anos, a literatura tem descrito o jejum intermitente (JI) como estratégia para prevenção e tratamento da obesidade e morbidades associadas (dislipidemias, pré-diabetes, diabetes e síndrome metabólica). De acordo com Patterson e cols.,[17] o JI pode ser classificado segundo o seu grau de restrição alimentar, sendo: I – alimentação com tempo restrito, quando os ciclos alimentação e jejum apresentam intervalos determinados; II – jejum completo em dias alternados, onde os ciclos alimentação e jejum são alternados em intervalos de 24h e; III – regime de jejum modificado ou dieta mimetizadora do jejum, em que há restrição calórica limitando o consumo diário a 750–1100Kcal distribuído em ciclos de 5 dias sem jejum (restrição de 30% do VCT) com 2 dias de jejum (restrição de 60% do VCT) em dias não consecutivos. A **Figura 21.1** sumariza a padrão de JI 5:2 com seu respectivo grau de restrição calórica.[18]

Embora a DC seja um padrão dietético de uso contínuo e o JI alterne períodos de alimentação livre em termos quantitativos e qualitativos e jejum, ambos têm como justificativa para sua implementação a intensa redução no suprimento de glicose e a geração de CC. Siemon e cols.[19] publicaram uma revisão sistemática baseada em 40 ensaios clínicos sobre JI com diferentes graus de restrição calórica. Os autores verificaram que houve redução significativa do peso, da massa gorda, da massa livre de gordura, enquanto observou-se melhora no metabolismo da glicose e redução do apetite. Apesar das mudanças metabólicas e na composição corporal, 31 dos 40 estudos utilizados não evidenciaram superioridade do JI sobre as dietas com restrição calórica contínua.[19] Neste mesmo ano, foi publicada outra metanálise abordando a eficácia do JI na qual Horne e cols.[20] avaliaram a associação entre esse padrão de dieta com doença arterial coronariana e diabetes, desfechos primários (eventos cardiovasculares) e secundários (peso e perfil lipídico). Dos 5 estudos selecionados, 3 mostraram eficácia no controle do peso e 2 encontraram associação inversa com a prevalência de doença arterial coronariana e diabetes, enquanto nenhum estudo encontrou associação com a incidência de eventos clínicos.[20] Em metanálise recente, Harris e cols.[21] compararam o efeito do JI com dietas hipocalóricas convencionais (restrição calórica de ~25%) e um grupo controle sem intervenção (dieta *ad libitum*). Observou-se que as dietas com restrição calórica apresentaram resultados semelhantes na redução de peso (≅ 7Kg).

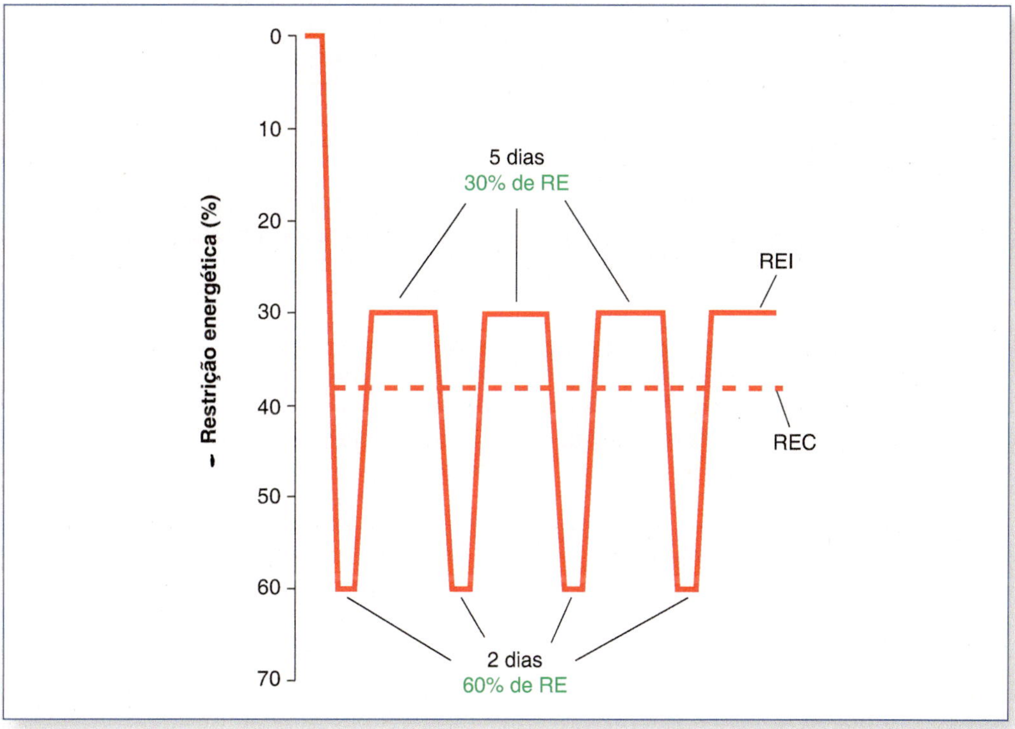

Figura 21.1. Esquema de jejum intermitente padrão 5:2 em comparação ao padrão de restrição calórica contínua. Adaptada de Mattson.[18] *RE*: restrição energética; *REI*: restrição energética intermitente; *REC*: restrição energética contínua.

▶ CONSIDERAÇÕES FINAIS

As DC estão inseridas no padrão das dietas hiperlipídicas, embora nem todas as dietas ricas em lipídeos sejam capazes de induzir cetose.

As DC têm uso terapêutico específico e eficácia clínica comprovada em condições clínicas como a epilepsia; entretanto, seu uso para fins de controle de peso e outras condições clínicas ainda exige maiores investigações por meio de estudos clínicos aleatorizados.

Em linhas gerais, os estudos sobre JI possuem tamanho amostral pequeno, reduzido tempo de seguimento, ampla heterogeneidade no padrão de jejum adotado e ausência de marcadores de aterosclerose subclínica e desfechos cardiovasculares maiores. Em conjunto, essas limitações não permitem estabelecer um grau de evidência robusto que justifique o uso do JI como estratégia preventiva ou terapêutica voltada à saúde cardiovascular, incluindo seus fatores de risco.

Referências

1. Lee PR, Kossoff EH. Dietary treatments for epilepsy: management guidelines for the general practitioner. Epilepsy Behav. 2011;21(2):115-21.
2. Rebollo G MJ, Díaz Sm X, Soto R M, Pacheco A J, Witting E S, Daroch R I, et al. Ketogenic Diet in patients with refractory epilepsy. Rev Chil Pediatr. 2020;91(5): 697-704.
3. Neves GS, Lunardi MS, Lin K, Rieger DK, Ribeiro LC, Moreira JD. Ketogenic diet, seizure control, and cardiometabolic risk in adult patients with pharmacoresistant epilepsy: A review. Nutr Rev. 2020:nuaa112 [Epub ahead of print].
4. Astrup A, Meinert Larsen T, Harper A. Atkins and other low-carbohydrate diets: hoax or an effective tool for weight loss? Lancet. 2004;364(9437):897-9.
5. Feinman RD, Pogozelski WK, Astrup A, Bernstein RK, Fine EJ, Westman EC, et al. Dietary carbohydrate restriction as the first approach in diabetes management: Critical review and evidence base. Nutrition. 2015; 31(1):1-13.
6. Kirkpatrick CF, Bolick JP, Kris-Etherton PM, Sikand G, Aspry KE, Soffer DE, et al. Review of current evidence and clinical recommendations on the effects of low-carbohydrate and very-low-carbohydrate (including ketogenic) diets for the management of body weight and other cardiometabolic risk factors: A scientific statement from the National Lipid Association Nutrition and Lifestyle Task Force. J Clin Lipidol. 2019;13(5):689-711.e1.
7. Gershuni VM, Yan SL, Medici V. Nutritional Ketosis for Weight Management and Reversal of Metabolic Syndrome. Curr Nutr Rep. 2018;7(3):97-106.
8. Newman JC, Verdin E. β-hydroxybutyrate: much more than a metabolite. Diabetes Res Clin Pract. 2014; 106(2):173-81.
9. Johnstone AM, Horgan GW, Murison SD, Bremner DM, Lobley GE. Effects of a high-protein ketogenic diet on hunger, appetite, and weight loss in obese men feeding ad libitum. Am J Clin Nutr. 2008;87(1):44-55.
10. Gibson AA, Seimon RV, Lee CM, Ayre J, Franklin J, Markovic TP, et al. Do ketogenic diets really suppress appetite? A systematic review and meta-analysis. Obes Rev. 2015;16(1):64-76.
11. Bueno NB, de Melo IS, de Oliveira SL, da Rocha Ataide T. Very-low-carbohydrate ketogenic diet v. low-fat diet for long-term weight loss: a meta-analysis of randomised controlled trials. Br J Nutr. 2013;110(7):1178-87.
12. Bazzano LA, Hu T, Reynolds K, Yao L, Bunol C, Liu Y, et al. Effects of low-carbohydrate and low-fat diets: a randomized trial. Ann Intern Med. 2014;161(5):309-18.
13. Schwingshackl L, Hoffmann G. Comparison of effects of long-term low-fat vs high-fat diets on blood lipid levels in overweight or obese patients: a systematic review and meta-analysis. J Acad Nutr Diet. 2013;113(12): 1640-61.
14. Lu M, Wan Y, Yang B, Huggins CE, Li D. Effects of low-fat compared with high-fat diet on cardiometabolic indicators in people with overweight and obesity without overt metabolic disturbance: a systematic review and meta-analysis of randomised controlled trials. Br J Nutr. 2018;119(1):96-108.
15. Lima PA, de Brito Sampaio LP, Damasceno NR. Ketogenic diet in epileptic children: impact on lipoproteins and oxidative stress. Nutr Neurosci. 2015;18(8):337-44.
16. Azevedo de Lima P, Baldini Prudêncio M, Murakami DK, Pereira de Brito Sampaio L, Figueiredo Neto AM, Teixeira Damasceno NR. Effect of classic ketogenic diet treatment on lipoprotein subfractions in children and adolescents with refractory epilepsy. Nutrition. 2017;33:271-7.
17. Patterson RE, Sears DD. Metabolic effects of intermittent fasting. Annu Rev Nutr. 2017;37:371-93.
18. Mattson MP, Longo VD, Harvie M. Impact of intermittent fasting on health and disease processes. Ageing Res Rev. 2017;39:46-58.
19. Seimon RV, Roekenes JA, Zibellini J, Zhu B, Gibson AA, Hills AP, et al. Do intermittent diets provide physiological benefits over continuous diets for weight loss? A

systematic review of clinical trials. Mol Cell Endocrinol. 2015;418 Pt 2:153-72.

20. Horne BD, Muhlestein JB, Anderson JL. Health effects of intermittent fasting: hormesis or harm? A systematic review. Am J Clin Nutr. 2015;102(2):464-70.

21. Harris L, Hamilton S, Azevedo LB, Olajide J, De Brún C, Waller G, et al. Intermittent fasting interventions for treatment of overweight and obesity in adults: a systematic review and meta-analysis. JBI Database System Rev Implement Rep. 2018;16(2):507-47.

CAPÍTULO 22

Juliano Garavaglia
Isabel Cristina Kasper Machado
Elizabeth do Nascimento
Luciana Lima

Azeite, Vinho e Coração

INTRODUÇÃO

O azeite é um dos alimentos mais antigos produzidos pelo homem e pode ser definido como o produto alimentar obtido exclusivamente a partir da azeitona, fruto da oliveira (*Olea europaea L.*). Uma vez extraído, o azeite representa o "suco da azeitona", o qual deve ser produzido em perfeitas condições de maturação e processado imediatamente após a colheita em oliveiras sadias. Mais ainda, deve ser evitado qualquer processo que, durante a extração e armazenamento, possa alterar a natureza química de seus componentes.

Assim como o azeite, o vinho é um alimento que acompanha a história, com suas tradições e evoluções tecnológicas e científicas. Segundo a legislação brasileira vigente (art. 3º da Lei nº 7.678 de 1988), o vinho é a bebida resultante da fermentação alcoólica do mosto de uvas sãs, frescas e maduras, com conteúdo alcoólico mínimo de 7% v/v (o que equivale dizer que em uma taça de 100mL de vinho temos 7g de álcool) a 20°C.

O vinho e o azeite são alimentos que compartilham muitas similaridades como o fato de serem extraídos de frutos com muitas variedades. Por outro lado, entre as diferenças, a observação de que, ao contrário de alguns vinhos, o azeite não melhora a sua qualidade com o envelhecimento.

Os vinhos e o azeite apresentam características específicas a partir dos diversos tipos de uvas da qual foram produzidos ou das azeitonas da qual foram extraídos, respectivamente. Frequentemente, as parreiras de uva e as oliveiras dividem o mesmo solo, já que compartilham as mesmas necessidades climáticas. Os dois alimentos dependem muito da composição do solo, das técnicas de plantio e produção, além do tempo da colheita. Em seu cultivo, as oliveiras protegem as parreiras dos ventos fortes e tempestades. Após a compra, a técnica de armazenamento de ambos também é semelhante e deve ser feito em local livre de calor excessivo, em aproximadamente 20°C, longe da umidade e da luz. Além disso, os estudiosos do azeite e vinho avaliam a qualidade dos dois produtos conforme o sabor, o aroma e a aparência e utilizam os mesmos termos para a descrição dos aromas deles exalados.

Ainda nas similaridades, a de grande importância para a saúde cardiovascular está relacionada com a presença de antioxidantes e compostos fenólicos nos dois alimentos.[1] A composição de ambos e o impacto do consumo para a saúde serão discutidos ao longo deste capítulo.

▶ CARACTERÍSTICAS E COMPOSIÇÃO DO AZEITE

Quando se realiza a extração do azeite, o estado da azeitona que lhe deu origem, o tempo de sua extração e alguns parâmetros de qualidade determinarão sua classificação em azeite de oliva extravirgem (AOEV), virgem ou lampante.

O AOEV é o mais rico em nutrientes e, portanto, responsável pelos efeitos benéficos à saúde. O tipo virgem, por sua vez, possui qualidade inferior ao AOEV e o tipo lampante é geralmente destinado ao processo de refino em decorrência do odor e paladar inadequados. A ausência de qualquer processo de refino na produção do azeite preserva diversos compostos bioativos que são habitualmente removidos de outros óleos vegetais.

Do ponto de vista sensorial, o AOEV apresenta inúmeras qualidades que o diferencia dos outros óleos, tais como, a presença do sabor e aroma frutados que remetem à azeitona verde e fresca, além do sabor amargo e picante característicos. A Tabela 22.1 mostra os principais parâmetros utilizados na classificação dos azeites.

No que diz respeito ao seu aspecto nutricional, o azeite é um óleo composto por ácidos graxos (97% a 99%), com predomínio dos ácidos graxos monoinsaturados. O ácido oleico é o mais representativo e sua quantidade no azeite pode variar dependendo da variedade da oliveira, do local de produção, das condições climáticas e do processo de extração utilizado. Além disso, entre alguns componentes encontrados em menor proporção, podemos citar os tocoferóis (vitamina E) e demais vitaminas lipossolúveis (A, D e K), compostos fenólicos, pigmentos (clorofila e carotenoides), além de compostos voláteis. Os tocoferóis, compostos presentes na vitamina E, com alta atividade antioxidante são encontrados principalmente no AOEV, assim como os compostos fenólicos. Esses incluem os ácidos fenólicos (ácido vanílico e p-coumárico), os álcoois fenólicos (tirosol e hidroxitirosol), os flavonoides (apigenina e luteolina), os secoiridoides (oleocantal, oleuropeína e seus derivados) e as lignanas (pinoresinol).[2,3]

Os benefícios do consumo de azeite à saúde têm sido associados principalmente à presença dos compostos fenólicos por sua atividade antioxidante. Além de garantirem maior estabilidade oxidativa ao AOEV, esses compostos são responsáveis pela percepção do amargor e da sua característica picante.

Tabela 22.1. Parâmetros de qualidade dos azeites de oliva virgem de acordo com a legislação brasileira.

Categorias	AL (%)	PER (mEq/Kg)	K270	K232	Delta K	Sensorial
Extra virgem	≤ 0,8	≤ 20	≤ 0,22	≤ 2,50	≤ 0,01	Med. frutado > 0 Med. defeito = 0
Virgem	≤ 2,0	≤ 20	≤ 0,22	≤ 2,60	≤ 0,01	Med. frutado > 0 Med. defeito ≤ 3,5
Lampante	> 2,0	Sem limite	Sem limite	Sem limite	Sem limite	Med. frutado = 0 Med. defeito > 3,5

PER: peróxidos; *AL*: acidez livre; *K270* e *K232*: coeficientes de extinção específicos para avaliação do grau de oxidação do azeite; *Med*: mediana.

Na extração do azeite, a moagem para a obtenção da massa de azeitona e posterior processo de batido promovem a solubilização e extração dos compostos fenólicos. O batido ou malaxação é um processo em que a massa de azeitona, anteriormente moída, fica em agitação leve e constante para a liberação e separação das gotículas de azeite, por um período de 20 a 40 minutos e sob controle de temperatura. O tempo e a temperatura desta etapa são determinantes para o produto final.

O azeite que é obtido a partir de azeitonas verdes possui maior teor de compostos fenólicos.[4] Além da influência do estado de maturação do fruto e do controle das diferentes etapas envolvidas na extração do azeite, a variedade da azeitona utilizada está relacionada com diferenças na quantidade e perfil dos seus compostos fenólicos[5] e propriedades antioxidantes.[6]

▶ O IMPACTO DO CONSUMO DE AZEITE SOBRE A SAÚDE CARDIOVASCULAR

O padrão de dieta mais estudado na prevenção e controle do risco cardiovascular é a dieta do Mediterrâneo que, entre várias características, inclui o AOEV como principal fonte de gordura dietética (ver Capítulo 19). Por essa razão, alguns dos potenciais efeitos cardioprotetores da dieta são atribuídos ao consumo do AOEV por sua composição predominante de ácidos graxos monoinsaturados (MUFAs) somado às propriedades biológicas dos compostos fenólicos e tocoferóis. De fato, o consumo diário de 50mL de AOEV reduz em 37% o risco de doença arterial coronária e em 30% a incidência de eventos cardiovasculares.[7]

Quanto ao efeito protetor atribuído aos compostos fenólicos destacam-se os componentes bioativos oleocantal, oleuropeína e hidroxitirosol.[1] Estes compostos têm a capacidade de atuar diretamente no metabolismo do tecido adiposo, com diminuição do estresse oxidativo, aumento da biogênese mitocondrial e modificação da secreção de adipocitocinas que contribuem para o surgimento de vários fatores de risco cardiovascular.[8]

Algumas investigações já mostraram efeitos benéficos dos compostos bioativos do azeite no controle da pressão arterial, lípides séricos, inflamação e oxidação. Alguns deles modulam, inclusive, a expressão relativa de determinados genes.[9,10] O consumo dos MUFAs, segundo revisão recente, está associado à melhora da função endotelial e consequente diminuição da pressão arterial sistólica em indivíduos hipertensos, além da melhora do perfil lipídico.[8]

Vários estudos têm demonstrado que o AOEV tem efeito anti-inflamatório e possui propriedades antioxidantes, especificamente por meio da diminuição dos níveis plasmáticos de mediadores inflamatórios tais como o TNF-α e a IL6. Por esta atuação, os efeitos mais evidentes do seu consumo são descritos na aterosclerose, com a redução do estresse oxidativo na parede das artérias e consequente estabilização da placa.[8,11]

Importante ressaltar que o processo inflamatório presente em estágios iniciais de formação da placa aterosclerótica está presente tanto na prevenção primária dos indivíduos com alto risco cardiovascular, quanto na prevenção secundária. Por esta razão, os benefícios do consumo diário do AOEV são investigados nas duas situações, com resultados mais robustos na prevenção primária.[7] Além das doenças cardiovasculares, o consumo de AOEV está associado com a baixa prevalência/incidência de certos tipos de câncer, particularmente o câncer de mama e colorretal.[8] As principais condições clínicas que podem ser positivamente impactadas pelo consumo regular de azeite e os mecanismos implicados nestes benefícios estão exemplificados na **Figura 22.1**.

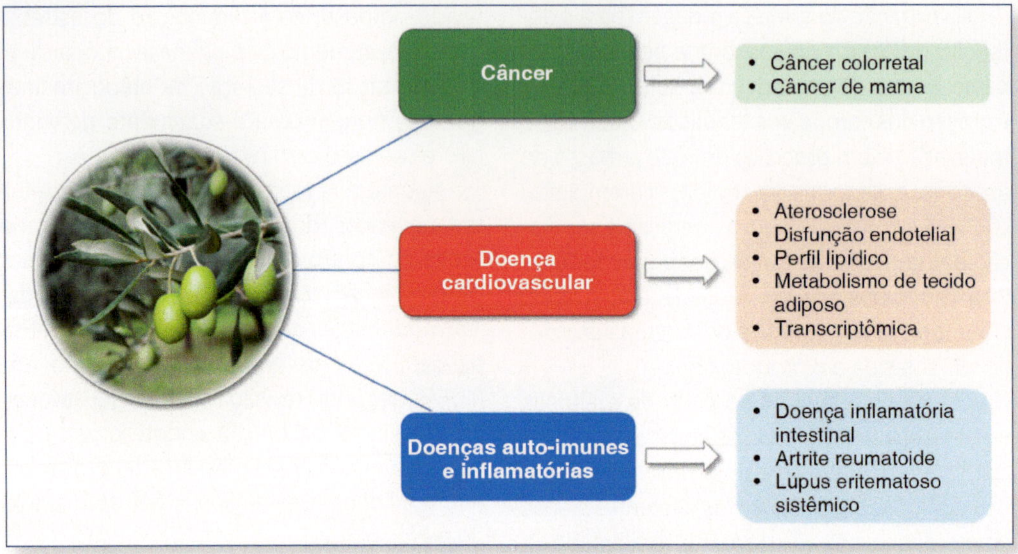

Figura 22.1. Principais condições clínicas beneficiadas pelo consumo de azeite e potenciais mecanismos implicados.[8]

▶ CARACTERÍSTICAS E COMPOSIÇÃO DO VINHO

A videira pertence ao gênero *Vitis*, sendo *Vitis vinífera* a espécie apropriada para a elaboração de vinhos finos. Os vinhos elaborados a partir de variedades não viníferas são comercializados como vinho de mesa. As características e composição do vinho podem ser alteradas em função das condições de cultivo, manejo agronômico e protocolo de vinificação.

Os vinhos tintos possuem mais compostos fenólicos do que os vinhos brancos pois sua fermentação alcoólica ocorre na presença de cascas e sementes, em que ocorre o acúmulo dessas substâncias. A concentração dos polifenóis chega a ser 10 vezes maior no vinho tinto (cerca de 1,8g/L vs. 0,2 a 0,3g/L no vinho branco).[12]

O vinho apresenta como principais componentes a água (85 a 90%) e os álcoois (9 a 15%), sendo os compostos fenólicos os componentes secundários de maior destaque (≤ 0,1%). Apesar do baixo percentual de representação, cerca de 8.000 compostos fenólicos são formados por complexas interações celulares de biossíntese, transporte, estocagem e degradação durante a maturação das uvas. Estes compostos influenciam diretamente os parâmetros de qualidade do vinho tais como sabor, intensidade, cor, estabilidade oxidativa e cromática, amargor, adstringência e capacidade de envelhecimento. Eles estão divididos em dois grupos principais: não-flavonoides (ácidos fenólicos e estilbenos [resveratrol]) e flavonoides (antocianinas, flavanois e flavonóis). Os não flavonoides estão presentes principalmente na polpa da fruta e os flavonoides são encontrados na pele e sementes da uva, constituindo mais de 85% dos compostos fenólicos do vinho tinto.[12]

Diferenças entre o vinho e o suco de uva

Os compostos fenólicos podem ser encontrados tanto no vinho tinto quanto no suco de uva. Por esta razão, essas bebidas são consideradas alimentos funcionais, segundo a classificação da *American Dietetic Association* publicada em 2004.[13] Os efeitos benéficos do vinho tinto e suco de uva para a saúde estão relacionados com as propriedades bioquímicas, farmacológicas e atividade antioxidante dos compostos fenólicos encontrados nas duas bebidas.[14]

O vinho tinto contém maior variedade de compostos fenólicos, conforme podemos verificar na **Figura 22.2**. Apesar da diferença, o suco de uva integral pode conter a mesma concentração de alguns compostos fenólicos do vinho. A concentração de antocianina, por exemplo, define a intensidade da cor da uva; quanto mais roxa, maior a sua quantidade. A produção orgânica do suco parece também garantir maiores quantidades de antocianina e resveratrol.

A maior capacidade antioxidante dos polifenóis presentes no vinho tinto pode ser parcialmente explicada pelo processo de fermentação da bebida. A presença do etanol também pode influenciar a capacidade antioxidante, pois aumenta a absorção dos compostos fenólicos, impedindo a sua precipitação no trato digestório. Alguns estudos, entretanto, mostram que os benefícios são similares quando comparamos o vinho com e sem a presença do álcool, o que ressalta a importância da fermentação da bebida.[14]

Outra linha de investigação discutida em recente revisão sistemática está relacionada com o efeito dos compostos fenólicos do vinho sobre a modulação da microbiota intestinal. No trato intestinal, os metabólitos derivados desses compostos parecem estimular o crescimento de bactérias benéficas e inibir o aumento das patogênicas. Os mecanismos moleculares pelos quais esses efeitos são exercidos ainda precisam ser esclarecidos.[15]

A descoberta da melatonina (N-acetil-5-metoxitriptamina) na casca da uva e subprodutos também foi achado recente e pode ser mais um componente cardioprotetor com ação antioxidante presente no vinho. O aumento da concentração da melatonina ocorre durante o processo de fermentação.[14] Estudo recente mostrou a ação da melatonina na prevenção de injúrias ao miocárdio, sobretudo no processo de isquemia e reperfusão.[16]

Apesar da maior capacidade antioxidante do vinho tinto pelas características já discutidas, as duas bebidas apresentam inúmeros efeitos benéficos para a saúde. Estudo prospectivo de longa duração (> 10 anos) com mais de 18.000 participantes mostrou que os benefícios do vinho estão relacionados ao seu consumo leve a moderado (equivalente a 10 a 50g/d de etanol em homens e 5 a 25g/dia em mulheres) principalmente quando combinado à dieta saudável.[12] Até o momento, a relação do consumo de vinho com a diminuição do risco cardiovascular está mais bem estabelecida na

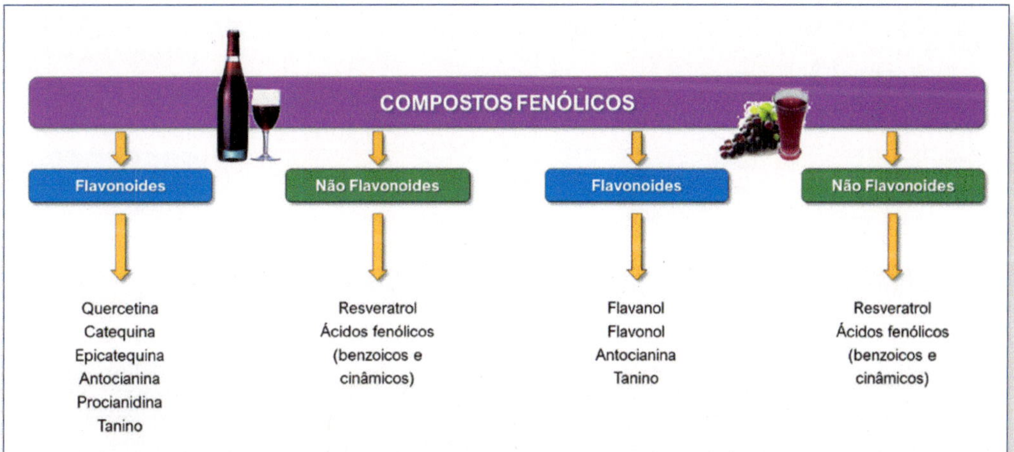

Figura 22.2. Compostos fenólicos encontrados no vinho e no suco de uva.

literatura do que aquela associada ao consumo de suco de uva. Por essa razão, pesquisas adicionais relacionadas ao consumo do suco de uva e doença cardiovascular são necessárias para que a frequência e a quantidade ideal de sua ingestão sejam estabelecidas.

Consumo de vinho e doença cardiovascular

O vinho, como parte importante de um padrão alimentar saudável, chamou atenção dos pesquisadores quando o estudo epidemiológico MONICA (*Multinational Monitoring of Trends and Determinants in Cardiovascular Diseases*) foi publicado. Os resultados demonstraram a relação direta entre o consumo de vinho pelos franceses com a redução da incidência de doenças crônico-degenerativas.[17-19] A reduzida taxa de mortalidade cardiovascular da população, apesar do consumo elevado de gordura saturada, ficou conhecido como o "Paradoxo Francês". Vale lembrar que o padrão alimentar da dieta do Mediterrâneo inclui o vinho como bebida preferencial e está associada à redução da mortalidade por doenças cardiovasculares (ver Capítulo 19).

A capacidade antioxidante dos compostos fenólicos presentes no vinho é um dos mecanismos mais investigados na tentativa de elucidação dos benefícios do seu consumo regular ao sistema cardiovascular.

A presença do etanol na bebida é outro fator discutido na literatura, pois o seu consumo moderado está associado ao aumento do HDL-colesterol plasmático e redução dos níveis de Lp(a), lipoproteína considerada fator de risco para a doença aterosclerótica. O aumento do HDL-colesterol previne o depósito de placas de ateroma na parede do vaso sanguíneo e os níveis elevados de Lp(a) promovem esse depósito. Há também especulações de que o álcool reduziria o processo da formação da placa de ateroma por suprimir a proliferação das células do musculo liso vascular.[20] Outros mecanismos de ação envolvidos no consumo de álcool podem ser observados na Figura 22.3.

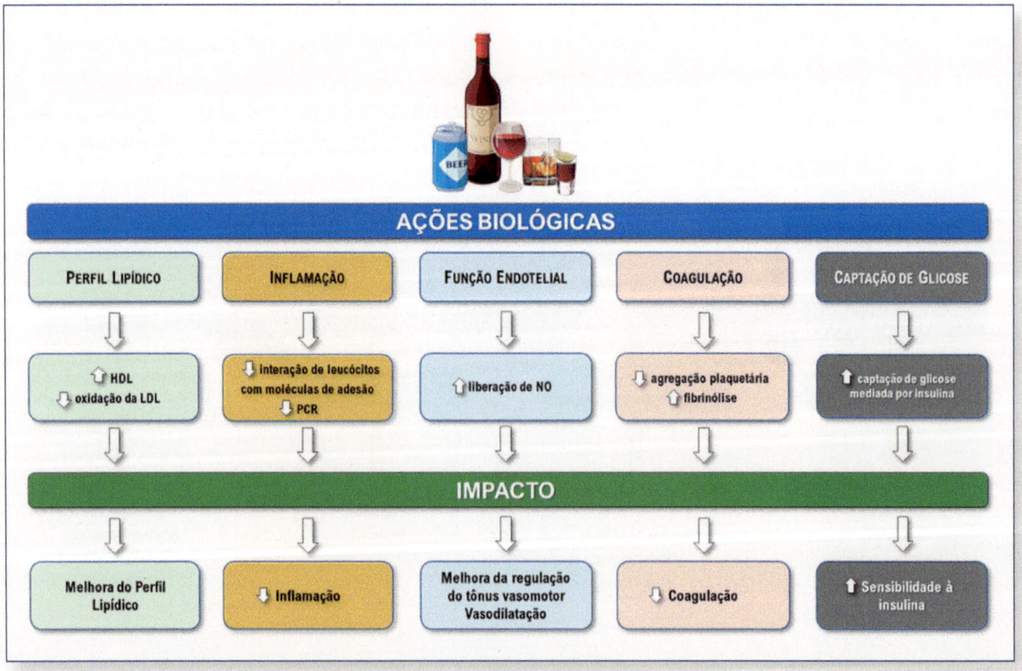

Figura 22.3. Principais ações biológicas decorrentes do consumo moderado de álcool.

Importante, entretanto, reconhecer o limite de consumo máximo estabelecido por algumas diretrizes. A Sociedade Brasileira de Hipertensão, por exemplo, recomenda a ingestão máxima diária de 15g de etanol ou 1 dose de bebida alcoólica para mulheres e 30g de etanol ou 2 doses de bebida alcoólica para os homens.[21] A ingestão excessiva do álcool está relacionada com a peroxidação lipídica e o aumento das espécies reativas de oxigênio, podendo causar danos irreversíveis às membranas celulares.[22] O consumo elevado de bebidas alcoólicas também aumenta a síntese de triacilglicerol hepático e o seu depósito intracelular nos hepatócitos, com consequente aumento do risco de esteatose hepática.[23] Daí a importância do controle do consumo da bebida, associado preferencialmente a um padrão de dieta saudável, para que se garantam os benefícios sobre a saúde cardiovascular.

▶ CONSIDERAÇÕES FINAIS

O azeite e o vinho são alimentos com muitas similaridades e algumas diferenças. Entre as similaridades, a presença de antioxidantes e compostos fenólicos confere a eles o interesse de pesquisadores em estudá-los isoladamente ou, mais recentemente, como parte do modelo alimentar adequado. Ambos, azeite e vinho, estão associados à redução do risco de doença arterial coronária. Importante considerar, no entanto, que o aumento na quantidade do consumo diário de azeite e a maior frequência da ingestão do vinho ou suco de uva, implicam na oferta de calorias adicionais à dieta. Assim, para que todos os benefícios cardiovasculares sejam alcançados, a inclusão dos dois alimentos no hábito alimentar diário poderá implicar na necessidade de redução de outros nutrientes, como carboidratos, para que a necessidade calórica não seja ultrapassada levando a ganho indesejado de peso.

Tópicos relevantes abordados neste capítulo:

- O azeite extravirgem é um produto rico em ácidos graxos monoinsaturados, compostos fenólicos, tocoferóis e outros componentes bioativos
- O vinho é uma bebida que reúne muitos compostos fenólicos, principalmente o tinto, assim como o suco de uva roxa
- O azeite e o vinho possuem muitas similaridades e a presença de compostos fenólicos nos dois alimentos está associado à diminuição do risco cardiovascular

Referências

1. Reboredo-Rodríguez P, Varela-López A, Forbes-Hernández TY, Gasparrini M, Afrin S, Cianciosi D, et al. Phenolic compounds isolated from olive oil as nutraceutical tools for the prevention and management of cancer and cardiovascular diseases. Int J Mol Sci. 2018;19(8).
2. Zago L, Squeo G, Bertoncini EI, Difonzo G, Caponio F. Chemical and sensory characterization of Brazilian virgin olive oils. Food Res Int. 2019;126:108588.
3. Martakos I, Kostakis M, Dasenaki M, Pentogennis M, Thomaidis N. Simultaneous determination of pigments, tocopherols, and squalene in greek olive oils: A study of the influence of cultivation and oil-production parameters. Foods. 2019;9(1).
4. Aguilera MP, Jimenez A, Sanchez-Villasclaras S, Uceda M, Beltran G. Modulation of bitterness and pungency in virgin olive oil from unripe "Picual" fruits. Eur J Lipid Sci Technol. 2015;117(9):1463-1472.
5. Soufi O, Romero C, Hadid M, Hamoumraoui K, Louaileche H. Characterization of phenolic profile and antioxidant potential of some algerian olive oils cultivars. J Food Qual Hazards Control. 2018;5(2):49-53.
6. Borges TH, Serna A, López LC, Lara L, Nieto R, Seiquer I. Composition and antioxidant properties of spanish extra virgin olive oil regarding cultivar, harvest year and crop stage. Antioxidants (Basel). 2019;8(7).
7. Souza PAL, Marcadenti A, Portal VL. Effects of olive oil phenolic compounds on inflammation in the prevention and treatment of coronary artery disease. Nutrients. 2017;9(10).
8. Gaforio JJ, Visioli F, Alarcón-de-la-Lastra C, Castañer O, Delgado-Rodríguez M, Fitó M, et al. Virgin Olive Oil and Health: Summary of the III International Conferen-

ce on Virgin Olive Oil and Health Consensus Report, JAEN (Spain) 2018. Nutrients. 2019;11(9).

9. Campos VP, Portal VL, Markoski MM, Quadros AS, Bersch-Ferreira Â, Garavaglia J, et al. Effects of a healthy diet enriched or not with pecan nuts or extra-virgin olive oil on the lipid profile of patients with stable coronary artery disease: a randomised clinical trial. J Hum Nutr Diet. 2020;33(3):439-450.
10. Delgado-Lista J, Perez-Martinez P, Garcia-Rios A, Alcala-Diaz JF, Perez-Caballero AI, Gomez-Delgado F, et al. CORonary Diet Intervention with Olive oil and cardiovascular PREVention study (the CORDIOPREV study): Rationale, methods, and baseline characteristics: A clinical trial comparing the efficacy of a Mediterranean diet rich in olive oil versus a low-fat diet on cardiovascular disease in coronary patients. Am Heart J. 2016;177:42-50.
11. Bazal P, Gea A, de la Fuente-Arrillaga C, Barrio-López MT, Martinez-González MA, Ruiz-Canela M. Olive oil intake and risk of atrial fibrillation in the SUN cohort. Nutr Metab Cardiovasc Dis. 2019;29(5):450-457.
12. Ditano-Vázquez P, Torres-Peña JD, Galeano-Valle F, Pérez-Caballero AI, Demelo-Rodríguez P, Lopez-Miranda J, et al. The fluid aspect of the mediterranean diet in the prevention and management of cardiovascular disease and diabetes: The role of polyphenol content in moderate consumption of wine and olive oil. Nutrients. 2019;11(11).
13. Hasler CM, Bloch AS, Thomson CA, Enrione E, Manning C. Position of the American Dietetic Association: Functional foods. J Am Diet Assoc. 2004;104(5):814-826.
14. Barbalho SM, Bueno Ottoboni AMM, Fiorini AMR, Guiguer É, Nicolau CCT, Goulart RA, et al. Grape juice or wine: which is the best option? Crit Rev Food Sci Nutr. 2020;60(22):3876-3889.
15. Nash V, Ranadheera CS, Georgousopoulou EN, Mellor DD, Panagiotakos DB, McKune AJ, et al. The effects of grape and red wine polyphenols on gut microbiota – A systematic review. Food Res Int. 2018;113:277-287.
16. Lochner A, Marais E, Huisamen B. Melatonin and cardioprotection against ischaemia/reperfusion injury: What's new? A review. J Pineal Res. 2018;65(1):e12490.
17. Thomas H, Diamond J, Vieco A, Chaudhuri S, Shinnar E, Cromer S, et al. Global Atlas of Cardiovascular Disease 2000-2016: The Path to Prevention and Control. Glob Heart. 2018;13(3):143-163.
18. Renaud S, de Lorgeril M. Wine, alcohol, platelets, and the French paradox for coronary heart disease. Lancet. 1992;339(8808):1523-1526.
19. Asplund K, Bonita R, Kuulasmaa K, Rajakangas AM, Schaedlich H, Suzuki K, et al. Multinational comparisons of stroke epidemiology. Evaluation of case ascertainment in the WHO MONICA Stroke Study. World Health Organization Monitoring Trends and Determinants in Cardiovascular Disease. Stroke. 1995;26(3):355-360.
20. Cueva C, Gil-Sánchez I, Ayuda-Durán B, González-Manzano S, González-Paramás AM, Santos-Buelga C, et al. An integrated view of the effects of wine polyphenols and their relevant metabolites on gut and host health. Molecules. 2017;22(1).
21. Barroso WKS, Rodrigues CIS, Bortolotto LA, Gomes MAM, Brandão AA, Feitosa ADM, et al. Diretrizes Brasileiras de Hipertensão Arterial – 2020. Arq Bras Cardiol. 2021;116(3):516-658.
22. Haseeb S, Alexander B, Baranchuk A. Wine and cardiovascular health: A comprehensive review. Circulation. 2017;136(15):1434-1448.
23. Teschke R. Alcoholic liver disease: alcohol metabolism, cascade of molecular mechanisms, cellular targets, and clinical aspects. Biomedicines. 2018;6(4).

CAPÍTULO 23

Michelle Rabello da Cunha
Karine Scanci da Silva Pontes
Marcella Rodrigues Guedes
Márcia Regina Simas Torres Klein

Café, Chocolate e Coração

INTRODUÇÃO

O café é uma das bebidas mais consumidas em todo mundo, sendo ingerido diariamente por uma grande parcela da população mundial, o que desperta grande interesse nos seus efeitos sobre a saúde incluindo a pressão arterial (PA) e as doenças cardiovasculares (DCVs). Recentemente, diversos estudos sugerem que o consumo de café pode reduzir o risco de diabetes mellitus tipo 2.[1,2]

O café é uma bebida complexa que contém inúmeros componentes bioativos, tais como, cafeína, diterpenos (cafestol e caveol), ácidos clorogênicos (ACGs), trigonelina, niacina, magnésio, potássio e produtos derivados da torrefação, como as melanoidinas.[3,4]

Café e Hipertensão Arterial

A cafeína é capaz de produzir elevação aguda da PA.[5] Em metanálise envolvendo 5 estudos conduzidos com hipertensos, doses de cafeína variando de 200 a 300mg induziram aumento na PA sistólica em 8,1 mmHg e na diastólica de 5,7 mmHg, observado já na primeira hora e persistido por até 3 horas após a ingestão de cafeína.[6] Em geral, a PA se eleva 30 minutos após a sua ingestão, alcança um pico após 60 a 90 minutos e retorna aos valores basais em cerca de 2 a 4 horas, de acordo com a farmacocinética da cafeína.[5] A cafeína é uma metilxantina[1,3,7] absorvida rapidamente em cerca de 45min, alcançando concentração sérica máxima entre 15 e 120min após sua ingestão. A meia-vida da cafeína apresenta grande variação entre os adultos, sendo tipicamente entre 2,5 e 4,5h. A cafeína se distribui por todo o organismo e atravessa a barreira hematoencefálica.[1] No fígado, é metabolizada principalmente pela enzima citocromo P450 1A2 (CPY1A2) em 3 metabólitos, paraxantina, teobromina e teofilina.[2,7] A atividade das enzimas que metabolizam a cafeína pode ser parcialmente herdada e polimorfismos na CPY1A2 estão associados com níveis séricos mais elevados de cafeína.[1]

nos estudos com café não filtrado. Aqui, apenas o colesterol total apresentou elevação significativa com o consumo de café filtrado[23] já que o filtro é capaz de remover a maior parte dos lipídeos do café incluindo o cafestol e o caveol.[1]

Café e fibrilação atrial

Por seu rico conteúdo em cafeína, havia a preocupação de que a ingestão de café pudesse precipitar arritmias cardíacas. Diversos estudos realizados em pacientes com arritmias cardíacas controladas mostraram que o consumo diário de café entre 4 e 5 xícaras não se associou a aumento da incidência de qualquer forma de alteração do ritmo cardíaco (incluindo fibrilação atrial) ou a maior risco de hospitalização por arritmias. Assim, em pacientes com arritmias cardíacas, desde que controladas, o consumo habitual de café nas doses descritas parece não aumentar o risco de descompensação das arritmias ou de suas complicações.[2]

Café e risco de doença cardiovascular

Nos últimos anos, vários estudos de coorte prospectivos avaliaram a relação do consumo de café com o risco de mortalidade cardiovascular. Esses estudos indicam de forma consistente que o consumo de café, em geral até 6 xícaras/dia, não está associado com maior risco de desfechos cardiovasculares. Pelo contrário, os estudos sugerem que o consumo de café está associado com redução no risco de mortalidade cardiovascular (Tabela 23.2).

Em metanálises recentes, o menor risco de mortalidade cardiovascular foi observado com o consumo moderado de café (aproximadamente

Tabela 23.2. Ensaios de coorte prospectivos avaliando a associação do consumo de café com o risco de mortalidade por doenças cardiovasculares.

Autores (referência)	N	Duração(anos)	Frequência diária de consumo de café (xícaras)	Risco de mortalidade por DCV*
Lof[24]	42.259 Mulheres suecas	18,0	0 – 1 até > 5	NS
Saito[25]	90.914 Japoneses	18,7	0 até > 5	< risco em especial com 3 a 4 xícaras/dia
Gunter[26]	531.330 EPIC	16.4	0 até ≥ 3	< risco em especial com consumo moderado
Van Dongen[27]	4.365 Pacientes holandeses	7,1	até 4	< risco com consumo entre 2 a 4 e > 4 xícaras/dia
Torres-Collado[28]	903 EUREYE-Spain study	12,0	0 até > 1	< risco entre bebedores *vs.* não bebedores
Loftfield[29]	498.134 (UK Biobank)	10,0	0 até ≥ 8	Associação inversa entre as categorias de ingestão
Lukic[30]	117.228 NOWAC	20,5	≤ 1 até > 6	< risco em especial com 4 a 6 xícaras/dia

*em comparação com nenhum consumo de café (abstenção) ou menor consumo

DCV: doença cardiovascular; *NS*: não signficativo; *EPIC*: European Prospective Investigation into Cancer and Nutrition; *NOWAC*: Norwegian Women and Cancer Study.

3 a 4 xícaras/dia).[31,32] A associação entre o consumo habitual moderado de café e o menor risco de DCV pode ser atribuída ao efeito antioxidante e anti-inflamatório de seus componentes (ex.: ACGs, melanoidinas e cafeína). Entretanto, alguns autores sugerem que o efeito protetor do café não pode ser atribuído exclusivamente aos seus efeitos antioxidantes e anti-inflamatórios. Já foi proposto que, da mesma forma que outros alimentos vegetais, o café pode ativar respostas adaptativas caracterizadas pela regulação positiva de proteínas envolvidas na proteção celular, notavelmente antioxidantes, detoxificantes e enzimas de reparo. Uma etapa chave nessa resposta é a ativação do fator nuclear eritroide 2 relacionado ao fator 2 (Nrf2) por compostos fenólicos, o que induz a expressão de genes de defesa celular. Outra possível ação benéfica do café é a modulação da microbiota intestinal promovida por seus constituintes prebióticos.[33]

▶ CHOCOLATE

O chocolate, das palavras astecas *xococ* (amargo) e *atl* (água), é um alimento amplamente consumido no mundo, e possui como ingrediente básico o cacau (*Theobroma cacao*). A partir das sementes de cacau a indústria, através de vários processos de transformação que incluem torrefação, alcalinização, moagem e incorporação de ingredientes, produz diversos produtos, como os nibs de cacau, o cacau em pó, a manteiga de cacau e as diversas variedades de chocolate.[34] Dentre os chocolates, existe grande variação na composição nutricional. O chocolate amargo possui maior teor de sólidos e manteiga de cacau, por isso muitos dos benefícios associados ao consumo de chocolate são encontrados em estudos que utilizam este tipo de chocolate. Já para produzir o chocolate ao leite, além dos sólidos e manteiga de cacau, é incorporado açúcar, leite e emulsificante. O chocolate branco, por sua vez, não possui sólidos de cacau em sua composição, somente leite, açúcar e manteiga de cacau.

O cacau e o chocolate contêm grande quantidade de compostos bioativos da classe dos polifenóis (catequina, epicatequina, quercetina, antocianinas, proantocianidinas, ácido ferúlico e resveratrol), considerados antioxidantes fenólicos, sendo associados a diversos efeitos benéficos à saúde. As metilxantinas, como a teobromina e a cafeína também são encontradas em teores consideráveis no cacau em pó (2.000mg de teobromina e 230mg de cafeína/100g) e no chocolate (470mg de teobromina e 56mg de cafeína/100g).[35]

Chocolate, cacau e perfil lipídico

Diversos estudos foram publicados objetivando avaliar os potenciais benefícios sobre o perfil lipídico com a utilização tanto do cacau quanto do chocolate, principalmente o amargo.

Tokede e cols.[36] em metanálise com 10 ECRs (n=320) demonstraram que o consumo de produtos à base de cacau, incluindo o chocolate amargo, promove reduções estatisticamente significativas no colesterol total (–6,23mg/dL) e no LDL-colesterol (–5,90mg/dL). Os autores não encontraram diferenças para os demais parâmetros do perfil lipídico.

A eficácia dos flavonoides do cacau sobre o perfil lipídico foi avaliada em metanálise de Lin e cols.[37] que analisaram 19 ECRs, totalizando 1131 participantes. Os autores observaram que a ingestão de flavonoides do cacau melhorou significativamente o perfil lipídico, mais precisamente os triglicerídeos e o HDL-colesterol, sem alteração no LDL-colesterol.

Os mecanismos pelos quais o cacau e o chocolate podem afetar os lipídios séricos não são totalmente compreendidos. Uma hipótese contempla o alto teor de flavonoides do cacau e do chocolate amargo, substâncias com elevado teor de antioxidantes, que poderiam reduzir a oxidação do LDL-colesterol. Outro mecanismo proposto para a redução no

LDL-colesterol é a composição média da gordura do cacau: 33,5% de ácido oleico, 27,0% de ácido palmítico e 34,0% de ácido esteárico. O ácido oleico é um ácido graxo monoinsaturado que reduz o LDL-colesterol e o ácido esteárico, apesar de saturado, não eleva os níveis séricos de colesterol.[38]

Estudos adicionais, entretanto, são necessários para avaliar a dose e o tempo ideal de consumo dos produtos à base de cacau para alcançar esses efeitos sobre lipídios séricos.

Chocolate, Cacau e Resistência à Insulina

O consumo de cacau e chocolate amargo pode ter efeito positivo na redução da resistência à insulina pelo aumento na biodisponibilidade do NO e inibição das reações de redução e oxidação.[39] Os flavanóis do cacau podem aumentar a secreção de insulina, ativar seus receptores e a captação de glicose nos tecidos periféricos, bem como modular as vias de sinalização intracelular (fosfatidilinositol 3-quinase/proteína quinase B e vias extracelulares de quinase reguladas por sinal foram sugeridas) e genes envolvidos na gliconeogênese e glicogênese.[40]

Estudos em pessoas saudáveis indicam que o consumo de chocolate amargo pode ter efeito positivo no metabolismo de carboidratos. Já foi observado aumento da sensibilidade à insulina com doses moderadas e altas de flavonoides contidos em bebida de cacau. Outros estudos também sugeriram aumento significativo da sensibilidade dos tecidos à insulina em pacientes com diabetes tipo 2 e com hipertensão arterial.[40]

Pesquisas clínicas que examinaram o efeito do cacau rico em polifenol sobre a ação da insulina mostraram que o chocolate amargo diminuiu o índice de resistência à insulina, aumentou sua sensibilidade e a função das células β-pancreáticas em comparação com o chocolate branco, pobre em flavonoides. Apesar do número escasso de estudos avaliando o efeito da ingestão de cacau na ação da insulina, evidências sugerem que o cacau pode ser útil na melhora da resistência insulínica, em situações patológicas como síndrome metabólica e retardo da progressão do diabetes tipo 2.[41]

Nem todos os estudos, entretanto, indicam efeito benéfico do cacau no metabolismo dos carboidratos. Alguns não observaram ação significativa na glicose, hemoglobina glicada, insulina ou HOMA-IR. No entanto, o número limitado de participantes e a curta duração do estudo devem ser levados em consideração. Não obstante, muitos estudos têm demonstrado que os flavonóides do chocolate amargo têm ação antioxidante e anti-inflamatória e desempenham papel significativo na prevenção da resistência à insulina. A inclusão dietética de flavonoides do cacau pode ser uma abordagem para manter e melhorar a saúde cardiovascular.[40]

Chocolate, cacau e pressão arterial

Evidências sugerem que produtos à base de chocolate e cacau ricos em flavanóis podem possuir efeito redutor da PA. Em média, o efeito hipotensor é modesto, podendo haver redução em torno de 1,8mmHg em ambas as pressões, sistólica e diastólica, em curto prazo de tempo. Esse decréscimo ocorre de maneira mais significativa em indivíduos com pressão mais elevada, podendo chegar a –4mmHg na PA sistólica de hipertensos, quando comparado com normotensos.[42] Entretanto, parece haver tendência para atenuação do efeito hipotensor do cacau com o aumento da idade, de modo que pessoas mais jovens (entre 18 e 49 anos) apresentam redução mais expressiva da pressão arterial. Essa diferença talvez possa ser explicada pelas mudanças estruturais e bioquímicas que ocorrem na parede arterial com o envelhecimento, influenciando a reatividade vascular.[42]

Vários mecanismos envolvendo os flavanóis do cacau, função endotelial e PA são postulados. Tem sido demonstrado que os flavanóis promovem melhora da função endotelial, favorecendo a vasodilatação e a redução da PA (43). Os flavanóis aumentam a biodisponibilidade do NO, potente vasodilatador, através do estímulo à atividade do óxido nítrico sintase endotelial (eNOS) e da maior disponibilidade de L-arginina para produção de NO, via degradação da arginase. Adicionalmente, devido à sua atividade antioxidante, os flavanóis agem diretamente sobre a eliminação das espécies reativas de oxigênio e de nitrogênio, e promovem modulação das enzimas relacionadas ao estresse oxidativo.[39] A inibição da NADPH oxidase, responsável pela produção do ânion superóxido contribui para o aumento da biodisponibilidade do NO e, consequentemente, vasodilatação.[43] Além disso, outros mecanismos anti-hipertensivos têm sido descritos, como a inibição da produção de endotelina-1, substância com potente ação vasoconstritora, e a inibição da enzima conversora de angiotensina, favorecendo a redução da PA.[39,43]

Ainda não há consenso na literatura a respeito da dose de flavanóis necessária para promover o efeito hipotensor. Os ensaios clínicos apresentam ampla heterogeneidade em seus desenhos de estudo, variando quanto à dose de flavanóis, o tempo de duração, o tipo da intervenção e o perfil de participantes (faixa etária, PA inicial e presença de comorbidades). Dessa forma, são necessários mais estudos, e com maior tempo de intervenção, para definição da dose de flavanóis e para avaliar a existência de efeitos adversos em logo prazo. Além disso, é importante ressaltar que os estudos devem ser analisados criticamente, verificando a presença de conflitos de interesses, o que pode gerar viés nos resultados. Assim como, a falta de cegamento também pode superestimar os efeitos da intervenção.

Chocolate, cacau e risco de doença cardiovascular

A pesquisa sobre os efeitos do chocolate e do cacau na saúde tem recebido muita atenção nos últimos anos. O chocolate tem sido associado a efeitos cardiometabólicos benéficos, relacionados aos polifenóis do cacau (Figura 23.1). A ingestão de flavonóides do cacau parece reduzir o risco de doença arterial coronariana e acidente vascular cerebral e está inversamente associada à mortalidade coronariana. Estudos corroboram com associação benéfica entre o consumo de chocolate e o menor risco de distúrbios cardiometabólico.[44]

Um estudo documentou que a vasodilatação foi o principal efeito observado como consequência da liberação de NO após a ingestão de cacau.[41] No que diz respeito aos mecanismos de ação do NO sobre a função endotelial, há evidências de que causa vasodilatação arterial em indivíduos saudáveis, enquanto em indivíduos com risco de doença cardíaca, a resposta ao NO diminui enquanto o estresse oxidativo aumenta. Além disso, o NO exerce atividade anti-inflamatória local, diminuindo o recrutamento de leucócitos e a agregação plaquetária.[43]

Essas evidências esclarecem que os polifenóis presentes no cacau e no chocolate amargo são capazes de melhorar a função endotelial por meio da liberação de NO. A síntese de NO induzida pelo cacau exerce efeito nas células endoteliais da artéria coronária humana por meio da ativação da eNOS via fosfatidilinositídeo 3-quinases/proteína quinase B, também conhecida como AKT/proteína quinase A. Uma vez liberado, o NO é capaz de ativar a guanilatociclase solúvel nas células musculares lisas e plaquetas com aumento do monofosfato de guanosina cíclico. A subsequente inibição do fluxo de cálcio e diminuição do seu conteúdo citosólico dão origem ao relaxamento das células musculares lisas e inibição da agregação plaquetária.[43]

Outro alvo importante do cacau rico em polifenóis é representado pelas plaquetas, que podem liberar NO sob a influência de flavonóides, contribuindo assim para a vasodilatação.

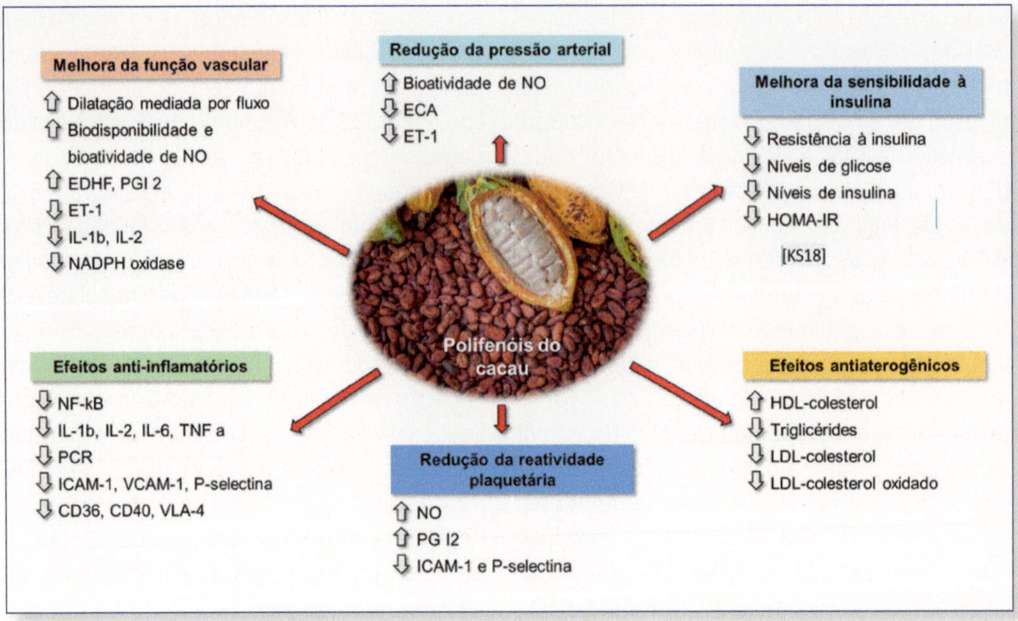

Figura 23.1. Efeitos benéficos do cacau relacionados à prevenção de doença cardiovascular. *NO*: óxido nítrico; *ECA*: enzima conversora de angiotensina; *ET-1*: endotelina 1; *HOMA-IR*: índice de resistência à insulina; *PG I2*: prostaglandina I2; *ICAM*: molécula de adesão intercelular; *NF-kB*: fator nuclear kappa B; *IL*: interleucina; *TNF*: fator de necrose tumoral; *PCR*: proteína C reativa; *CD*: grupo de diferenciação celular, *VLA*: antígeno muito tardio; *EDHF*: fator hiperpolarizante derivado do endotélio; Modificada a partir de Zięba[40] e Magrone[43]

Foi demonstrado que a inibição da agregação plaquetária mediada pelo cacau depende da diminuição da síntese de tromboxano A_2. Estudos demonstraram que o cacau possui efeito inibidor sobre as plaquetas em indivíduos saudáveis e em pacientes transplantados cardíacos que haviam consumido cacau ou chocolate amargo. Levando em consideração que a ativação plaquetária contribui para a inflamação e trombose na progressão das DCVs, sua inibição por dietas ricas em polifenóis, incluindo o consumo de cacau e chocolate amargo, é de relevância clínica.[43]

▶ CONSIDERAÇÕES FINAIS

Os dados disponíveis atualmente sugerem que o consumo moderado de café provavelmente não apresenta efeitos adversos sobre a saúde cardiovascular para a maioria das pessoas saudáveis. O potencial efeito deletério da cafeína pode ser contrabalanceado pelos efeitos benéficos de outros componentes do café em consumidores habituais que já desenvolveram tolerância à cafeína. Os indivíduos com diagnóstico de hipertensão devem limitar o consumo diário de cafeína em até 300mg/dia, com o consumo preferencial de café filtrado.

O chocolate, por sua vez, contém grande quantidade de compostos bioativos da classe dos polifenóis associados a diminuição do risco cardiovascular, particularmente o cacau e a sua versão amarga. Importante ressaltar que o chocolate é um alimento de alto valor energético e a sua ingestão deve estar associada a um padrão de dieta saudável, que atenda às necessidades diárias nutricionais do indivíduo, já que o seu consumo exagerado pode levar ao aumento de peso.

Referências

1. van Dam RM, Hu FB, Willett WC. Coffee, Caffeine, and Health. N Engl J Med. 2020;383(4):369-78.
2. Chrysant SG. The impact of coffee consumption on blood pressure, cardiovascular disease and diabetes mellitus. Expert Rev Cardiovasc Ther. 2017;15(3):151-6.
3. Hu GL, Wang X, Zhang L, Qiu MH. The sources and mechanisms of bioactive ingredients in coffee. Food Funct. 2019;10(6):3113-26.
4. O'Keefe JH, DiNicolantonio JJ, Lavie CJ. Coffee for Cardioprotection and Longevity. Prog Cardiovasc Dis. 2018;61(1):38-42.
5. European Food Safety Authority Panel on Dietetic Products, Nutrition and Allergies. Scientific Opinion on the safety of caffeine. EFSA J 2015;13(5):4102, 120p.
6. Mesas AE, Leon-Muñoz LM, Rodriguez-Artalejo F, Lopez-Garcia E. The effect of coffee on blood pressure and cardiovascular disease in hypertensive individuals: a systematic review and meta-analysis. Am J Clin Nutr. 2011;94(4):1113-26.
7. Cano-Marquina A, Tarín JJ, Cano A. The impact of coffee on health. Maturitas. 2013;75(1):7-21.
8. Whelton PK, Carey RM, Aronow WS, Casey DE, Collins KJ, Dennison Himmelfarb C, et al. 2017 ACC/AHA/AAPA/ABC/ACPM/AGS/APhA/ASH/ASPC/NMA/PCNA Guideline for the Prevention, Detection, Evaluation, and Management of High Blood Pressure in Adults: A Report of the American College of Cardiology/American Heart Association Task Force on Clinical Practice Guidelines. Hypertension. 2018;71(6):e13-e115.
9. Rebello SA, van Dam RM. Coffee consumption and cardiovascular health: getting to the heart of the matter. Curr Cardiol Rep. 2013;15(10):403.
10. Buscemi S, Verga S, Batsis JA, Donatelli M, Tranchina MR, Belmonte S, et al. Acute effects of coffee on endothelial function in healthy subjects. Eur J Clin Nutr. 2010;64(5):483-9.
11. Zimmermann-Viehoff F, Thayer J, Koenig J, Herrmann C, Weber CS, Deter HC. Short-term effects of espresso coffee on heart rate variability and blood pressure in habitual and non-habitual coffee consumers--a randomized crossover study. Nutr Neurosci. 2016 May; 19(4):169-75.
12. Teng CL, Lim WY, Chua CZ, Teo RS, Lin KT, Yeo JC. Does a single cup of caffeinated drink significantly increase blood pressure in young adults? A randomised controlled trial. Aust Fam Physician. 2016;45(1):65-8.
13. Boon EAJ, Croft KD, Shinde S, Hodgson JM, Ward NC. The acute effect of coffee on endothelial function and glucose metabolism following a glucose load in healthy human volunteers. Food Funct. 2017;8(9):3366-73.
14. Steffen M, Kuhle C, Hensrud D, Erwin PJ, Murad MH. The effect of coffee consumption on blood pressure and the development of hypertension: a systematic review and meta-analysis. J Hypertens. 2012;30(12):2245-54.
15. Xie C, Cui L, Zhu J, Wang K, Sun N, Sun C. Coffee consumption and risk of hypertension: a systematic review and dose-response meta-analysis of cohort studies. J Hum Hypertens. 2018;32(2):83-93.
16. D'Elia L, La Fata E, Galletti F, Scalfi L, Strazzullo P. Coffee consumption and risk of hypertension: a dose-response meta-analysis of prospective studies. Eur J Nutr. 2019;58(1):271-80.
17. Zhao Y, Wang J, Ballevre O, Luo H, Zhang W. Antihypertensive effects and mechanisms of chlorogenic acids. Hypertens Res. 2012;35(4):370-4.
18. Azad BJ, Heshmati J, Daneshzad E, Palmowski A. Effects of coffee consumption on arterial stiffness and endothelial function: a systematic review and meta-analysis of randomized clinical trials. Crit Rev Food Sci Nutr. 2020:1-14.
19. Corrêa TA, Monteiro MP, Mendes TM, Oliveira DM, Rogero MM, Benites CI, et al. Medium light and medium roast paper-filtered coffee increased antioxidant capacity in healthy volunteers: results of a randomized trial. Plant Foods Hum Nutr. 2012;67(3):277-82.
20. Barroso WKS, Rodrigues CIS, Bortolotto LA, Mota-Gomes MA, Brandão AA, Feitosa ADM, et al. Diretrizes Brasileiras de Hipertensão Arterial – 2020. Arq. Bras. Cardiol. 2021;116(3):516-658.
21. Alperet DJ, Rebello SA, Khoo EY, Tay Z, Seah SS, Tai BC, et al. The effect of coffee consumption on insulin sensitivity and other biological risk factors for type 2 diabetes: a randomized placebo-controlled trial. Am J Clin Nutr. 2020;111(2):448-58.
22. Williamson G. Protection against developing type 2 diabetes by coffee consumption: assessment of the role of chlorogenic acid and metabolites on glycaemic responses. Food Funct. 2020;11(6):4826-33.
23. Cai L, Ma D, Zhang Y, Liu Z, Wang P. The effect of coffee consumption on serum lipids: a meta-analysis of randomized controlled trials. Eur J Clin Nutr. 2012; 66(8):872-7.
24. Löf M, Sandin S, Yin L, Adami HO, Weiderpass E. Prospective study of coffee consumption and all-cause, cancer, and cardiovascular mortality in Swedish women. Eur J Epidemiol. 2015;30(9):1027-34.
25. Saito E, Inoue M, Sawada N, Shimazu T, Yamaji T, Iwasaki M, Sasazuki S, Noda M, Iso H, Tsugane S. Association of coffee intake with total and cause-specific mortality in a Japanese population: the Japan Public Health Center-based Prospective Study. Am J Clin Nutr. 2015;101(5):1029-37.

CAPÍTULO

24

Helena Maria Pinheiro Sant'Ana
Ceres Mattos Della Lucia
Bárbara Pereira da Silva
Aline Rosignoli da Conceição

Deficiência de Vitamina D e Aterosclerose

▶ INTRODUÇÃO

A aterosclerose é uma doença crônica, progressiva e irreversível que se manifesta, geralmente, durante a idade adulta, como o resultado da interação entre fatores de risco não modificáveis e os modificáveis como a dieta[1] (ver Capítulo 8). A ênfase na alimentação geralmente está centrada na redução do consumo de gorduras saturadas, gorduras trans e colesterol para que a diminuição das lipoproteínas de baixa densidade (LDL-colesterol) seja alcançada. Já existem algumas evidências, entretanto, de que outros constituintes da dieta, tais como vitaminas (A, C, D, E, B_2 e B_6) e minerais (zinco e selênio) podem reduzir o desenvolvimento do processo aterosclerótico de forma eficiente. Dentre as vitaminas, iremos discutir especificamente a vitamina D cujo receptor está presente no músculo liso vascular e nos cardiomiócitos. Estudos em animais sugerem que a interação da forma ativa da vitamina D [1,25-diidroxivitamina D ou 1,25 (OH)2D (calcitriol)] com o seu receptor apresenta ampla variedade de benefícios sobre a saúde cardiovascular, incluindo a redução da produção de renina, o que leva ao relaxamento das células do músculo liso vascular e diminuição da geração de células espumosas formadoras da aterosclerose.[2]

Estudos epidemiológicos têm constatado que parcela significativa da população mundial, independente de idade, etnia e localização geográfica, apresenta baixos níveis séricos de vitamina D. Em relação à população em geral, alguns países, dentre eles o Brasil, apresentam taxas de deficiência de vitamina D superiores a 50%.[3] Além disso, vale destacar que a hipovitaminose D é muito frequente entre os adolescentes. No Brasil, diversos estudos estimam a prevalência de insuficiência (< 30ng/mL) ou deficiência (< 20ng/mL) em 60% e 37% dos adolescentes saudáveis de São Paulo, respectivamente.[4] Por outro lado, a hipovitaminose D atinge cerca de 42% da população idosa.[5] Tais achados reforçam a importância da ingestão adequada de alimentos fontes de vitamina D, da exposição ao sol de maneira controlada e da suplementação em casos de insuficiência e deficiência dessa vitamina.

Assim, o presente capítulo visa fornecer informações sobre como a deficiência de vitamina D pode afetar o sistema cardiovascular e, em particular, analisar o papel que esse micronutriente tem no processo de desenvolvimento da aterosclerose.

Mecanismo fisiopatológico da aterosclerose

O processo aterosclerótico é caracterizado por uma remodelação das artérias, levando ao acúmulo subendotelial progressivo de placas ateromatosas por meio de uma série complexa de eventos celulares que ocorrem dentro da parede arterial (ver **Capítulo 8**). A aterosclerose é a causa mais comum da ocorrência da doença cardíaca isquêmica e do acidente vascular encefálico. A doença progride lentamente com o desenvolvimento da inflamação crônica e com acúmulo das placas ricas em lipídios nas artérias. A aterosclerose geralmente permanece despercebida nas primeiras décadas de seu desenvolvimento até que a ruptura ou erosão da placa ocasione a formação do trombo, oclusão do vaso e isquemia e dano teciduais em graus variáveis.[6]

O mecanismo fisiopatológico da aterosclerose envolve o recrutamento dos leucócitos e de citocinas inflamatórias, que participam de forma decisiva na fase inicial da aterogênese. Este processo fisiopatológico envolve as seguintes etapas: (1) as células endoteliais sofrem ativação inflamatória e os monócitos e outros leucócitos entram no ateroma; (2) quimiocinas e as proteínas quimioatrativas participam do recrutamento de outras células inflamatórias para a camada íntima; os monócitos se diferenciam em macrófagos e internalizam as partículas de lipoproteína, gerando as células espumosas; (3) as células espumosas secretam citocinas inflamatórias e outros mediadores, além de gerarem espécies reativas de oxigênio; ocorre a morte dos macrófagos por apoptose, dando origem ao centro lipídico ou núcleo "necrótico" da placa madura; (4) as ações dos fagócitos amplificam a resposta ao processo inflamatório local, por exemplo, pela produção de metaloproteinases da matriz (MMPs) que degradam macromoléculas da matriz extracelular, aumentando a resistência da capa fibrosa da placa de ateroma. Em alguns casos, a ruptura da capa fibrosa expõe os constituintes trombogênicos do núcleo "necrótico" da placa e leva à ativação das plaquetas e da cascata de coagulação, determinando a oclusão do vaso[7] (**Figura 24.1**).

Mecanismos imunes inatos podem contribuir para a erosão superficial da placa, outra forma de promover eventos trombóticos causando o infarto do miocárdio, acidente vascular cerebral ou morte cardiovascular.[9]

▶ ESTRUTURA E CARACTERÍSTICAS DA VITAMINA D

A vitamina D é uma vitamina lipossolúvel, sendo o termo genérico usado para denominar a vitamina D_2 (ergocalciferol) e a vitamina D_3 (colecalciferol). A vitamina D_2 é sintetizada pela exposição do ergosterol das plantas à radiação ultravioleta B (UVB), enquanto a vitamina D_3 é sintetizada na pele de humanos e animais também pela ação da radiação. Existem duas fontes de vitamina D: a proveniente da dieta e a sintetizada a partir da exposição solar à radiação UVB, com faixa de comprimento de onda de 290 a 315nm. A primeira etapa dessa síntese é a conversão de 7-deidrocolesterol em pró-vitamina D_3, que é então convertida em vitamina D_3 por uma reação de isomerização dependente da temperatura[10] (**Figura 24.2**).

As fontes naturais de vitamina D são de origem animal para a vitamina D_3, como peixes ricos em gordura, gemas de ovo, carnes,

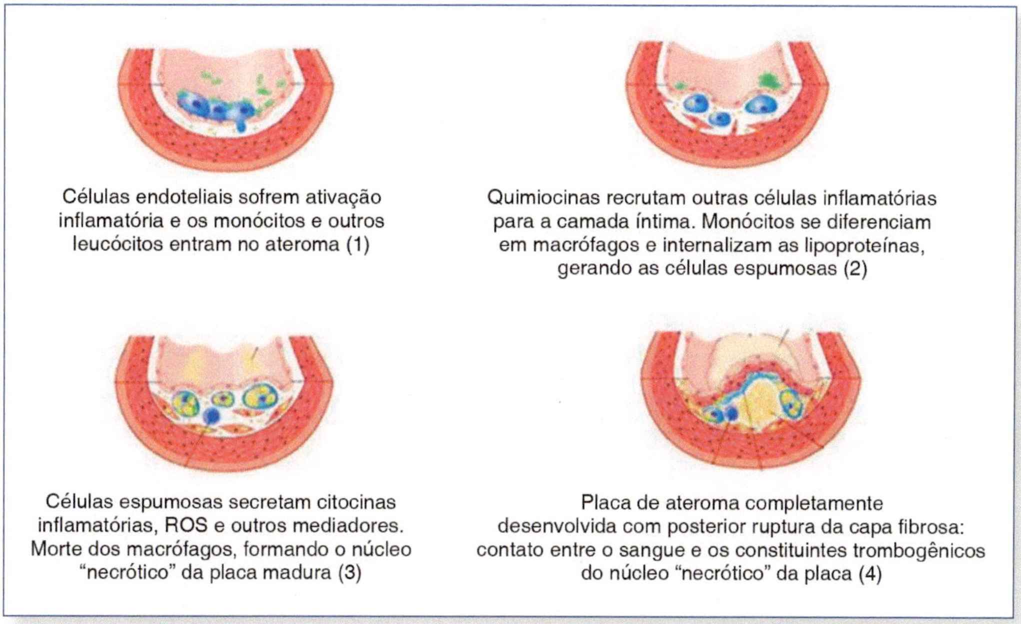

Figura 24.1. Fisiopatologia da formação da placa aterosclerótica. Adaptada de Ross.[8]

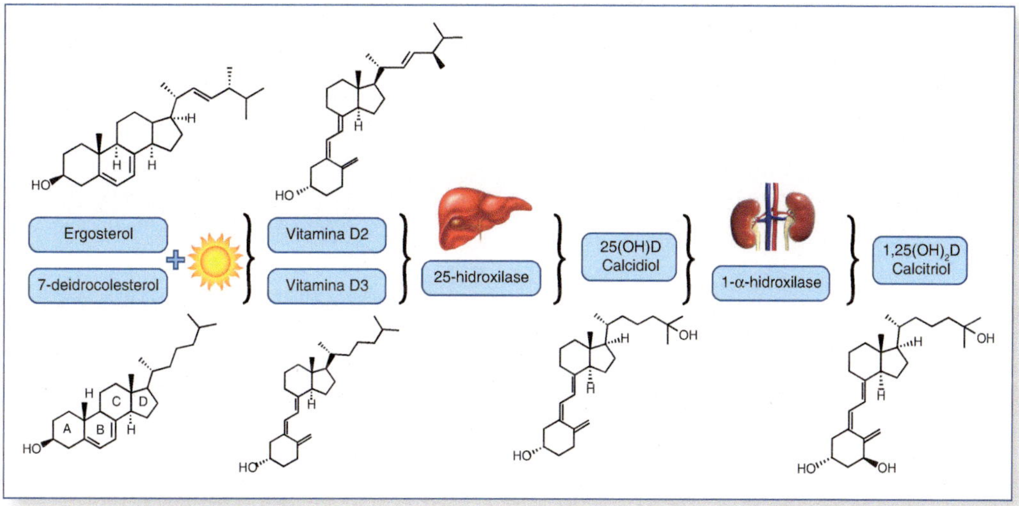

Figura 24.2. Etapas envolvidas na síntese de vitamina D. Adaptada de Castro.[11]

fígado e rim e de origem vegetal (plantas e fungos) para a vitamina D_2 como os cogumelos, precursores da vitamina D_2. Outras fontes incluem suplementos ou alimentos fortificados. A síntese dérmica após a radiação UVB é a principal via para obtenção de vitamina D, sendo responsável por 90% da produção dessa vitamina.[12]

As vitaminas D_2 e D_3 precisam sofrer conversão enzimática para se tornarem ativas. Suas estruturas são semelhantes, mas não idênticas. A estrutura da vitamina D_2 difere da estrutura da vitamina D_3 não só pela origem, mas por apresentar um carbono a mais, um grupo metil extra e uma dupla ligação entre os carbonos (**Figura 24.2**), o que a torna preferível em vários estágios da via de metabolismo. Ambas as formas, independentemente da fonte, passam pelo mesmo processo de metabolismo. Primeiramente, as vitaminas D_2 e D_3 são transportadas por sua proteína de ligação para o fígado, onde são convertidas em 25(OH) D (calcidiol) pela ação da 25-hidroxilase. A 25(OH)D é então transportada novamente pela proteína ligadora da vitamina D para os rins, onde é convertida na forma biologicamente ativa da vitamina D, a 1,25(OH)2 D (calcitriol), pela ação da 1-α-hidroxilase.[10]

As diferenças nas estruturas das duas formas de vitamina D parecem afetar diretamente seu metabolismo hepático. A vitamina D_2 é o substrato preferido para a 25-hidroxilase hepática, apresenta maior afinidade de ligação à sua proteína de ligação e maior taxa de degradação em relação à vitamina D_3. Tais características sugerem que são vários os mecanismos biologicamente plausíveis pelos quais a vitamina D_3 pode ter maior capacidade para aumentar e manter as concentrações de calcitriol, comparativamente à vitamina D_2.[13]

Entre outras funções, o calcitriol regula sua própria síntese e a secreção do paratormônio (PTH), favorece a absorção de cálcio no intestino delgado, aumenta a expressão do RANKL, que é o ligante do receptor ativador de NF-κB (fator nuclear kappa B) e induz à transformação de pré-osteoclastos em osteoclastos maduros. Por sua vez, os osteoclastos mobilizam cálcio e fósforo dos ossos, o que mantém os níveis sanguíneos e a mineralização do esqueleto adequados.[14]

Em situações de hipocalcemia, o PTH é secretado pela glândula paratireoide, que estimula a 1-alfa-hidroxilação nos rins a produzir mais vitamina D. Essa elevação provoca um aumento do transporte de cálcio no intestino, ossos e rins e regula ainda mais a atividade dos osteoblastos e osteoclastos. À medida que o cálcio plasmático retoma a normalidade, a secreção adicional de PTH diminui. Esta relação fisiológica entre a vitamina D e a homeostase de cálcio demonstra que suficiente circulação da vitamina é essencial para manter os níveis de cálcio plasmático adequados.[15]

Os receptores da vitamina D são encontrados nas células β do pâncreas, fígado, músculo esquelético, tecido adiposo e células do sistema imunológico (macrófagos, células dendríticas e células T). A vitamina D estimula a expressão do seu receptor e melhora a sensibilidade à insulina em diferentes tecidos. Ela também é produzida em monócitos ou macrófagos, a partir dos quais é liberada para ativar os linfócitos T, que regulam a liberação de citocinas e ativam os linfócitos B, que, por sua vez, regulam a síntese de imunoglobulinas. O metabólito ativo da vitamina também é produzido localmente na mama, cólon, próstata e outros tecidos, onde regula genes que controlam a proliferação celular, inibem a angiogênese e induzem a diferenciação celular e apoptose.[16]

Além do metabolismo ósseo, essa vitamina tem ação na modulação do crescimento celular, função neuromuscular, imunológica e redução da inflamação. Sua relação com a esclerose múltipla, câncer, infecções, risco de fraturas e doenças autoimunes, respiratórias e cardiometabólicas ainda é objeto de estudo, mas já se têm descrita a associação entre baixos níveis plasmáticos da 25(OH)D e doenças cardiovasculares, doenças autoimunes, câncer, diabetes e obesidade.[17]

A recomendação de ingestão diária de vitamina D é de 15μg (ou 600UI) para mulheres e homens de até 70 anos e 20μg (ou 800UI) para indivíduos com mais de 70 anos, para ambos os sexos.[18] A recomendação de dose de suplementação de vitamina D apresenta grande variação entre as diferentes sociedades médicas, já que ainda não há um consenso relacionado à sua concentração sérica ideal. Além disso, a sua biologia e implicações clínicas ainda necessitam ser elucidadas. As sociedades são unânimes, entretanto, na recomendação de que os níveis plasmáticos de 25OHD não devem ser inferiores a 10ng/mL em nenhuma faixa etária.[19] Segundo a recomendação da *Endocrine Society* (20), para a manutenção dos níveis séricos de 25(OH)D acima de 30ng/mL, a dose diária prescrita deve ser de 1.500 a 2.000UI de vitamina D suplementar.

A deficiência de vitamina D pode resultar na inadequada concentração de vitaminas D_2 e D_3 circulantes, diminuindo a síntese de vitamina D ativa e a absorção de cálcio, elevando os níveis de PTH. Em crianças, a deficiência está relacionada ao raquitismo e em adultos resulta em osteomalácia, osteoporose, fraca coordenação muscular e fraqueza.[15]

Para correção da deficiência é indicada a suplementação conforme os níveis recomendados pela *Endocrine Society* (20). Ainda, métodos complementares devem ser utilizados, como a exposição solar e ingestão de alimentos fontes.[21]

Sabe-se que o melhor horário para exposição ao sol, visando à maior síntese de vitamina D está entre 10h e 15h. No entanto, a exposição ao sol nesse período não é recomendada devido à maior emissão de raios UVB, os quais podem causar danos à saúde, incluindo o risco de maior incidência de câncer de pele.[22] Visto que o Brasil é um dos países com maior insolação do mundo, poucos minutos de exposição ao sol (atingindo pelo menos 25% do corpo) são suficientes para alcançar as recomendações diárias de vitamina D. Por outro lado, o uso adequado de fotoprotetores reduz de forma significativa a quantidade de radiação UVB que atinge a superfície cutânea e pode interferir na produção de vitamina D.[23] Assim, uma boa alternativa para promover a síntese de vitamina D na pele e evitar danos à saúde seria, por exemplo, caminhar ao ar livre, com braços e pernas descobertos e sem uso de protetor solar nessa região, três vezes por semana, por 10 a 20 minutos, utilizando o horário antes das 10h ou após às 15h.

O excesso de vitamina D, por sua vez, está associado ao aumento da absorção de cálcio no intestino e hipercalcemia. Os sintomas leves de toxicidade incluem sede e poliúria, porém, os casos graves podem apresentar convulsões, coma e até morte. Concentrações acima de 100ng/mL são consideradas excessivas, enquanto concentrações acima de 150ng/mL estão associadas à toxicidade. O tratamento com vitamina D parece ser seguro em doses de até 10.000UI ao dia. Os relatos crescentes de toxicidade podem estar relacionados a erros de manipulação, produtos não licenciados, prescrição equivocada, ou ainda, ao aumento do uso indiscriminado de suplementos farmacêuticos com alta dosagem de vitamina D, os quais dispensam a necessidade de prescrição médica.[24]

Relação entre deficiência de vitamina D e aterosclerose

Já está demonstrada a relação entre a deficiência de vitamina D e o desenvolvimento da aterosclerose.[2,25,26] A deficiência de vitamina D está envolvida no processo de disfunção endotelial, proliferação vascular e calcificação, estresse oxidativo e inflamação. Além disso, a vitamina D participa da homeostase do sistema renina-angiotensina-aldosterona.[27]

Os receptores da vitamina D são expressos nas células endoteliais e nas células musculares lisas vasculares, sendo que sua ativação mostra benefícios potenciais, tanto na função endotelial, quanto na parede dos vasos. Além disso, a vitamina D também pode modular a resposta oxidativa e inflamatória, equilibrar a vasodilatação e vasoconstrição, assim como participar do processo de remodelação arterial e angiogênese. Assim, a vitamina D pode prevenir o estresse oxidativo nas células endoteliais e reduzir a expressão de genes relacionados à apoptose e vias pró-autofágicas, além de modular a expressão de sirtuínas, proteínas regulatórias envolvidas no desenvolvimento do estresse oxidativo e da aterogênese.[28] Adicionalmente, os receptores da vitamina D parecem ser capazes de proteger os danos à parede arterial por meio da regulação da expressão e da atividade de macrófagos e linfócitos T, incluindo a ativação local do sistema renina-angiotensina.[29]

Somado a esses efeitos, a vitamina D é capaz de melhorar a secreção de insulina e a resistência à insulina, que podem estar relacionados com o desenvolvimento e a progressão da aterosclerose. Especificamente, a vitamina D pode ativar seus receptores nas células das ilhotas β-pancreáticas e equilibrar a homeostase do cálcio entre o meio intracelular e extracelular. Além disso, a vitamina D é conhecida como um supressor endócrino do sistema renina-angiotensina-aldosterona, reduzindo, assim, o risco de hipertensão e aterosclerose. Por fim, a deficiência de vitamina D está associada a níveis mais elevados da lipoproteína de baixa densidade, níveis reduzidos da lipoproteína de alta densidade e aumento na concentração do hormônio da paratireoide, que desempenham um papel fundamental para o desenvolvimento de aterosclerose.[30]

Uma síntese da relação entre a deficiência de vitamina D e o desenvolvimento da aterosclerose é mostrada na Figura 24.3.

CONSIDERAÇÕES FINAIS

A síntese de vitamina D está associada principalmente à exposição solar, sendo responsável por 90% da sua produção endógena. Estudos epidemiológicos mostram que a população no Brasil e em outros países apresentam níveis séricos baixos dessa vitamina. A sua deficiência, entres outras doenças, parece estar associada à aterosclerose, principalmente por seu envolvimento na disfunção endotelial, proliferação vascular e calcificação, estresse oxidativo, inflamação, além de participar da homeostase do sistema renina-angiotensina-aldosterona. Vale ressaltar que a mesma preocupação relacionada à carência de vitamina D deve ser direcionada para a sua toxicidade, já que preocupação excessiva com sua carência na população leiga tem levado ao seu uso indiscriminado. O excesso de vitamina D eleva os níveis de cálcio no sangue e causa diversas complicações como o aumento do risco de formação de cálculos renais.

Tópicos relevantes abordados neste capítulo:

- A deficiência da vitamina D está envolvida na gênese da aterosclerose
- A vitamina D melhora a secreção e a resistência à insulina, as quais podem estar relacionadas com o desenvolvimento e a progressão da aterosclerose

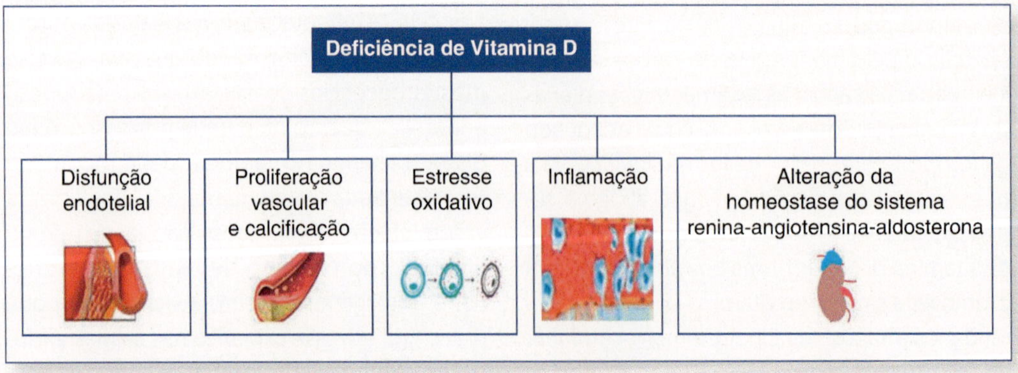

Figura 24.3. Relação entre deficiência de vitamina D e desenvolvimento de aterosclerose.

- A vitamina D exerce importante papel como supressor endócrino do sistema renina-angiotensina-aldosterona, reduzindo o risco de hipertensão e aterosclerose
- A deficiência de vitamina D está associada a níveis mais elevados de LDL-colesterol, níveis reduzidos de HDL-colesterol e aumento na concentração do hormônio da paratireoide, que desempenham um papel fundamental para o desenvolvimento da aterosclerose
- Assim, há uma forte relação entre a deficiência de vitamina D e desenvolvimento da aterosclerose, devendo-se monitorar os níveis sanguíneos dessa vitamina e estimular o consumo de alimentos fontes e exposição controlada ao sol para a síntese dessa vitamina pela pele.

Referências

1. Valanti EK, Dalakoura-Karagkouni K, Siasos G, Kardassis D, Eliopoulos AG, Sanoudou D. Advances in biological therapies for dyslipidemias and atherosclerosis. Metabolism. 2020;116:154461.
2. Muscogiuri G, Annweiler C, Duval G, Karras S, Tirabassi G, Salvio G, et al. Vitamin D and cardiovascular disease: From atherosclerosis to myocardial infarction and stroke. Int J Cardiol. 2017;230:577-84.
3. Jorge AJL, Cordeiro JR, Rosa MLG, Bianchi DBC. Deficiência da vitamina D e doenças cardiovasculares. Int J Cardiovasc Sci. 2018;31(4):422-32.
4. Mori JD, Souza FIS, Munekata RV, Fonseca FLA, Sarni ROS. Deficiência de vitamina D em crianças e adolescentes obesos. Rev Bras Nutr Clin. 2015;30(12):116-9.
5. Pereira-Santos M, Santos JYGD, Carvalho GQ, Santos DBD, Oliveira AM. Epidemiology of vitamin D insufficiency and deficiency in a population in a sunny country: Geospatial meta-analysis in Brazil. Crit Rev Food Sci Nutr. 2019;59(13):2102-9.
6. Gisterå A, Hansson GK. The immunology of atherosclerosis. Nat Rev Nephrol. 2017;13(6):368-80.
7. Libby P. Inflammation in atherosclerosis. Arterioscler Thromb Vasc Biol. 2012;32(9):2045-51.
8. Ross R. Atherosclerosis – an inflammatory disease. N Engl J Med. 1999;340(2):115-126.
9. Libby P, Ridker PM, Hansson GK; Leducq Transatlantic Network on Atherothrombosis. Inflammation in atherosclerosis: from pathophysiology to practice. J Am Coll Cardiol. 2009;54(23):2129-38.
10. Wilson LR, Tripkovic L, Hart KH, Lanham-New SA. Vitamin D deficiency as a public health issue: using vitamin D2 or vitamin D3 in future fortification strategies. Proc Nutr Soc. 2017;76(3):392-9.
11. Castro LCG. O sistema endocrinológico vitamina D. Arq Bras Endocrinol Metabol. 2011;55:66-575.
12. Antonucci R, Locci C, Clemente MG, Chicconi E, Antonucci L. Vitamin D deficiency in childhood: old lessons and current challenges. J Pediatr Endocrinol Metab. 2018;31(3):247-60.
13. Herrmann M, Farrell CL, Pusceddu I, Fabregat-Cabello N, Cavalier E. Assessment of vitamin D status – a changing landscape. Clin Chem Lab Med. 2017;55(1):3-26.
14. Rodríguez-Rodríguez E, Aparicio Vizuete A, Sánchez-Rodríguez P, Lorenzo Mora AM, López-Sobaler AM, Ortega RM. Deficiencia en vitamina D de la población española. Importancia del huevo en la mejora nutricional. Nutr Hosp. 2019;36(Spec No3):3-7.
15. Chang SW, Lee HC. Vitamin D and health – The missing vitamin in humans. Pediatr Neonatol. 2019;60(3): 237-44.
16. Al-Shoumer KA, Al-Essa TM. Is there a relationship between vitamin D with insulin resistance and diabetes mellitus? World J Diabetes. 2015;6(8):1057-64.
17. Rejnmark L, Bislev LS, Cashman KD, Eiríksdottir G, Gaksch M, Grübler M, et al. Non-skeletal health effects of vitamin D supplementation: A systematic review on findings from meta-analyses summarizing trial data. PLoS One. 2017;12(7):e0180512.
18. Institute of Medicine (US) Committee to Review Dietary Reference Intakes for Vitamin D and Calcium; Ross AC, Taylor CL, Yaktine AL, et al., editors. Dietary Reference Intakes for Calcium and Vitamin D. Washington (DC): National Academies Press (US); 2011. Disponível em: https://www.ncbi.nlm.nih.gov/books/NBK56070.
19. Bouillon R. Comparative analysis of nutritional guidelines for vitamin D. Nat Rev Endocrinol. 2017;13(8):466-79.
20. Holick MF, Binkley NC, Bischoff-Ferrari HA, Gordon CM, Hanley DA, Heaney RP, et al. Evaluation, treatment, and prevention of vitamin D deficiency: An Endocrine Society clinical practice guideline. J Clin Endocrinol Metab. 2011;96(7):1911-30.
21. Holick MF. The vitamin D deficiency pandemic: Approaches for diagnosis, treatment and prevention. Rev Endocr Metab Disord. 2017;18(2):153-65.
22. Melo MM, Ribeiro CSC. Novas considerações sobre a fotoproteção no Brasil: Revisão de literatura. Rev Cienc Saude. 2021;5(3):80-6.
23. McKenzie R, Blumthaler M, Diaz S, Fioletov V, Herman J, Seckmeyer G, et al. Rationalizing nomenclature for UV doses and effects on humans. Vienna CIE/WMO/GAW; 2014. 22p.

24. Taylor PN, Davies JS. A review of the growing risk of vitamin D toxicity from inappropriate practice. Br J Clin Pharmacol. 2018;84(6):1121-7.
25. Dziedzic EA, Gąsior JS, Pawłowski M, Wodejko-Kucharska B, Saniewski T, Marcisz A, et al. Vitamin D level is associated with severity of coronary artery atherosclerosis and incidence of acute coronary syndromes in non-diabetic cardiac patients. Arch Med Sci. 2019;15(2):359-68.
26. Chen FH, Liu T, Xu L, Zhang L, Zhou XB. Association of serum vitamin D level and carotid atherosclerosis: A systematic review and meta-analysis. J Ultrasound Med. 2018;37(6):1293-303.
27. Brewer LC, Michos ED, Reis JP. Vitamin D in atherosclerosis, vascular disease, and endothelial function. Curr Drug Targets. 2011;12(1):54-60.
28. Polidoro L, Properzi G, Marampon F, Gravina GL, Festuccia C, Di Cesare E, et al. Vitamin D protects human endothelial cells from H_2O_2 oxidant injury through the Mek/Erk-Sirt1 axis activation. J Cardiovasc Transl Res. 2013;6(2):221-31.
29. Szeto FL, Reardon CA, Yoon D, Wang Y, Wong KE, Chen Y, et al. Vitamin D receptor signaling inhibits atherosclerosis in mice. Mol Endocrinol. 2012;26(7):1091-101.
30. Maki KC, Rubin MR, Wong LG, McManus JF, Jensen CD, Marshall JW, et al. Serum 25-hydroxyvitamin D is independently associated with high-density lipoprotein cholesterol and the metabolic syndrome in men and women. J Clin Lipidol. 2009;3(4):289-96.

CAPÍTULO 25

Viviane Aparecida Rodrigues Sant'Anna

Análise Crítica das Indicações de Suplementação de L-Carnitina e Coenzima Q10

▶ INTRODUÇÃO

Mudanças nos hábitos alimentares e no estilo de vida têm mostrado modular marcadores associados aos principais fatores de risco cardiovascular. Alguns estudos têm sugerido o uso de suplementos como coadjuvante na prevenção e no tratamento dessas desordens, entre os quais incluem a L-carnitina[1] e a coenzima Q10 (CoQ10).[2]

A L-carnitina está envolvida no transporte de ácidos graxos de cadeia longa do citosol para a matriz mitocondrial, onde a β-oxidação ocorre para a síntese de energia. A CoQ10, por sua vez, está envolvida na síntese de adenosina trifosfato (ATP) por atuar na transferência de elétrons da cadeia respiratória. Além disso, esses compostos apresentam ação antioxidante e têm mostrado efeito na redução de marcadores inflamatório.[1,2] Esses mecanismos têm sido utilizados pela indústria farmacêutica para justificar a indicação desses suplementos na prevenção e tratamento de doenças cardiovasculares (DCV), haja vista que a deficiência na produção de energia nas células cardíacas, seja pela falta de substratos energéticos ou cofatores essenciais ou pela baixa eficiência na utilização do oxigênio, está associada ao aumento do estresse oxidativo, lesão miocárdica e progressão das DCV.[1,3]

Ainda, a deficiência de L-carnitina e CoQ10 foi observada em pacientes com insuficiência cardíaca, síndrome coronariana crônica, cardiomiopatias de diversas etiologias e hipertensão arterial, tornando fundamental a discussão sobre dosagens, indicações, segurança e benefícios do uso desses suplementos na prática clínica para a prevenção e tratamento das DCV.[1,3]

► L-CARNITINA

A carnitina é um aminoácido condicionalmente essencial e foi identificada pela primeira vez em 1905. A carnitina pode ser encontrada nas formas levógira (L-carnitina) e dextrógira (D-carnitina), mas somente o isômero L é biologicamente ativo. A L-carnitina pode ser obtida por meio da alimentação, sendo encontrada principalmente em produtos de origem animal, porém também pode ser sintetizada pelo organismo. Sua síntese ocorre a partir dos aminoácidos essenciais lisina e metionina no fígado, rins e cérebro. Outros cofatores para a sua produção incluem a piridoxina, a niacina, o ácido ascórbico e o ferro.[1,4]

A absorção da carnitina ocorre através do intestino delgado por um processo saturável, em que altas concentrações de D-carnitina inibem a captação de L-carnitina por competição. A carnitina plasmática é captada e armazenada em maior proporção pelos músculos esquelético e cardíaco e seu transporte para o interior das células é por mecanismo ativo, dependente de sódio. Sua eliminação ocorre através da excreção renal, tanto na forma livre como na forma de L-acilcarnitina.[4]

A L-carnitina é sintetizada a partir do substrato 6-N-trimetil-lisina, o qual sofre hidroxilação no carbono 3, gerando 3-hidroxi-6-N-trimetil-lisina, seguido de clivagem do grupo aldol, oxidação do aldeído em γ-butirobetaína, a qual finalmente sofre hidroxilação gerando a L-carnitina[4] (**Figura 25.1**).

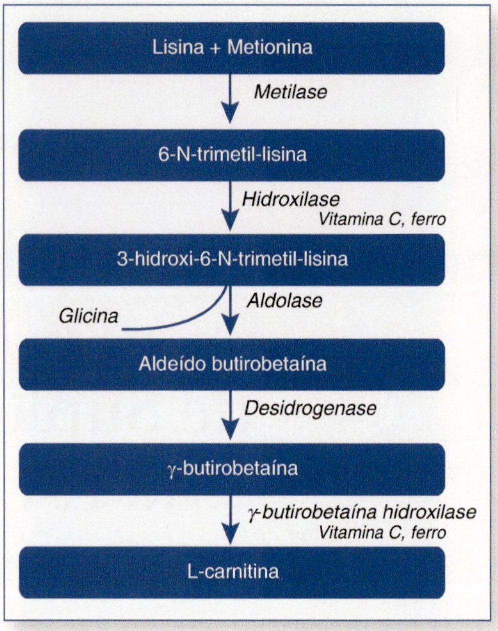

Figura 25.1. Biossíntese de carnitina. Adaptada de Adeva-Andany e cols.[4]

Uma das principais funções da L-carnitina está associada ao transporte de ácidos graxos de cadeia longa para o interior da mitocôndria e a geração de energia por meio da β-oxidação.[5] Os ácidos graxos de cadeia longa são transportados para dentro da mitocôndria através do complexo carnitina palmitoil transferase (CPT). Após ativação pela acil-CoA sintetase, gerando acil-CoA, o ácido graxo de cadeia longa é transestereficado a acilcarnitina através da ação catalítica da CPT I. A carnitina acilcarnitina translocase age sequencialmente, transferindo o complexo carnitina acil-CoA para a segunda carnitina palmitoil transferase que, então, regenera a carnitina e o acil-CoA graxo, o qual sofre β-oxidação, através do ciclo do ácido tricarboxílico.[5]

A L-carnitina também participa do metabolismo de carboidratos, de aminoácidos de cadeia ramificada e da cetogênese. Por esse motivo, diversas são as pesquisas que relacionam a carnitina em situações clínicas como DCV, insuficiência renal, doenças hepáticas, diabetes mellitus, hipertireoidismo, obesidade, sepse, entre outras.[1,4]

Mecanismos fisiológicos e fisiopatológicos relacionados à carnitina sobre o sistema cardiovascular não são bem esclarecidos. Algumas disfunções têm sido associadas à deficiência não tratada de carnitina, como cardiomiopatia, arritmia, insuficiência cardíaca (IC) e respiratória e morte súbita.[1,4,6] Os efeitos da suplementação de L-carnitina têm sido avaliados na modulação de fatores de risco e de aspectos clínicos associados às DCVs, IC e na doença isquêmica do coração.

L-Carnitina e fatores de risco cardiovascular

A suplementação de L-carnitina tem sido utilizada com o objetivo de melhorar alguns parâmetros bioquímicos, marcadores inflamatórios e outros fatores associados ao maior risco de eventos cardiovasculares como o perfil lipídico e glicêmico, concentrações de citocinas e de proteína C-reativa (PCR) e hipertensão arterial.

Askarpour e cols.[7] avaliaram por meio de metanálise o efeito da suplementação de L-carnitina no tratamento da dislipidemia em função do seu papel no metabolismo dos ácidos graxos. A suplementação de L-carnitina com doses acima de 2g/dia mostrou efeito favorável sobre o controle do perfil lipídico, exceção feita ao subgrupo de indivíduos em hemodiálise. Outra metanálise avaliou os efeitos da suplementação de L-carnitina sobre biomarcadores associados à síndrome metabólica. Nove estudos foram incluídos na análise. Os resultados mostraram que a suplementação de doses entre 0,75 e 3 g/dia de L-carnitina, por períodos que variaram entre 8 e 24 semanas, reduziu a circunferência de cintura em 1,89 cm e a pressão arterial sistólica em 7,41 mmHg. Em análise de subgrupo, quanto às doses de L-carnitina, foi mostrado que dose igual ou superior a 1 g/dia do suplemento reduziu a circunferência de cintura em 11,41 cm e os níveis de TG em 29,85 mg/dL e aumentou HDL-c em 1,66 mg/dL.[8]

Metanálise com 37 estudos avaliou os efeitos da suplementação de L-carnitina em marcadores de controle glicêmico. Os resultados mostraram que a suplementação de doses que variaram entre 200 e 3.000 mg/dia de L-carnitina reduziu os níveis de glicemia de jejum, insulina, HOMA-IR e HbA1c.[9] Os autores do estudo sugerem que esse achado pode ser devido aos efeitos benéficos da L-carnitina na homeostase da glicose e na modulação da expressão de genes envolvidos na via de sinalização da insulina. Entre esses efeitos, temos a alteração da expressão de enzimas gliconeogênicas e glicolíticas, regulação da relação acil-CoA/CoA intramitocondrial e modulação da atividade do complexo da piruvato desidrogenase.[9]

Fathizadeh e cols.[10] também avaliaram, em metanálise, os efeitos da suplementação de L-carnitina sobre alguns dos marcadores inflamatórios e de estresse oxidativo associados ao risco cardiovascular. A suplementação de L-carnitina promoveu diminuição nos níveis de PCR, interleucina-6 (IL-6), fator de necrose tumoral-alfa (TNF-α) e malondialdeido. Por outro lado, não foi detectado efeito sobre os níveis de algumas enzimas antioxidantes, como a superóxido dismutase e catalase.

Quanto aos efeitos da suplementação de L-carnitina na hipertensão arterial, os estudos são inconsistentes. Metanálise incluindo 10 estudos clínicos, randomizados, placebo-controlados mostrou que a suplementação de L-carnitina em doses inferiores a 2g/d reduziu a pressão arterial diastólica em indivíduos com excesso de peso e obesidade. No entanto, não foi verificado efeito sobre a pressão arterial sistólica.[11] Estudo de Talenezhad e cols.[12] mostrou que a suplementação de L-carnitina não reduziu os níveis da pressão arterial diastólica e sistólica em pacientes com diabetes mellitus tipo 2.

O racional fisiopatológico para eventual benefício da suplementação de L-carnitina para redução dos níveis pressóricos deve-se a sua ação na via do óxido nítrico e por reduzir a resistência à insulina;[11] claramente, no entanto, mais estudos são necessários para validação desses efeitos.

L-Carnitina e insuficiência cardíaca

Sabidamente, a IC promove depleção dos níveis de L-carnitina. Essa depleção, associada ao acúmulo de ésteres de acilcarnitina no miocárdio pode levar a danos na membrana dos cardiomiócitos e prejuízos na atividade elétrica e contrátil do coração. Além disso, na IC crônica descompensada, as alterações metabólicas associadas à inflamação alteram o metabolismo da carnitina e comprometem o metabolismo energético cardíaco.[13] Nesse sentido, a suplementação de carnitina poderia reduzir o acúmulo de produtos tóxicos, melhorar o fluxo sanguíneo em episódios de isquemia e promover a síntese de ATP para aumento da força contrátil do coração.

Nesse sentido, Song e cols.[14] avaliaram os efeitos da suplementação de L-carnitina no tratamento da IC em metanálise que incluiu 17 estudos clínicos, randomizados, controlados por placebo, envolvendo 1625 indivíduos, com seguimento de 7 dias a 3 anos. Observou-se melhora nos parâmetros de eficácia como fração de ejeção do ventrículo esquerdo, no volume de ejeção e no débito cardíaco no grupo suplementado com L-carnitina, em doses variando de 1,5 a 6g/dia. Possivelmente, a participação da L-carnitina no metabolismo dos ácidos graxos contribuindo para a produção de ATP em quantidade suficiente para se atender à demanda energética das células do miocárdio explica a maior eficiência mecânica, melhora da função cardíaca e alívio dos sintomas clínicos. Novamente, esta linha de investigação deve ser aprofundada para que se estabeleça a real contribuição da suplementação de L-carnitina em pacientes com graus diversos de IC.

L-carnitina e doenças isquêmicas do coração

Wang e cols.[1] descreveram os efeitos da suplementação de L-carnitina na redução de angina e arritmia em pacientes vítimas de infarto agudo do miocárdio. Além disso, os níveis cardíacos de carnitina são 15-20% e 50% mais baixos em comparação com as condições normais a longo e curto prazo (30 min), respectivamente após condição de isquemia-reperfusão. O tratamento com carnitina restringiu a diminuição pós-isquêmica do nucleotídeo de adenina mitocondrial.

O efeito do uso de carnitina sobre marcadores do processo aterosclerótico, um dos principais fatores associados às doenças isquêmicas do miocárdio, também tem sido avaliado. Talari e cols.[15] avaliaram os efeitos da administração da 250mg/d carnitina por 12 semanas sobre o espessamento da íntima-média da carótida e de marcadores inflamatórios em 60 mulheres com síndrome do ovário policístico em estudo duplo-cego e placebo-controlado. A ultrassonografia de alta resolução da carótida confirmou a redução da espessura da carótida no grupo que recebeu a carnitina, porém, sem efeito nos níveis de PCR ultrassensível.

L-carnitina, N-óxido de trimetilamina e risco cardiovascular

Alguns estudos procuraram relacionar o consumo de carnitina com o aumento de N-óxido de trimetilamina (TMAO, do inglês *trimethylamine N-oxide*). O TMAO é um metabólito derivado principalmente da colina, fosfatidilcolina e L-carnitina proveniente da dieta por meio da ação da microbiota intestinal, a qual converte esses substratos em trimetilamina, composto relacionado à alteração do metabolismo do colesterol, exacerbação do processo aterosclerótico e, consequentemente, aumento do risco de eventos cardiovasculares.[16]

A suplementação de carnitina, portanto, pode elevar os níveis de TMAO; no entanto, os estudos que avaliaram o impacto da produção de TMAO induzida pela suplementação de carnitina na saúde são limitados. Sinha e cols.[17] estudaram a relação entre concentrações de carnitina no plasma e a progressão da espessura da íntima-média da carótida em indivíduos com o vírus da imunodeficiência humana. Nessa população, incluindo os indivíduos sob terapia antirretroviral, níveis mais elevados de carnitina tiveram associação significativa com a presença de placa carotídea e maior progressão da espessura da íntima-média da carótida após ajuste para fatores de risco tradicionais para DCV.

Outros dois estudos publicados por Samulak e cols.[18,19] mostraram que a suplementação de carnitina aumentou os níveis de TMAO, sem, contudo, afetar marcadores associados ao processo de aterosclerose em mulheres saudáveis, tais como PCR sérica, IL-6, TNF-α, l-selectina, P-selectina, molécula de adesão vascular-1, molécula de adesão intercelular-1 ou marcadores de perfil lipídico.

Quando a suplementação de carnitina foi interrompida, verificou-se que a concentração de TMAO no plasma atingiu um nível normal e que se manteve estável durante os oito meses seguintes. Durante este período, não foram observadas modificações no perfil lipídico sérico e na contagem de leucócitos circulantes.[18,19] Contudo, devido haver divergências metodológicas quanto à população estudada, tempo de observação, dose de carnitina suplementada, além do tamanho amostral dos estudos ser pequeno, são necessários mais estudos para avaliar a segurança da administração de carnitina em indivíduos com fatores de risco para eventos cardiovasculares e naqueles com DCV já estabelecida.

▶ COENZIMA Q10

A CoQ10 foi descoberta em 1957 e recebe esse nome devido à sua estrutura química composta por um anel benzoquinona com uma cadeia lateral constituída por 10 unidades de isoprenos. A CoQ10 existe em duas formas: oxidada (ubiquinona) e reduzida (ubiquinol) e é sintetizada na membrana interna das mitocôndrias.[20,21]

Devido à sua propriedade lipofílica, a CoQ10 é absorvida de forma similar aos lipídeos e tem sua absorção aumentada no trato gastrointestinal com a ingestão concomitante de alimentos gordurosos. Após ser absorvida, a CoQ10 é reduzida em ubiquinol e transportada para o fígado, onde é incorporada nas partículas de VLDL, as quais são liberadas na circulação para serem transportadas até os tecidos.[20]

A CoQ10 está presente em maiores concentrações em tecidos que demandam mais energia, como coração, rins, fígado e músculo esquelético e está presente em organelas como complexo de Golgi, mitocôndrias e nos lisossomos.[21]

Após administração por via oral, a CoQ10 atinge sua concentração máxima no plasma em 6-8 horas e tem meia-vida de 30 horas. As principais rotas de eliminação ocorrem através dos ácidos biliares e excreção fecal, mas pequena fração pode ser excretada pela urina.[20]

Alguns fatores podem reduzir as concentrações plasmáticas de CoQ10 tais como o envelhecimento, fatores genéticos, uso de medicamentos e desordens orgânicas como DCV e doenças degenerativas do músculo esquelético.[20]

A CoQ10 participa na produção de ATP por meio da transferência de elétrons do complexo I ao III na cadeia transportadora de elétrons na mitocôndria. Além disso, tem efeito antioxidante, protege a membrana mitocondrial contra peroxidação e é capaz de reciclar e regenerar outros compostos antioxidantes, como o α-tocoferol.[21]

A suplementação de CoQ10 tem sido sugerida como coadjuvante na prevenção e terapêutica de diversas condições clínicas. A seguir, abordaremos o papel da CoQ10 nos fatores de risco associados às DCV, na IC, risco de mortalidade por DCV e sintomas musculares associados ao uso de estatina (SAMS, do inglês *statin-associated muscle symptoms*).[21]

CoQ10 e fatores de risco cardiovascular

Alguns estudos foram publicados avaliando-se os efeitos da suplementação de CoQ10 sobre o controle de fatores de risco cardiovascular como hipertensão arterial, dislipidemias e resistência à insulina.[2]

Zhang e cols.[22] investigaram os efeitos da CoQ10 sobre os fatores de risco cardiovascular em 101 indivíduos com dislipidemia randomizados para receber 120mg/dia de CoQ10 ou placebo por 12 e 24 semanas. A suplementação reduziu os níveis pressóricos e aumentou a capacidade antioxidante total após 12 semanas de intervenção. Após 24 semanas, a suplementação diminuiu a pressão arterial sistólica e diastólica em 6,03±10,04% e 7,41±11.46%, respectivamente, além de reduzir os níveis de triglicérides em 19,9%, de LDL-colesterol em 6,55% e aumentar as concentrações de apolipoproteína A-I em 13,25%; mais ainda, houve redução dos níveis de insulina em 21,09%, e melhora do índice HOMA-IR em 23,98%.

Outra metanálise avaliou os efeitos da suplementação de CoQ10 no perfil lipídico em indivíduos com síndrome metabólica. O estudo mostrou que a suplementação de CoQ10 em doses de 100 a 300mg/dia reduziu os níveis de colesterol total (mg/dL) (–1.07; 95% IC, – 1.94, – 0.21, p=0.01) e aumentou as concentrações de HDL-c (mg/dL) (1.30; 95% IC, 0.20, 2.41, p=0.02) em indivíduos com doença arterial coronária, porém, sem efeito sobre os níveis de LDL-colesterol, triglicérides e Lp(a).[23] Apesar de os mecanismos ainda não estarem completamente esclarecidos, os autores desses estudos sugerem que tais efeitos podem ser atribuídos à capacidade da CoQ10 de reduzir a secreção de insulina, modulando assim o perfil lipídico.[22,23]

Ainda, a CoQ10 pode desempenhar efeito positivo na redução dos níveis pressóricos devido a sua ação vasodilatadora, antioxidante e na regulação dos níveis de aldosterona e de angiotensina. No entanto, há algum grau de inconsistência nos resultados obtidos nos estudos clínicos que avaliaram esses parâmetros.

Coenzima Q10, insuficiência cardíaca e mortalidade cardiovascular

A CoQ10 pode ter efeito terapêutico em pacientes com IC. Estudos têm mostrado níveis reduzidos de CoQ10 no plasma e no músculo cardíaco de indivíduos com IC. Em adição, o grau de comprometimento do ventrículo esquerdo associa-se diretamente à depleção dos níveis de CoQ10.[24]

Um dos estudos mais importantes a avaliar os efeitos da suplementação de CoQ10 como adjuvante no tratamento da IC moderada a grave foi o Q-SYMBIO, estudo multicêntrico com inclusão de 420 participantes aleatoriamente designados para intervenção (100mg de CoQ10, três vezes ao dia) ou placebo, além da terapia padrão.[25] Alterações na classificação funcional da *New York Heart Association* (NYHA), no teste de caminhada de 6 minutos e nos níveis de NT-proBNP foram considerados desfechos primários de curto prazo (16 semanas), enquanto o desfecho primário de longo prazo (dois anos) foi a incidência composta de eventos cardiovasculares adversos maiores.[25] Não houve mudanças significativas nos desfechos de curto prazo. No entanto, as taxas de mortalidade cardiovascular, mortalidade por todas as causas e incidência de internações decorrente da IC foram menores no grupo CoQ10 comparado ao placebo após dois anos da intervenção. Além disso, foi observado uma melhora significativa na classe funcional da NYHA no grupo suplementado com CoQ10.[25]

Como mencionado anteriormente, a CoQ10 aumenta a produção de ATP, o que favorece o aumento da força contrátil do coração, além de reduzir o estresse oxidativo e a inflamação, fatores que contribuem para o melhor prognóstico de pacientes com IC.[24]

Alehagen e cols.[26] realizaram estudo com 443 idosos saudáveis, os quais receberam aleatoriamente suplementação de 200mg/dia de CoQ10 + 200mcg/dia de selênio (n=221) ou placebo (n=222) por quatro anos. No seguimento de 12 anos, verificou-se redução na mortalidade por DCV naqueles que receberam suplementação de CoQ10 e selênio. No mesmo estudo em um subgrupo de indivíduos com cardiopatia isquêmica, diabetes mellitus, hipertensão arterial e capacidade funcional diminuída, também se demonstrou menor risco de mortalidade por DCV no grupo suplementado.

Os mecanismos por trás desse efeito ainda precisam ser esclarecidos, embora vários efeitos sobre a função cardíaca, estresse oxidativo, fibrose e inflamação tenham sido identificados anteriormente. Pelo pequeno tamanho amostral para estudos de sobrevida, os próprios autores reconhecem que esses achados devem ser considerados como "geradores de hipóteses".[26]

Coenzima Q10 e sintomas musculares associados ao uso de estatina

As estatinas reduzem significativamente aos níveis de LDL-colesterol e, consequentemente, a incidência de eventos cardíacos tanto em prevenção primária quanto secundária. Em aproximadamente 5 a 10% dos adultos, estas drogas estão associadas a alguns efeitos colaterais musculares como dores, cãibras e fraqueza. Os mecanismos relacionados a esses efeitos não estão completamente elucidados.[27]

Baixos níveis de CoQ10 foram relacionados aos SAMS. As estatinas inibem a síntese do colesterol pela via do mevalonato por meio do bloqueio da atividade da enzima hidroxi-metil-glutaril coenzima A redutase (HMG-CoA, do inglês *hydroxy-methyl-glutaryl coenzyme A*), a qual participa da biossíntese de CoQ10 (**Figura 25.2**). O uso de estatinas pode reduzir os níveis de CoQ10 em até 40% por meio do bloqueio da HMGCoA redutase.[21] Nesse sentido, o uso de estatina

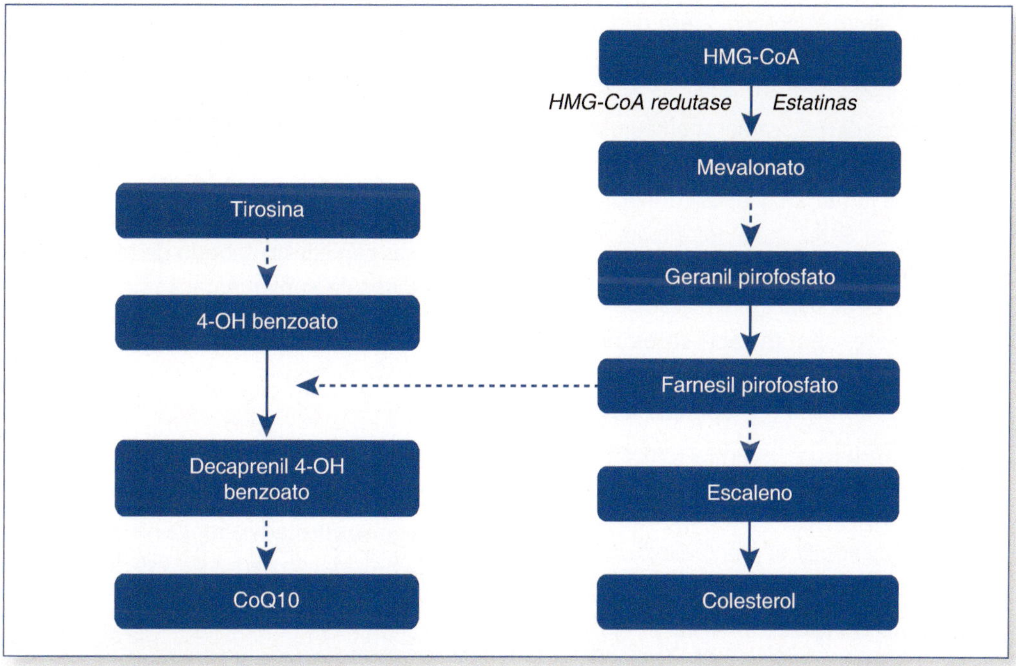

Figura 25.2. Vias de biossíntese de colesterol e CoQ10. Adaptada de Ramachandran e Wierzbicki.[28]

pode ter impacto direto na função da mitocôndria, na produção de energia e na estabilidade e integridade da membrana mitocondrial.[28]

Em um modelo animal com camundongos, o tratamento com atorvastatina aumentou a geração de espécies reativas de oxigênio e reduziu a taxa de respiração celular, com decréscimo de 80% da síntese de ATP e aumento nos níveis de creatina quinase (CK) e mioglobina e indução da necrose do tecido muscular.[29] Em humanos, foi mostrado que o uso de estatinas pode levar à maior expressão de CK muscular, a qual é comumente relacionada à miopatia mitocondrial.[29] No entanto, os dados que suportam a eficácia de CoQ10 no tratamento de SAMS são ambíguos, com alguns estudos mostrando que a suplementação com CoQ10 reduziu a incidência e gravidade do SAMS e outros que não conseguiram confirmar os efeitos benéficos da suplementação. Segundo Taylor,[27] as divergências nos resultados desses estudos são devidas, principalmente, à natureza imprecisa da definição de SAMS e ausência de biomarcadores e testes que confirmem seu diagnóstico. Além disso, sintomas associados à miopatia podem ser causados por outros fatores como deficiência de vitamina D e uso de outros medicamentos (neurolépticos, fibratos, antivirais, imunossupressores e analgésicos); dessa forma, indivíduos com diagnóstico presuntivo de SAMS incluídos nesses estudos podem ter quadro clínico de mialgia por outras causas não relacionadas à depleção de CoQ10.

Finalmente, não se sabe se os níveis de CoQ10 encontram-se elevados no músculo esquelético na mesma proporção do que no plasma, visto que habitualmente não são feitas biópsias dos músculos para confirmar se houve aumento de CoQ10 no tecido muscular e na mitocôndria após suplementação.[27]

▶ CONSIDERAÇÕES FINAIS

A carnitina e a CoQ10 apresentam funções bem estabelecidas no metabolismo celular. Contudo, as inconsistências e insuficiência de dados conclusivos quanto aos efeitos benéficos da suplementação podem ser atribuídas a algumas limitações metodológicas e farmacológicas dos estudos.

Variabilidade na heterogeneidade do desenho do estudo, tamanho amostral, diferenças nas características da população estudada, faixa etária, sexo, estado fisiopatológico, deficiência desses compostos, fatores dietéticos, desfechos avaliados, diferentes tipos de formulações químicas, dosagens, duração do tratamento, utilização do suplemento em combinação com outras substâncias, relação dose-resposta, diferenças nos protocolos e nas técnicas de análises são algumas das razões que explicam as discrepâncias dos resultados dos estudos. Entre os fatores dietéticos que podem interferir no metabolismo da carnitina e CoQ10 citam-se como exemplos: deficiência de lisina e metionina que podem comprometer a biossíntese endógena de carnitina; deficiência de vitamina C, podendo induzir maior excreção de carnitina; consumo de alimentos gordurosos, os quais podem aumentar a absorção da CoQ10; ingestão de álcool levando à depleção dos níveis de CoQ10 mitocondrial e menor absorção de vitamina E, que tem papel na restauração do conteúdo de CoQ10 por sua ação antioxidante.

Por fim, é evidente a necessidade de mais pesquisas clínicas no sentido de identificar os reais efeitos da suplementação de carnitina e CoQ10 como terapêutica nas doenças cardiovasculares.

Tópicos relevantes abordados neste capítulo:

- A L-carnitina participa do transporte de ácidos graxos de cadeia longa na mitocôndria e da β-oxidação para a síntese de ATP e fornecimento de energia às células
- A L-carnitina também participa do metabolismo de carboidratos, aminoácidos e na cetogênese

- A deficiência de L-carnitina pode causar cardiomiopatias e necrose muscular e estar presente em indivíduos com IC e doenças isquêmicas
- Vários estudos têm avaliado os efeitos da suplementação de L-carnitina na modulação de fatores de risco cardiovascular, no entanto, os estudos são inconclusivos quanto à indicação e segurança de uso
- Níveis elevados de TMAO têm sido associados ao maior risco de eventos cardiovasculares. A ingestão de alimentos fontes e o uso de suplementos de L-carnitina estão relacionados ao aumento de TMAO
- A CoQ10 participa do transporte de elétrons na cadeira respiratória mitocondrial e na síntese de ATP
- A CoQ10 possui ação antioxidante, sendo capaz de proteger a membrana celular mitocondrial contra peroxidação e de reciclar outros compostos com ação antioxidante, como o α-tocoferol
- Vários estudos têm avaliado os efeitos da suplementação de CoQ10 na modulação de fatores de risco cardiovascular e na IC, no entanto, os estudos são inconclusivos
- O uso de estatina tem sido associado à depleção de CoQ10 e ao aumento do risco de SAMS, porém, estudos que avaliaram os efeitos da suplementação de CoQ10 na melhora de SAMS têm resultados conflitantes
- A suplementação de CoQ10 foi relacionada à redução de mortalidade cardiovascular em estudo com pequeno número de participantes, sendo necessários estudos futuros mais robustos para confirmar esse achado

Referências

1. Wang ZY, Liu YY, Liu GH, Lu HB, Mao CY. l-Carnitine and heart disease. Life Sci. 2018;194:88-97.
2. Hashemi SS, Zare-Abdollahi D, Bakhshandeh MK, Vafaee A, Abolhasani S, Inanloo Rahatloo K, et al. Clinical spectrum in multiple families with primary COQ10 deficiency. Am J Med Genet A. 2021;185(2):440-52.
3. Bronzato S, Durante A. Dietary supplements and cardiovascular diseases. Int J Prev Med. 2018;9:80.
4. Adeva-Andany MM, Calvo-Castro I, Fernández-Fernández C, Donapetry-García C, Pedre-Piñeiro AM. Significance of L-carnitine for human health. IUBMB Life. 2017;69(8):578-94.
5. Longo N, Frigeni M, Pasquali M. Carnitine transport and fatty acid oxidation. Biochim Biophys Acta. 2016; 1863(10):2422-35.
6. Rasmussen J, Dunø M, Lund AM, Steuerwald U, Hansen SH, Joensen HD, et al. Increased risk of sudden death in untreated primary carnitine deficiency. J Inherit Metab Dis. 2020;43(2):290-6.
7. Askarpour M, Hadi A, Symonds ME, Miraghajani M, Omid Sadeghi, Sheikhi A, et al. Efficacy of l-carnitine supplementation for management of blood lipids: A systematic review and dose-response meta-analysis of randomized controlled trials. Nutr Metab Cardiovasc Dis. 2019;29(11):1151-67.
8. Choi M, Park S, Lee M. L-carnitine's effect on the biomarkers of metabolic syndrome: a systematic review and meta-analysis of randomized controlled trials. Nutrients. 2020; 12(9):2795.
9. Fathizadeh H, Milajerdi A, Reiner Ž, Kolahdooz F, Asemi Z. The effects of L-carnitine supplementation on glycemic control: a systematic review and meta-analysis of randomized controlled trials. EXCLI J. 2019;18:631-43.
10. Fathizadeh H, Milajerdi A, Reiner Ž, Amirani E, Asemi Z, Mansournia MA, et al. The effects of L-carnitine supplementation on indicators of inflammation and oxidative stress: A systematic review and meta-analysis of randomized controlled trials. J Diabetes Metab Disord. 2020;19(2):1879-94.
11. Askarpour M, Hadi A, Dehghani Kari Bozorg A, Sadeghi O, Sheikhi A, Kazemi M, et al. Effects of L-carnitine supplementation on blood pressure: a systematic review and meta-analysis of randomized controlled trials. J Hum Hypertens. 2019;33(10):725-34.
12. Talenezhad N, Hosseinzadeh M, Rahmanian M, Mirzavandi F, Karimi-Nazari E, Mozaffari-Khosravi H. The effect of L-carnitine supplementation on blood pressure in patients with type 2 diabetes: A randomized, double-blind, placebo-controlled trial. Obesity Medicine. 2020;18:100230.
13. Moreira da Silva Guimarães S, de Souza Cruz WM, de Souza Weigert G, Scalco FB, Colafranceschi AS, Ribeiro MG, et al. Decompensated chronic heart failure reduces plasma L-carnitine. Arch Med Res. 2018;49(4): 278-81.
14. Song X, Qu H, Yang Z, Rong J, Cai W, Zhou H. Efficacy and safety of L-carnitine treatment for chronic heart failure: A meta-analysis of randomized controlled trials. Biomed Res Int. 2017;2017:6274854.

15. Talari HR, Azad ZJ, Hamidian Y, Samimi M, Gilasi HR, Ebrahimi Afshar F, et al. Effects of carnitine administration on carotid intima-media thickness and inflammatory factors in patients with polycystic ovary syndrome: A randomized, double-blind, placebo-controlled trial. Int J Prev Med. 2019;10:89.
16. Koeth RA, Lam-Galvez BR, Kirsop J, Wang Z, Levison BS, Gu X, et al. l-Carnitine in omnivorous diets induces an atherogenic gut microbial pathway in humans. J Clin Invest. 2019;129(1):373-87.
17. Sinha A, Ma Y, Scherzer R, Rahalkar S, Neilan BD, Crane H, et al. Carnitine is associated with atherosclerotic risk and myocardial infarction in HIV-infected adults. J Am Heart Assoc. 2019;8(9):e011037.
18. Samulak JJ, Sawicka AK, Samborowska E, Olek RA. Plasma trimethylamine-N-oxide following cessation of L-carnitine supplementation in healthy aged women. Nutrients. 2019;11(6).
19. Samulak JJ, Sawicka AK, Hartmane D, Grinberga S, Pugovics O, Lysiak-Szydlowska W, et al. L-carnitine supplementation increases trimethylamine-N-oxide but not markers of atherosclerosis in healthy aged women. Ann Nutr Metab. 2019;74(1):11-7.
20. Arenas-Jal M, Suñé-Negre JM, García-Montoya E. Coenzyme Q10 supplementation: Efficacy, safety, and formulation challenges. Compr Rev Food Sci Food Saf. 2020;19(2):574-94.
21. Zozina VI, Covantev S, Goroshko OA, Krasnykh LM, Kukes VG. Coenzyme Q10 in cardiovascular and metabolic diseases: Current state of the problem. Curr Cardiol Rev. 2018;14(3):164-74.
22. Zhang P, Yang C, Guo H, Wang J, Lin S, Li H, et al. Treatment of coenzyme Q10 for 24 weeks improves lipid and glycemic profile in dyslipidemic individuals. J Clin Lipidol. 2018;12(2):417-27.e5.
23. Jorat MV, Tabrizi R, Mirhosseini N, Lankarani KB, Akbari M, Heydari ST, et al. The effects of coenzyme Q10 supplementation on lipid profiles among patients with coronary artery disease: a systematic review and meta--analysis of randomized controlled trials. Lipids Health Dis. 2018;17(1):230.
24. Sabbah HN. Targeting the mitochondria in heart failure: A translational perspective. JACC Basic Transl Sci. 2020;5(1):88-106.
25. Mortensen SA, Rosenfeldt F, Kumar A, Dolliner P, Filipiak KJ, Pella D, et al. The effect of coenzyme Q10 on morbidity and mortality in chronic heart failure: Results from Q-SYMBIO: A randomized double-blind trial. JACC Heart Fail. 2014;2(6):641-9.
26. Alehagen U, Aaseth J, Alexander J, Johansson P. Still reduced cardiovascular mortality 12 years after supplementation with selenium and coenzyme Q10 for four years: A validation of previous 10-year follow-up results of a prospective randomized double-blind placebo-controlled trial in elderly. PLoS One. 2018;13(4):e0193120.
27. Taylor BA. Does coenzyme Q10 supplementation mitigate statin-associated muscle symptoms? Pharmacological and methodological considerations. Am J Cardiovasc Drugs. 2018;18(2):75-82.
28. Ramachandran R, Wierzbicki AS. Statins, muscle disease and mitochondria. J Clin Med. 2017;6(8).
29. El-Ganainy SO, El-Mallah A, Abdallah D, Khattab MM, Mohy El-Din MM, El-Khatib AS. Elucidation of the mechanism of atorvastatin-induced myopathy in a rat model. Toxicology. 2016;359-360:29-38.

CAPÍTULO
26

Maria do Carmo Gouveia Peluzio
Mariana de Moura e Dias
Catarina Maria Nogueira de Oliveira Sediyama

Vitamina K e Doença Cardiovascular

▶ INTRODUÇÃO

A vitamina K é uma vitamina lipossolúvel encontrada na forma de filoquinona (K_1), menaquinona-4 (K_2), menaquinona-7 (K_2) e menadiona (K_3). A filoquinona é a forma de vitamina K mais abundante na dieta e está presente principalmente em vegetais folhosos verde escuros. A sua absorção é aumentada na presença de óleo. A menaquinona-4 é encontrada em alimentos de origem animal, manteiga, gema de ovo, gordura de porco e suplementos, bem como é produzida a partir de bactérias intestinais. A menaquinona-7 está presente em alimentos fermentados, alguns queijos e suplementos (Tabela 26.1). E, a menadiona é uma pró-vitamina K, ou seja, é um análogo sintético da vitamina K.[1,2]

A deficiência de vitamina K, especialmente de vitamina K_1 não é comumente relatada na literatura.[1] Contudo, a ingestão de vitamina K é avaliada por meio de recordatórios alimentares, de questionários de frequência alimentar e de tabelas de composição de alimentos, o que pode prejudicar a acurácia

Tabela 26.1. Fontes de vitamina K.

Filoquinonona	Menaquinona-4	Menaquinona-7
Vitamina K_1	Vitamina K_2	
Espinafre Aspargo Couve de Bruxelas Repolho Couve Abacate Kiwi Uvas	Bactérias intestinais Carnes (frango, salmão, porco e boi) Vísceras (fígado de boi e de porco) Manteiga Gema de ovo Gordura de porco Suplementos	Alimentos fermentados (chucrute) Produtos lácteos (iogurte e leite fermentado)

Fonte: Halder e cols.[1] e Schwalfenberg e cols.[2]

desses resultados. Além disso, a vitamina K dosada bioquimicamente pela concentração plasmática de dp-ucMGP (do inglês *plasma dephosphorylated-uncarboxylated matrix Gla-protein*), é um marcador que apresenta meia-vida curta e pode sofrer alterações dependentes da idade, sexo, etnia e estilo de vida. Logo, mesmo com um marcador bioquímico objetivo, a adequação de vitamina K deve ser avaliada com cautela.[3]

As diferentes formas da vitamina K possuem diferentes taxas de absorção, distribuição corporal, biodisponibilidade e função corporal.[1] Sua absorção está diretamente associada a diversos fatores e pode ser prejudicada em algumas situações, tais como, ingestão insuficiente, fluxo reduzido de secreção biliar, má absorção no trato digestório, dependência de nutrição parenteral total (NPT) e ingestão de megadoses de vitaminas A e E. Além disso, a absorção de vitamina K_1 é um processo lento, influenciado por fatores digestivos tais como a taxa de extração da filoquinona da membrana celular da célula vegetal. A ingestão de vitamina K advinda de fontes de gorduras (óleo de canola e castanha de caju, por exemplo) aumenta a absorção dessa vitamina. Metanálise de 21 artigos com mais de 220 mil participantes mostrou que a alta ingestão de vitamina K, independentemente da forma, está associada ao menor risco de doença cardiovascular, bem como elevada concentração plasmática de dp-ucMGP, marcador que reflete deficiência, está associado ao maior risco.[3] Dessa forma, além da conhecida participação no metabolismo ósseo e no processo de coagulação sanguínea, a vitamina K também contribui para a saúde cardiovascular.[1]

▶ VITAMINA K NAS DOENÇAS CARDIOVASCULARES

A vitamina K atua como co-fator na carboxilação de resíduos específicos de ácido glutâmico para a formação de ácido **γ-c**arboxiglutâmico (Gla), na ativação de fatores de coagulação dependentes de vitamina K (fatores II, VII, IX e X) e na carboxilação de proteínas dependentes de vitamina K (VKDP).[1] As VKDPs precisam ser carboxiladas para se tornarem biologicamente ativas, reação que pode ocorrer dentro e fora do fígado. As proteínas carboxiladas no fígado resultam em fatores de coagulação sanguínea, enquanto as extra-hepáticas ou periféricas estão relacionadas à manutenção da homeostase óssea e prevenção de calcificações vasculares. As diferentes frações da vitamina K se relacionam a essas diferentes funções: enquanto a vitamina K_1 está diretamente relacionada ao processo de coagulação sanguínea, a vitamina K_2 participa do metabolismo das moléculas envolvidas na gênese das doenças cardiovasculares.[1]

As doenças cardiovasculares são a principal causa de óbito mundial, sendo a calcificação vascular um fenômeno importante em sua fisiopatologia.[1,4] A prevenção da calcificação vascular via VKDPs, portanto, merece atenção. Vale destacar que as mulheres na pós-menopausa e homens idosos possuem maior risco de desenvolver osteoporose e sofrer fraturas ósseas, podendo fazer uso de suplementos de cálcio. Alguns estudos, no entanto, sugerem provável relação da utilização de cálcio suplementar com a calcificação das artérias e consequente desenvolvimento de aterosclerose. Essa população apresenta, com frequência, deficiência de vitamina K_2, forma relacionada à carboxilação periférica das VKDPs.[4] O consumo de vitamina K_2, portanto, pode reduzir o risco de eventos cardiovasculares.[3] No total, 17 proteínas são dependentes de vitamina K e podem ser classificadas em 3 classes, conforme a **Figura 26.1**:

1) as que participam da coagulação sanguínea
2) as que estimulam a calcificação na matriz óssea
3) as que previnem a calcificação na parede vascular[4]

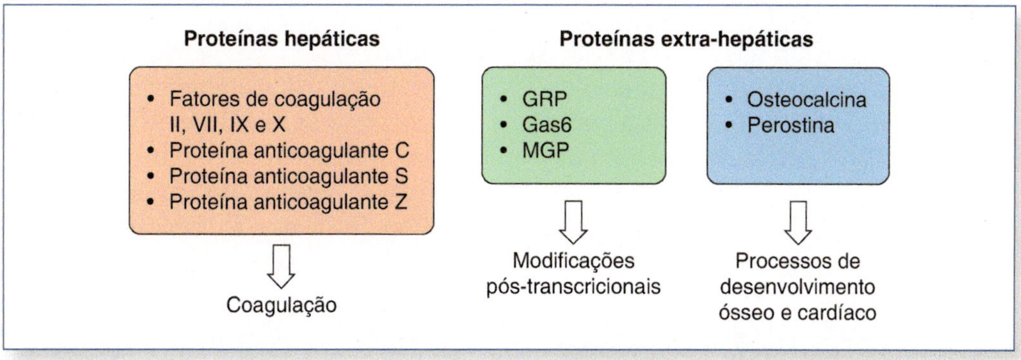

Figura 26.1. Classificação das proteínas dependentes de vitamina K. Modificado de Wen.[4] *GRP*: proteína rica em γ-carbociglutâmico (GLA), *Gas6*: proteína 6 específica de parada de crescimento, *MGP*: proteína da matriz GLA.

Em comum, todas essas proteínas possuem a vitamina K como coenzima que possibilita a transformação dessas proteínas para a sua forma ativa.[4,5]

Coagulação sanguínea

A participação na coagulação sanguínea é uma das funções mais conhecidas da vitamina K. De maneira resumida, os fatores de coagulação II (protrombina), VII, IX e X e as proteínas C, S e Z são dependentes de vitamina K. Para exercerem sua função biológica essas proteínas necessitam da conversão de resíduos específicos de glutamato em resíduos de γ-carboxiglutamato (Gla), sendo a vitamina K um dos co-fatores dessa reação. Logo, a deficiência de vitamina K pode levar a defeitos nessa carboxilação, comprometendo a coagulação sanguínea.[6] A vitamina K, portanto, está envolvida na homeostase da coagulação sanguínea visto que a transformação do fibrinogênio em fibrina e os fatores de coagulação e proteínas envolvidos nesse processo são dependentes da sua presença.

Proteínas envolvidas na calcificação vascular

No grupo das proteínas que participam da calcificação destaca-se a osteocalcina, proteína que precisa ser carboxilada pela vitamina K para que se torne ativa.[4] Além disso, a concentração de osteocalcina correlaciona-se com os níveis séricos de vitamina D_3, visto que a sua forma ativa (1,25 hidroxi D_3) estimula a vitamina K_2 a produzir osteocalcina nos osteoblastos.[4]

A osteocalcina carboxilada possui afinidade com o cálcio e se liga a esse mineral, estimulando o aumento da densidade mineral óssea. Em casos de calcificação de placas, devido ao quadro inflamatório gerado, parece que há um aumento na produção de osteocalcina não carboxilada, o que estimula a formação de calcificação.

Em contrapartida, a proteína de matrix γ-carboxiglutâmico (MGP) carboxilada atua inibindo a deposição de cálcio nas paredes vasculares,[4,5] sendo considerada o mais potente inibidor natural de calcificação vascular. A MGP impede a calcificação vascular por três principais mecanismos: 1) a MGP possui grande afinidade com novos cristais de hidroxiapatita, formando o complexo MGP-hidroxiapatita, o que impede a acumulação de cálcio na parede dos vasos; 2) a MGP regula os macrófagos, estimulando apoptose e fagocitose do complexo MGP-hidroxiapatita; 3) a MGP inibe a BMP-2 (*bone morphogenetic protein-2*) bloqueando a condrogênese e osteogênese nas placas ateroscleróticas.[7]

A vitamina K é responsável pela carboxilação da MGP cuja forma ativa é a única a inibir a calcificação vascular. Além disso, baixos níveis de MGP ativa estão associadas a maiores níveis de calcificação vascular, principalmente em pacientes com diabetes, com doença renal crônica e em uso crônico de medicamentos anticoagulantes.[5] Logo, quanto maior a deficiência de vitamina K, menor a quantidade de MGP carboxilada disponível e maior a mineralização ectópica dos cristais de cálcio[4,7] o que sugere que a MGP não funcional pode ser um marcador de doenças cardiovasculares.[5]

A deficiência de vitamina K também estimula o desenvolvimento de osteófitos, ou seja, a calcificação de cartilagens e a formação de novos tecidos ósseos, ocorrendo esse fenômeno principalmente em idosos com baixa qualidade de vida. Nesse caso, observa-se que a MGP se apresenta na forma descarboxilada e, portanto, não consegue desempenhar nenhuma função. Assim, acredita-se que a oferta de vitamina K, em especial a K_2, aumenta a carboxilação da proteína MGP e previne o desenvolvimento dos osteófitos. Contudo, mais estudos são necessários para melhor elucidar os mecanismos envolvidos.[4]

Um marcador bioquímico de deficiência de vitamina K é a MGP desfosforilada não carboxilada (dp-ucMGP), que pode ser encontrada no músculo liso e na calcificação vascular. Esse marcador é um preditor de calcificação arterial, estando altos níveis de dp-ucMGP associados com calcificação aórtica em pacientes idosos, em diferentes estágios da doença renal crônica, com diagnóstico de diabetes ou hipertensão.[4,7] Dessa forma, a dp-ucMGP está positivamente associada com a calcificação vascular, podendo ser um marcador de eventos cardiovasculares e mortalidade.[8]

Com base nessa discussão, pode-se concluir que a MGP e osteocalcina atuam em diferentes frentes: a MGP protege os vasos sanguíneos, impedindo a calcificação ectópica, enquanto a osteocalcina carboxilada promove o depósito de cálcio nos ossos. As VKDPs poderiam auxiliar a MGP e osteocalcina em suas ações de proteção vascular e depósito de cálcio na massa óssea, respectivamente.[4] A necessidade de utilização e dosagem ideal da suplementação de vitamina K, bem como das suas frações, em algumas situações clínicas ainda precisam ser estudadas.[4,5]

Outra proteína envolvida no processo de calcificação é a periostina. Essa proteína está envolvida na proliferação e regulação da adesão celular, bem como faz parte da diferenciação e da organização da matriz extracelular, contribuindo para a resistência mecânica dos tecidos, através da sua interação com as diferentes proteínas extracelulares e acessórias. Ela exerce um importante papel no desenvolvimento do tecido cardíaco mesenquimal, além de estar associada a doenças fibroproliferativas miocárdicas, doenças valvares, fibrose cardíaca e doença coronariana.[9,10]

A periostina está localizada de maneira fisiológica em tecidos e órgãos ricos em colágeno, como pulmão, valvas cardíacas, periósteo, ligamento periodontal e, de maneira patológica, em áreas de infarto do miocárdio e fibrose, além do estroma tumoral. Está associada à regeneração tecidual, exercendo um importante papel na fibrose cardíaca pós infarto agudo do miocárdio.[9,10]

Finalmente, a proteína Gas6, também conhecida como proteína 6 específica de parada de crescimento, é expressa no fígado, coração e pulmão e ligante para os receptores de tirosina quinase do tipo Axl, que regulam a sobrevivência e a morte celular programada, ou seja, a apoptose. Para que a proteína Gas6 se ligue ao receptor da tirosina quinase é necessário que ocorra a carboxilação mediada pela vitamina K.[11]

Em ratos com calcificação aórtica induzida pela administração de varfarina, a suplementação de vitamina K_2 regrediu a calcificação mediada pela via Gas6/Axl. A varfarina é um anticoagulante que age na inibição da síntese de fatores de coagulação vitamina K-dependentes.[12]

A vitamina K_2 parece reduzir o risco de calcificação vascular e, portanto, das doenças cardiovasculares. As frações da vitamina K (K_1 e K_2) têm vias metabólicas distintas, o que permite o desempenho de funções específicas e diferentes concentrações nas lipoproteínas plasmáticas que as transportam.[7]

A menaquinona-7, especificamente, previne a calcificação vascular, aumenta a elasticidade vascular[1] e inibe o aumento da pressão arterial causada pelo enrijecimento das artérias.[4] Baixos níveis de menaquinona-7 também impedem a ativação da MGP, o que reforça a importância dessa vitamina na saúde cardiovascular.[7] Além disso, a menaquinona-7 estimula a carboxilação da osteocalcina, levando à deposição de cálcio na matriz óssea. Na deficiência de vitamina K não observamos essa deposição, havendo, entretanto, o processo de calcificação vascular.[4]

Consumo e suplementação

A recomendação de vitamina K segue a ingestão adequada (AI), não existindo valores de necessidade média estimada (EAR), ingestão dietética recomendada (RDA) ou ingestão máxima tolerada (UL). Para homens com 19 anos ou mais a recomendação diária é de 120µg e 90µg para as mulheres com a mesma faixa de idade, incluindo gestantes e lactantes. Independentemente do sexo, crianças de 1 a 3 anos devem consumir diariamente 30µg, crianças com 4 a 8 anos 55µg, adolescentes de 9 a 13 anos 60 µg e adolescentes de 14 a 18 anos 75µg.[13]

Como discutido anteriormente, bons marcadores para a deficiência de vitamina K e risco de doenças cardiovasculares são a dp-ucMGP e a osteocalcina.

Apesar da ausência de valores de referência diário para as frações de vitamina K,[1] sabe-se que a menaquinona é a mais interessante para a prevenção de doenças cardiovasculares.[1,3,7] Como exemplo de preparação fonte de menaquinona, podemos citar o chucrute, um alimento fermentado cuja receita pode ser conferida a seguir (Tabela 26.2).[1]

Em coorte prospectiva em que 2.987 indivíduos foram seguidos por 11 anos, o consumo de alimentos ricos em vitamina K_2 (fontes animais) foi associado à redução do risco de doença arterial coronariana, o que não ocorreu com a vitamina K_1 (fontes vegetais).[14]

Os estudos ainda são controversos quanto à relação da suplementação de vitamina K e suas frações na prevenção da calcificação vascular.[5] Contudo, em revisão sistemática publicada recentemente, a suplementação de vitamina K demostrou redução da calcificação vascular, sem redução da rigidez arterial.[15]

A controvérsia do anticoagulante oral

O consumo de vitamina K merece atenção quando anticoagulantes e anti-inflamatórios são prescritos ao paciente. Esses medicamentos interagem com a vitamina K, diminuindo sua capacidade antioxidante nas membranas

Tabela 26.2. Receita de chucrute.

Ingredientes:
• 1 repolho grande (roxo ou branco) • 3 colheres de sopa de sal grosso
Preparo:
• Higienize o repolho em água corrente e seque-o bem. • Corte as folhas em fatias bem finas e misture bem com o sal grosso. Aguarde 5 minutos (tempo necessário para que o repolho solte sua água). Volte a misturar bem o repolho. • Transfira o repolho para um pote de vidro com fechamento hermético e adicione a salmoura. Feche bem, mas deixe uma distância mínima de 2 dedos entre o produto e a tampa. • Deixe o produto em um local escuro e longe de calor durante 1 semana. Após esse período o chucrute estará pronto para o consumo.

celulares,[1] podendo também resultar na deficiência da vitamina e influenciar no desenvolvimento de calcificações vasculares.[5] Além disso, antagonistas da vitamina K como, por exemplo, a varfarina, interferem no ciclo da vitamina K e estão relacionados com a progressão de calcificação de artéria coronária em pacientes que utilizam esses medicamentos.[16,17]

Portadores de próteses metálicas valvares necessitam de rigoroso monitoramento, devido ao risco aumentado de trombose local. Esses pacientes são comumente orientados a reduzir o consumo de alimentos ricos em vitamina K como método de prevenção da possível interação da droga com o alimento. Revisão sistemática, entretanto, não encontrou evidências que sustentam essa orientação. Segundo os investigadores, o consumo estável da vitamina K sem grandes oscilações da sua quantidade na dieta parece ser a melhor estratégia de manutenção da eficiência do tratamento medicamentoso.[18]

Em relação ao risco de osteoporose, estudo realizado na Malásia concluiu que usuários crônicos da varfarina apresentaram redução da densidade da massa óssea e risco de osteoporose duas vezes maior, quando comparado ao grupo que não utilizava a droga. Os autores sugerem que os resultados do uso da medicação são semelhantes aos dos glicocorticoides e heparina, medicações que alteram o metabolismo ósseo.[19]

▶ CONSIDERAÇÕES FINAIS

O consumo adequado de vitamina K, especificamente K_2, está associado à diminuição do risco cardiovascular. Os estudos mostram que a vitamina ativa várias proteínas, algumas relacionadas à redução de calcificação vascular. O mecanismo que explica a ação dessas proteínas dependentes de vitamina K precisam ser elucidados. Embora as pesquisas sejam realizadas com as frações da vitamina K, as recomendações nutricionais não fazem essa distinção. É necessário que se estabeleça as recomendações diárias das suas frações e que as tabelas nutricionais de composição dos alimentos contemplem essas informações.

Tópicos relevantes abordados neste capítulo:

- Classificação da vitamina K
- Vitamina K_2 e proteínas dependentes de vitamina K no desenvolvimento da doença cardiovascular
- Coagulação sanguínea
- A controvérsia do anticoagulante oral e risco de osteoporose
- Calcificação vascular
- Recomendação nutricional de vitamina K e suas fontes

Referências

1. Halder M, Petsophonsakul P, Akbulut AC, Pavlic A, Bohan F, Anderson E, et al. Vitamin K: Double bonds beyond coagulation insights into differences between vitamin K1 and K2 in health and disease. Int J Mol Sci. 2019;20(4).
2. Schwalfenberg GK. Vitamins K1 and K2: The emerging group of vitamins required for human health. J Nutr Metab. 2017;2017:6254836.
3. Chen HG, Sheng LT, Zhang YB, Cao AL, Lai YW, Kunutsor SK, et al. Association of vitamin K with cardiovascular events and all-cause mortality: a systematic review and meta-analysis. Eur J Nutr. 2019;58(6):2191-205.
4. Wen L, Chen J, Duan L, Li S. Vitamin K-dependent proteins involved in bone and cardiovascular health (Review). Mol Med Rep. 2018;18(1):3-15.
5. Barrett H, O'Keeffe M, Kavanagh E, Walsh M, O'Connor EM. Is matrix Gla protein associated with vascular calcification? A systematic review. Nutrients. 2018;10(4).
6. Hao Z, Jin DY, Stafford DW, Tie JK. Vitamin K-dependent carboxylation of coagulation factors: insights from a cell-based functional study. Haematologica. 2020;105(8):2164-73.
7. Roumeliotis S, Dounousi E, Eleftheriadis T, Liakopoulos V. Association of the inactive circulating matrix Gla protein with vitamin K intake, calcification, mortality, and cardiovascular disease: A review. Int J Mol Sci. 2019;20(3).

8. Torii S, Ikari Y, Tanabe K, Kakuta T, Hatori M, Shioi A, et al. Plasma phylloquinone, menaquinone-4 and menaquinone-7 levels and coronary artery calcification. J Nutr Sci. 2016;5:e48.
9. Kudo A, Kii I. Periostin function in communication with extracellular matrices. J Cell Commun Signal. 2018;12(1):301-8.
10. Landry NM, Cohen S, Dixon IMC. Periostin in cardiovascular disease and development: a tale of two distinct roles. Basic Res Cardiol. 2018;113(1):1.
11. Kaesler N, Immendorf S, Ouyang C, Herfs M, Drummen N, Carmeliet P, et al. Gas6 protein: Its role in cardiovascular calcification. BMC Nephrol. 2016;17(1):52.
12. Jiang X, Tao H, Qiu C, Ma X, Li S, Guo X, et al. Vitamin K2 regression aortic calcification induced by warfarin via Gas6/Axl survival pathway in rats. Eur J Pharmacol. 2016;786:10-8.
13. Institute of Medicine (US) Panel on Micronutrients. Dietary Reference Intakes for Vitamin A, Vitamin K, Arsenic, Boron, Chromium, Copper, Iodine, Iron, Manganese, Molybdenum, Nickel, Silicon, Vanadium, and Zinc. Washington (DC): National Academies Press (US); 2001. Disponível em: https://www.ncbi.nlm.nih.gov/books/NBK222310/.
14. Haugsgjerd TR, Egeland GM, Nygård OK, Vinknes KJ, Sulo G, Lysne V, et al. Association of dietary vitamin K and risk of coronary heart disease in middle-age adults: the Hordaland Health Study Cohort. BMJ Open. 2020;10(5):e035953.
15. Lees JS, Chapman FA, Witham MD, Jardine AG, Mark PB. Vitamin K status, supplementation and vascular disease: a systematic review and meta-analysis. Heart. 2019;105(12):938-45.
16. Andrews J, Psaltis PJ, Bayturan O, Shao M, Stegman B, Elshazly M, et al. Warfarin use is associated with progressive coronary arterial calcification: insights from serial intravascular ultrasound. JACC Cardiovasc Imaging. 2018;11(9):1315-23.
17. Ünlü S, Şahinarslan A, Kılıç HK, Gökalp G, Sezenöz B, Erbaş G, et al. Long-term vitamin-K antagonist use and coronary artery calcification. Herz. 2020;45(6):580-5.
18. Violi F, Lip GY, Pignatelli P, Pastori D. interaction between dietary vitamin K intake and anticoagulation by vitamin K antagonists: Is it really true?: A systematic review. Medicine (Baltimore). 2016;95(10):e2895.
19. Abdulameer AH, Sulaiman SABS, Kader MBSA. An assessment of osteoporotic conditions among users and non-users of warfarin: A case-control study. J Clin Diagn Res. 2017;11(3):OC21-OC4.

CAPÍTULO 27

Cristiane Hermes Sales
Mario Fritsch Neves
Vivianne de Sousa Rocha

Suplementação de Magnésio e Doença Cardiovascular

▶ INTRODUÇÃO

As doenças cardiovasculares (DCV) incluem numerosas condições, como hipertensão arterial sistêmica, doença arterial coronariana, infarto agudo do miocárdio, insuficiência cardíaca e doenças cerebrovasculares, e são responsáveis por altas taxas de morbimortalidade no mundo. No Brasil, dados da *Global Burden of Disease* apontam que as taxas de mortalidades para a doença isquêmica do coração e doença cerebrovascular foram de 80 óbitos e 56,6 óbitos para cada 100 mil habitantes, respectivamente, ocupando as duas primeiras posições entre as principais causas de mortes no país.[1]

Embora a herança genética, sexo e idade possam aumentar o risco de desenvolvimento das DCV, a maioria dos fatores de risco é modificável: tabagismo, etilismo, sedentarismo, obesidade abdominal, hipertensão arterial sistêmica (HAS), diabetes mellitus, dislipidemia e padrão alimentar.[2]

No que concerne ao padrão alimentar, discute-se que dietas com características do padrão ocidental, ou seja, rica em gorduras saturadas, grãos refinados e açúcares, e pobre em frutas, legumes e hortaliças, podem predispor a maior risco das DCV. Como reflexo deste padrão dietético, corriqueiramente estudos populacionais vêm demonstrando que há alta probabilidade de ingestão inadequada de alguns micronutrientes, dentre eles, o magnésio,[3,4] mineral de extrema importância para o organismo humano.

Apesar do fino controle para que as concentrações de magnésio sejam mantidas adequadas, a deficiência subclínica crônica desse mineral vem sendo relatada na população de maneira gera,[5,6] podendo inclusive ser fator de risco adicional para o desenvolvimento de DCV, especialmente hipertensão arterial, aterosclerose e calcificações vasculares, arritmias e doença arterial coronariana.[2,6,7]

Vale ressaltar que se por um lado a deficiência de magnésio pode predispor as doenças citadas acima, a presença de hipertensão e arritmias também são considerados possíveis sinais e sintomas da deficiência deste mineral, assim como a presença de dislipidemia com aumento de triacilgliceróis e colesterol, espasmos coronarianos, diminuição da função miocárdica, *torsades de pointes* (TdP) e morte por doença cardíaca.[8]

Diante disso, além de questões dietéticas e planos que ofertem maiores quantidades de magnésio como a proposta pela *Dietary Approaches to Stop Hypertension* (DASH Diet) (ver **Capítulo 19**), a possível eficácia da suplementação de magnésio vem sendo estudada tanto como forma de reduzir o risco das DCV quanto possível estratégia de tratamento não-medicamentoso para estas doenças.[8,9]

▶ AÇÃO DO MAGNÉSIO NO SISTEMA CARDIOVASCULAR

O magnésio é amplamente distribuído no corpo humano, sendo o segundo cátion mais abundante no meio intracelular e o quarto em todo o corpo. É um mineral chave em inúmeras vias metabólicas, atuando de duas maneiras: ligando-se ao ATP formando o complexo MgATP e permitindo que enzimas, particularmente quinases e fosfotransferases, desempenhem sua função; ou ligando-se diretamente ao grupamento protético da estrutura da enzima, particularmente algumas metaloenzimas, modificando sua estrutura ou exercendo papel catalítico e permitindo que assim cumpram o seu papel.

Esse mineral exerce ainda função estrutural para proteínas, estabilização dos ácidos nucléicos e das mitocôndrias, participa na síntese do DNA e expressão do RNA, e do transporte transmembrana de outros íons, como o cálcio e o potássio, sendo essencial para processos que envolvem contração e relaxamento muscular, excitação neural, ritmo cardíaco, tônus vascular e proliferação celular.[2,8,10,11]

O mecanismo plausível conectando o magnésio com as DCV envolve desde as funções básicas do magnésio acima citadas, além de envolver também resistência insulínica, hiperglicemia, dislipidemia, disfunção endotelial, inflamação, estresse oxidativo, agregação plaquetária e mudanças das células sanguíneas por processos reativos.[2] A deficiência de magnésio influencia o processo de aterogênese e de trombose, bem como calcificação vascular e proliferação e migração endotelial e de células musculares lisas vasculares. Na **Figura 27.1** são apresentados alguns dos mecanismos pelos quais a deficiência de magnésio pode estar associada com o processo aterosclerótico e de elevação da pressão arterial.

O magnésio exerce seu efeito na condução e contração cardíaca, principalmente através da regulação de íons, como sódio, potássio e cálcio. O magnésio exerce papel na estabilização dos potenciais transmembranas por ser cofator de reações enzimáticas ATP-dependentes como a enzima Na/K-ATPase da bomba de sódio-potássio responsável pelo transporte desses íons contra o gradiente de concentração, permitindo a troca de sódio intracelular por potássio extracelular e assim assegurando a manutenção do potencial de repouso nas células cardíacas. Na deficiência de magnésio pode haver diminuição da atividade da enzima Na/K-ATPase da bomba sódio-potássio e da concentração do potássio intracelular resultando em hiperexcitabilidade do miocárdio, que pode aumentar o risco de arritmias.[11]

Por outro lado, o magnésio atua ainda no miocárdio como antagonista natural do cálcio, competindo com este mineral, e ao se ligar na troponina C e calmodulina impede o processo de excitação e contração dos miofilamentos do miocárdio e do tônus do músculo liso dos vasos sanguíneos. Além disso, ele atua bloqueando os canais de cálcio tipo-L (L-ICa), e

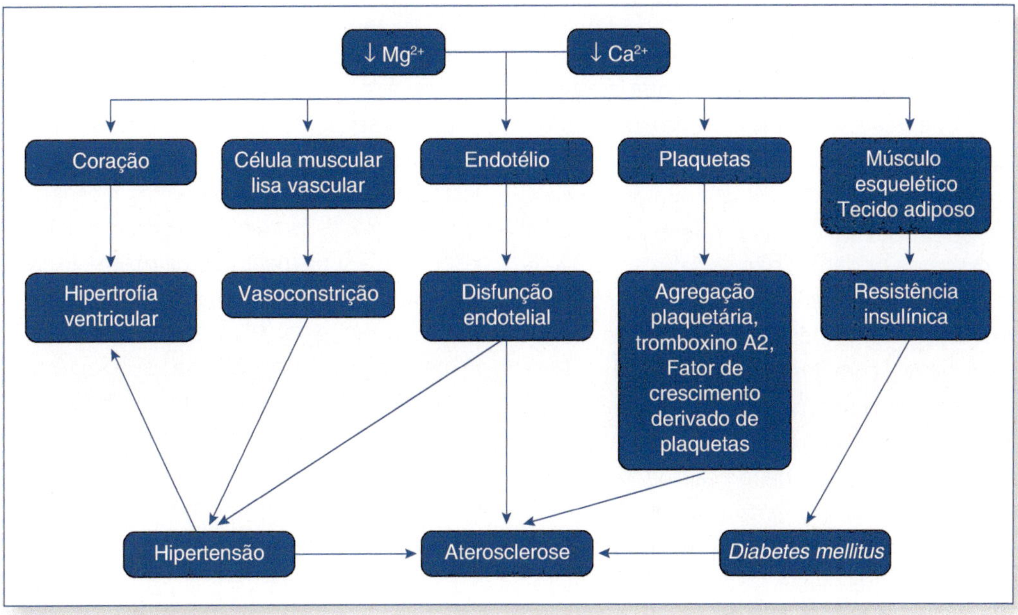

Figura 27.1. Mecanismos ligando anormalidades nas concentrações corpóreas de magnésio que podem predispor a doenças crônicas.

prevenindo a sobrecarga desse íon e a dano celular. O excesso de cálcio no citosol acontece em situações de infarto agudo do miocárdio. Além dos efeitos por competição com o cálcio, o magnésio também confere outros efeitos protetores ao conservar a concentração de ATP para os processos celulares dependentes de energia, na diminuição do consumo de oxigênio do miocárdio por reduzir a contratilidade, a frequência cardíaca, e por diminuição dos danos oxidativos.[10,12]

O magnésio exerce regulação do tônus vascular ao mediar a função endotelial. A disfunção endotelial tem papel central na patogênese da aterosclerose, hipertensão arterial e trombose. O magnésio modifica o tônus vascular por regular as funções do endotélio e das células musculares lisas com um papel importante na via clássica do óxido nítrico (NO). A produção de prostaciclina e NO parece ser intensificada pelo magnésio, que poderia ser um mecanismo para induzir vasodilatação conforme mostrado em estudos em animais.[15]

Inversamente, alguns estudos têm mostrado danos ao endotélio em situação de baixa concentração de magnésio, como a inibição da proliferação e migração endotelial, aumento da expressão de citocinas pró-inflamatórias interleucinas 1 e 6, e das moléculas de adesão s-VCAM-1 e E-selectina, que estimulam o estado pró-inflamatório, pro-aterogênico e pró-trombótico. Outro efeito é o aumento na produção de radicais livres nas células endoteliais, por redução dos antioxidantes plasmáticos como superóxido dismutase e glutationa peroxidase e aumento da peroxidação lipídica. O conjunto desses efeitos resulta em maior risco para o desenvolvimento de doenças cardiovasculares.[10,12]

De fato, a deficiência na ingestão alimentar, suplementação e/ou concentração sérica de magnésio são frequentemente associadas à inflamação de baixo grau, fator de risco para hipertensão arterial e DCV.[13] Algumas ações do magnésio podem reduzir as consequências do estresse oxidativo na parede vascular, inibindo assim um aumento no tônus vascular.[14]

Quanto ao processo de inflamação mediado pelo magnésio favorecendo teoricamente o aparecimento de DCV, sugere-se que isto ocorra via modulação do cálcio intracelular com liberação de neurotransmissores ou ativação do fator nuclear κB, além de alguma ação sobre a migração e proliferação celulares.[2] Já quanto ao estresse oxidativo, não se sabe ao certo se o mecanismo se daria via modulação da inflamação que agiria indiretamente sobre o estresse oxidativo, com aumento das concentrações de compostos antioxidantes, ou se o próprio magnésio tem efeito antioxidante, agindo diretamente na remoção de radicais de oxigênio.[2]

Vale salientar que tanto o processo de inflamação quanto o de estresse oxidativo podem ser exacerbados diante de alterações no metabolismo da glicose quanto diante de alterações lipídicas, e ambos os eventos também são influenciados pelo magnésio. Para que ocorra a regulação da homeostase do metabolismo celular da glicose, o magnésio é necessário tanto diretamente quanto como importante cofator de várias enzimas envolvidas neste processo. A captação e transporte da glicose, bem como a secreção pancreática da insulina e em toda a cascata de sinalização deste hormônio há necessidade do complexo MgATP, e, por outro lado, a insulina também exerce ação sobre o magnésio, especificamente no magnésio intracelular.[2]

▶ MAGNÉSIO E PRESSÃO ARTERIAL

Estudos experimentais, clínicos e epidemiológicos têm observado uma relação inversa entre a ingestão alimentar ou suplementação de magnésio e nível de pressão arterial, indicando o papel potencial da deficiência de magnésio na patogênese da hipertensão essencial.[16]

Embora o mecanismo não esteja claro, os efeitos do magnésio sobre a inflamação e a hipertrofia das células musculares lisas podem ser importantes. A relação entre o sistema renina-angiotensina, magnésio e pressão arterial também já foi relatada. Pacientes hipertensos com elevada atividade de renina apresentam níveis séricos de magnésio mais baixos do que indivíduos normotensos, sendo a atividade plasmática de renina inversamente associada ao magnésio sérico.[17] Descreve-se, ainda, que pacientes hipertensos não controlados podem apresentar hipomagnesemia, e a suplementação de magnésio, para alguns casos, parece ser uma boa estratégia.

Hatzistavri et al.,[18] mostraram que a suplementação de magnésio se associou à leve redução das médias de 24 horas da pressão arterial em pacientes com hipertensão arterial leve avaliada pela monitorização ambulatorial da pressão arterial (MAPA). Por outro lado, estudo comparativo da relação entre magnésio sérico, disfunção vascular, hipertensão arterial e aterosclerose não mostrou resultados definitivos para validar tal associação, indicando que baixos níveis séricos de magnésio não devem ser considerados um fator de risco para desenvolvimento dessas condições.[19]

Modelos experimentais de hipertensão arterial foram associados com níveis séricos e teciduais reduzidos de magnésio. Em ratos espontaneamente hipertensos (SHR, do inglês *Spontaneously Hypertensive Rats*), a elevação da pressão arterial inicia-se na idade correspondente a adultos jovens, em torno de 12 a 16 semanas de vida, consequência da presença de um componente genético semelhante à hipertensão primária humana (20). A suplementação de magnésio apresentou pouco efeito anti-hipertensivo nos ratos SHR adultos com hipertensão arterial já bem estabelecida. Por outro lado, o efeito da suplementação foi benéfico apenas nos animais mais jovens quando iniciado na fase pré-hipertensiva, impedindo ou ao menos atenuando o desenvolvimento de hipertensão arterial.[21] Esta observação sugere fortemente um efeito protetor da suplementação de magnésio, prevenindo ou retardando o aumento da pressão arterial no estágio mais inicial da hipertensão.

Estudos clínicos para avaliação da suplementação de magnésio em pacientes hipertensos apresentaram resultados divergentes. Alguns estudos relatam baixos níveis séricos de magnésio em pacientes hipertensos quando comparado a indivíduos normotensos; a suplementação de magnésio levaria à redução dos níveis da pressão arterial (18). Por outro lado, outros estudos não confirmaram esse achado. Por esta razão, embora a ingestão adequada de magnésio através da dieta seja recomendada, a suplementação deste mineral não está indicada como parte do tratamento anti-hipertensivo.

▶ ESTRATÉGIAS PARA SUPLEMENTAÇÃO DE MAGNÉSIO

O magnésio é amplamente distribuído na dieta, sendo os principais contribuintes os cereais integrais, laticínios, leguminosas, vegetais e frutas, que nem sempre são as melhores fontes, mas fontes intermediárias. Dada a importância do magnésio para o organismo e o frequente relato de sua baixa ingestão – probabilidade de ingestão inadequada em brasileiros varia de 70 a 99,5%[3,5,22,23] – estudos têm sido desenvolvidos na tentativa de avaliar a efetividade da suplementação de magnésio em situações clínicas que cursam com a deficiência desse mineral, e o seu uso tem aumentado na prática clínica.

Uma das formas de repor os estoques de magnésio é pela via intravenosa ou intramuscular. No entanto, devido ao maior potencial de toxicidade com necessidade de intervenção imediata pelo risco até mesmo de morte por overdose de magnésio, estas vias são resguardadas para situações clínicas especiais, as quais são feitas sob controle rigoroso, como, por exemplo, pacientes que apresentam *torsades de pointes* ou mulheres com pré-eclâmpsia grave ou eclâmpsia em que, para ambas situações, o uso de sulfato de magnésio é indicado, respectivamente, como forma de reverter o intervalo QT prolongado e como estratégia anticonvulsivante.[8]

Mais recentemente, a suplementação via transdérmica tem sido sugerida como estratégia terapêutica, sendo o magnésio ofertado por meio de sprays, em forma de flocos ou sais de banho. Estudos sugerem que o magnésio seja capaz de penetrar pelas glândulas sudoríparas e folículos capilares, mesmo representando menos de 1% da superfície da pele, e assim atinge o sistema linfático abaixo da derme e ganha o sistema circulatório, sendo capaz de aumentar a concentração de magnésio no sangue, sem regulação pelo trato gastrointestinal. No entanto, esse mecanismo de absorção de magnésio pela via transdérmica ainda necessita de mais comprovação científica, tanto quanto a quantidade e frequência de aplicação de fórmulas tópicas com magnésio, como sua efetividade para equilíbrio e manutenção do status corpóreo de magnésio.[24]

A forma mais fisiológica de obtenção do magnésio é pela via oral, aquela mais corriqueiramente utilizada para suplementação e que oferece menor risco quando comparado às vias intravenosa ou intramuscular (8). No aparelho gastrointestinal, o magnésio é absorvido principalmente no jejuno e no íleo por difusão passiva e por mecanismo ativo através dos canais seletivos para cátions divalentes 6 e 7 (do inglês *transiente receptor potential melastatin*; TRPM).[11] Há de se destacar que, apesar de ser a via mais fisiológica e mais utilizada para suplementação, alterações no ambiente intestinal, a composição da dieta ou o uso concomitante de algumas drogas (p. ex., aminoglicosídeos, bifosfonatos, bloqueadores dos canais de cálcio, fluoroquinolonas, relaxantes musculares e tetraciclinas) podem interferir na absorção do magnésio; por outro lado, em condições ótimas, os riscos de toxicidade são minimizados porque a absorção do magnésio é influenciada pela quantidade que é ingerida, endotelial e em parâmetros de risco cardiovascular.[29] Todavia, ao se avaliar o efeito vasodilatador da suplementação de magnésio em uma metanálise e revisão sistemática (seis estudos com 262 participantes e doses de 107 a 730 mg/d (4,46 a 30,4 mmol/d) por três meses) revelou-se que a suplementação de magnésio aumentou em média 2,97% no fluxo da artéria branquial, sendo os benefícios promovidos pelo magnésio atribuídos ao seu papel como bloqueador dos canais de cálcio, pela formação e liberação de óxido nítrico e como cofator da acetilcolina, que induz ao relaxamento do endotélio.[30] Por outro lado, em outra recente metanálise, envolvendo 202 participantes, demonstrou-se que a suplementação oral de magnésio não teve efeito significativo na função endotelial ou na rigidez arterial. No entanto, análises adicionais de subgrupos revelaram uma melhora significativa na função endotelial apenas nos estudos com suplementação de magnésio por um mínimo de seis meses e em estudos incluindo indivíduos não saudáveis, aqueles com sobrepeso ou com idade maior que 50 anos.[31]

Arritmias cardíacas estão entre as principais complicações da doença arterial coronariana, principalmente no pós-cirúrgico cardíaco, com alta incidência e maior risco de mortalidade. Em revisão sistemática e meta-análise em que foram incluídos 22 estudos publicados entre 1986 e 2017 (n = 6061 participantes), observou-se que a suplementação de magnésio administrada como sulfato de magnésio reduziu o nível total da arritmia ventricular e supraventricular quando comparado ao grupo placebo. Diante disso, os autores sugeriram que o uso de sulfato de magnésio poderia ser uma opção segura, efetiva e de baixo custo para ser usada na prevenção de muitas das arritmias cardíacas. Nesse caso, o efeito positivo desse mineral estaria associado ao equilíbrio do potencial de membrana das células cardíacas.[32]

Referências

1. Brasil. Secretaria de Vigilância em Saúde. Departamento de Análise de Saúde e Vigilância de Doenças Não Transmissíveis. Global Burden of Disease/Brasil. 2017. Disponível em: http://svs.aids.gov.br/dantps/centrais-de-conteudos/paineis-de-monitoramento/mortalidade/gbd-brasil/principais-causas/.
2. Rosique-Esteban N, Guasch-Ferré M, Hernández-Alonso P, Salas-Salvadó J. Dietary magnesium and cardiovascular disease: a review with emphasis in epidemiological studies. Nutrients. 2018;10(2).
3. Sales CH, Fontanelli MM, Vieira DA, Marchioni DM, Fisberg RM. Inadequate dietary intake of minerals: prevalence and association with socio-demographic and lifestyle factors. Br J Nutr. 2017;117(2):267-77.
4. Liu J, Huang Y, Dai Q, Fulda KG, Chen S, Tao MH. Trends in magnesium intake among hispanic adults, the National Health and Nutrition Examination Survey (NHANES) 1999-2014. Nutrients. 2019;11(12).
5. Sales CH, Nascimento DA, Medeiros ACQ, Lima KC, Pedrosa LFC, Colli C. There is chronic latent magnesium deficiency in apparently healthy university students. Nutr Hosp. 2014;30(1):200-4.
6. Stokic E, Romani A, Ilincic B, Kupusinac A, Stosic Z, Isenovic ER. Chronic latent magnesium deficiency in obesity decreases positive effects of vitamin D on cardiometabolic risk indicators. Curr Vasc Pharmacol. 2018;16(6):610-7.
7. Di Nicolantonio JJ, O'Keefe JH, Wilson W. Subclinical magnesium deficiency: a principal driver of cardiovascular disease and a public health crisis. Open Heart. 2018;5(1):e000668.
8. Gröber U, Schmidt J, Kisters K. Magnesium in prevention and therapy. Nutrients. 2015;7(9):8199-226.
9. Romani AMP. Beneficial role of Mg. Int J Hypertens. 2018;2018:9013721.
10. Tangvoraphonkchai K, Davenport A. Magnesium and cardiovascular disease. Adv Chronic Kidney Dis. 2018;25(3):251-60.
11. Leenders NHJ, Vervloet MG. Magnesium: A magic bullet for cardiovascular disease in chronic kidney disease? Nutrients. 2019;11(2).
12. Kolte D, Vijayaraghavan K, Khera S, Sica DA, Frishman WH. Role of magnesium in cardiovascular diseases. Cardiol Rev. 2014;22(4):182-92.
13. Nielsen FH. Magnesium deficiency and increased inflammation: current perspectives. J Inflamm Res. 2018;11:25-34.
14. Laurant P, Touyz RM. Physiological and pathophysiological role of magnesium in the cardiovascular system: Implications in hypertension. J Hypertens. 2000;18(9):1177-91.

15. Northcott CA, Watts SW. Low [Mg2+]e enhances arterial spontaneous tone via phosphatidylinositol 3-kinase in DOCA-salt hypertension. Hypertension. 2004; 43(1):125-9.
16. Touyz RM, Pu Q, He G, Chen X, Yao G, Neves MF, et al. Effects of low dietary magnesium intake on development of hypertension in stroke-prone spontaneously hypertensive rats: role of reactive oxygen species. J Hypertens. 2002;20(11):2221-32.
17. Resnick LM, Laragh JH, Sealey JE, Alderman MH. Divalent cations in essential hypertension. Relations between serum ionized calcium, magnesium, and plasma renin activity. N Engl J Med. 1983;309(15):888-91.
18. Hatzistavri LS, Sarafidis PA, Georgianos PI, Tziolas IM, Aroditis CP, Zebekakis PE, et al. Oral magnesium supplementation reduces ambulatory blood pressure in patients with mild hypertension. Am J Hypertens. 2009;22(10):1070-5.
19. Khan AM, Sullivan L, McCabe E, Levy D, Vasan RS, Wang TJ. Lack of association between serum magnesium and the risks of hypertension and cardiovascular disease. Am Heart J. 2010;160(4):715-20.
20. Junior RF, da Silva VJD, Salgado HC. Modelos de hipertensão arterial. Rev Bras Hipertens [Internet]. 2001; 8:[19-29 pp.].
21. Touyz RM, Milne FJ. Magnesium supplementation attenuates, but does not prevent, development of hypertension in spontaneously hypertensive rats. Am J Hypertens. 1999;12(8 Pt 1):757-65.
22. Araujo MC, Bezerra IN, Barbosa FS, Junger WL, Yokoo EM, Pereira RA, et al. Consumo de macronutrientes e ingestão inadequada de micronutrientes em adultos. Rev Saúde Pública. 2013;47(1 Supl):177S-89S.
23. Fisberg RM, Marchioni DML, de Castro MA, Verly Junior E, Araújo MC, Bezerra IN, et al. Ingestão inadequada de nutrientes na população de idosos do Brasil: Inquérito Nacional de Alimentação 2008-2009. Rev Saúde Pública. 2013;47(1 Supl):222S-30S.
24. Gröber U, Werner T, Vormann J, Kisters K. Myth or reality-Transdermal magnesium? Nutrients. 2017;9(8).
25. Institute of Medicine (US) Standing Committee on the Scientific Evaluation of Dietary Reference Intakes. Dietary reference intakes for calcium, phosphorus, magnesium, vitamin d, and fluoride. Washington (DC): National Academies Press (US), 1997.
26. Dickinson HO, Nicolson DJ, Campbell F, Cook JV, Beyer FR, Ford GA, et al. Magnesium supplementation for the management of essential hypertension in adults. Cochrane Database Syst Rev. 2006;(3):CD004640.
27. Zhang X, Li Y, Del Gobbo LC, Rosanoff A, Wang J, Zhang W, et al. Effects of magnesium supplementation on blood pressure: A meta-analysis of randomized double-blind placebo-controlled trials. Hypertension. 2016;68(2):324-33.
28. Cunha AR, D'El-Rei J, Medeiros F, Umbelino B, Oigman W, Touyz RM, et al. Oral magnesium supplementation improves endothelial function and attenuates subclinical atherosclerosis in thiazide-treated hypertensive women. J Hypertens. 2017;35(1):89-97.
29. Joris PJ, Plat J, Bakker SJ, Mensink RP. Effects of long-term magnesium supplementation on endothelial function and cardiometabolic risk markers: A randomized controlled trial in overweight/obese adults. Sci Rep. 2017;7(1):106.
30. Darooghegi Mofrad M, Djafarian K, Mozaffari H, Shab-Bidar S. Effect of magnesium supplementation on endothelial function: A systematic review and meta-analysis of randomized controlled trials. Atherosclerosis. 2018;273:98-105.
31. Marques BCAA, Klein MRST, da Cunha MR, de Souza Mattos S, de Paula Nogueira L, de Paula T, et al. Effects of oral magnesium supplementation on vascular function: A systematic review and meta-analysis of randomized controlled trials. High Blood Press Cardiovasc Prev. 2020;27(1):19-28.
32. Salaminia S, Sayehmiri F, Angha P, Sayehmiri K, Motedayen M. Evaluating the effect of magnesium supplementation and cardiac arrhythmias after acute coronary syndrome: a systematic review and meta-analysis. BMC Cardiovasc Disord. 2018;18(1):129.

PARTE

VI

Novas Ferramentas na Compreensão e Tratamento das Doenças Cardiovasculares

CAPÍTULO 28

Nathália Teixeira Cruvinel
Maria Aderuza Horst

Genômica Nutricional

▶ INTRODUÇÃO

A conclusão do projeto genoma humano em 2003 é considerada um marco para humanidade e um divisor de eras. Na era pós-genoma, com a revolução das ciências *ômicas* (genômica, epigenômica, transcriptômica, proteômica, metabolômica, lipidômica, metagenômica, entre outras), o conceito de Medicina de Precisão emerge com a possibilidade de direcionar tratamentos específicos de acordo com informações individualizadas, que incluem a análise dos dados genéticos. Em uma revisão de 2003, sobre uma possível revolução na área da Nutrição, Michael Muller e Sander Kersten previram que *"....se aplicada com sabedoria, a nutrigenômica promoverá uma maior compreensão de como a nutrição influencia as vias metabólicas e o controle homeostático do corpo humano, como essa regulação é perturbada na fase inicial de uma doença relacionada à alimentação e em que medida os genótipos individuais contribuem para tais doenças"*.[1] Nesse contexto, a Genômica Nutricional é uma abordagem de estudos com o intuito de estabelecer estratégias nutricionais personalizadas para reduzir o risco, tratar ou controlar doenças crônicas não transmissíveis de origem multifatorial e poligênicas de forma mais eficaz.[2]

A Genômica Nutricional pode ser didaticamente subdividida em três subdisciplinas: Nutrigenética, Nutrigenômica e Epigenômica Nutricional. A Nutrigenética estuda a influência de variações genéticas em respostas fenotípicas às intervenções nutricionais ou a comportamento alimentar. A Nutrigenômica investiga os efeitos dos nutrientes e compostos bioativos dos alimentos (CBA) na expressão gênica. A Epigenômica Nutricional é dedicada ao entendimento das interações entre a alimentação e os mecanismos epigenéticos que regulam a expressão gênica.[3]

Diretrizes nutricionais gerais são normalmente baseadas em médias populacionais. No entanto, é cada vez mais evidente que recomendações nutricionais universais não servem para todos, o que é exemplificado pela eficácia variável de ensaios de intervenção no estilo de vida rigidamente controlados. A partir de resultados de estudos com abordagens mais tecnológicas, viabilizadas pelos avanços em técnicas de biologia molecular, bioinformática e bioestatística, é possível sonhar com a nutrição de precisão. Pesquisadores sugerem que será possível determinar estratégias nutricionais baseadas também em resultados de exames genéticos e de informações moleculares, com recomendações individuais e específicas para cada indivíduo e de acordo com o seu momento metabólico.[4] Existem desafios a serem enfrentados com a evolução científica e tecnológica na nutrição de precisão, como a capacitação de profissionais para a interpretação correta de exames (genéticos e bioquímicos) e prescrição nutricional. Também é necessário o estabelecimento de biomarcadores, o desenvolvimento de políticas públicas para democratizar o direito de acesso à informação genética, bem como a elaboração de diretrizes éticas (**Figura 28.1**).[5]

Dentre as abordagens de estudos de Genômica Nutricional, as doenças cardiovasculares (DCV) tem destaque pois sua fisiopatologia é multifatorial, incluindo influências genéticas e ambientais. Os fatores de risco são considerados modificáveis como as escolhas alimentares e o sedentarismo, ou não modificáveis como sexo, idade e variações genéticas. A combinação e interação desses fatores pode favorecer o aparecimento de alterações metabólicas que aumentam o risco do desenvolvimento de DCV.[6]

▶ NUTRIGENÉTICA E DOENÇAS CARDIOVASCULARES

As variações genéticas mais frequentes no genoma e estudadas são os chamados polimorfismos de nucleotídeo único ou SNPs (do inglês *single nucleotide polymorphims*), registrados em um banco de dados público com um número de identificação chamado "rs".[7] O propósito dos estudos de nutrigenética é o de criar recomendações personalizadas de acordo com o genótipo e que possam minimizar o risco do desenvolvimento de doenças. Especificamente com relação às DCV, estudos de associação ampla do genoma ou GWAS (do inglês *Genome Wide Association Studies*) identificaram centenas de

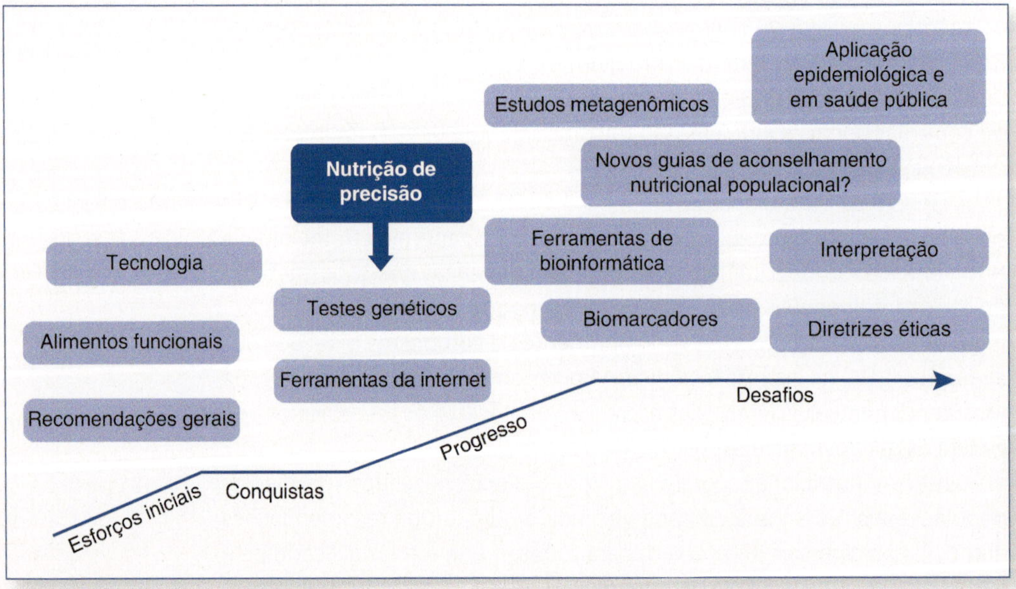

Figura 28.1. Nutrição de precisão: esforços, conquistas, avanços e desafios futuros. Adaptada de Ferguson e cols.[5]

SNPs que contribuem para o surgimento de alterações metabólicas que influenciam o risco de desenvolvimento de DCV.[8]

As diferenças na suscetibilidade ao desenvolvimento de DCV com base em genótipos, etnias e fatores ambientais há muito intrigam a ciência. Nesse sentido, há interesse exponencial no papel de variações genéticas em resposta à nutrição e um reconhecimento crescente de que a interação entre genes e alimentação tem um impacto importante nas alterações metabólicas. Assim, compreender os mecanismos moleculares subjacentes às DCV e aplicar esse conhecimento são ações chave para o manejo das DCV. A obesidade, a tríade diabetes tipo 2/ resistência à insulina/intolerância à glicose, a hipertensão arterial e as dislipidemias representam os quatro fatores de risco modificáveis de DCV em que houve considerável progresso relacionado à genômica nutricional.[9]

Nutrigenética e Obesidade

A obesidade, especialmente a abdominal, é um fator de risco chave para DCV e influenciada por fatores genéticos e ambientais. Estudos de GWAS identificaram mais de 500 *loci* genéticos associados à adiposidade. Os principais genes implicados na obesidade e fenótipos relacionados são o gene associado à massa gorda e à obesidade (FTO, do inglês *fat mass and obesity-associated*), receptor de melanocortina 4 (MC4R, do inglês *melanocortin 4 receptor*), receptor gama ativado por proliferador de peroxissoma (PPARɣ, do inglês *peroxisome proliferator-activated receptor* γ), proteína transmembrana 18 (TMEM18, do inglês *transmembrane protein 18*), fator neurotrófico derivado do cérebro (BDNF, do inglês *brain-derived neurotrophic factor*), pró-opiomelanocortina (POMC, do inglês *pro-opiomelanocortin*), regulador de crescimento neuronal1 (NEGR1, do inglês *neuronal growth regulator 1*), pró-proteína convertase subtilisina/kexina tipo 1 (PCSK1, do inglês *proprotein convertase subtilisin/kexin type 1*), adaptador SH2B da proteína1 (SH2B1, do inglês *SH2B adaptor protein 1*), receptor de leptina (LEPR, do inglês *leptin receptor*) e receptor neurotrófico tirosina quinase 2 (NTRK2, do inglês *neurotrophic receptor tyrosine kinase 2*). Dentre estes, o gene FTO é o de maior destaque com forte e consistente associação à obesidade em todas as faixas etárias, sexo e etnias.[10]

As variantes genéticas mais bem caracterizadas conhecidas por interagirem com os nutrientes da dieta e influenciar o risco de obesidade foram identificadas em estudos de nutrigenética por meio de abordagens de genes candidatos. Polimorfismos nos genes FTO, BDNF, APOA2 e APOA5 (que codificam as apolipoproteína A2 e A5), PPARγ, NEGR1, TMEM18 e LEPR foram extensivamente estudados com respeito à sua interação com a dieta. Aproximadamente 26.000 indivíduos recrutados na coorte *Malmö Diet and Cancer Study* na Suécia foram submetidos a genotipagem. Calculou-se um escore de risco genético ou GRS (do inglês, *genetic risk score*) para 13 SNPs. A maior pontuação do GRS associou-se à menor ingestão de energia total e à maior ingestão de fibras. Não foram observadas interações significativas entre o GRS, a ingestão alimentar e o índice de massa corporal (IMC). Na avaliação dos SNPs individuais, o alelo de risco para obesidade do rs2815752 em NEGR1 associou-se significativamente à menor ingestão de gordura, mas com maior ingestão de carboidratos e fibras e o rs4923461 em BDNF mostrou interação com a ingestão de proteínas na determinação do IMC. Em conclusão, o estudo sugere que o número de alelos de risco, bem como alguns dos *loci* individuais relacionados à obesidade, podem ter um papel na regulação da ingestão de alimentos e do balanço energético.[11]

Da mesma forma, a associação entre o alelo de risco para obesidade do rs9939609 no FTO e IMC foi mais forte em indivíduos com alta ingestão de gordura quando comparados com aqueles com baixa ingestão.[12] Tais resultados foram replicados em três coortes de norte-americanos compreendendo mais de 9.000 mulheres do estudo *Nurses' Health*, 6.000 homens do estudo *Health Professionals Follow-up* e 21.000 mulheres do estudo *Women's Genome Health*.[13]

Nutrigenética e Diabetes Mellitus tipo 2

Estudos de interação gene-nutriente identificaram interações entre padrões dietéticos ocidentais e variantes nos genes PPARɣ, TCF7L2 e FTO e o risco do desenvolvimento de DM2. O rs1801282 (Pro12Ala) em PPARɣ foi positivamente associado à sensibilidade à insulina. Indivíduos carreadores do genótipo Pro/Pro foram mais responsivos ao aumento da ingestão de ácidos graxos poli-insaturados (PUFA) do que aqueles com os genótipos Pro/Ala ou Ala/Ala14.

Há, também, associação entre o SNP rs116454156 (Arg270His) no gene FFAR4. A codificação da histidina resulta em perda de função da proteína por ele codificada, o receptor acoplado à proteína G 120 (GPR120), e consequentemente aumenta o risco de DM2. Tal risco é exacerbado com maior ingestão de gordura.[15] Da mesma forma, o rs12573128 em TCF7L2 apresenta interação com a ingestão de gordura e sensibilidade à insulina.[16]

Nutrigenética e Hipertensão Arterial

Sabe-se que para indivíduos com idades entre 40 e 69 anos, a cada aumento de 20mmHg na pressão arterial sistólica e 10mmHg na pressão arterial diastólica duplica o risco de DCV.[17] A enzima conversora de angiotensina (ECA) é a enzima chave no controle da pressão arterial e polimorfismos no gene da ECA têm sido implicados no risco de hipertensão e DCV. Em estudo de gêmeos (NUGAT, do inglês *NUtriGenomic Analysis in Twins*), o genótipo GG do rs4343 no gene da ECA associou-se a maior risco de hipertensão arterial e DCV em indivíduos sob dieta rica em gordura saturada.[18]

A relação entre o consumo de sódio com hipertensão arterial é bem estabelecida, mas a influência da genética ainda precisa ser mais bem elucidada. O estudo da Rede de Epidemiologia Genética de Sensibilidade ao Sal (*GenSalt*, do inglês *Genetic Epidemiology Network of Salt Sensitivity*) foi concebido para se compreender a base genética da sensibilidade ao sódio em aproximadamente 2.000 indivíduos chineses. Para tanto, os voluntários receberam dieta pobre em sódio por sete dias seguida por uma dieta rica em sódio também por sete dias. Este estudo revelou que a pressão arterial em indivíduos sensíveis ao sódio está associada a três polimorfismos no gene SCNN1A (do inglês *sodium channel epithelial 1 subunit alpha*). Carreadores do alelo A (AC ou AA) do rs4764586 apresentaram maior chance de sensibilidade ao sal, enquanto os carreadores do alelo G (GA ou GG) do rs11614164 e do alelo T (TC ou TT) do rs3741914 têm menores chances de apresentar sensibilidade ao sódio.[19]

Nutrigenética e Dislipidemias

As dislipidemias, caracterizadas por concentrações sanguíneas elevadas de triglicérides e de LDL-colesterol e baixos níveis de HDL-colesterol aumentam o risco de DCV. Com relação aos aspectos genéticos das dislipidemias, variações em genes que codificam para proteínas relacionadas ao metabolismo lipídico, características das dislipidemias poligênicas, são objeto de estudos de nutrigenética. Pode ser difícil diferenciar clinicamente a hipercolesterolemia poligênica da hipercolesterolemia familiar (HF). A presença de mutações em qualquer um dos três genes LDLR (do inglês *low density lipoprotein receptor*), APOB (do inglês *apolipoprotein B*) ou PCSK9 (do inglês *proprotein convertase subtilisin/kexin type 9*) pode levar à HF. Tal condição geralmente tem início em idades precoces, sendo mais grave do que as formas comuns de dislipidemia e há necessidade de tratamento medicamentoso. Por essa razão, o principal foco desse capítulo são as dislipidemias poligênicas, em que há mais evidências para tratamento e intervenção nutricional.

Polimorfismos em genes associados ao metabolismo de ácidos graxos interagem com a ingestão de lipídios e influenciam as concentrações de lipídios circulantes. Em um estudo no qual 208 participantes receberam suplementação de óleo de peixe por 6 semanas, as concentrações de triacilgliceróis no plasma diminuíram em indivíduos com genótipos CT ou TT para o SNP rs11185660 no gene RXRA (do inglês *retinoid X receptor alpha*) em comparação com os indivíduos com genótipo CC. O mesmo estudo também identificou um aumento significativo na expressão do gene carnitina palmitoil transferase 1 A (CPT1A) após a ingestão de óleo de peixe.[20]

Apolipoproteína E (apoE), uma glicoproteína circulante de 34kDa de 299 aminoácidos, predominantemente sintetizada no fígado, associa-se a lipoproteínas ricas em triacilgliceróis para mediar a depuração de seus remanescentes. É um regulador chave do metabolismo do colesterol e dos lipídios. O gene APOE apresenta polimorfismos importantes, dentre os quais dois merecem destaque: o rs429358 e o rs7412. A combinação dos alelos resulta em 3 possibilidades de proteínas E2, E3 e E4, e resultam em seis possibilidades de genótipos: ε2/ε2, ε2/ε3, ε2/ε4, ε3/ε3, ε3/ε4 e ε4/ε4 (21). Metanálise baseada em 30 estudos identificou que genótipos APOE ε3/ε4 e ε4/ε4 foram associados respectivamente com 22% e 45% de aumento no risco de doença arterial coronariana. Por outro lado, na análise dos subgrupos por etnia, indivíduos caucasianos carreadores do ε2 apresentaram risco reduzidos de desenvolver a doença.[22]

A alimentação, e em particular a qualidade e a quantidade de ácidos graxos na dieta, influencia a concentração de lipídios do plasma. O genótipo da apoE também vem sendo estudado como modulador do efeito da ingestão de lipídios no perfil lipídico individual. Os indivíduos carreadores do alelo ε4 parecem ser mais responsivos a modificações no consumo de lipídios totais, de colesterol, de óleo de peixe e de álcool. Além disso, a variabilidade na resposta ao consumo de dieta rica em carboidratos também vem sendo estudada.[23]

Diante da relação entre o genótipo da APOE e o risco cardiovascular, pesquisadores criaram o estudo *FOOD4ME*, no qual foram avaliados 1.607 participantes genotipados para APOE (rs429358 e rs7412) e com análise das concentrações plasmáticas de colesterol total pré-intervenção e em resposta a seis meses de orientações nutricionais "padrão" ou personalizadas a partir do genótipo. Os carreadores do alelo APOE ε4 apresentavam maior concentração de colesterol total que os não-APOE ε4. A intervenção personalizada foi mais eficaz na redução do consumo de ácidos graxos saturados do que o conselho nutricional padrão tanto em carreadores do alelo APOE ε4 quanto em não carreadores ε4.[21]

Em uma metanálise de GWAS foi identificada a associação de polimorfismos no gene CETP (do inglês *cholesteryl ester transfer protein*) com as concentrações plasmáticas de lipídios e com o risco de DCV. Os autores destacaram que o rs9989419 foi o SNP que representou associação mais forte em todas as populações avaliadas.[24] Contudo, no contexto de nutrigenética os polimorfismos rs708272 (também descrito como TaqIB) e o rs5882 (troca de uma isoleucina por uma valina na posição 405 – Ile405Val) merecem destaque.

Em uma revisão sistemática, os autores resumiram os achados de estudos de intervenção concluindo que com relação ao polimorfismo rs708272, os carreadores do genótipo GG tiveram concentrações de HDL-colesterol mais baixas e foram mais responsivos às intervenções nutricionais do que outros genótipos (GA e AA). Quanto ao SNP rs5882, os estudos relataram resultados inconsistentes, não permitindo uma conclusão definitiva quanto à sua relevância clínica. Já com relação à estudos observacionais, o resultado mais interessante foi que em indivíduos homozigotos para o genótipo CC do rs708272, o consumo moderado de álcool (0,1 a 14,9g/dia) foi associado à diminuição do risco de DCV, enquanto para indivíduos com alto consumo de álcool (>14,9g/dia) houve aumento do risco de DCV em comparação com não bebedores.[25]

Nutrigenética e Hiper-homocisteinemia

Outro fator independente de risco para o desenvolvimento das DCV é a hiper-homocisteinemia. A regulação do metabolismo da homocisteína é dependente do estado nutricional, especialmente de vitaminas do complexo B, das concentrações sanguíneas de metionina e variações genéticas em genes que codificam proteínas importantes para o ciclo do carbono (vias de transferência de grupamentos CH_3 entre moléculas biológicas).[26] Nesse contexto, polimorfismos no gene codificador da enzima MTHFR (do inglês *methylenetetrahydrofolate reductase*), que catalisa a redução de 5,10-tetraidrofolato de metileno (THF) para 5-metiltetraidrofolato, são frequentemente investigados em estudos de nutrigenética. O rs1801133 é o SNP mais estudado (C677T, troca de uma citosina por timina na base 677) ocasionando a substituição de valina por alanina no aminoácido 222. Tal variação resulta em uma enzima mais termolábil com consequente aumento na concentração plasmática de homocisteína e elevação do risco cardiovascular.[27] A associação entre o rs1801133 e risco cardiovascular parece ocorrer ainda em idades precoces. Em estudo com 115 adolescentes, foi possível observar que os carreadores do alelo T apresentaram menores concentrações plasmáticas de vitamina B_6 e maiores concentrações plasmáticas de LDL-oxidada.[28]

Outra abordagem da Genômica Nutricional avalia a influência da alimentação na expressão gênica e o impacto no desenvolvimento de doenças.

▶ NUTRIGENÔMICA E DOENÇAS CARDIOVASCULARES

Com a evolução dos métodos de avaliação da expressão de genes, proteínas e metabólitos a pesquisa no campo da nutrição passou também a englobar, além de epidemiologia e fisiologia, aspectos de biologia molecular e de genética. Nesse contexto, como já brevemente mencionado na abertura deste Capítulo, nutrigenômica é o termo utilizado para descrever o estudo dos efeitos de padrões dietéticos, dos nutrientes e dos compostos bioativos dos alimentos (CBA) na expressão gênica e, em última instância, nas mudanças fenotípicas e suas consequências na relação saúde e doença. Os estudos de nutrigenômica ampliam o conhecimento de como a alimentação exerce influência em diferentes vias metabólicas e no controle da homeostase e como ela pode ser utilizada na redução do risco do desenvolvimento das DCV.[4]

A modulação da expressão gênica pode ocorrer de forma direta ou indireta. No mecanismo direto, o nutriente ou CBA atua como elemento regulatório de proteínas ou de fatores de transcrição com ação direta em receptores nucleares. Os receptores nucleares são uma classe de proteínas que, quando ativadas por moléculas como nutrientes, CBAs ou hormônios, se ligam diretamente ao DNA para regular a expressão gênica. Já no mecanismo indireto, os nutrientes ou CBAs ativam uma cascata de sinalização que levará à translocação de um fator de transcrição do citoplasma para o núcleo celular para modular a expressão gênica.

Um ótimo exemplo da contribuição da nutrigenômica para redução do risco de DCV é a elucidação dos mecanismos de ação promovidos pela dieta Mediterrânea (ver Capítulo 19), em especial pelo azeite de oliva extravirgem. O padrão de dieta Mediterrânea é caracterizado por um modelo nutricional que consiste principalmente em um alto consumo de azeite de oliva extravirgem, hortaliças, frutas, cereais, nozes e leguminosas, ingestão moderada de proteínas de peixes, carnes e laticínios junto com moderado consumo de vinho tinto e baixa ingestão de ovos e doces. Além disso, diferentemente de outros padrões dietéticos, a dieta Mediterrânea representa uma rede de tradições e conhecimentos e por isso pode ser considerada um estilo de vida, e não apenas um conjunto de alimentos isolados. Em uma subpopulação do estudo *EUROLIVE*, o consumo de azeite com alto teor de polifenois (366mg/kg) durante três semanas por indivíduos saudáveis reduziu a oxidação sistêmica de LDL-colesterol e os níveis de proteína 1 quimioatraente de monócitos (MCP1), bem como a expressão de genes pró-aterogênicos em células mononucleares do sangue periférico. Os principais genes regulados foram o ligante CD40 (CD40L), interleucina 23-α (IL23A), receptor β-2 adrenérgico (ADRB2), receptor 1 de LDL oxidada (*lectina-like*) (OLR1) e receptor de interleucina 8-α (IL8RA).[29]

Um número crescente de dados epidemiológicos atribuiu propriedades cardioprotetoras a peixes e ao óleo de peixe rico em ácidos graxos poli-insaturados (PUFA) da série ômega-3, em particular ácido eicosapentaenóico (EPA) e ácido docosahexaenóico (DHA) (ver Capítulo 2). A cardioproteção conferida por PUFA pode ser atribuída a diferentes mecanismos, incluindo regulação do metabolismo lipídico e da pressão arterial, estabilização de placas ateroscleróticas, ações antiarrítmicas e anti-inflamatórias. Em estudos de nutrigenômica, descobriu-se uma ampla gama de alvos moleculares relacionados a tais efeitos benéficos. Os EPA e o DHA estimulam a redução da expressão de múltiplas citocinas inflamatórias, de quimiocinas e de moléculas de adesão em macrófagos e em células endoteliais, além de melhorar o potencial fagocítico de macrófagos e a eliminação de células apoptóticas. Também atuam na regulação do acúmulo de lipídios modificados, efetivamente travando a progressão da aterosclerose. Como parte de seus mecanismos de ação, os PUFAS da série ômega-3 exercem suas ações potentes por meio da ativação de receptores acoplados à proteína G, como por exemplo o GPR12030.

A vitamina D é outro nutriente que contribui para mecanismos cardioprotetores, em parte por auxiliar na regulação das concentrações de espécies reativas de oxigênio (EROs) e de cálcio, componentes que atuam na sinalização celular e que estão alterados na hipertensão arterial e em doenças cardiovasculares (ver Capítulo 24). Seu papel na manutenção da estabilidade fenotípica dessas vias de sinalização depende da capacidade da vitamina D de se ligar ao seu receptor nuclear VDR e de modular a expressão das proteínas *Kloto* e do fator de transcrição Nrf2 (*NF-E2-related factor 2*), que por sua vez induz a expressão de enzimas antioxidantes. Um declínio na rede regulatória da vitamina D/Kloto/Nrf2 pode acelerar o processo de envelhecimento, algo bem ilustrado pelo declínio cognitivo relacionado à idade, que pode ser revertido com a suplementação adequada de vitamina D.[31] A modulação da expressão gênica pela vitamina D também envolve mecanismo epigenéticos, os quais serão discutidos no próximo tópico.

▶ EPIGENÔMICA NUTRICIONAL E DOENÇAS CARDIOVASCULARES

Apesar dos avanços consideráveis no sequenciamento do genoma humano, a compreensão das variantes genéticas no DNA é insuficiente para prever com alto grau de certeza o risco do desenvolvimento de doenças poligênicas. Isso pode ser explicado pela existência de outros elementos reguladores mais dinâmicos que compõem o epigenoma e que também regulam a expressão das sequências de DNA.

O termo epigenética é utilizado para designar alterações reversíveis, porém herdáveis que ocorrem "além" da sequência de nucleotídeos do DNA e que controlam a expressão gênica, proporcionando uma conexão entre genética, doenças e meio ambiente. Os três eventos epigenéticos bem descritos na literatura são a metilação do DNA, a atividade de pequenos RNAs não codificantes (microRNA) e as modificações pós-transcricionais em histonas. Nesse sentido, é fundamental estudar o genoma e o epigenoma em conjunto para melhor compreender as bases moleculares dos fenótipos de risco para DCV.

Ao contrário dos SNPs, as marcas epigenéticas podem ser modificadas de acordo com o ambiente ou com o passar da idade; a compreensão dos fatores envolvidos em tais modificações é fundamental para estratégias mais eficazes de prevenção ou tratamento de DCV.[32]

O padrão de metilação do DNA determina a expressão gênica. A hipermetilação está associada com o silenciamento gênico enquanto a desmetilação, com o aumento da expressão de genes. Este tipo de modificação epigenética do DNA envolve a adição enzimática de um grupo metil ao carbono 5 da base nitrogenada citosina seguida de guanina (CpG) mediada por DNA metiltransferases, as quais transferem radicais CH_3 (metil) de moléculas doadoras como a S-adenosil metionina (SAM) para o DNA. Nutrientes ou CBA que influenciem as concentrações de SAM e SAH (S-adenosil-homocisteína) podem modular as reações de metilação.[32]

A dieta pode produzir alterações no epigenoma por meio da oferta de alguns nutrientes que são doadores de radicais metil, como a metionina, as vitaminas do complexo B (em especial folato e vitamina B_{12}) e colina. O primeiro impacto dos nutrientes e de seu eventual desequilíbrio ocorre desde o período pré-natal. Tanto o excesso quanto a deficiência de alguns componentes da dieta podem induzir alterações epigenéticas resultando em traços herdáveis que influenciam o fenótipo e o risco cardiovascular. A este respeito, alguns estudos já demonstraram uma associação significativa entre deficiência nutricional materna e perturbação epigenética levando a um maior risco cardiovascular e um risco aumentado de doenças crônicas na prole.[33,34] A programação fetal e a exposição a um padrão alimentar específico parecem, portanto, modular os processos epigenômicos.

Análises de associação do epigenoma com a qualidade da dieta e o padrão de metilação de DNA de leucócitos em mais de 400.000 CpGs em cinco coortes populacionais, incluindo 6.662 indivíduos de ancestralidade europeia, 2.702 africanos e 360 participantes de ascendência hispânica, revelaram resultados interessantes. Os resultados foram mais significativos para ancestralidade europeia, na qual a qualidade da dieta habitual foi associada a níveis diferenciais de metilação do DNA de leucócitos periféricos em 30 CpGs, e também foram associados a todas as causas de mortalidade, o que pode refletir a importância das mudanças epigenéticas induzidas pela dieta na saúde. A análise identificou oito associações supostamente causais para seis CpGs com quatro fatores de risco cardiovascular: índice de massa corporal, triacilgliceróis, concentrações de HDL-colesterol e DM2. Esses achados demonstram que a análise genômica integrativa das informações dietéticas pode revelar alvos moleculares para prevenção e tratamento de doenças e podem ser étnico-específicos.[35]

Evidências sugerem que a alimentação pode influenciar o risco do desenvolvimento de doenças por meio da modulação da expressão de miRNA (36). Estes são pequenos RNA endógenos, de 18 a 25 nucleotídeos, que regulam a expressão de genes por meio da repressão de sua tradução, representando importante classe de moléculas reguladoras dos processos celulares. O miR-9-5p, por exemplo, foi descrito como um regulador direto do ABCA1 (*ATP binding cassette subfamily a member 1*) em células de pacientes com síndrome metabólica, revelando assim um novo mecanismo e um potencial alvo de intervenção para a regulação do efluxo de colesterol, capaz de reduzir o risco cardiometabólico.[37]

Entre os nutrientes que podem modular a expressão de microRNAs, destaca-se a vitamina D. Um estudo de associação investigou a relação da expressão de miR-21 e a vitamina D na doença aterosclerótica em pacientes submetidos à cirurgia de revascularização do miocárdio. Os pacientes com deficiência de vitamina D tiveram maior expressão de miR-21 em comparação com pacientes sem deficiência mostrando que a hipovitaminose D pode influenciar a expressão de miR-21 e favorecer a aterosclerose.[38]

Já as modificações pós-transcricionais de histonas exercem papel fundamental na compactação da cromatina. A estrutura das histonas é composta por um domínio C-terminal globular e uma cauda N-terminal que pode sofrer uma variedade de modificações covalentes pós-traducionais incluindo metilação, acetilação, ubiquitinação, sumoilação e fosforilação de resíduos específicos. Estas modificações armazenam a memória epigenética no interior das células sob a forma de um "código de histonas", atuando por meio de alterações na acessibilidade da cromatina ou por meio do recrutamento e/ou bloqueio de proteínas efetoras, responsáveis pela decodificação da mensagem contida no "código de histonas"(39). Existem enzimas modificadoras de histonas que atuam removendo ou adicionando grupos acetil e metil em proteínas histonas. As histonas acetiltransferases (HAT) e as histonas metiltransferases (HMT) adicionam os grupos acetil e metil, respectivamente enquanto as enzimas HADC e HDM removem os grupos acetil e metil.[32] Alguns nutrientes podem inibir as HADC, como sulforafanos, quercetina, ácido butírico, biotina, vitamina E e metabólitos do ácido alfa-lipoico;[40] tal ação pode ser um dos mecanismos moleculares de ação cardioprotetora de diversos CBAs.

▶ CONSIDERAÇÕES FINAIS

A nutrição de precisão é um caminho promissor para elaboração de recomendação nutricional personalizada para redução do risco e tratamento de dislipidemias e DCV. Os genes relacionados ao metabolismo lipídico vêm sendo amplamente explorados na última década, ainda que restem lacunas no conhecimento sobre as complexas relações gene-nutriente-ambiente. Mais ainda, há que se capacitar os profissionais da saúde na correta utilização dos testes genéticos para uma nutrição de precisão. Uma vez que genes, dieta e suas interações podem ter um efeito significativo no risco de doenças, traduzir essa ciência para a prática é crucial para a prevenção e gerenciamento de doenças.[41]

No entanto, questões-chave permanecem, como se já temos evidências científicas suficientes para implicar genes, nutrientes e suas interações como fatores contribuintes significativos para o risco de DCV. Outro ponto para discussão é como essas informações serão divulgadas para pacientes ou o público em geral, diante do provável restrito acesso à Medicina de Precisão.[42]

A personalização da dieta a partir de um conjunto de informações, que incluem a análise molecular de amostras biológicas com o sequenciamento do DNA e o nível de expressão de genes e de miRNAs, pode promover a saúde e o bem-estar da população. Tal abordagem individualizada é possível em teoria, mas praticamente ainda inatingível. A complexidade das interações genoma-genoma e genoma-ambiente, a complexidade das doenças metabólicas, bem como a variação genética em toda a população são questões que representam desafios significativos em relação à aplicação dos resultados das pesquisas da Genômica Nutricional. Não há dúvidas do longo caminho a ser percorrido, mas, para tanto, é necessário que os profissionais da área da saúde se apropriem dos conhecimentos de Genômica, Genética, Biologia

Molecular e da Medicina/Nutrição translacional a fim de a Medicina e Nutrição de Precisão possam ser corretamente aplicadas.

Referências

1. Müller M, Kersten S. Nutrigenomics: goals and strategies. Nature Reviews Genetics. 2003 Apr;4(4):315-22.
2. Corella D, Ordovas JM. The role of omics in precision nutrition: strengths and weaknesses. Nutricion hospitalaria. 2018 Jun;35(Spec No4):10-8.
3. Mathers JC. Nutrigenomics in the modern era. Proceedings of the Nutrition Society. 2017 Aug;76(3):265-75.
4. Berry SE, Valdes AM, Drew DA, Asnicar F, Mazidi M, Wolf J, Capdevila J, Hadjigeorgiou G, Davies R, Al Khatib H, Bonnett C. Human postprandial responses to food and potential for precision nutrition. Nature Medicine. 2020 Jun 11:1-0.
5. Ferguson LR, De Caterina R, Görman U, Allayee H, Kohlmeier M, Prasad C, Choi MS, Curi R, De Luis DA, Gil Á, Kang JX. Guide and position of the international society of nutrigenetics/nutrigenomics on personalised nutrition: part 1-fields of precision nutrition. Lifestyle Genomics. 2016;9(1):12-27.
6. Ma Y, Ordovas JM. The integration of epigenetics and genetics in nutrition research for CVD risk factors. Proceedings of the Nutrition Society. 2017 Aug;76(3):333-46.
7. Centro Nacional de informações sobre biotecnologia NCBI [citaded 2020 Nov 20] available from: https://www.ncbi.nlm.nih.gov/snp/
8. Paththinige CS, Sirisena ND, Dissanayake VH. Genetic determinants of inherited susceptibility to hypercholesterolemia–a comprehensive literature review. Lipids in health and disease. 2017 Dec 1;16(1):103.
9. Voruganti VS. Nutritional genomics of cardiovascular disease. Current genetic medicine reports. 2018 Jun 1;6(2): 98-106.
10. Loos RJ. The genetics of adiposity. Current opinion in genetics & development. 2018 Jun 1;50:86-95.
11. Rukh G, Sonestedt E, Melander O, Hedblad B, Wirfält E, Ericson U, Orho-Melander M. Genetic susceptibility to obesity and diet intakes: association and interaction analyses in the Malmö Diet and Cancer Study. Genes & nutrition. 2013 Nov 1;8(6):535-47.
12. Phillips CM, Kesse-Guyot E, McManus R, Hercberg S, Lairon D, Planells R, Roche HM. High dietary saturated fat intake accentuates obesity risk associated with the fat mass and obesity–associated gene in adults. The Journal of nutrition. 2012 May 1;142(5):824-31.
13. Qi Q, Chu AY, Kang JH, Huang J, Rose LM, Jensen MK, Liang L, Curhan GC, Pasquale LR, Wiggs JL, De Vivo I. Fried food consumption, genetic risk, and body mass index: gene-diet interaction analysis in three US cohort studies. Bmj. 2014 Mar 19;348:g1610.
14. Lamri A, Abi Khalil C, Jaziri R, Velho G, Lantieri O, Froguel P, Balkau B, Marre M, Fumeron F. Dietary fat intake and polymorphisms at the PPARG locus modulate BMI and type 2 diabetes risk in the DESIR prospective study. International journal of obesity. 2012 Feb;36(2): 218-24.
15. Lamri A, Bonnefond A, Meyre D, Balkau B, Roussel R, Marre M, Froguel P, Fumeron F, DESIR Study Group. Interaction between GPR120 p. R270H loss-of-function variant and dietary fat intake on incident type 2 diabetes risk in the DESIR study. Nutrition, Metabolism and Cardiovascular Diseases. 2016 Oct 1;26(10):931-6.
16. Ruchat SM, Elks CE, Loos RJ, Vohl MC, Weisnagel SJ, Rankinen T, Bouchard C, Pérusse L. Evidence of interaction between type 2 diabetes susceptibility genes and dietary fat intake for adiposity and glucose homeostasis-related phenotypes. Lifestyle Genomics. 2009;2(4-5):225-34.
17. Bakris G, Sorrentino M. Vitamin D Life. N Engl J Med. 2018;378:497-9.
18. Schüler R, Osterhoff MA, Frahnow T, Seltmann AC, Busjahn A, Kabisch S, Xu L, Mosig AS, Spranger J, Möhlig M, Hornemann S. High-saturated-fat diet increases circulating angiotensin-converting enzyme, which is enhanced by the rs4343 polymorphism defining persons at risk of nutrient-dependent increases of blood pressure. Journal of the American Heart Association. 2017 Jan 17;6(1):e004465.
19. Gu X, Gu D, He J, Rao DC, Hixson JE, Chen J, Li J, Huang J, Wu X, Rice TK, Shimmin LC. Resequencing epithelial sodium channel genes identifies rare variants associated with blood pressure salt-sensitivity: the GenSalt study. American journal of hypertension. 2018 Jan 12;31(2):205-11.
20. Bouchard-Mercier A, Rudkowska I, Lemieux S, Couture P, Vohl MC. Polymorphisms in genes involved in fatty acid β-oxidation interact with dietary fat intakes to modulate the plasma TG response to a fish oil supplementation. Nutrients. 2014 Mar;6(3):1145-63.
21. Fallaize R, Celis-Morales C, Macready AL, Marsaux CF, Forster H, O'Donovan C, Woolhead C, San-Cristobal R, Kolossa S, Hallmann J, Mavrogianni C. The effect of the apolipoprotein E genotype on response to personalized dietary advice intervention: findings from the Food4Me randomized controlled trial. The American journal of clinical nutrition. 2016 Aug 10.
22. Xu M, Zhao J, Zhang Y, Ma X, Dai Q, Zhi H, Wang B, Wang L. Apolipoprotein E gene variants and risk of coronary heart disease: a meta-analysis. BioMed research international. 2016 Oct 27;2016.

23. Lovegrove JA, Gitau R. Personalized nutrition for the prevention of cardiovascular disease: a future perspective. Journal of human nutrition and dietetics. 2008 Aug;21(4):306-16.
24. Ridker PM, Pare G, Parker AN, Zee RY, Miletich JP, Chasman DI. Polymorphism in the CETP gene region, HDL cholesterol, and risk of future myocardial infarction: Genomewide analysis among 18 245 initially healthy women from the Women's Genome Health Study. Circulation: Cardiovascular Genetics. 2009 Feb;2(1):26-33.
25. Mirmiran P, Esfandiar Z, Hosseini-Esfahani F, Koochakpoor G, Daneshpour MS, Sedaghati-Khayat B, Azizi F. Genetic variations of cholesteryl ester transfer protein and diet interactions in relation to lipid profiles and coronary heart disease: a systematic review. Nutrition & metabolism. 2017 Dec;14(1):77.
26. Chrysant SG, Chrysant GS. The current status of homocysteine as a risk factor for cardiovascular disease: a mini review. Expert review of cardiovascular therapy. 2018 Aug 3;16(8):559-65.
27. Chen YY, Wang BN, Yu XP. Correlation between the 677C> T polymorphism in the methylene tetrahydrofolate reductase gene and serum homocysteine levels in coronary heart disease. Genet Mol Res. 2016 Mar 28;15:1.
28. Morais CC, Alves MC, Augusto EM, Abdalla DS, Horst MA, Cominetti C. The MTHFR C677T polymorphism is related to plasma concentration of oxidized low-density lipoprotein in adolescents with cardiovascular risk factors. Lifestyle Genomics. 2015;8(3):105-13.
29. Castaner O, Covas MI, Khymenets O, Nyyssonen K, Konstantinidou V, Zunft HF, de la Torre R, Munoz-Aguayo D, Vila J, Fito M. Protection of LDL from oxidation by olive oil polyphenols is associated with a downregulation of CD40-ligand expression and its downstream products in vivo in humans. The American journal of clinical nutrition. 2012 May 1;95(5):1238-44.
30. Merched AJ, Chan L. Nutrigenetics and nutrigenomics of atherosclerosis. Current atherosclerosis reports. 2013 Jun 1;15(6):328.
31. Berridge MJ. Vitamin D, reactive oxygen species and calcium signalling in ageing and disease. Philosophical Transactions of the Royal Society B: Biological Sciences. 2016 Aug 5;371(1700):20150434.4
32. Corella D, Ordovas JM. Basic concepts in molecular biology related to genetics and epigenetics. Revista Española de Cardiología (English Edition). 2017 Sep 1;70(9):744-53.
33. Jackson AA, Burdge GC, Lillycrop KA. Diet, nutrition and modulation of genomic expression in fetal origins of adult disease. InPersonalized Nutrition 2010 (Vol. 101, pp. 56-72). Karger Publishers.
34. Heijmans BT, Tobi EW, Stein AD, Putter H, Blauw GJ, Susser ES, Slagboom PE, Lumey LH. Persistent epigenetic differences associated with prenatal exposure to famine in humans. Proceedings of the National Academy of Sciences. 2008 Nov 4;105(44):17046-9.
35. Ma J, Rebholz CM, Braun KV, Reynolds LM, Aslibekyan S, Xia R, Biligowda NG, Huan T, Liu C, Mendelson MM, Joehanes R. Whole Blood DNA Methylation Signatures of Diet Are Associated with Cardiovascular Disease Risk Factors and All-cause Mortality. Circulation: Genomic and Precision Medicine. 2020 Jun 11.
36. Palmer, J. D., Soule, B. P., Simone, B. A., Zaorsky, N. G., Jin, L., & Simone, N. L. MicroRNA expression altered by diet: can food be medicinal?. Ageing research reviews. 2014 Set; 17: 16-24.
37. D'Amore S, Härdfeldt J, Cariello M, Graziano G, Copetti M, Di Tullio G, Piglionica M, Scialpi N, Sabbà C, Palasciano G, Vacca M. Identification of miR-9-5p as direct regulator of ABCA1 and HDL-driven reverse cholesterol transport in circulating CD14+ cells of patients with metabolic syndrome. Cardiovascular research. 2018 Jul 1;114(8):1154-64.
38. J Sheane B, Smyth P, Scott K, Aziz R, Buckley M, Lodge E, Kiely N, Kingston M, McGovern E, Healy M, Walsh JB. An association between MicroRNA-21 expression and vitamin D deficiency in coronary artery disease. Microrna. 2015 Apr 1;4(1):57-63.
39. Shahid Z, Simpson B, Singh G. Genetics, Histone Code. InStatPearls [Internet] 2020 Mar 31. StatPearls Publishing.
40. Bassett SA, Barnett MP. The role of dietary histone deacetylases (HDACs) inhibitors in health and disease. Nutrients. 2014 Oct;6(10):4273-301.
41. Srinivasan B, Lee S, Erickson D, Mehta S. Precision nutrition—Review of methods for point-of-care assessment of nutritional status. Current opinion in biotechnology. 2017 Apr 1;44:103-8.
42. Leopold JA, Loscalzo J. Emerging role of precision medicine in cardiovascular disease. Circulation research. 2018 Apr 27;122(9):1302-15.

CAPÍTULO 29

Viviane Aparecida Rodrigues Sant'Anna
Henrique Andrade R. Fonseca

Metabolômica na Cardiologia

▶ CONCEITOS BÁSICOS EM METABOLÔMICA

O termo metabolômica (do inglês, *metabolomics*) foi introduzido em 2001 por Oliver Fiehn como sendo a análise abrangente e quantitativa do metaboloma de um sistema biológico.[1] No entanto, em 1999, Nicholson e cols.[2] já haviam definido o termo metabonômica (do inglês, *metabonomics*) como sendo a medida quantitativa da resposta metabólica de um sistema biológico após estímulos fisiopatológicos ou modificações genéticas. Atualmente, esses dois termos podem ser utilizados intercambiavelmente.

O metaboloma é o conjunto de todos os metabólitos, intermediários ou finais, de baixo peso molecular (aproximadamente entre 50 e 1500Da) de um organismo ou sistema biológico. O metaboloma pode ser definido em todos os níveis de complexidade: órgãos, tecidos, células, compartimentos celulares e fluidos corporais por meio da avaliação de metabólitos de um grupo diverso de estruturas, incluindo carboidratos, lipídios, aminoácidos, peptídeos, ácidos nucleicos, ácidos orgânicos, vitaminas, polifenois, alcaloides, espécies inorgânicas e tióis.[3]

Para caracterizar e quantificar esses compostos é necessária a utilização de metodologias e equipamentos específicos de acordo com as características de cada classe química. Nesse sentido, a metabolômica engloba diversas tecnologias analíticas como a espectroscopia por ressonância nuclear magnética e a espectrometria de massas acoplada a técnicas de cromatografias líquida e gasosa e a eletroforese capilar. Por sua vez, a escolha do equipamento é fundamental para o metabólito a ser analisado, pois as características de sensibilidade podem interferir nos achados de acordo com os metabólitos e a via metabólica de interesse ou com a questão biológica a ser respondida.[1]

A metabolômica compreende duas abordagens distintas: *targeted* e *untargeted* ou *non-targeted*; na primeira, a análise é direcionada para quantificação de um ou mais metabólitos pré-selecionados de determinada classe química ou relacionados a uma rota metabólica já previamente conhecida, enquanto que na segunda se faz detecção e identificação do maior número possível de metabólitos presentes no material analisado pertencentes a diversas classes químicas sem conhecimento prévio desses compostos.[4] Cada uma destas estratégias tem sua importância e deve ser cuidadosamente escolhida antes da realização de um experimento para que não ocorram erros de análise de interpretação ou levantamentos de falsos-positivos ou negativos em detrimento ao interesso biológico da análise.

A metabolômica vem sendo aplicada em diferentes áreas do conhecimento com os mais variados objetivos como: 1) descobrimento de novos biomarcadores no contexto clínico; 2) estudo de mecanismos fisiopatológicos e do comportamento de condições crônicas como diabetes mellitus tipo 2 (DM2), doenças cardiovasculares (DCV), câncer, doenças neurodegenerativas, entre outras; 3) estudo de toxicologia (na identificação de compostos prejudiciais à saúde, monitoramento da eficácia de fármacos, elucidação do mecanismo de ação de um determinado composto, detecção de interação entre compostos; 4) desenvolvimento de vacinas; 5) aplicadas em áreas distintas como ciências da nutrição ou do esporte, entre outros.

▶ METABÓLITOS E FATORES DE RISCO CARDIOVASCULAR

Hipertensão arterial

Nos últimos anos, vários estudos comprovaram a relação entre metabólitos encontrados no plasma, soro ou urina e os fatores de risco tradicionais para as DCV incluindo a hipertensão arterial (HAS), o DM2, dislipidemia e obesidade. Neste contexto, estudos subsequentes procuraram compreender o elo fisiopatológico entre metabólitos específicos e os fatores de risco a fim de elucidar potenciais vias para o desenvolvimento e progressão da doença.

Em pacientes com hipertensão arterial, por exemplo, identificaram-se diversos metabólitos presentes no sangue de pacientes hipertensos, os quais podem servir como biomarcadores para diagnóstico precoce e prevenção da hipertensão arterial. Mais ainda, podem predizer o efeito das terapias adotadas, monitorar a segurança e eficácia de medicamentos anti-hipertensivos, e possíveis eventos adversos por ativação ou alteração de determinadas vias metabólicas associadas à presença de outros fatores de risco como o DM2.[5] Um exemplo da aplicabilidade da metabolômica no entendimento da relação entre os fatores de risco cardiovascular vem do trabalho de He e cols.[6] Nesse estudo, os autores confirmaram haver relação entre HAS e alterações de metabólitos envolvidos no metabolismo da histidina, pirimidina e do triptofano; desses, sete são cofatores do metabolismo do ascobarto e aldarato e dez estão associados ao metabolismo de lipídios como colesterol, eicosanoides, fosfatidilcolinas, fosfatidiletanolaminas, esfingolipídeos e ácidos graxos (ácidos mirístico, palmítico, linoleico e linoleato). Uma vez que este estudo apontou que a elevação da pressão arterial se associa a níveis elevados de glicose, pode-se emitir um alerta quanto ao uso de drogas anti-hipertensivas com potencial ação sobre a homeostase glicêmica, ainda que discreta, para se diminuir o risco futuro de DM2. Essa sutil potencial alteração favorecendo o aparecimento de outro fator de risco pode ser detectada pela avaliação precoce por meio da metabolômica.

Em uma sub-coorte do estudo *European Prospective Investigation into Cancer and Nutrition* (EPIC) foram identificados seis metabólitos séricos com potencial de predição para o desenvolvimento de HAS no seguimento de 10 anos de indivíduos normotensos no início do estudo. Maiores concentrações de serina, glicina e acil-aquil-fosfatidilcolinas C42:4 e C44:3 foram associadas à maior prevalência de HAS, enquanto maiores níveis de diacil-fosfatidilcolinas C38:4 e C38:2 a menor risco de desenvolvimento de HAS.[7] Após esta constatação, abre-se a possibilidade de novo estudo clínico sobre estratégias moduladoras dos níveis de diacil-fosfatidilcolinas C38:4 e C38:2 e seu impacto sobre a incidência de HAS e desfechos a ela relacionados.

Os mecanismos pelos quais esses aminoácidos e as fosfatidilcolinas têm papel protetor para HAS ainda não estão completamente elucidados. A serina pode induzir a vasodilatação por promover aumento do efluxo de K^+ no endotélio independente da liberação de NO. O aumento da ingestão de serina pela dieta reduz as concentrações de homocisteína no plasma. A glicina pode aumentar a biodisponibilidade de NO, além de contribuir para redução do estresse oxidativo. Quanto às fosfatidilcolinas, alguns estudos mostraram que são capazes de inibir a liberação de citocinas pró-inflamatórias, como o TNF-α e IL-6.[7]

Níveis elevados de hexadecanedioato associaram-se a maior risco de acidente vascular encefálico (AVE) em duas coortes do estudo *Women's Health Initiative* (+14% e +18%), bem como no estudo *Atherosclerosis Risk In Communities* (+12%).[8,9] Outros metabólitos derivados do metabolismo microbiano foram associados à presença de HAS.[10]

Os ácidos graxos de cadeia curta, como acetato, butirato e propionato, derivados da fermentação de fibras dietéticas, estão inversamente associados aos níveis pressóricos (ver Capítulo 2). Enquanto elevados níveis de óxido de trimetilamina (TMAO), provenientes do metabolismo da colina, betaína e carnitina, a partir da oxidação da fosfatidilcolina associam-se ao aumento da inflamação e progressão da aterosclerose.[10]

Maiores concentrações de 4-hidroxi-hipurato detectadas na urina foram associadas à incidência de HAS. Indois, originados a partir do metabolismo do triptofano, relacionam-se ao aumento da inflamação e à elevação dos níveis pressóricos por inibir a ação da serotonina em seu receptor. A fenilacetilglutamina também foi associada ao maior risco de HAS, à maior incidência de insuficiência cardíaca e maior risco de morte em indivíduos com insuficiência renal crônica.[10]

Quanto à responsividade aos fármacos anti-hipertensivos, Hiltunen e cols.[11] analisaram amostras de plasma de homens hipertensos que receberam anlodipino, bisoprolol, hidroclorotiazida e losartana em monoterapia intercalados com um mês de placebo entre uma terapia e outra. O uso de anlodipino, bisoprolol e losartana reduziu os níveis circulantes de acilcarnitinas de cadeia longa. O uso de bisoprolol foi relacionado à redução dos níveis de ácidos graxos de cadeia média e longa, enquanto a hidroclorotiazida elevou os níveis de ácido úrico no plasma e de metabólitos do ciclo da ureia. Após administração de anlodipino, verificou-se associação significativa entre a redução da pressão arterial sistólica e diastólica com a diminuição dos níveis de hexadecanedioato plasmático;[11] este metabólito pode vir a ser um biomarcador de controle da pressão arterial, bem como do risco de mortalidade para os sujeitos submetido à terapia com anlodipino.

Diabetes mellitus

Possivelmente, o achado mais consistente quanto aos fatores de risco cardiometabólicos tem sido a relação entre os aminoácidos de cadeia ramificada (BCAA, do inglês *branched-chain amino acids*) – isoleucina, leucina e valina – e resistência à insulina (RI) e DM2 (ver Capítulo 3). Uma das publicações do *Framingham Heart Study* mostrou que indivíduos com níveis circulantes de BCAA no maior quartil na avaliação inicial tiveram 2 a 3,5 vezes mais chance de desenvolverem DM2 em um seguimento de 12 anos.[12]

A associação entre elevados níveis de BCAA e o aumento do risco de DM2 foi novamente encontrada em estudos de coorte prospectivos publicados mais recentemente.[13]

Dois mecanismos têm sido propostos para explicar a associação entre o aumento da concentração de BCAA e o risco de RI e DM2. O primeiro mecanismo é a ativação persistente da serina quinase S6K1 e do mTORC1 (do inglês *mammalian target of rapamycin complex 1*), que promove RI através da fosforilação de serina do receptor de insulina (IRS-1 e IRD-2) em resposta à persistente hiperinsulinemia e aminoacidemia. Ao longo do tempo, o aumento da demanda por insulina devido ao prejuízo de sua ação somado à inflamação de baixo grau e à lipotoxicidade associadas a RI contribuem para o aparecimento de hiperinsulinemia e eventualmente exaustão das células β do pâncreas, características do DM2.[14]

Outro mecanismo proposto envolve um metabolismo anormal dos BCAAs em obesos, resultando em uma sequência de eventos com o acúmulo de metabolitos tóxicos de BCAA, disfunção mitocondrial e estresse de sinalização, todos associados à RI.[14]

Ahola-Olli e cols.[15] identificaram em uma coorte de adultos jovens alguns metabólitos associados ao risco de RI e DM2 no seguimento 15 anos. Além dos níveis de BCAA, mudanças no metabolismo de aminoácidos aromáticos, como fenilalanina e tirosina, e maiores concentrações de glicerol relacionaram-se a maior risco de DM2. Alterações nas concentrações de ácidos graxos totais e monoinsaturados circulantes, bem como de triglicérides, VLDL e apolipoproteínas foram diretamente associados ao maior risco de DM2, ao passo que maiores níveis de ácido linoleico e de HDL se associaram à redução do risco de DM2. Níveis plasmáticos elevados de BCAA também se correlacionaram ao aumento do risco de dislipidemia, independente da presença de DM2.

Obesidade

Em indivíduos obesos, além de alterações nos níveis de BCAA, Cirulli e cols.[16] observaram mudanças em outros metabólitos comparativamente a indivíduos eutróficos. Nesse estudo, foram detectados mais de 1000 metabólitos associados aos níveis de índice de massa corporal (IMC), sendo que desses, 49 tiveram forte poder para identificar os indivíduos obesos dos demais, independentemente de avaliação antropométrica. Entre as classes de metabólitos com maiores alterações nesses indivíduos citam-se o urato e pseudouridina. Acredita-se que a RI reduz a habilidade do organismo em eliminar o ácido úrico em indivíduos obesos. Alterações no metabolismo lipídico, como o aumento dos níveis de esfingomielinas e diacilglicerois, tem relação com o maior IMC; em contrapartida, as lisofosfocolinas estão associadas a menor IMC. Neste caso, o pode-se valer do balanço dos metabólitos como marcadores de evolução da massa corporal frente a determinadas terapêuticas adotadas, ou ao maior risco atribuível aos sujeitos avaliados.

A **Figura 29.1** apresenta esquematicamente as principais alterações metabólicas desencadeadas pelos principais fatores de risco associados ao aumento do risco cardiovascular. Os perfis metabolômicos de indivíduos que apresentam tais fatores frequentemente apresentam aumento de acilcarnitinas, lactato e BCAA.

▶ DESCOBERTAS METABOLÔMICAS NAS DOENÇAS CARDIOVASCULARES

Os perfis metabólicos também podem ser utilizados como ferramentas para predição do risco, diagnóstico e determinação do prognóstico nas DCV. Nos últimos anos, os estudos metabolômicos disponíveis se expandiram, possibilitando não apenas associar os metabólitos aos desfechos das DCV de maneira geral, mas também a subtipos específicos como doença isquêmica do coração, AVE ou insuficiência cardíaca (IC).[17]

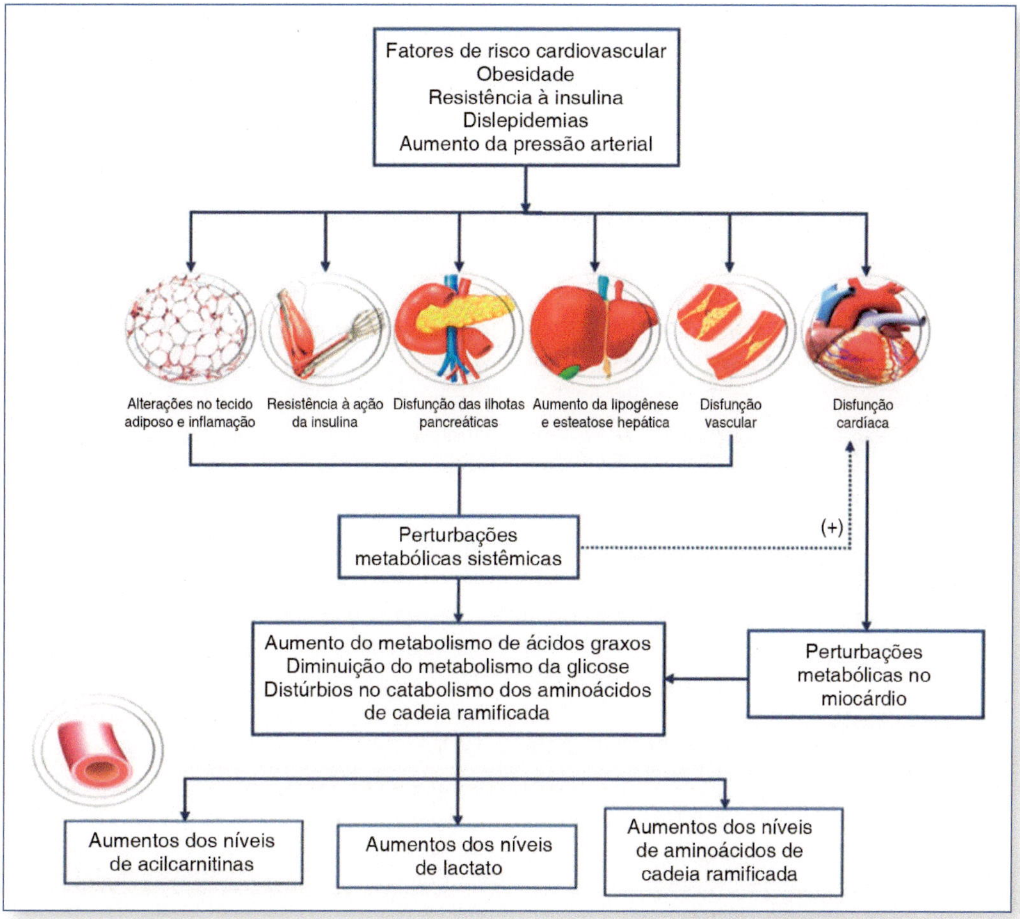

Figura 29.1. Alterações metabólicas associadas aos principais fatores de risco cardiovascular. Adaptada de Ussher e cols.[17]

Doença Isquêmica do Coração

Khan e cols.[18] confirmaram a associação entre alterações nos níveis de homocisteína, ácido sulfínico, ácido cisteico e carnitina e maior risco para IAM, independentemente de fatores de risco conhecidos, como HAS, tabagismo e ingestão de álcool. Em um estudo de coorte, Fan e cols.[19] identificaram que combinações de biomarcadores metabólicos são capazes de discriminar as diferentes manifestações da doença arterial coronariana (DAC). Identificaram, entre as vias metabólicas alteradas em indivíduos com alto risco de eventos cardiovasculares, redução do catabolismo de fosfolipídios, aumento no metabolismo de aminoácidos e de acilcarnitinas de cadeia curta, diminuição do ciclo do ácido tricarboxílico e redução da biossíntese de ácidos biliares.

Outros pesquisadores encontraram associação de elevadas concentrações de BCAA e de TMAO e maior risco de DAC e eventos adversos cardiovasculares maiores (IAM e AVE fatais e não fatais), respectivamente, sendo esses achados validados em vários estudos de coorte com ajustes para fatores de risco clínicos clássicos.[20,21]

Acidente Vascular Encefálico

Estudos metabolômicos têm sido fundamentais para obter visão mais abrangente sobre os mecanismos fisiopatológicos subjacentes ao AVE isquêmico e na descoberta de marcadores metabólicos para predição do risco precoce.[22]

Alterações no metabolismo energético cerebral estão correlacionadas à fisiopatologia do AVE isquêmico. Observa-se aumento dos níveis de lactato e piruvato e redução dos níveis de citrato e ácido cítrico relacionados à lesão de isquemia/reperfusão. Elevados níveis de ceramidas, diacilglicerol, ácido docosatrienoico, ácido hidroxieicosatetraenoico, ácido hidroxioctadecaenoico, lisofosfatidilcolinas e triacilglicerois, componentes do metabolismo lipídico, apresentam associação positiva a maior risco de AVE isquêmico.[22]

Por análises metabolômicas do plasma é possível diferenciar o AVE em isquêmico e hemorrágico.[23] Neste sentido, as concentrações de asparagina, citrulina, leucina, prolina, tirosina e valina tendem ser mais elevadas no AVE isquêmico se comparadas ao AVE hemorrágico.[23] Além disso, análises metabolômicas podem detectar a recorrência de AVE isquêmicos por meio da detecção de baixas concentrações de lisofosfatidilcolina no sangue.[24]

Insuficiência Cardíaca

Vários estudos metabolômicos revelaram a importância das acilcarnitinas de cadeia longa circulantes como uma assinatura metabólica na IC. O estudo HF-ACTION demonstrou que em indivíduos com IC, os níveis circulantes do metabólito da acilcarnitina de cadeia longa foram independentemente associados a resultados clínicos adversos e diminuíram após suporte circulatório mecânico de longo prazo. Assim, esses metabólitos podem servir como alvos potenciais para novos diagnósticos e intervenções terapêuticas.[25] Além das acilcarnitinas, outro estudo revelou que outros metabólitos elevados, como a leucina, fenilalanina, aspartato, glutamato, asparagina e glicina em indivíduos com IC com fração de ejeção reduzida, comparado aos com IC com fração de ejeção preservada. Enquanto não foram encontradas diferenças quanto aos níveis de metionina entre esses indivíduos.[26] Acredita-se que esses achados reflitam possíveis alterações na oxidação sistêmica dos ácidos graxos e/ou disfunção mitocondrial.

A metabolômica revelou que a cardiolipina, um importante componente lipídico da membrana mitocondrial interna e que contribui para a função de muitas proteínas mitocondriais, é ativamente remodelada durante a progressão de doenças cardíacas como a IC. Outras vias alteradas em indivíduos com IC incluem desequilíbrio anabólico-catabólico (níveis elevados de ácidos graxos livres, citosina, pseudopiridina e BCAA e reduzidos de aminoácidos essenciais e metilmalonato); disfunção do ciclo da ureia (níveis elevados de ornitina, espermidina e dimetil arginina e reduzidos de arginina) e oxidação de glicose insuficiente (aumento dos níveis de piruvato, lactato, cetonas e alanina).[27] Os níveis circulantes desses metabólitos pode ser indicador precoce de disfunção ventricular em pacientes de alto risco cardiovascular ou naqueles em prevenção secundária, ou ainda no acompanhamento de pacientes com IC.

A Figura 29.2 esquematiza as principais alterações metabólicas decorrentes da progressão das doenças cerebrocardiovasculares, em que as vias metabólicas estão frequentemente alteradas e levam ao acúmulo ou diminuição de vários metabólitos (carboidratos, lactato, ácidos graxos e acilcarnitinas de cadeias longas, BCAA e corpos cetônicos, como o β-hidroxibutirato) que podem ser detectados na circulação por meio de perfis metabolômicos.

▶ RELEVÂNCIA CLÍNICA, DESAFIOS E PERSPECTIVAS FUTURAS

A metabolômica é uma abordagem analítica recente, sendo aplicada cada vez mais frequentemente para análise de perfis metabólicos em estudos epidemiológicos. Nesse sentido, dados metabolômicos adquiridos em grandes coortes

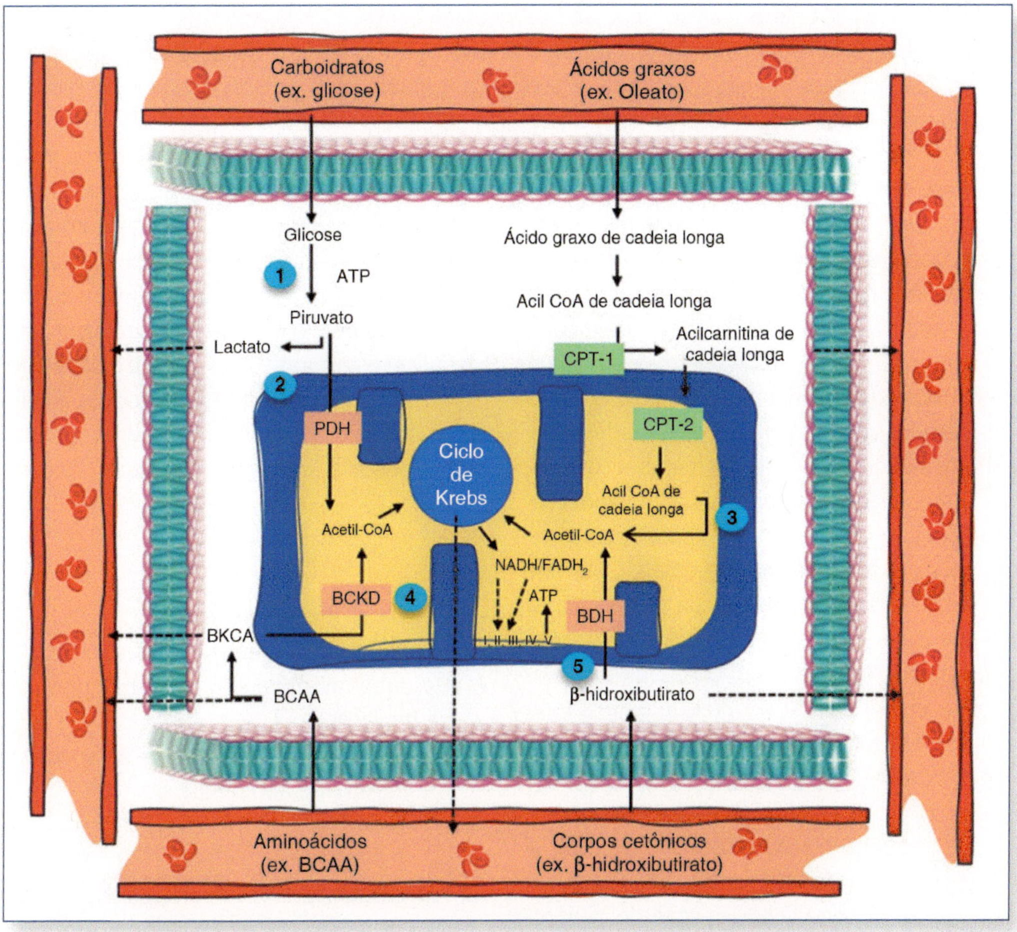

Figura 29.2. Alterações metabólicas durante progressão das doenças cardiovasculares. Adaptada de Ussher e cols. (17). ATP: trifosfato de adenosina; BCAA: aminoácidos de cadeia ramificada; BCKA = α-ceto-ácido de cadeia ramificada (do inglês, β-hydroxybutyrate dehydrogenase); BDH = β-hidroxibutirato desidrogenase (do inglês, β-hydroxybutyrate dehydrogenase); CoA = coenzima A; CPT = carnitina palmitoiltransferase; FADH2 = dinucleotídeo flavina-adenina (do inglês, flavin adenine dinucleotide); NADH = dinucleótido de nicotinamida adenina (do inglês, nicotinamide adenine dinucleotide); PDH = piruvato desidrogenase.

têm mostrado grande relevância para estabelecer a matriz de correlações entre os níveis de metabólitos e desfechos clínicos de interesse em indivíduos de alto risco cardiovascular ou em pacientes com DCV estabelecida. Resultado dessas análises, expande-se o conhecimento quanto às rotas metabólicas e mecanismos fisiopatológicos envolvidos na incidência, diagnóstico, prognóstico e potenciais vias terapêuticas em pacientes com DCV.[17,28]

Estudos mais robustos com análises em longo prazo ainda são necessários para esclarecer como padrões dietéticos, atividade física, terapias medicamentosas, comorbidades e outros fatores dependentes do tempo podem afetar a composição do metaboloma em órgãos, tecidos, células e fluidos corporais. A contribuição relativa das várias comorbidades para os níveis de metabólitos circulantes também é importante na avaliação do valor potencial de metabólitos selecionados como marcadores de risco para DCV.[17] Alguns desafios cercam a maior aplicabilidade na prática clínica e uso dos conhecimentos adquiridos por meio dos estudos metabolômicos como, por exemplo, a necessidade de desenvolver abordagens de *high throughput* (tecnologias de alto rendimento em tradução livre do inglês) com a finalidade de ampliar a gama de perfis metabólicos analisados, estratégias para determinar a identidade bioquímica e, consequentemente, o papel funcional dos analitos, além do desenvolvimento de métodos para determinar a verdadeira importância clínica dos achados metabólicos.[29]

Com o avanço contínuo nas tecnologias metabolômicas, várias aplicações possíveis na Medicina Cardiovascular podem emergir. No que diz respeito à compreensão da fisiopatologia da doença, a integração dos dados genômicos e metabolômicos permitirá contribuir para um melhor entendimento do porquê alguns indivíduos desenvolverem DCV em resposta a uma determinada exposição ambiental a fatores de risco como o tabagismo ou estresse crônico, e outros não. Em relação à previsão de risco, o aprimoramento das técnicas e estudos metabolômicos irá permitir a detecção de biomarcadores associados à progressão ou regressão da causa primária do risco cardiovascular, além de auxiliar na tomada de decisão ao tratamento personalizado ao paciente,[30] no que já é conhecido como Medicina de Precisão.

A integração da metabolômica com as outras ciências "ômicas" (genômica, transcriptômicas e proteômica) também irá contribuir grandemente para a integração de informações bioquímicas e direcionar as associações entre a predisposição genética e as exposições externas ao risco de doenças complexas e multifatoriais, como as DCV.[29,30]

▶ CONSIDERAÇÕES FINAIS

A metabolômica fornece perfis moleculares extremamente detalhados de bioespécimes e oferece uma abordagem integrada para investigar os fatores intrínsecos e extrínsecos que contribuem para o risco, diagnóstico e determinação do prognóstico das DCV.

A extensão em que o trabalho da metabolômica produzirá uma próxima geração de descobertas importantes na ciência cardiovascular dependerá do sucesso com que o campo pode enfrentar os principais desafios, incluindo abordagens de bioinformática, estratégias para identificar estruturas bioquímicas e o papel funcional de novos metabólitos e métodos para determinar a relevância dos metabólitos observados em associação com os resultados clínicos.

Tópicos relevantes abordados neste capítulo:

- Conceitos em metabolômica
- Metabólitos e fatores de risco cardiovascular
- Descobertas metabolômicas nas doenças cardiovasculares
- Relevância clínica, desafios e perspectivas futuras em metabolômica

Referências

1. Fiehn, O. Metabolomics – the link between genotypes and phenotypes. Plant Mol Biol 2002;48:155-71.
2. Nicholson JK, Lindon JC, Holmes E. "Metabonomics": understanding the metabolic responses of living systems to pathophysiological stimuli via multivariate statistical analysis of biological NMR spectroscopic data. Xenobiotica 1999;29(1):1181-9.
3. Kell DB, Oliver SG. The metabolome 18 years on: a concept comes of age. Metabolomics 2016;12(9):148.
4. Schrimpe-Rutledge AC, Codreanu SG, Sherrod SD, McLean JA. Untargeted metabolomics strategies – challenges and emerging directions. J Am Soc Mass Spectrom 2016;27(12):1897-905.
5. Au A, Cheng K-K, Wei LK. Metabolomics, lipidomics and pharmacometabolomics of human hypertension. Adv Exp Med Biol 2017; 956:599-613.
6. He WJ, Li C, Mi X, Shi M, Gu X, Bazzano LA et al. An untargeted Metabolomics study of blood pressure: findings from the Bogalusa Heart Study. J Hypertens 2020;38(7):1302-11.
7. Dietrich S, Floegel A, Weikert C, Prehn C, Adamski J, Pischon T et al. Identification of serum metabolites

associated with incident hypertension in the European Prospective Investigation into Cancer and Nutrition – Potsdam study. Hypertension 2016;68(2):471-7.

8. Balasubramanian R, Paynter NP, Giulianini F, Manson JE, Zhao Y, Chen JC et al. Metabolomic profiles associated with all-cause mortality in the Women's Health Initiative. Int J Epidemiol 2020;49(1):289-300.
9. Sun D, Tiedt S, Yu B, Jian X, Gottesman RF, Mosley TH et al. A prospective study of serum metabolites and risk of ischemic stroke. Neurology 2019;92:e1890-8.
10. Louca P, Menni C, Padmanabhan S. Genomic determinants of hypertension with a focus on metabolomics and the gut microbiome. Am J Hypertens 2020; 33(6):473-81.
11. Hiltunen TP, Rimpela JM, Mohney RP, Sturdivant SM, Kontula KK. Effects of four different antihypertensive drugs on plasma metabolomics profiles in patients with essential hypertension. PLoS One 2017;12(11): e0187729.
12. Wang TJ, Larson MG, Vasan RS, Cheng S, Rhee EP, McCabe E et al. Metabolite profiles and the risk of developing diabetes. Nat Med 2011;17(4):448-53.
13. Zheng Y, Mtintsilana A, Goedecke JH, Micklesfield LK, Olsson T, Chorell E. Alterations in the metabolism of phospholipids, bile acids and branched-chain amino acids predicts development of type 2 diabetes in black South African women: a prospective cohort study. Metabolism 2019;95:57-64.
14. Bloomgarden Z. Diabetes and branched-chain amino acids: what is the link? J Diabetes 2018;10(5):350-2.
15. Ahola-Olli AV, Mustelin L, Kalimeri M, Kettunen J, Jokelainen J, Auvinen J et al. Circulating metabolites and the risk of type 2 diabetes: a prospective study of 11896 young adults from four Finnish cohorts. Diabetologia 2019; 62(12):2298-309.
16. Cirulli ET, Guo L, Swisher CL, Shah N, Huang L, Napier A et al. Profound perturbation of the metabolome in obesity is associated with health risk. Cell Metabolism 2019;29(2):488-500.
17. Ussher JR, Elmariah S, Gertzten RE, Dyck JRB. The emerging role of metabolomics in the diagnosis and prognosis of cardiovascular disease. J Am Coll Cardiol 2016;68(25):2850-70.
18. Khan A, Choi Y, Back JH, Lee S, Jee SH, Park YH et al. High-resolution metabolomics study revealing l-homocysteine sulfinic acid, cysteic acid, and carnitine as novel biomarkers for high acute myocardial infarction risk. Metabolism 2020;104:151051.
19. Fan Y, Li Y, Chen Y, Zhao Y-J, Liu L-W, Wang S-L et al. Comprehensive metabolomic characterization of coronary artery diseases. J Am Coll Cardiol 2016;68(12): 1281-93.
20. Uddin GM, Zhang L, Shah S, Fukushima A, Wagg CS, Gopal K et al. Impaired branched chain amino acid oxidation contributes to cardiac insulin resistance in heart failure. Cardiovasc Diabetol 2019;18(1):86.
21. Senthong V, Wang Z, Li XS, Fan Y, Wu Y, Tang WHW et al. Intestinal microbiota-generated metabolite trimethylamine-n-oxide and 5-year mortality risk in stable coronary artery disease: the contributory role of intestinal microbiota in a courage-like patient cohort. J Am Heart Assoc 2016;5:6:e002816.
22. Au A. Metabolomics and lipidomic of ischemic stroke. Adv Clin Chem 2018;85:31-69.
23. Hu Z, Zhu Z, Cao Y, Wang L, Sun X, Dong J et al. Rapid and sensitive differentiating ischemic and hemorrhagic strokes by dried blood spot based direct injection mass spectrometry metabolomics analysis. J Clin Lab Anal 2016;30(6):823-30.
24. Jové M, Mauri-Capdevila G, Suárez I, Cambray S, Sanahuja J, Quílez A et al. Metabolomics predicts stroke recurrence after transiente ischemic attack. Neurol 2015;84(1):36-45.
25. Ahmed T, Kelly JP, McGarrah RW, Hellkamp AS, Fiuzat M, Testani JM et al. Long-chain acylcarnitine metabolites are associated with adverse outcomes and reversible with mechanical circulatory support in systolic heart failure. J Am Coll Cardiol 2017;67(3):291-9.
26. Saleem TH, Algowhary M, Kamel FEM, El-Mahdy RI. Plasma amino acid metabolomic pattern in heart failure patients with either preserved or reduced ejection fraction: the relation to established risk variables and prognosis. Biomed Chromatography 2020; [Epub ahead of print].
27. Hunter WG, Kelly JP, McGarrah RW, Kraus WE, Shah SH. Metabolic dysfunction in heart failure: diagnostic, prognostic, and pathophysiologic insights from metabolomic profiling. Curr Heart Fail Rep 2016;13(3): 119-31.
28. Akbaraly T, Wurtz P, Singh-Manoux A, Shipley MJ, Lehto RH, Desrumaux C et al. Association of circulating metabolites with healthy diet and risk of cardiovascular disease: analysis of two cohort studies. Sci Rep. 2018; 8(1):8620.
29. Pinu FR, Goldansaz AS, Jaine J. Translational metabolomics: current challenges and future opportunities. Metabolites 2019; 9(6):108.
30. Leon-Mimila P, Wang J, Huertas-Vazquez. Relevance of multi-omics studies in cardiovascular diseases. Front Cardiovasc 2019;6:91.

CAPÍTULO 30

Fernanda Pace
Maria Carolina Santos Mendes

Microbiota Intestinal nas Doenças Cardiovasculares

▶ INTRODUÇÃO

O sistema gastrointestinal abriga uma microbiota extremamente complexa formada por bactérias, fungos, bacteriófagos, leveduras, vírus, arqueas e protozoários. Apesar de todos os microrganismos desempenharem funções importantes na manutenção da homeostase do intestino e do organismo, a microbiota intestinal bacteriana, em especial, tem sido muito estudada. Atualmente, há muitas pesquisas publicadas sobre a atuação desses microrganismos na fisiologia e metabolismo do hospedeiro. Aproximadamente 80% da microbiota intestinal bacteriana é representada pelos filos *Firmicutes* e *Bacteroidetes* e o restante inclui *Proteobacteria*, *Verrucomicrobia*, *Actinobacteria*, *Fusobacteria* e outros filos menos abundantes. O microbioma intestinal, que são os genes presentes na microbiota intestinal, é formado por aproximadamente 3.3 milhões de genes, um número 150 vezes maior do que os genes humanos presentes em outros locais. Esses números demonstram a dimensão da importância desses seres no nosso organismo, desde o desenvolvimento e maturação até a homeostase do metabolismo e dos mais diversos sistemas do hospedeiro.[1,2]

As bactérias são capazes de digerir diferentes tipos de substratos que não seriam digeríveis pelas enzimas humanas. O genoma microbiano confere a esses microorganismos a capacidade de fermentar esses substratos, principalmente pelos processos de sacarólise e proteólise. Dessa forma, a microbiota bacteriana intestinal torna disponível inúmeros metabólitos que exercem papéis locais e periféricos. Esses compostos podem modular a fisiologia celular e o metabolismo do hospedeiro de várias maneiras: atuam como fonte de energia para as células intestinais, modulam o sistema imune e interagem fisiologicamente com outros microrganismos da microbiota. Dentre os componentes produzidos por fermentação sacarolítica estão os ácidos graxos de cadeia curta como o acetato, propionato e butirato.[3]

A fermentação de proteínas, por outro lado, está associada à formação de metabólitos como ácidos graxos de cadeia ramificada, sulfeto de hidrogênio, amônia e p-cresol que podem ter efeitos negativos no metabolismo do hospedeiro, ou ainda, podem formar indóis e seus derivados que possuem efeitos benéficos (3). Ademais, as bactérias da microbiota podem metabolizar ou produzir outros compostos que atuam diretamente na fisiologia e metabolismo do hospedeiro, como a trimetilamina (TMA), poliaminas, polifenóis e vitaminas, ácidos biliares, óxido nítrico e diversos hormônios. Alguns desses compostos serão discutidos no próximo tópico e estão relacionados com a manutenção da saúde ou diretamente com o desenvolvimento de algumas doenças, dentre elas, as cardiovasculares.[4-6]

Além da influência direta por produção desequilibrada de certos metabólitos, a microbiota intestinal pode favorecer o desenvolvimento de doenças cardiovasculares de forma indireta com o aumento do risco de diabetes mellitus e obesidade. A modulação do sistema imune pela microbiota pode ser outro mecanismo associado ao surgimento de doenças cardiovasculares.

Neste capítulo, daremos enfoque ao papel da microbiota intestinal nas doenças cardiovasculares. Será discutido a influência da composição e dos metabólitos produzidos pela microbiota intestinal no desenvolvimento dessas doenças. Adicionalmente, apresentaremos alternativas que promovam a modulação da microbiota intestinal e que possam auxiliar na prevenção e tratamento dessas doenças (**Figura 30.1**).

▶ DISBIOSE, PERTURBAÇÃO DA BARREIRA INTESTINAL, INFLAMAÇÃO E DOENÇAS CARDIOVASCULARES

Em geral, o desenvolvimento de doenças e desordens relacionadas à microbiota intestinal ocorre quando há um desequilíbrio na composição da microbiota com aumento no número de bactérias patogênicas e patobiontes ou redução da riqueza de espécies microbianas. A disbiose, desequilíbrio da microbiota, pode ter como causas fatores genéticos e ambientais como o uso de antibióticos, a alimentação desbalanceada, o sedentarismo, o uso de drogas, a sanitização excessiva e a poluição ambiental, entre outros.[7]

O equilíbrio da microbiota confere ao hospedeiro a manutenção da estabilidade da barreira intestinal, mantendo a expressão de proteínas de junção celular e a detoxificação de lipopolissacarídeos oriundos de bactérias Gram negativas. A disbiose, por sua vez, pode levar ao aumento da permeabilidade do epitélio intestinal, permitindo a maior passagem de moléculas inflamatórias para a corrente sanguínea, fenômeno conhecido como *"leaky gut"*. Dentre os indutores desta resposta inflamatória estão os padrões moleculares associados aos micróbios (PAMPs), que são estruturas microbianas comuns aos patógenos como LPS, flagelina, ácido lipotecoico, dentre outros. Com o aumento da permeabilidade intestinal, ocorre a passagem destas moléculas inflamatórias, que são detectadas pelos receptores de reconhecimento de padrões do hospedeiro (PRR) como os receptores do tipo *Toll-like* (TLR) ou *NOD-like* (NLR). O que gera um quadro de inflamação subclínica, chamado de endotoxemia, que é caracterizado por uma inflamação sistêmica leve, porém crônica e causadora de desordens graves.[8] Essas moléculas inflamatórias são observadas em pessoas que apresentam, dentre outras desordens, obesidade, síndrome metabólica, diabetes mellitus, asma e doenças inflamatórias intestinais e estão diretamente correlacionadas com o risco aumentado de doenças cardiovasculares.[9] A endotoxemia também está associada à maior gravidade dos sintomas e pior desfecho em pacientes com insuficiência cardíaca. Ademais, disfunções cardíacas podem promover a perturbação da barreira intestinal através da hipoperfusão tecidual e do edema de parede intestinal evidenciados em pacientes com insuficiência cardíaca.[4]

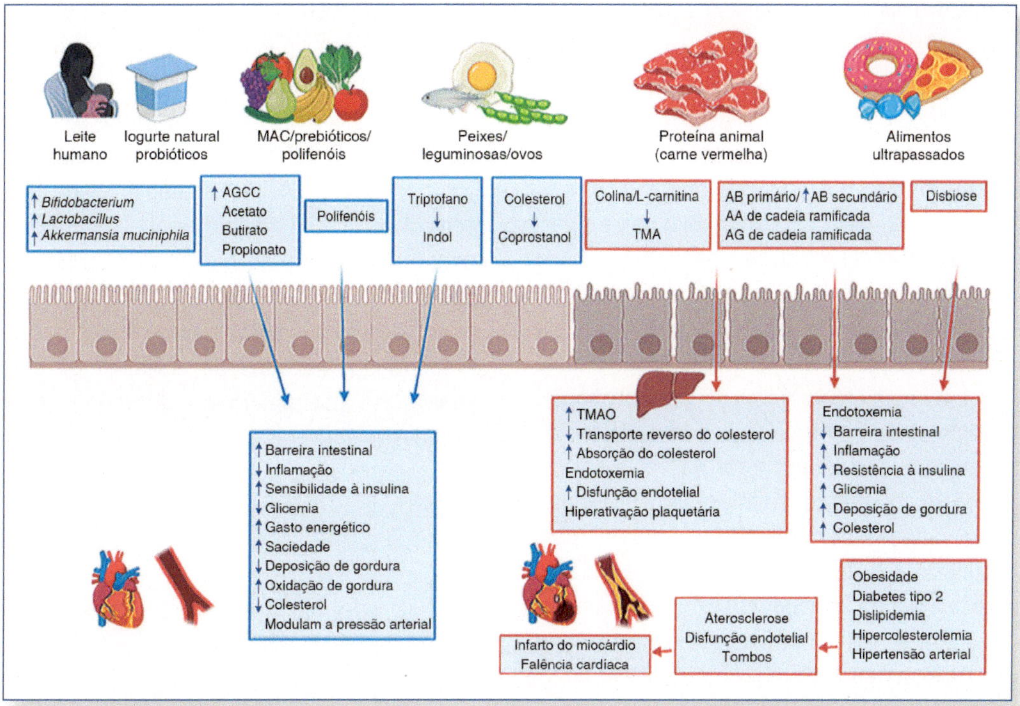

Figura 30.1. O padrão alimentar rico em alimentos diversos e equilibrado entre os diferentes grupos alimentares está associado à maior riqueza da microbiota intestinal, produção de metabólitos benéficos à saúde e manutenção da homeostase fisiológica e metabólica. Por outro lado, o padrão alimentar monótono e desbalanceado, com alto consumo de proteína animal, especialmente carne vermelha, rico em alimentos ultraprocessados e pobre em alimentos vegetais leva à disbiose e aumento na produção de metabólitos potencialmente prejudiciais. A maior presença de bactérias conversoras de colesterol a coprostanol diminui a reabsorção do colesterol. O uso de probióticos e prebióticos tem sido estudado como alternativa para modulação microbiana; entretanto, sua recomendação clínica carece de maior evidência científica. *AA*: aminoácidos; *AB*: ácidos biliares; *AG*: ácidos graxos; *AGCC*: ácidos graxos de cadeia curta; *LPS*: lipopolissacarídeos; *MAC*: carboidratos acessíveis à microbiota; *TMA*: trimetilamina; *TMAO*: N-óxido-trimetilamina.

O aumento de moléculas que participam do quadro de inflamação subclínica, como por exemplo a proteína C reativa e citocinas inflamatórias, pode estar relacionado com o aumento de certas famílias e gêneros bacterianos na microbiota intestinal ou com a baixa diversidade bacteriana na composição da microbiota intestinal. *Ruminococcaceae* e *Faecalibacteria* estão inversamente correlacionadas com a expressão de citocinas inflamatórias IL-6 e IL-17, enquanto o gênero *Clostridium* está diretamente associado com o aumento de IL-5 e IL-17, o que sugere que algumas bactérias estimulam a produção de citocinas inflamatórias, enquanto outras atuam diminuindo um possível quadro de inflamação. Espécies bacterianas associadas à disbiose e à maior inflamação têm sido descritas em certas condições cardíacas.[10]

▶ COMPOSIÇÃO DA MICROBIOTA INTESTINAL

A microbiota intestinal além de modular vias inflamatórias, interfere na capacidade de extração de energia dos alimentos, de digestão e absorção dos nutrientes, na regulação da ingestão alimentar, nos mecanismos que regulam a sensibilidade à insulina, a homeostase glicêmica, o acúmulo de triglicerídeos no tecido adiposo, no fígado (esteatose hepática) e no músculo (mioesteatose) e no processo de oxidação de ácidos graxos no fígado e no músculo.[9,11] Dessa maneira, alterações na microbiota que geram perturbações nesses processos contribuem para o desenvolvimento de fatores de risco para as doenças cardiovasculares, tais como, obesidade, diabetes, dislipidemia e hipertensão arterial.

A aterosclerose, doença inflamatória crônica iniciada por uma injúria em células endoteliais e subsequente formação de placas, tem forte relação com a microbiota intestinal e seus metabólitos. Há indícios que a microbiota possa contribuir diretamente para o desenvolvimento da aterosclerose.[8] Tal hipótese foi sugerida a partir da observação da presença de DNA bacteriano em placas de ateroma. De maneira intrigante comunidades bacterianas diferentes foram observadas em placas de ateroma em indivíduos assintomáticos (aumento da abundância das famílias *Porphyromonadaceae*, *Bacteroidaceae*, *Micrococcacaea* e *Streptococcacaea*) ou sintomáticos (aumento na abundância das famílias patogênicas *Helicobacteracaea*, *Neisseriaceae* e *Thiotrichacaea*).[12]

Reforçando a relação da microbiota com as doenças cardiovasculares foi demonstrado que o transplante da microbiota intestinal em camundongos transfere a susceptibilidade a doenças cardiovasculares, com o desenvolvimento de aterosclerose em camundongos saudáveis que receberam a microbiota do doador portador da doença. Além disso, outros trabalhos com transferência de microbiota demonstram um papel direto do gene *cutC* presente na microbiota intestinal, gene responsável pela transformação da vitamina colina em trimetilamina no desenvolvimento de trombose no hospedeiro.

Não coincidentemente, espécies relacionadas à inflamação como *Escherichia coli*, *Klebsiella pneumoniae*, *Streptococcus viridans* e famílias como *Enterobacter*, *Megasphaera*, *Oscillibacter* e *Desulfovibrio* também vêm sendo associadas à hipertensão, disfunção vascular, insuficiência cardíaca e acidente vascular encefálico. Além disso, algumas bactérias dos filos *Firmicutes* e *Actinobacteria* podem alterar a concentração de lipídios no sangue, com consequente elevação ou diminuição do colesterol HDL.[13]

Pacientes com aterosclerose podem apresentar níveis elevados de endotoxinas bacterianas no plasma, menor abundância de bactérias produtoras de butirato, como *Roseburia intestinalis* e *Faecalibacterium prausnitzii* e maior abundância de bactérias da família *Enterobacteriaceae*, como *E. coli* e *Klebsiella*, quando comparados com controles saudáveis.[6] As enzimas e metabólitos produzidos pela microbiota intestinal participam ativamente do controle do colesterol e tem importante papel em sua absorção. A presença de bactérias formadoras de coprostanol está correlacionada com menores níveis de colesterol fecal e no sangue, sugerindo que essas bactérias podem modular os níveis de colesterol do hospedeiro e a propensão ao desenvolvimento de doenças relacionadas a níveis elevados de colesterol.[14]

Nos tópicos seguintes, daremos ênfase a alguns dos principais metabólitos produzidos pela microbiota intestinal e detalharemos como eles contribuem para o desenvolvimento de doenças cardiovasculares.

▶ TRIMETILAMINA-N-ÓXIDO (TMAO)

TMAO foi o primeiro metabólito produzido pelas bactérias intestinais cujo aumento foi diretamente associado ao maior risco de doenças cardiovasculares como infarto do miocárdio (IAM), acidente vascular cerebral não fatal, revascularização do miocárdio e morte, sendo considerado um preditor independente de risco cardiovascular.[15] A importância das bactérias intestinais na formação do TMAO foi demonstrada em um estudo com o uso de antibiótico em modelos experimentais que reduziu significativamente a formação deste metabólito pela microbiota, e consequentemente preveniu a formação de placas de ateroma. A formação de TMAO ocorre após ingestão de fontes de proteína que contenham colina, fosfatidilcolina, carnitina, betaína e lecitina, encontrados na carne vermelha, nos ovos, nos peixes, nos vegetais brássicos (brócolis, couve-flor, rabanete, nabo), no amendoim, na soja, entre outros. Ao chegar no intestino, estes nutrientes são metabolizados a trimetilamina (TMA) pelas bactérias intestinais, através de diversos complexos de enzimas microbianas, CutC/D, CntA/B ou YeaW/X. Alguns estudos sugerem que essas bactérias sejam da família *Clostridiaceae* e *Peptostreptococcaceae*. As bactérias intestinais também podem produzir colina e trimetilamina (TMA), aumentando ainda mais a fonte de TMA. A TMA é então absorvida e levada até o fígado onde será convertida a Trimetilamina-N-óxido (TMAO), pela enzima FMO (*flavin containing monooxygenase*). O TMAO aumenta o risco cardiovascular por alterar o metabolismo lipídico, diminuindo o transporte reverso de colesterol e interferindo na síntese e reabsorção do ácido biliar. No intestino, TMAO aumenta a absorção do colesterol e prejudica a permeabilidade da membrana. Com isso, ocorre aumento da translocação de LPS, promovendo endotoxemia e aumento da disfunção endotelial. No endotélio, TMAO promove a liberação do cálcio, levando a hiperatividade de plaquetas. Em conjunto, todos esses fatores aumentam o risco de formação de placas de ateroma, trombos e desenvolvimento da doença arterial coronariana.[4,8,16]

A maior produção de TMAO está associada a padrões alimentares ricos em proteína, especialmente carne vermelha, importante fonte de L-carnitina, o que pode explicar parcialmente a associação dessas dietas ao maior risco de doenças cardiovasculares. De maneira bastante interessante, a capacidade do microbioma em metabolizar L-carnitina a TMAO modifica de acordo com o padrão alimentar do indivíduo. Por exemplo, indivíduos vegetarianos não foram capazes de produzir TMAO após um teste de desafio com L-carnitina. Outro fator interessante é que a produção de TMAO pode variar quando vários nutrientes são consumidos em conjunto. Estudos conduzidos em camundongos demonstraram que a alicina, um fitoquímico antimicrobiano encontrado no alho e o DMB (*3,3-dimethylbutan-1-ol*), análogo estrutural da colina encontrado no azeite, vinagre balsâmico e na semente da uva, impediram a formação do TMA pela microbiota intestinal. Tais compostos são comuns na dieta do Mediterrâneo e podem ajudar a explicar os benefícios deste padrão alimentar na prevenção de eventos coronarianos.[17]

► ÁCIDOS BILIARES (AB)

Os AB primários são gerados no fígado a partir da metabolização do colesterol por intermédio da enzima CYP7A1. Após conjugação com taurina ou glicina é formado o sal biliar, que será estocado na vesícula biliar até ser liberado através da bile no intestino delgado, onde auxiliará na absorção de gorduras e vitaminas lipossolúveis. AB também podem agir como moléculas sinalizadoras e ligar-se a receptores específicos como o FXR (receptor X farnesoide) e o TGR5 (receptor-1 de ácido biliar acoplado à proteína G ou GP-BAR1), que irão sinalizar vias reguladoras do metabolismo energético, da glicose, e de lipídios. Cerca de 95% dos ácidos biliares serão reabsorvidos no íleo de volta aos hepatócitos. Parte dos AB primários [ácido cólico (CA) e ácido quenodeoxicólico (CDCA)] que escapam da reabsorção, será metabolizado pelas bactérias intestinais e pela enzima hidrolase de sal biliar, levando à formação dos AB secundários [ácido deoxicólico (DCA), ácido litocólico (LCA) e ácido ursodeoxicólico (UDCA)]. A enzima hidrolase de sal biliar foi identificada em várias espécies bacterianas, principalmente anaeróbios dos gêneros *Bacteroides*, *Clostridium*, *Eubacterium*, *Lactobacillus* e *Escherichia*. Ácidos biliares secundários também são reabsorvidos, com exceção do LCA e UDCA que em sua maioria são excretados nas fezes.[16,18]

Os AB interferem no metabolismo do colesterol, regulando o nível de colesterol sistêmico. CDCA, DCA, LCA e CA podem ativar o receptor FXR nesta ordem de afinidade. Esse estímulo diminui a síntese de ácido biliar primário pela inibição da enzima CYP7A1, acarretando aumento do colesterol sérico. A ativação de FXR também diminui a captação dos AB pelos hepatócitos e aumenta a secreção de AB através da bile. Dessa maneira, os ácidos biliares modificam a composição da microbiota intestinal, por favorecerem a sobrevivência de bactérias resistentes à bile. O aumento de AB no intestino está associado à maior abundância de bactérias Gram-positivas do filo *Firmicutes*.[16]

AB também estimulam liberação de GLP-1 pelas células L intestinais através do receptor TGR5. Dessa maneira, AB participam da regulação da homeostase energética, glicêmica e do metabolismo lipídico, regulando a oxidação e acúmulo de ácidos graxos no fígado e armazenamento de triglicerídeos no tecido adiposo. A alimentação rica em gorduras, especialmente em gorduras saturadas, tem sido associada a modificações na microbiota intestinal e aumento da quantidade de AB secundários. Uma relação alta de AB secundários/AB primários favorece a hipercolesterolemia e aumenta o risco de doenças cardiovasculares.[19]

▶ COPROSTANOL

A microbiota intestinal pode auxiliar no controle do colesterol sérico, por converter o colesterol a coprostanol, um esterol com baixa capacidade absortiva, sendo a maior parte eliminada através das fezes. Contudo, a capacidade de realizar essa conversão difere entre os indivíduos. Enquanto algumas pessoas são altamente conversoras, outras têm baixa capacidade de conversão, e embora haja uma variação dentro do mesmo gênero, as mulheres, em geral, têm maior capacidade de conversão do que os homens.[16]

A competência da microbiota em converter colesterol a coprostanol é conhecida desde o início dos anos 1900, sendo que na década de 1970 foi isolada do intestino de um rato a primeira bactéria atribuída ao gênero *Eubacterium* que possuiria tal capacidade. Posteriormente, as cepas redutoras de colesterol isoladas foram limitadas aos gêneros de *Eubacterium* (*E. coprostanoligenes*) e *Bacteroides* (*Bacteroides* sp.). Estudo mais recente que utilizou técnicas avançadas de metagenômica, metabolômica e análises de bioinformática identificaram um grupo de colesterol de-hidrogenase microbiana que contribuem para a formação do coprostanol.[14] Essas enzimas são codificadas pelo gene *ismA* (*intestinal steroid metabolism*). Indivíduos que possuem em seu intestino espécies microbianas que expressam o gene *ismA* apresentam níveis de colesterol fecal e sérico mais baixos e níveis mais elevados de coprostanol, o que indica a degradação do colesterol pela microbiota intestinal. Outras cepas bacterianas não cultiváveis, mas que habitam o intestino humano, foram identificadas carregando genes homólogos ao *ismA*.[20] Futuramente, a descoberta de novas técnicas de cultivo destas cepas, que ampliem o conhecimento sobre condições ideais que favoreçam sua sobrevivência e colonização, podem auxiliar a identificar uma dieta específica que aumente a abundância dessas cepas. De outra forma, técnicas de engenharia genética que introduzam o gene *ismA* em cepas probióticas podem representar ferramentas terapêuticas inovadoras para controle da hipercolesterolemia.

ÁCIDOS GRAXOS DE CADEIA CURTA

Há muito tempo já se reconhece o benefício do consumo de fibras alimentares para a diminuição do colesterol sérico e prevenção das doenças cardiovasculares. Inicialmente, tais benefícios foram atribuídos à capacidade das fibras de formarem um gel no lúmen intestinal e com isso reduzirem a absorção do colesterol no intestino. Entretanto, o conhecimento atual reconhece que parte dos benefícios atribuídos às fibras alimentares são mediados pelos ácidos graxos de cadeia curta (AGCC) produzidos a partir da fermentação anaeróbia de carboidratos acessíveis à microbiota intestinal (MAC). Os AGCC são ácidos graxos com até 5 carbonos, sendo os mais abundantes o acetato, propionato e butirato. Os MACs representam uma série de carboidratos resistentes à digestão pelas enzimas humanas, mas passíveis de metabolização e fermentação pelas bactérias intestinais, levando a formação de compostos benéficos, como os AGCC. MACs representam a principal fonte de energia das bactérias colônicas. As fontes de MAC vão além de alguns tipos de fibras dietéticas e podem ser provenientes de plantas, cartilagens e tecidos animais (glicanos) ou microorganismos de origem alimentar (parede celular de leveduras), que devem ser metabolizados pela microbiota.[21]

A produção de AGCC dependerá do tipo de alimento consumido e da espécie, diversidade e quantidade absoluta dos microrganismos que compõem a microbiota intestinal. O acetato tem sua produção mais distribuída entre diferentes grupos bacterianos, enquanto o propionato e o butirato possuem vias de produção mais bem conservadas e substrato-específica. O filo *Bacteroidetes* (Gram negativos) pode produzir acetato e propionato enquanto *Firmicutes* (Gram positivos) produz maior quantidade de butirato. *Akkermansia municiphilla* são bactérias degradadoras de muco e produtoras de propionato. *Faecalibacterium prausnitzii*, *Eubacterium rectale*, *Eubacterium hallii* e *Ruminococcus bromii* parecem ser as maiores produtoras de butirato. Em relação ao tipo de carboidrato, a inulina favorece a produção de propionato e butirato; fucose e ramnose geram principalmente propionato enquanto o amido resistente produz butirato. Importante destacar que a complexa relação entre dieta, composição da microbiota e capacidade de produção de AGCC, torna esta última de difícil previsibilidade.[3]

Os AGCC, além de agirem como substratos energéticos para as células epiteliais do intestino (colonócitos), também promovem a manutenção da barreira intestinal. Os AGCC regulam a expressão de proteínas de junção celular; modificam a composição da microbiota intestinal e a motilidade intestinal por controlarem o pH colônico; afetam o metabolismo de lipídios, bloqueando a síntese de colesterol ou o redirecionando para o fígado e agem como moléculas sinalizadoras ligando-se a receptores GPRs (GPR41 e GPR43), que estão presentes nas células intestinais e em outros tecidos como hipotálamo, fígado, músculo, tecido adiposo e células do sistema imune. Nas células intestinais, a sinalização dos AGCC pelos GPR41 e GPR43 promovem a liberação de PYY e GLP-1 que irão diminuir a motilidade gástrica e intestinal e interferir na homeostase energética e de glicose, aumentando a neoglicogênese intestinal, a sensibilidade à insulina e a captação de energia, além de modular a atividade simpática, que em conjunto com os hormônios intestinais irão controlar a ingestão alimentar. No fígado e músculo, a sinalização dos AGCC aumenta atividade da AMPK, melhora a sensibilidade à insulina e reduz o acúmulo de lipídios nesses tecidos. Já no tecido adiposo há promoção da adipogênese, e diminuição da lipólise, reduzindo a liberação de ácidos graxos livres e diminuindo a inflamação. AGCC também se ligam aos receptores GPR41, GPR43 e olfO79 no rim, coração, gânglios simpáticos e vasos sanguíneos para modular a pressão arterial. Especialmente, acetato e propionato podem promover diferentes respostas na pressão arterial a depender do receptor acionado.[3]

Dessa maneira, é possível que a microbiota intestinal atue como um elo entre os padrões alimentares e as respostas fenotípicas associadas à fisiopatologia das doenças cardiovasculares, facilitando ou reduzindo seu aparecimento.

▶ OUTROS METABÓLITOS

Outras substâncias como os ácidos graxos de cadeia ramificada e o propionato de imidazol estão associados ao aumento da resistência à insulina. Toxinas urêmicas como o sulfato de p-cresol e o sulfato de indoxil também alteram o metabolismo por desarranjar a barreira intestinal e aumentar a inflamação sistêmica.[4,16]

▶ PROPOSTAS TERAPÊUTICAS DE MODULAÇÃO DA MICROBIOTA INTESTINAL

O avanço no entendimento das funções e composição da microbiota intestinal somado a possibilidade de modulação do microbioma através de intervenções, inclusive dietéticas, faz surgir novas propostas terapêuticas no campo da nutrição em cardiologia.

Padrão Alimentar

Dentre os fatores ambientais capazes de modular o microbioma intestinal a alimentação é um dos principais pilares. Modificações no padrão alimentar levam a intensas modificações no microbioma.[21] O padrão alimentar ocidental é caracterizado por alimentos ricos em gordura, proteína animal, açúcares, sal, glutamato monossódico, aditivos alimentares (aromatizantes, emulsificantes, edulcorantes), pobre em fibras, fitoquímicos vegetais, gorduras insaturadas, minerais e vitaminas. Isso ocorre pelo consumo excessivo de alimentos ultraprocessados, que são alimentos produzidos industrialmente, comumente desbalanceados e ricos em aditivos alimentares como as guloseimas, bebidas açucaradas, macarrões instantâneos, cereais matinais, carnes processadas como salames, presuntos, dentre outros. Vários estudos têm demonstrado que o padrão alimentar ocidental está associado à diminuição da diversidade microbiana intestinal e disbiose ou à modificação da sua estrutura, aumentando a abundância de bactérias produtoras de ácidos graxos de cadeia ramificada e outros metabólitos genotóxicos e inflamatórios e diminuindo a abundância de bactérias benéficas, produtoras de ácidos graxos de cadeia curta e metabólitos anti-inflamatórios.[21]

Em contrapartida, o padrão alimentar rico em vegetais, atualmente conhecido como *"plant-based"* (ver Capítulo 20) modula a microbiota intestinal aumentando a abundância de bactérias fermentadoras de carboidratos e, consequentemente, a produção de ácidos graxos de cadeia curta. Adicionalmente, vários polifenóis vegetais são liberados dos alimentos e transformados em metabólitos biologicamente ativos e disponíveis através da ação da microbiota intestinal. Os polifenóis têm a capacidade de modular a microbiota intestinal, inibindo algumas bactérias e estimulando o crescimento de outras. Com isso, conseguem regular a produção de diferentes metabólitos. Polifenóis antioxidantes também alteram o potencial redox no intestino e diminuem a oxidação do colesterol associado à formação de placas de ateroma. Essa sinergia entre os diferentes nutrientes ajuda a explicar o porquê de os benefícios à saúde serem identificados ao se analisar o padrão alimentar como um todo e não o efeito isolado de cada nutriente.[17] Esses efeitos também são esperados no padrão alimentar orientado pelo Guia Alimentar da População Brasileira cuja regra de ouro orienta a preferência por alimentos in natura ou minimamente processados e preparações culinárias, preferencialmente caseiras e frescas.[22]

Dessa maneira, o impacto do consumo de alimentos de origem vegetal como frutas, legumes, vegetais folhosos, leguminosas, grãos e cereais integrais na modulação do microbioma pode explicar, em parte, o reconhecimento das diretrizes de que desse padrão alimentar está associado à redução do risco da doença cardiovascular.

▶ PREBIÓTICOS

O consenso mais atual define prebiótico como o substrato utilizado seletivamente por microrganismos hospedeiros, conferindo benefícios à saúde.[23] Enquanto os probióticos são microrganismos vivos, os prebióticos servem como substratos para que microrganismos benéficos colonizem o hospedeiro. A maioria dos prebióticos conhecidos é à base de carboidratos, mas a atual definição contempla outras substâncias candidatas à prebióticos como polifenóis e ácidos graxos poli-insaturados (PUFA) e conjugados (ácido linoleico conjugado, CLA).

Os substratos mais estudados como prebióticos e que são largamente utilizados comercialmente são os frutanos (frutooligossacarídeos ou FOS e inulina) e os galactanos (galactooligossacarídeos ou GOS), cujo consumo aumenta a abundância de *Lactobacillus* e *Bifidobacterium* spp. Outros tipos de fibras alimentares e certas fibras solúveis fermentáveis também são candidatas a prebióticos; entretanto, a escassez de estudos que comprovem o cumprimento dos critérios estabelecidos para denominação como prebióticos dificulta sua classificação como tal. Na mesma situação encontram-se os fitoquímicos e polifenóis de plantas. Cerca de 90% a 95% dos polifenóis dietéticos não são absorvidos pelo intestino delgado e chegam ao cólon onde serão metabolizados pelas bactérias intestinais e disponibilizados para absorção e promoção de benefícios à saúde humana. Os oligossacarídeos do leite humano são outra importante classe de candidatos a prebióticos por favorecerem a colonização de bactérias das famílias *Bifidobacteriaceae* e *Bacteroidaceae* e são fundamentais para o desenvolvimento da microbiota intestinal, do sistema imunológico e metabólico de lactentes. A modulação da microbiota intestinal na infância pode estar associada à observação de que crianças amamentadas com leite humano têm menor chance de desenvolver complicações metabólicas como a obesidade e o diabetes na idade adulta.[23]

Torna-se evidente, portanto, as vantagens dos prebióticos para a saúde cardiovascular. Há estudos demonstrando benefícios na saúde metabólica de indivíduos com obesidade, diabetes tipo 2, síndrome metabólica, dislipidemia e inflamação. Inulina, FOS e GOS atuam reduzindo a resistência à insulina, os níveis de lipídios e colesterol plasmático e prevenindo a formação de placas ateroscleróticas. Contudo, é necessário alertar que não há, ainda, recomendação formal para suplementação prebiótica a fim de prevenir ou tratar as doenças cardiovasculares. Os estudos clínicos são escassos e não foi possível, até o momento, estabelecer-se o tipo de substrato, dose e tempo adequado para suplementação. A orientação nutricional deve promover a inserção de alimentos naturalmente fontes de prebióticos como alho, cebola, alho-poró, banana, chicória, alcachofras, aspargos, que são fontes de FOS e leguminosas como ervilhas e feijões que são fontes de GOS.

Probióticos

Probióticos são microrganismos vivos que, quando administrados em quantidades adequadas, conferem benefícios à saúde do hospedeiro.[24] Um dos principais benefícios atribuídos ao uso de probióticos é o de promover uma microbiota intestinal saudável. Há que se considerar, entretanto, a impossibilidade de estabelecer-se a definição clara de microbiota intestinal saudável baseado apenas na composição microbiana. Os principais benefícios associados ao uso de probióticos incluem a recuperação da microbiota intestinal após uma perturbação (ex. após antibioticoterapia). A restauração da flora compreende a eliminação de bactérias patogênicas, aumento da produção de AGCC, melhora da barreira intestinal e regulação do trânsito intestinal. Além disso, o grande potencial imunomodulatório de algumas cepas probióticas despertou o interesse em seu uso para o controle de doenças metabólicas associadas à inflamação. Há evidências de que cepas bacterianas probióticas contribuam com a redução de mediadores inflamatórios como o fator de necrose tumoral (TNFα) e o aumento de citocinas anti-inflamatórias como a interleucina 10 (IL10), modulando a resposta inflamatória e favorecendo o equilíbrio imunológico.[25]

Há mais de 100 anos, Metchnikoff já havia descrito a associação entre o consumo de iogurte e a longevidade da população búlgara. De lá para cá, o interesse nessas bactérias benéficas só aumentou. Grande parte das bactérias probióticas conhecidas atualmente são as produtoras de ácido lático, naturalmente encontradas em alimentos fermentados como iogurte e leite fermentados. Estudos em humanos associaram o consumo de produtos lácteos fermentados, contendo cepas probióticas, ao menor risco de diabetes tipo 2, melhora nos marcadores da homeostase glicêmica, menor ganho de peso em adultos e menor risco de mortalidade global. Já foi observado, inclusive, que consumidores de iogurte apresentavam menores níveis de triglicerides, glicemia, pressão arterial e resistência à ação da insulina. Os *Lactobacilos* e *Bifidobactérias* afetam o metabolismo do colesterol por diminuirem a sua solubilidade e absorção intestinal, promoverem a sua conversão em coprostanol, ou ainda, desconjugarem o ácido biliar, com aumento da sua excreção. Os mecanismos associados podem estar relacionados à produção de AGCC, à inibição da síntese endógena de colesterol e ao aumento da demanda para síntese de novo do ácido biliar.

Assim, o consumo de alimentos contendo microorganismos vivos deve ser estimulado e pode promover benefícios à saúde cardiovascular. Ademais, a suplementação probiótica com cepas específicas também parece ser uma alternativa promissora, embora ainda seja necessário definir melhor a composição das cepas, dose e tempo de uso para a obtenção dos benefícios esperados. À medida que o conhecimento sobre a atividade de cada espécie bacteriana é ampliado, novas propostas probióticas com cepas que aumentem a conversão de colesterol a coprostanol, diminuam a formação de TMA ou aumentem a síntese de folato, com consequente redução da homocisteinemia, podem ser alternativas promissoras.

Tópicos relevantes abordados neste capítulo:

- A MI exerce importante papel na manutenção da saúde e no desenvolvimento de diferentes tipos de doenças, incluindo as doenças cardiovasculares
- A MI parece ser um elo entre os fatores da alimentação e as modificações fenotípicas observadas no indivíduo como acúmulo de gordura, resistência à insulina, dislipidemia e hipercolesterolemia, inflamação, disfunção endotelial e formação de placas de ateroma
- Alteração na composição da MI está associada ao maior risco de desenvolvimento de obesidade, DM tipo 2, HAS, aterosclerose, falência cardíaca e IAM
- A produção de metabólitos (AGCC, AB, TMAO e outros) pela MI influencia diretamente a fisiologia, o metabolismo e o sistema imune do hospedeiro
- A modulação da MI através da alimentação é uma importante alternativa não farmacológica que pode auxiliar na prevenção e tratamento das DCV

Referências

1. Gill SR, Pop M, Deboy RT, Eckburg PB, Turnbaugh PJ, Samuel BS, et al. Metagenomic analysis of the human distal gut microbiome. Science. 2006;312(5778): 1355-9.
2. Turnbaugh PJ, Ley RE, Hamady M, Fraser-Liggett CM, Knight R, Gordon JI. The human microbiome project. Nature. 2007;449(7164):804-10.
3. Canfora EE, Meex RCR, Venema K, Blaak EE. Gut microbial metabolites in obesity, NAFLD and T2DM. Nat Rev Endocrinol. 2019;15(5):261-73.
4. Witkowski M, Weeks TL, Hazen SL. Gut microbiota and cardiovascular disease. Circ Res. 2020;127(4):553-70.
5. Novakovic M, Rout A, Kingsley T, Kirchoff R, Singh A, Verma V, et al. Role of gut microbiota in cardiovascular diseases. World J Cardiol. 2020;12(4):110-22.
6. Tang WHW, Bäckhed F, Landmesser U, Hazen SL. Intestinal microbiota in cardiovascular health and disease: JACC state-of-the-art review. J Am Coll Cardiol. 2019;73(16):2089-105.
7. Wilkins LJ, Monga M, Miller AW. Defining dysbiosis for a cluster of chronic diseases. Sci Rep. 2019;9(1):12918.
8. Brown JM, Hazen SL. Microbial modulation of cardiovascular disease. Nat Rev Microbiol. 2018;16(3):171-81.
9. Cani PD. Metabolism in 2013: The gut microbiota manages host metabolism. Nat Rev Endocrinol. 2014; 10(2):74-6.
10. Cui X, Ye L, Li J, Jin L, Wang W, Li S, et al. Metagenomic and metabolomic analyses unveil dysbiosis of gut microbiota in chronic heart failure patients. Sci Rep. 2018;8(1):635.
11. Fan Y, Pedersen O. Gut microbiota in human metabolic health and disease. Nat Rev Microbiol. 2021;19(1):55-71.
12. Mitra S, Drautz-Moses DI, Alhede M, Maw MT, Liu Y, Purbojati RW, et al. In silico analyses of metagenomes from human atherosclerotic plaque samples. Microbiome. 2015;3:38.
13. Tang WH, Kitai T, Hazen SL. Gut microbiota in cardiovascular health and disease. Circ Res. 2017;120(7):1183-96.
14. Du Toit A. Reducing cholesterol levels. Nat Rev Microbiol. 2020;18(9):476.
15. Heianza Y, Ma W, DiDonato JA, Sun Q, Rimm EB, Hu FB, et al. Long-term changes in gut microbial metabolite trimethylamine n-oxide and coronary heart disease risk. J Am Coll Cardiol. 2020;75(7):763-72.
16. Kazemian N, Mahmoudi M, Halperin F, Wu JC, Pakpour S. Gut microbiota and cardiovascular disease: opportunities and challenges. Microbiome. 2020;8(1):36.
17. Barabási A-L, Menichetti G, Loscalzo J. Publisher Correction: The unmapped chemical complexity of our diet. Nature Food. 2020;1(2):140-.
18. Ridlon JM, Kang DJ, Hylemon PB, Bajaj JS. Bile acids and the gut microbiome. Curr Opin Gastroenterol. 2014; 30(3):332-8.
19. Rastelli M, Cani PD, Knauf C. The gut microbiome influences host endocrine functions. Endocr Rev. 2019; 40(5):1271-84.
20. Kenny DJ, Plichta DR, Shungin D, Koppel N, Hall AB, Fu B, et al. Cholesterol metabolism by uncultured human gut bacteria influences host cholesterol level. Cell Host Microbe. 2020;28(2):245-57.e6.
21. Sonnenburg ED, Sonnenburg JL. Starving our microbial self: the deleterious consequences of a diet deficient in microbiota-accessible carbohydrates. Cell Metab. 2014;20(5):779-86.
22. Melo EA, Jaime PC, Monteiro CA. Guia alimentar para a população brasileira. 2014; Disponível em: http://portalsaude.saude.gov.br/images/pdf/2014/novembro/05/Guia-Alimentar-para-a-pop-brasiliera-Miolo-PDF-Internet.pdf
23. Gibson GR, Hutkins R, Sanders ME, Prescott SL, Reimer RA, Salminen SJ, et al. Expert consensus document: The International Scientific Association for Probiotics and Prebiotics (ISAPP) consensus statement on the definition and scope of prebiotics. Nat Rev Gastroenterol Hepatol. 2017;14(8):491-502.
24. Hill C, Guarner F, Reid G, Gibson GR, Merenstein DJ, Pot B, et al. Expert consensus document: The International Scientific Association for Probiotics and Prebiotics consensus statement on the scope and appropriate use of the term probiotic. Nat Rev Gastroenterol Hepatol. 2014;11(8):506-14.
25. Tuohy KM, Fava F, Viola R. 'The way to a man's heart is through his gut microbiota'--dietary pro- and prebiotics for the management of cardiovascular risk. Proc Nutr Soc. 2014;73(2):172-85.

CAPÍTULO 31

Marcella Ramos Sant'Ana
Vitor Xavier Crivelin

Diabetes Mellitus Tipo 3

▶ INTRODUÇÃO

O diabetes mellitus (DM) e a doença de Alzheimer (DA) são problemas de saúde pública mundial devido à sua alta prevalência, grande risco à saúde do paciente e elevado custo financeiro para cobrir todos os cuidados necessários aos pacientes nestas condições. Contudo, estes não são os únicos pontos em comuns entre estas doenças. Nas últimas décadas, alguns pesquisadores apontam o DM como importante fator de risco para o desenvolvimento da DA enquanto outros acreditam que a relação entre estas doenças seja ainda mais próxima, sendo a DA considerada o "diabetes do tipo 3 (DM3)" ou "diabetes do cérebro".[1] Embora muito se saiba sobre a fisiopatologia e o tratamento do DM, muitas perguntas ainda permanecem sem respostas sobre a fisiopatologia da DA. Aparentemente, o ponto em comum entre estas doenças está na resistência à insulina e sua associação com a inflamação subclínica e com o estresse oxidativo. Assim, o questionamento atual é se estas doenças apenas compartilham fatores de risco comuns ou se são doenças sinérgicas ligadas por mecanismos fisiopatológicos em comum.[2]

▶ RESISTÊNCIA CENTRAL À INSULINA

Por muitos anos, o cérebro foi considerado um órgão independente de insulina por não necessitar de sua presença para captação de glicose. Todavia, com o avanço dos estudos de biologia molecular, observou-se a capacidade da insulina em ultrapassar a barreira hematoencefálica (BHE) além de ampla distribuição dos receptores de insulina em neurônios e células da glia, demonstrando a diversidade de ação e relevância da insulina para o SNC.[2] Entretanto, fatores como envelhecimento, obesidade, inflamação, DM, resistência à insulina e dislipidemia podem alterar tanto o transporte de insulina pela BHE quanto a eficiência da sinalização deste hormônio.[2]

A insulina, ao se ligar ao seu receptor, desencadeia respostas intracelulares que levam à sua autofosforilação e à fosforilação do substrato do receptor de insulina (IRS1/2) em resíduos específicos de tirosina. Este perfil de fosforilação ativa diversas proteínas intracelulares que resultam na fosforilação e ativação da proteína AKT (também conhecida como proteína quinase B – PKB). A AKT desempenha atividade nodal na sinalização da insulina como 1) ativação de proteínas que levam à translocação do transportador de glicose tipo 4 (GLUT4) para a membrana celular a fim de captar glicose no músculo, tecido adiposo e alguns neurônios; 2) ativação da proteína alvo da rapamicina em mamíferos (mTOR) para estímulo à síntese proteica e controle da autofagia; 3) inibição do fator de transcrição FoxO (do inglês *Forkhead box protein class O*) que controla os mecanismos hipotalâmicos da fome; 4) inibição da proteína pró-apoptótica BAD (do inglês *BCL2 associated agonist of cell death*); 5) inibição da proteína glicogênio sintase-quinase 3β (GSK3β) favorecendo a síntese de glicogênio e inibição da fosforilação da proteína *tau*, a qual está envolvida na gênese da DA.[2]

Em suma, a transdução do sinal da insulina no SNC é abrangente e complexa, sendo importante para a regulação do crescimento, sobrevivência e diferenciação celulares, metabolismo energético, autofagia, síntese proteica, regulação de proteínas do citoesqueleto e regulação da neuroplasticidade.[2] Quando há redução na sinalização da insulina ocorre desregulação das vias citadas e aumento da glicemia. A hiperglicemia está associada ao aumento da excitotoxicidade induzida pelo glutamato e aumento dos produtos finais de glicação avançada (AGEs). De forma geral, a falha da sinalização da insulina está relacionada à DA por favorecer o acúmulo de β-amiloide (βA), fosforilação da *tau*, aumento do estresse oxidativo, acúmulo de AGEs e apoptose.[3]

A inflamação crônica de baixo grau representa um dos principais fatores desencadeadores da resistência periférica e central à insulina. Esta inflamação pode ser resultado da hipertrofia do tecido adiposo e da adoção de padrões alimentares inadequados. Com a expansão do tecido adiposo, há aumento na secreção e dispersão sistêmica de citocinas pró-inflamatórias como a IL-1β e o TNF-α. O consumo de dietas ricas em gordura saturada, por sua vez, é capaz de ativar receptores da resposta imune inata como TLR4 (receptores do tipo Toll 4) e desencadear resposta inflamatória sistêmica.

Tanto a ativação do TLR4 quanto dos receptores de IL-1β e TNF-α levam à fosforilação e ativação das proteínas IKK (inibidora da quinase kappa) e JNK (quinase c-Jun n-terminal). Essas proteínas atuam como quinases, induzindo a fosforilação do IRS-1/2 em resíduos específicos de serina, o qual bloqueia o sinal intracelular da insulina. A ativação de IKK também ativa o fator de transcrição NFκB, contribuindo para a expressão de proteínas como TNF-α, IL-1β, IL-6, iNOS, COX2 e MCP1. Estas citocinas, em quantidades elevadas, conferem caráter pró-inflamatório e podem agir de forma autócrina e parácrina, e assim, perpetuar o processo inflamatório que leva à resistência à insulina, intensificando-a e ativando vias de neurodegeneração.

A inflamação crônica de baixo grau parece ser um importante gatilho para a instalação da resistência à insulina e estresse oxidativo, favorecendo a disfunção sináptica e morte celular em regiões cerebrais importantes para o controle das funções cognitivas.[4-6]

▶ FISIOPATOLOGIA DA DOENÇA DE ALZHEIMER

A DA é a doença neurodegenerativa mais prevalente, sendo responsável por mais de 70% dos casos diagnosticados de demência. No mundo, mais de 50 milhões de pessoas apresentam algum tipo de demência e se estima que a sua prevalência deva aumentar para mais de 131 milhões em 2050.[4]

Para ser possível controlar a progressão da DA, torna-se necessário compreender os fenômenos moleculares e os fatores que favorecem seu surgimento. Análises histológicas *post-mortem* de cérebros de pacientes com DA mostram maior atrofia do córtex e hipocampo, redução no número de neurônios, presença extracelular de placas amiloides (decorrentes da aglomeração de proteína β-amiloide) e acúmulo intraneural de emaranhados neurofibrilares decorrente da aglomeração da proteína *tau* hiperfosforilada. Acredita-se que estes dois últimos fatores sejam primordiais para a gênese da doença, sendo considerados biomarcadores da DA.[7]

Os peptídeos de βA são naturalmente produzidos no organismo por meio da clivagem da proteína precursora amiloide (APP) sob a ação da enzima BACE1 (do inglês *beta-site APP-cleaving enzyme 1*) e posteriormente pela γ-secretase (**Figura 31.1**). Em condições adversas – como na neuroinflamação, resistência à insulina e hipercolesterolemia – pode haver desequilíbrio entre a síntese e degradação de βA, levando ao seu acúmulo. A micróglia e o processo de autofagia apresentam grande relevância na depuração da βA, assim como a ação de proteases como a neprilisina e a enzima degradadora de insulina (IDE). Contudo, quando estes mecanismos falham, os monômeros de βA podem se agrupar e formar oligômeros solúveis e neurotóxicos de βA, assim como podem se aglomerar no meio extracelular, formando a placa amiloide. Em contrapartida, a proteína APP também pode seguir a via não amiloidogênica se for clivada pela enzima α-secretase, gerando fragmentos não-amiloidogênicos, reduzindo o risco de toxicidade neuronal[7] (**Figura 31.1**).

A proteína *tau* se encontra ancorada aos microtúbulos e é responsável por dar estabilidade a esta estrutura celular. A *tau* pode ser fosforilada e regulada por proteínas quinases como a GSK3β e a quinase dependente de ciclina 5 (CDK5). A hiperativação destas quinases no SNC leva à hiperfosforilação da proteína *tau* e sua dissociação do microtúbulo. A *tau* hiperfosforilada se acumula no citosol, formando os emaranhados neurofibrilares que geram toxicidade à célula. Além da toxicidade, a dissociação da *tau* promove instabilidade do microtúbulo, o que resulta no prejuízo do transporte intracelular e perda na estrutura do neurônio[5,7] (**Figura 31.2**).

Um ponto chave para o surgimento da DA é a inflamação crônica de baixo grau que resulta na resistência à insulina e neurodegeneração. O bloqueio da via da insulina no hipocampo

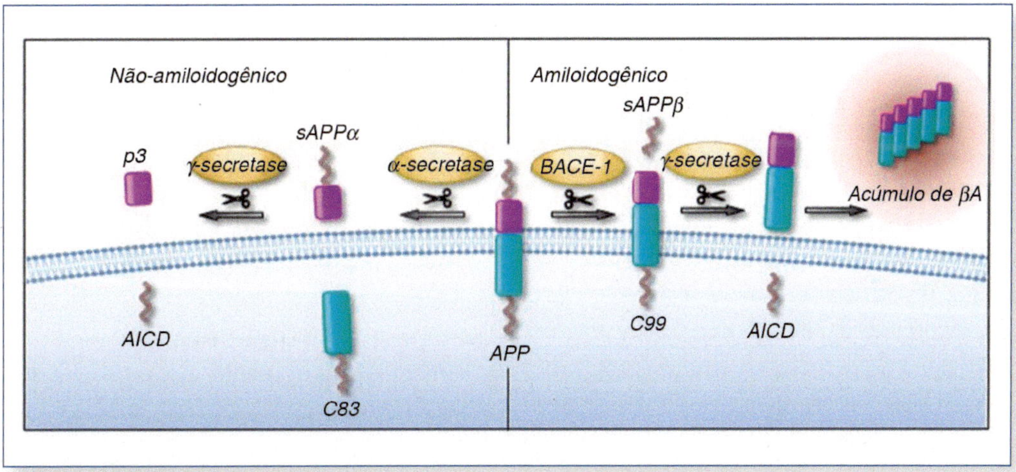

Figura 31.1. Vias amiloidogênica e não amiloidogênica da proteína precursora amiloide (APP) e produção dos marcadores proteicos relacionados à doença de Alzheimer. Adaptada de Querfurth e cols.[7]

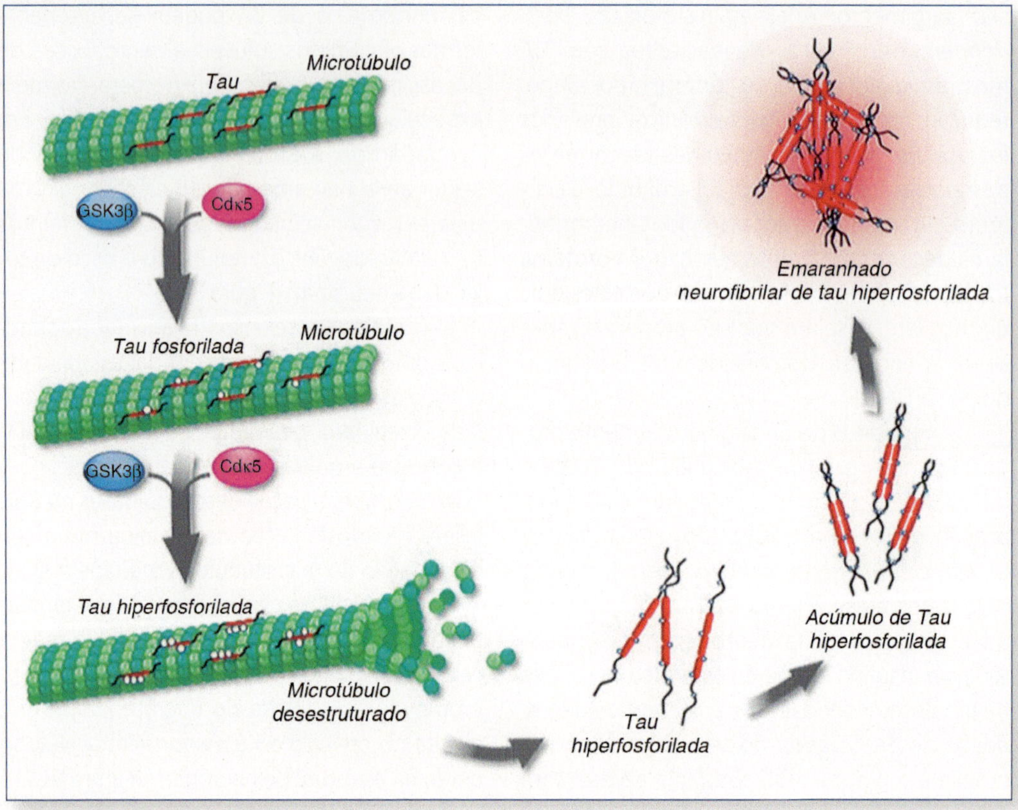

Figura 31.2. Formação dos emaranhados neurofibrilares a partir da hiperfosforilação da proteína tau. Adaptada de Querfurth e cols.[7]

está relacionado a prejuízos no metabolismo energético celular, disfunções mitocondriais, aumento do estresse oxidativo e prejuízo na transdução sináptica. A resistência à insulina também está correlacionada ao aumento do conteúdo de marcadores da DA, como βA e *tau* hiperfosforilada, possivelmente pelo aumento da atividade de GSK3β[1,2,5] (**Figura 31.3**).

Embora diversos estudos tenham sugerido que a resistência à insulina seja responsável por aumentar os marcadores da DA, recentemente descobriu-se que a simples presença de βA já é capaz de se ligar a receptores celulares e desencadear neuroinflamação e resistência central à insulina (8). Dessa forma, ainda não se sabe precisamente o ponto de partida para o surgimento desta doença, porém, sabe-se que a sinalização da insulina é menor no cérebro de pacientes com DA quando comparados a indivíduos saudáveis.[1,3]

Por isso, controlar os fatores que levam à ativação da via amiloidogênica, neuroinflamação, resistência à insulina e estresse oxidativo constitui uma estratégia para manutenção das funções cognitivas e inibição da neurodegeneração, e consequentemente, redução do risco da DA.

▶ FATORES DE RISCO PARA O DESENVOLVIMENTO DA DOENÇA DE ALZHEIMER

A DA pode se manifestar de forma precoce ou tardia. A forma precoce ou familiar acomete adultos jovens e apresenta forte relação com

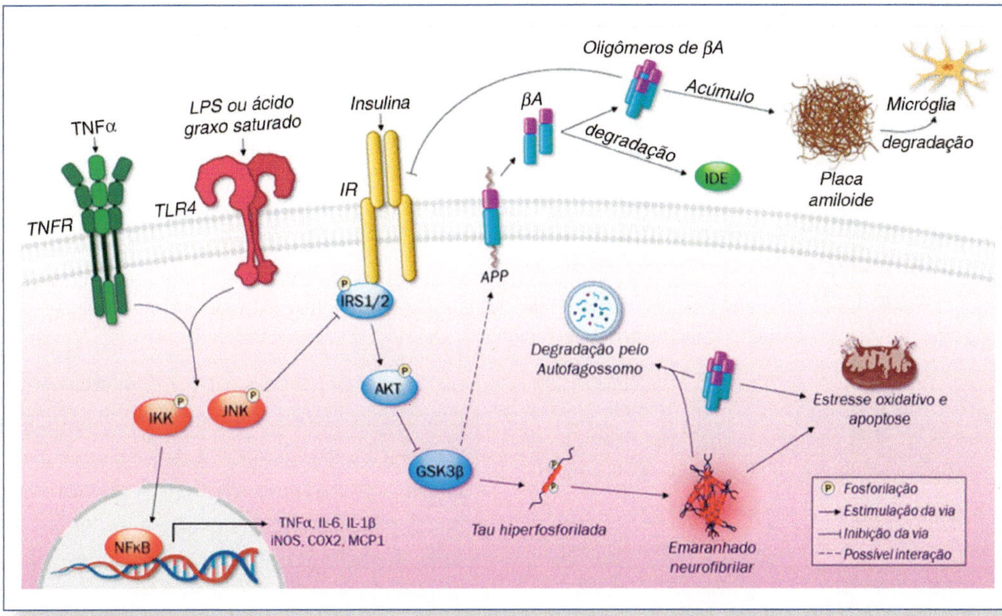

Figura 31.3. Possíveis mecanismos associados com o surgimento e progressão da doença de Alzheimer.

alterações genéticas hereditárias. Já a forma tardia da doença apresenta maiores correlações com os fatores ambientais e se manifesta comumente em indivíduos acima dos 65 anos.[5]

Os estudos epidemiológicos e de associação ampla do genoma (GWAS) foram imprescindíveis para a compreensão dos fatores de riscos associados ao surgimento da DA. A partir deles foi possível observar que o fator genético isoladamente é responsável por apenas 1% a 2% dos casos diagnosticados, sendo a maioria dos casos decorrentes de uma complexa rede de interações entre fatores genéticos e ambientais.[5,9]

Fatores genéticos

Fatores genéticos influenciam diretamente o desenvolvimento da DA, seja determinando seu aparecimento, seja apenas aumentando o risco para o seu surgimento. Entre as alterações genéticas determinantes, destacam-se as mutações autossômicas dominantes nos genes da APP, PSEN1 e PSEN2, genes responsáveis pela expressão da proteína precursora amiloide e de proteínas que participam do complexo da enzima γ-secretase. Assim, estas mutações favorecem a produção de βA e o desencadeamento precoce da DA. Embora a presença desta mutação seja determinante para o surgimento do DA, sua frequência na população é extremamente baixa, estando associada apenas aos raros casos de DA familiar.[5,9]

Entre os fatores genéticos associados ao surgimento tardio da DA, o polimorfismo no gene da apolipoproteína E (ApoE) é o que apresenta maior relevância. A ApoE é uma das principais apolipoproteínas encontradas no cérebro e desempenha importante função no transporte lipídico e depuração da βA. Esta proteína pode ocorrer em três isoformas: ApoE2, ApoE3 e ApoE4. A isoforma ε2 confere redução do risco de DA, enquanto a isoforma ε4 confere risco elevado em comparação a ε3. Indivíduos heterozigotos para o alelo ε4 apresentam cerca de 4 vezes mais chances de desenvolvimento da DA, ao passo que indivíduos homozigotos têm risco 14 vezes maior.[10]

Evidências científicas apontam que a ApoE4 apresenta menor eficiência no controle da homeostase cerebral, sendo associada à disfunção da resposta imunológica, hipercolesterolemia, redução do transporte lipídico, da integridade da BHE, da sinalização da insulina, do metabolismo de glicose, das funções sinápticas, assim como aumento da deposição de βA e neurodegeneração.[10] Vale ressaltar que o genótipo ApoE4 está relacionado apenas com o aumento da probabilidade da manifestação da doença, ou seja, sua presença não determina o desenvolvimento de doença. O surgimento da doença, portanto, depende da interação deste e outros polimorfismos com fatores ambientais aos quais o paciente se expõe ao longo da vida.

Metabolismo lipídico

Estudos sugerem que o metabolismo lipídico deve ser um ponto importante na fisiopatologia da DA, uma vez que a dislipidemia tem sido associada à disfunção da BHE, favorecimento da via amiloidogênica, prejuízo no processo de mielinização e remodelação da membrana celular, aumento do processo inflamatório, como também desbalanço energético e oxidativo.[11] Além disso, a principal alteração genética associada ao risco elevado da DA é a presença do genótipo ApoE4, demonstrando a relevância do metabolismo lipídico para a saúde do SNC.

Análises do perfil lipídico do cérebro, do líquido cefalorraquidiano (LCR) e do soro de pacientes com DA demonstraram maior peroxidação lipídica, redução dos ácidos graxos eicosapentaenóico (EPA, C20:5, ω3) e docosahexaenoico (DHA, C22:6, ω3), como também aumento dos ácidos graxos araquidônico (ARA, C20:4, ω6) e palmítico (C16:0). Acredita-se que estas alterações possam ser cruciais para modificação da função das células do SNC e intensificar o processo neurodegenerativo.[11]

Envelhecimento

O envelhecimento é um dos principais fatores de risco para a DA, uma vez que as chances de desenvolvimento da doença aumentam consideravelmente após os 85 anos de idade. Entretanto, a DA não é necessariamente o resultado do envelhecimento e sim consequência do resultado das complexas interações entre fatores ambientais e genéticos ao longo da vida do paciente.

Durante o processo de envelhecimento, ocorrem alterações moleculares fisiológicas que contribuem de forma significativa para acelerar o processo neurodegenerativo. Entre estas alterações se destacam a senescência celular e alterações nas comunicações intracelulares, alterações epigenéticas e instabilidade genômica, desequilíbrio da proteostase, disfunção mitocondrial, assim como aumento do estresse oxidativo, imunosenescência e *"inflammaging"* (inflamação de baixo grau inerente ao envelhecimento).

Alterações na composição e metabolismo lipídico também são observadas no cérebro de pacientes idosos. Estes Indivíduos apresentam redução no conteúdo de ácidos graxos ômega 3 e aumento na peroxidação lipídica no SNC, o que pode acelerar o processo neurodegenerativo. As alterações na sinalização hormonal ajudam a explicar parcialmente este fenômeno. Entre as alterações hormonais mais estudadas no envelhecimento, a sinalização da insulina e do estrogênio se destacam. A insulina é o principal hormônio associado às funções cognitivas e o estrogênio apresenta importante função na regulação do metabolismo lipídico. Devido à importância da sinalização do estrogênio nas funções cognitivas, estudos apontam o sexo feminino como grupo de risco para o desenvolvimento da DA, uma vez que apresentam maior expectativa de vida e considerável redução de estrogênio após a menopausa.[5,11]

Todas estas alterações moleculares e fisiológicas parecem contribuir com a formação dos marcadores proteicos da DA e intensificação do processo neurodegenerativo. No entanto, como a senescência é um processo biológico natural, cabe ao profissional de saúde tentar conscientizar a população sobre os fatores de risco que o indivíduo será exposto ao longo da sua vida na tentativa de minimizar as alterações moleculares inerentes ao envelhecimento.

Obesidade e diabetes mellitus tipo 2

A obesidade e o diabetes mellitus tipo 2 (DM2) são doenças crônicas caracterizadas por alterações metabólicas devido à instalação sistêmica da inflamação subclínica e da resistência à insulina. Estudos epidemiológicos demonstram correlações positivas dessas condições com o declínio cognitivo, atrofia cerebral, redução da substância branca, prejuízo na integridade da BHE e risco elevado no desenvolvimento de doenças neurodegenerativas.[12]

Tanto estas doenças metabólicas quanto a DA compartilham mecanismos patogênicos que justificam a associação entre estas doenças, como a resistência à insulina, alteração no metabolismo lipídico e glicídico, aumento da inflamação, disfunção mitocondrial, aumento do estresse oxidativo, alteração do processo de autofagia, prejuízos no conteúdo e função da IDE e hiperatividade da GSK3β. Todas estas alterações corroboram para o acúmulo de βA e hiperfosforilação da proteína *tau*, que resultarão no longo prazo na formação de placa amiloide, emaranhados neurofibrilares e neurodegeneração.[2,3,12]

Estilo de vida

Embora a DA não seja o resultado de um único fator ambiental, a soma dos hábitos de vida do indivíduo ao longo dos anos parece ser um dos principais responsáveis pela manifestação tardia da doença. Estudos demonstraram associação do sedentarismo com padrões alimentares inadequados (em que há excessos no consumo de gordura saturada ou carboidratos em conjunto com deficiência de micronutrientes) com o aumento da neuroinflamação, estresse oxidativo e resistência central à insulina. Tais alterações moleculares podem contribuir para disfunção mitocondrial, aumento de βA e *tau* hiperfosforilada, redução dos mecanismos de depuração proteica e aumento da neurodegeneração, podendo a longo prazo favorecer o surgimento da DA.[3,4,12,13]

Outros fatores relevantes que podem contribuir para o declínio cognitivo e posteriormente o surgimento da DA são o estresse crônico e os distúrbios do sono. Ambos os fatores estão estreitamente relacionados entre si e podem contribuir para a neuroinflamação, aumento do estresse oxidativo, disfunção do sistema glinfático, redução na depuração de βA e alteração nas funções sinápticas.[5]

▶ ESTRATÉGIAS FARMACOLÓGICAS E NÃO FARMACOLÓGICAS

Devido à complexidade dos mecanismos moleculares associados ao surgimento da DA, a cura para esta doença parece estar longe de ser alcançada. Atualmente, os tratamentos farmacológicos mais utilizados se baseiam apenas no controle do seu principal sinal clínico, a perda cognitiva.

No início da doença, é possível se observar um declínio lento e progressivo da cognição, podendo evoluir para graves perdas cognitivas em resposta à exacerbada neurodegeneração e comprometimento sináptico. Pelo fato do diagnóstico preciso da DA só ser possível por meio de análises histológicas *post-mortem* do cérebro dos pacientes e, ainda, como seus sintomas iniciais são muitas vezes confundidos com o processo normal de senescência, o tratamento para a doença se inicia de forma tardia, afetando o prognóstico do paciente.

Com o avanço das pesquisas científicas e o início da compreensão da sua fisiopatologia, novos alvos terapêuticos têm sido explorados no intuito de evitar o surgimento e progressão da DA. Assim, estratégias farmacológicas e não farmacológicas têm sido testadas com o objetivo de diminuir o estado pró-inflamatório e restaurar a sensibilidade à insulina, a fim de reduzir a produção e acúmulo das proteínas βA e *tau* hiperfosforilada e, consequentemente, reduzir o processo neurodegenerativo.

Ressalte-se que as intervenções com maiores chances de sucesso são as medidas preventivas, pois, a neurodegeneração em seu estado avançado é irreversível. Além disso, para prevenir o seu surgimento, é necessário compreender que as alterações moleculares que resultarão na neurodegeneração se iniciam décadas antes da manifestação clínica da doença.

Estratégias farmacológicas

Atualmente, um dos tratamentos mais tradicionais para a DA consiste na administração de inibidores de colinesterases como rivastigmina, donepezila, galantamina para reduzir a degradação da acetilcolina e, consequentemente, aumentar sua disponibilidade na fenda sináptica para melhorar as funções cognitivas. Nas últimas décadas, drogas com mecanismos de ação bem definidos no tratamento do DM2 ou hipercolesterolemia têm sido testadas no controle do declínio cognitivo devido ao compartilhamento de vias fisiopatológicas dessas doenças com a DA. Entre os tratamentos alternativos estudados estão a insulina intranasal, antidiabéticos orais e estatinas.

As estatinas reduzem o colesterol por meio da inibição da enzima HMG-CoA redutase. Por sua permeabilidade na BHE, esta classe de medicamentos tem sido testada principalmente em pacientes com polimorfismos da ApoE4 como forma preventiva do declínio cognitivo. Além da redução do colesterol, o uso das estatinas nestes pacientes tem sido associado à redução da formação das placas βA e hiperfosforilação da *tau*. Entretanto, os resultados encontrados ainda são controversos, sendo observado efeitos adversos em pacientes com propensão a problemas psiquiátricos como bipolaridade e esquizofrenia, assim como efeitos colaterais a longo prazo nas funções hepáticas e na sensibilidade à insulina em pacientes sem o genótipo ApoE4.[5]

Alguns estudos sugerem que o uso de antidiabéticos seja capaz de restabelecer a sinalização da insulina e, assim, reduzir a hiperfosforilação de *tau* e o acúmulo de βA.[14] Dentre as classes existentes, as que apresentam resultados promissores em humanos são os análogos do peptídeo-1 similar ao glucagon (GLP-1); tiazolidinedionas; biguanidas e a própria insulina intranasal. A utilização de análogos de GLP-1 resultou em maior atividade do córtex cerebral, mesmo sem alterações nos níveis de βA. Já o uso das tiazolidinedionas melhorara a cognição, controle glicêmico, níveis de TNF-α e atividade cerebral em pacientes diabéticos com DA ou declínio cognitivo leve. As biguanidas, por outro lado, demonstram evidências contraditórias, apresentando melhoras ou prejuízos cognitivos.[14] Por último, a utilização de insulina intranasal resultou na melhora em testes cognitivos específicos em indivíduos não carreadores do genótipo ApoE4.[2]

Os agentes antidiabéticos representam uma abordagem inovadora para o tratamento conjunto da DA e DM; no entanto, novos estudos são necessários para esclarecer a real contribuição desses fármacos no tratamento da DA no paciente com DM.

Estratégias não-farmacológicas

As estratégias não-farmacológicas possuem grande potencial na redução do risco das demências. Alguns compostos nutricionais parecem exercer efeito benéfico devido à sua ação anti-inflamatória e antioxidante, restabelecendo a sensibilidade à insulina e as funções sinápticas.

Entre os nutrientes que restabelecem o equilíbrio oxidativo no SNC destacam-se as vitaminas A, C, E, os minerais selênio, magnésio e zinco, assim como os polifenóis.[13] Estes compostos agem diretamente sobres as espécies reativas de oxigênio (ERO) ou estimulam enzimas antioxidantes, como catalases, glutationas redutases e superóxido dismutases. Observou-se que indivíduos com diagnóstico de DA possuem níveis insuficientes dessas vitaminas, seja por consumo inadequado ou por uma demanda interna aumentada.

Além da ação antioxidante, os compostos fenólicos também agem em vias importantes para o controle da neurodenegeração e melhora cognitiva. Estudos demonstram que flavonas e isoflavonas atuam inibindo a acetilcolinesterase, iNOS, ciclooxigenases-2, citocinas com caráter pró-inflamatório. Entretanto, estes efeitos benéficos também são observados após a utilização de compostos bioativos como curcumina[13] (ver Capítulo 32).

Os ácidos graxos poli-insaturados ômega-3 são outra classe de nutrientes com grande potencial anti-inflamatório e antioxidante (ver Capítulos 2 e 8). Seu consumo é associado com redução do risco de desenvolver demência e apresenta resultados positivos no tratamento de declínios cognitivos leves. Dentro da classe do ômega-3, o ácido docosahexaenoico (DHA) e o ácido eicosapentaenoico (EPA) são os mais estudados. Seu consumo tem sido associado à melhora da composição lipídica do SNC, redução da neuroinflamação, redução da peroxidação lipídica, melhora da sensibilidade à insulina, melhora dos mecanismos de depuração de proteínas, redução de βA e tau hiperfosfosrilada.[13]

Cabe destacar que somente a inserção de alimentos com atividade anti-inflamatória e antioxidante não é suficiente para a prevenção da DA sendo necessário a melhora global da alimentação e do estilo de vida do paciente. Assim, devem-se evitar os excessos de gordura saturada e de carboidratos, promover aumento da ingestão hídrica e controle de outros fatores de risco, como sono irregular e estresse crônico. Vale salientar também que a prática de exercício físico regular desempenha efeitos positivos na prevenção da DA, pelo aumento do fator neurotrófico derivado do cérebro (BDNF), melhora da sensibilidade à insulina, melhora do metabolismo lipídico e glicídico e efeito anti-inflamatório.

▶ CONSIDERAÇÕES FINAIS

Nos últimos anos, diversas pesquisas demonstraram a importância da sinalização da insulina para manutenção das funções do SNC. A resistência à insulina tem sido associada ao surgimento e progressão da DA de tal forma que alguns estudiosos a definem como um distúrbio neuroendócrino, denominado diabetes mellitus 3 (DM3).

Diversos fatores genéticos e ambientais interagem entre si e podem levar a alterações moleculares que, ao longo de décadas, favorecem a neurodegeneração e o declínio cognitivo característicos da DA. Por sua semelhança fisiopatológica com o DM2, diversas estratégias farmacológicas e não farmacológicas têm sido testadas a fim de se prevenir e evitar a progressão desta doença neurodegenerativa.

Referências

1. Nguyen TT, Ta QTH, Nguyen TKO, Nguyen TTD, Van Giau V. Type 3 diabetes and its role implications in alzheimer's disease. Int J Mol Sci 2020;21(9):3165.
2. Arnold SE, Arvanitakis Z, Macauley-Rambach SL, Koenig AM, Wang H, Ahima RS, et al. Brain insulin resistance in type 2 diabetes and Alzheimer disease: concepts and conundrums. Nat Rev Neurol 2018;14(3):168-181.
3. Rorbach-Dolata A, Piwowar A. Neurometabolic evidence supporting the hypothesis of increased incidence of type 3 diabetes mellitus in the 21st century. Biomed Res Int 2019;2019:1-8.
4. Oliveira BCL, Bellozi PMQ, Reis HJ, de Oliveira ACP. Inflammation as a possible link between dyslipidemia and alzheimer's disease. Neuroscience 2018;376:127-141.

5. Long JM, Holtzman DM. Alzheimer disease: An update on pathobiology and treatment strategies. Cell 2019;179(2):312-339.
6. Heneka MT, Carson MJ, Khoury J El, Landreth GE, Brosseron F, Feinstein DL, et al. Neuroinflammation in Alzheimer's disease. Lancet Neurol 2015;14(4): 388-405.
7. Querfurth HW, La Ferla FM. Alzheimer's Disease. N Engl J Med 2010;362(4):329-344.
8. Lourenco MV, Clarke JR, Frozza RL, Bomfim TR, Forny-Germano L, Batista AF, et al. TNF-α mediates PKR--dependent memory impairment and brain IRS-1 inhibition induced by Alzheimer's β-amyloid oligomers in mice and monkeys. Cell Metab. 2013;18(6):831-843.
9. Scheltens P, Blennow K, Breteler MMB, de Strooper B, Frisoni GB, Salloway S, et al. Alzheimer's disease. Lancet 2016;388(10043):505-517.
10. Yamazaki Y, Zhao N, Caulfield TR, Liu C-C, Bu G. Apolipoprotein E and Alzheimer disease: pathobiology and targeting strategies. Nat Rev Neurol 2019;15(9):501-518.
11. Chew H, Solomon VA, Fonteh AN. Involvement of lipids in alzheimer's disease pathology and potential therapies. Front Physiol 2020;11(June):1-28.
12. Profenno LA, Porsteinsson AP, Faraone SV. Meta-analysis of Alzheimer's disease risk with obesity, diabetes, and related disorders. Biol Psychiatry. 2010;67(6): 505-512.
13. Botchway BOA, Moore MK, Akinleye FO, Iyer IC, Fang M. Nutrition: Review on the possible treatment for alzheimer's disease. J Alzheimer's Dis 2018;61(3):867-883.
14. Meng L, Li X-Y, Shen L, Ji H-F. Type 2 diabetes mellitus drugs for alzheimer's disease: Current evidence and therapeutic opportunities. Trends Mol Med 2020;26(6): 597-614.

CAPÍTULO
32

Hércia Stampini Duarte Martino
Mariana Grancieri
Mariana Juste Contin Gomes

Compostos Bioativos dos Alimentos nas Doenças Cardiovasculares

▶ INTRODUÇÃO

A dieta representa um dos fatores de risco modificáveis na redução de risco da doença cardiovascular (DCV). O consumo regular de frutas, vegetais, cereais, especiarias, nozes e cogumelos pode reduzir o risco do desenvolvimento de complicações das DCV. Tais benefícios decorrem, principalmente, da elevada concentração de compostos bioativos (CBAs) presentes nesses alimentos.[1]

Os CBAs incluem uma gama de compostos, essenciais e não essenciais ao organismo, que podem exercer algum efeito benéfico adicional à saúde, além do valor nutricional básico do produto. Dentre estes compostos podemos citar os glicosinalatos, polifenóis (flavonoides, ácidos fenólicos, estilbenos, etc), alcalóides, óleos voláteis, mucilagem, gomas, além de pigmentos (como os carotenoides), lipídeos, proteínas, vitaminas, entre outros. Os CBAs também são chamados de nutracêuticos, termo que reflete sua atividade biológica. Os CBAs presentes nos alimentos agem de diferentes formas, como antioxidantes, na ligação em sítios ativos e receptores nas estruturas celulares ou como moduladores da expressão de genes que codificam proteínas envolvidas em mecanismos intracelulares.[2]

Os hábitos alimentares diversificados, ricos em alimentos *in natura*, são considerados uma abordagem prática para a redução do risco de DCV. Deste modo, dentre a diversa gama de alimentos naturais ricos em CBAs encontrados na natureza, destacaremos a chia, o sorgo, a soja e o feijão, alimentos vastamente estudados na literatura e associados à redução de fatores de risco cardiovasculares.

▶ CHIA

A chia (*Salvia hispanica L.*) é uma planta herbácea nativa do norte da Guatemala e sul do México que fornece pequenas sementes com elevado valor nutricional e funcional. O consumo de chia tem aumentado ao longo dos anos mundialmente, principalmente em função dos seus efeitos benéficos em marcadores relacionados à obesidade, diabetes, câncer, dislipidemia e principalmente, nas DCV. Esses benefícios decorrem principalmente da elevada concentração de nutrientes e compostos bioativos presentes na chia, como alto conteúdo de ácido α-linolênico e ácido linoleico (cerca de 19,5% e 5,5%, respectivamente), fibras alimentares (35%), compostos fenólicos como ácido rosmarínico, fitatos, carotenóides e proteínas (22%).[3]

A composição nutricional da chia, incluindo a elevada concentração de CBAs, é responsável pelos efeitos benéficos associados ao consumo dessa semente, especialmente na redução do estresse oxidativo. Sabe-se que o elevado estresse oxidativo é diretamente relacionado ao desenvolvimento de DCV, uma vez que podem oxidar o LDL-colesterol presentes na corrente sanguínea e favorecer o desenvolvimento de placas ateroscleróticas, as quais podem reduzir a luz dos vasos, aumentando o risco de eventos como o acidente vascular encefálico ou o infarto agudo do miocárdio (4). Ratos que receberam dieta rica em gordura e suplementação com sementes de chia por 6 ou 12 semanas tiveram redução dos níveis de tiol e das atividades da catalase plasmática e da glutationa peroxidase e aumento dos níveis hepáticos de glutationa redutase.[5] Observou-se maior atividade antioxidante com redução do nitrito plasmático e da peroxidação lipídica em indivíduos hipertensos que receberam sementes de chia por 12 semanas em comparação ao grupo controle.[6]

O consumo de chia associa-se à redução dos níveis de lipídeos plasmáticos, os quais estão diretamente relacionados ao desenvolvimento de DCV. Verificou-se que o consumo de 35g de farinha de chia/dia (cerca de 2 colheres de sopa) durante 12 semanas por adultos com sobrepeso e obesos resultou na redução no colesterol total e do VLDL-colesterol e aumento do HDL-colesterol, além de redução da pressão arterial sistólica.[7] Ademais, em outro estudo, demonstrou-se que o consumo de 30g/1.000Kcal de semente de chia durante seis meses por adultos com excesso de peso e diabetes resultou em perda de peso, redução da circunferência da cintura abdominal, diminuição dos níveis de proteína C reativa e aumento de adiponectina. Por sua vez, os níveis glicêmicos não diferiram do grupo controle que recebeu farelo de aveia.[8]

Ratos *Wistar* alimentados com chia termicamente tratada apresentaram menores concentrações de glicose, triglicerídeos, LDL-colesterol, VLDL-colesterol e níveis aumentados de HDL-colesterol.[9] Em estudo com ratas grávidas sob dieta rica em sacarose em que o óleo de milho foi substituído por semente de chia, a prole apresentou menores taxas de esteatose hepática e hipertensão arterial, menores níveis de triglicerídeos e de colesterol total. Além disso, as atividades das enzimas carnitina palmitoiltransferase-1 (CPT-1) e acetil-CoA carboxilase (ACC) e as concentrações de ácidos graxos livres foram reduzidos no plasma da prole de progenitores alimentados com dieta contendo semente de chia.[10] Também, o consumo de farinha de semente de chia por 35 dias reduziu os níveis de colesterol total, LDL-colesterol e VLDL-colesterol e aumentou os níveis do receptor ativado por proliferador de peroxissoma alfa (PPAR-α) em ratos *Wistar* alimentados com dieta rica em gordura.[11]

Além dos estudos com a farinha e semente de chia inteira, outros trabalhos utilizaram partes de seus componentes e observaram resultados benéficos. Um composto interessante da chia é seu óleo, rico em ácidos graxos ω-3. Na literatura, observa-se que as doses do óleo de chia utilizadas variaram entre 0,15% e 10%, sendo que a concentração mais baixa (0,15%) promoveu diminuição da resistência insulínica, da tolerância à glicose e translocação do transportador de glicose tipo 4 (GLUT-4) para a membrana plasmática e redução dos níveis séricos de insulina em jejum.[12] Em outro estudo, observou-se que animais recebendo dieta rica em frutose e gordura saturada e tratados com óleo de chia tiveram redução da adiposidade e melhora da tolerância à glicose.[13]

Outros componentes que têm sido investigados são os peptídeos bioativos procedentes da proteína da semente de chia. Os peptídeos bioativos são produzidos a partir de proteínas durante a digestão gastrointestinal, fermentação de material alimentar ou por hidrólise. Em estudo conduzido por nosso grupo, as frações proteicas da semente de chia foram extraídas, submetidas à digestão gastrointestinal e os peptídeos formados foram identificados. Observou-se que as proteínas digeridas elevaram a atividade antioxidante e anti-inflamatória nas análises bioquímicas e *in sílico*.[14] Além disso, tais amostras foram testadas em estudos *in vitro* com células tipo macrófagos RAW264.7 e observou-se que o tratamento com proteínas digeridas foi capaz de inibir a via do fator nuclear kappa B (NF-κB) e consequentemente o processo inflamatório, incluindo a expressão de marcadores e secreção de citocinas como as interleucinas IL-12 e IL-6 e redução da formação de células espumosas.[15]

Complementar a esse estudo em células, camundongos foram submetidos a uma dieta rica em gordura saturada e tratados com a proteína de chia digerida. Observou-se que esses animais tiveram redução dos níveis plasmáticos de colesterol total, LDL-colesterol, triglicerídeos e da circunferência da cintura, além de redução na área de adipócitos e nos focos de inflamação no tecido adiposo em comparação ao grupo controle.[16] Todas essas evidências demonstram os potenciais benefícios relacionados ao consumo da semente de chia no controle de fatores relacionados ao desenvolvimento e complicações das DCV.

O principal mecanismo de ação por trás dos benefícios encontrados da utilização de chia decorrem do aumento da expressão de proteína ativada por monofosfato de adenosina quinase (AMPK). A maior expressão de AMPK aumenta o receptor ativado por proliferador de peroxissoma coativador alfa (PGC1-α) e carnitina-palmitoil transferase-1 (CTP-1), aumentando a expressão de PPARα. Além disso, AMPK em conjunto com o substrato do receptor de insulina (IRS) estimula a translocação do GLUT-4 para a membrana plasmática e permite a entrada de glicose no interior das células, reduzindo a resistência insulínica. Além disso, a AMPK permite a translocação de translocase de ácido graxo (FAT/CD36) para o sarcolema nas células musculares, facilitando a oxidação de ácidos graxos livres pelas mitocôndrias, que também tem sua atividade aumentada. Adicionalmente, os efeitos da chia na restauração da defesa antioxidante podem vir da melhora na tolerância à glicose, da redução do estresse oxidativo, da melhora na disfunção mitocondrial ou da modulação gênica, isoladamente ou de um conjunto.[12]

▶ SORGO

O sorgo (*Sorghum bicolor L.*) é um cereal da família *Poaceae* nativo das regiões tropicais da África. É o quinto cereal mais produzido no mundo e o quarto no ranking de produção brasileira. Embora seja a base alimentar de milhões de pessoas no mundo, principalmente na África e Ásia, no Brasil o sorgo é cultivado principalmente para alimentação animal. Contudo, o consumo de sorgo como fonte de alimento humano está crescendo lenta, mas constantemente, graças às muitas pesquisas de aplicação do sorgo na dieta e a demanda crescente por alimentos e bebidas sem glúten por pessoas com doença celíaca.[17]

O sorgo tem se destacado como um alimento com propriedades funcionais e potencial para a prevenção e modulação de doenças crônicas, como as DCV, devido ao seu conteúdo de fibra alimentar, amido-resistente e compostos fenólicos. Apesar da composição nutricional do sorgo variar conforme o genótipo, de modo geral apresenta baixa concentração de lipídios (3%), com predomínio de ácidos graxos insaturados, além de possuir vitaminas do complexo B (tiamina, riboflavina e piridoxina) e vitaminas lipossolúveis, principalmente a vitamina E, e alguns minerais (fósforo, potássio e zinco). Destaca-se pela elevada concentração de compostos fenólicos, principalmente ácidos fenólicos, taninos e flavonoides, como antocianinas (luteolinidinas, apigeninidinas, 7-metoxi-luteolinidina e 5-metoxi-apigeninidina), flavonas e flavanonas. Estes compostos apresentam elevada atividade antioxidante e podem trazer efeitos benéficos à saúde.[18]

Estudo com animais verificaram que o consumo de sorgo melhorou o perfil lipídico com aumento do HDL-colesterol, além de redução do estresse oxidativo no tecido hepático.[19] Mais ainda, a fração de lipídios do sorgo integral, quando incluída na dieta de animais, levou à redução significativa das concentrações plasmáticas de triglicerídeos, colesterol não-HDL, lipídios hepáticos e manutenção das concentrações de HDL-colesterol.[20] Outros estudos com ratos demonstraram que os animais que receberam farinha de sorgo extrusada reduziram as concentrações de p65 NF-κB no fígado e da resistina sérica, apresentaram menor peroxidação de lipídios e maior capacidade antioxidante total do plasma, da expressão de superóxido dismutase e da proteína de choque térmico 72 (HSP72).[21] O tratamento com sorgo foi capaz de reduzir o índice de massa corporal, a lipogênese e a esteatose hepática em ratos obesos.[22] Outros trabalhos mostraram ainda redução de citocinas pro-inflamatórias e maior atividade antioxidante plasmática.[20] Esses dados indicam o potencial do sorgo para melhorar a disbiose intestinal e reduzir a inflamação e o estresse oxidativo, fatores que contribuem para o maior risco de DCV relacionadas à má alimentação.

Em estudo com pacientes com doença renal crônica, 40g de cereal matinal à base de sorgo extrusado combinado com leite não fermentado diminuíram os níveis séricos de proteína C reativa e malondialdeído e aumentaram a capacidade antioxidante total e superóxido dismutase.[23] Além disso, homens com sobrepeso que receberam 40g de sorgo extrusado por 8 semanas apresentaram redução do percentual de gordura corporal. O consumo de sorgo aumentou a concentração sérica de glutationa peroxidase, demonstrando sua ação antioxidante.[24]

Estudos que forneceram sorgo a animais ou a humanos, o menor ganho de peso resultou, em parte, da complexação do tanino presente no sorgo ao amido e proteínas, tanto do sorgo quanto dos demais componentes da alimentação, colaborando na redução da ingestão calórica. Além disso, os taninos do sorgo podem reduzir a digestão dos macronutrientes, ao inibir as enzimas sacarase, amilase, tripsina, quimiotripsina e lipases. Assim, dada a sua concentração de fibra alimentar e de amido resitente, o sorgo contribui para o aumento da saciedade.[20] Apesar dos benefícios já documentados decorrentes do consumo do sorgo, a literatura ainda é carente de estudos clínicos suficientes que permitam estabelecer uma recomendação exata para o consumo diário de sorgo capaz de promover efeitos benéficos ao organismo.

▶ SOJA

A soja (*Glycine max L.*) é amplamente consumida no Brasil e no mundo, base para a produção industrial de diversos alimentos e extensivamente utilizada na alimentação humana e animal. Possui composição nutricional com alto conteúdo de CBAs, incluindo isoflavonas e ácidos fenólicos, que possuem ação antioxidante e inúmeros benefícios para a saúde. O grão de soja contém aproximadamente 2,1kg de isoflavonas por tonelada e foram identificados diversos tipos de isoflavonas como daidzina, genistina, glicitina, daidzeína, genisteína e gliciteína.[25]

As isoflavonas são fitoestrógenos bioativos e seus benefícios na saúde cardiovascular estão relacionados à modulação da homeostase vascular, vasodilatação e atividade antioxidante e anti-inflamatória. Seus principais mecanismos de ação incluem a capacidade de se ligar aos receptores de estrogênio β, em função da sua semelhança estrutural com o estradiol; prevenção da oxidação de LDL-colesterol; redução do risco de formação de placas ateroscleróticas, modulação da permeabilidade vascular e melhora da reatividade e a rigidez vasculares. Além disso, ao atingirem o trato gastrointestinal, as isoflavonas, especificamente a daidzeína, sofrem ação da microbiota intestinal e podem gerar equol, metabólito bioativo importante com elevada atividade antioxidante, anti-inflamatória e ação vasodilatadora.[26]

Os CBAs presentes na soja também induzem à atividade da enzima sintase de óxido nítrico, aumentando a produção de óxido nítrico endotelial, importante vasodilatador. A genisteína e a daidzeína possuem maior capacidade em inibir os danos oxidativos no endotélio e consequentemente, melhorar a função de barreira endotelial por bloquear a entrada de lipopolissacarídeos ativadores do sistema imune local, assim inibindo a adesão de monócitos.[27]

Além das isoflavonas, a farinha de soja contém elevada concentração de vitamina E (3,84mg/100g), sendo o tocoferol o isômero presente em maior quantidade.[28] Estudo *in vivo* avaliou o impacto do consumo de farinha de soja integral durante 8 semanas sobre os fatores de risco cardiovascular em ratos *Wistar*, comparando-se grupos com consumo de 50% ou 100% das necessidades proteicas advindas da proteína de soja. O grupo que consumiu a proteína de soja como fonte exclusiva de proteínas apresentou redução das concentrações séricas de triglicerídeos, colesterol total e da peroxidação lipídica. Além disso, ambos os grupos aumentaram a excreção de lipídios nas fezes; o grupo que consumiu farinha de soja (50%) apresentou reduzida peroxidação lipídica no fígado e maior altura de vilosidades no íleo, mostrando que a soja integral possui CBAs com alto potencial antioxidante e cardioprotetor.[28]

A presença de polifenóis nos grãos de soja indica seu potencial para a redução do risco de DCVs; em especial, a soja preta possui elevada concentração de CBAs em seu tegumento e grãos. Em estudo com indivíduos adultos saudáveis, o consumo diário de 20g de pó de soja preta torrada durante quatro semanas reduziu a pressão arterial sistólica e aumentou os níveis de óxido nítrico no plasma. Houve redução dos níveis urinários do marcador de estresse oxidativo 8-Oxo-2'-desoxiganosina, um derivado oxidado da desoxiganosina e indicador da oxidação das moléculas de DNA. Além disso, aumentou a concentração de polifenóis derivados da soja preta no plasma e na urina, potencialmente contribuindo para aumento da atividade antioxidante e de melhora da função vascular.[29]

Estudo em mulheres com menopausa precoce avaliou o efeito das isoflavonas da soja sobre marcadores do risco de DCV. O consumo diário de 15g de proteína de soja contendo 66mg de isoflavona por 6 meses reduziu a pressão arterial sistólica; o risco calculado para o desenvolvimento de doença arterial coronária em 10 anos foi reduzido em 27% e o de infarto do miocárdio em 37%. No caso da DCV, o impacto prognóstico estimado consequente do consumo de isoflavonas foi de 24% de redução do risco de DCV e de 42% de redução do risco de morte por causa cardiovascular.[30] Em indivíduos com síndrome metabólica e níveis elevados de LDL-colesterol na faixa etária entre 45 e 75 anos, o consumo de alimentos comerciais à base de soja fornecendo 30g de proteína/dia durante 12 semanas promoveu redução do IMC (–1,5%) e do perfil aterogênico (–4,85% no colesterol total, -5,25% no LDL-colesterol, –7,14% no colesterol não-HDL e –14,8% na apolipoproteína B). Além disso, os elementos diagnósticos próprios da sindrome metabólica foram reduzidas em 50% dos indivíduos, indicando que o consumo de alimentos à base de soja pode melhorar diversos biomarcadores envolvidos no maior risco cardiovascular.[31]

O tipo de alimento à base de soja também é um fator determinante para os efeitos benéficos da soja na saúde. Uma revisão de estudos de coorte mostrou que produtos condimentados à base de soja são ricos em sódio e podem aumentar o risco de DCVs. A ingestão de produtos fermentados feitos a partir de grãos inteiros de soja como Natto ou Misô, por outro lado, foi associada ao menor risco de mortalidade por DCV. De maneira geral, a ingestão de alimentos à base de soja reduz em 17% tanto o risco de DCV quanto o de doença arterial coronariana. Além disso, não foram identificadas associações entre o consumo de isoflavonas e o risco de desenvolvimento destas doenças, justificando a importância de avaliação da composição nutricional dos alimentos à base de soja, a qual pode influenciar os efeitos biológicos de proteção contra certas doenças.[32]

As proteínas de soja atendem à definição proposta pelas diretrizes básicas para comprovação de propriedades funcionais ou de saúde estabelecidas na Resolução nº 18 de 30 de abril de 1999.[33] Segundo a Agência Nacional de Vigilância Sanitária, *"o consumo diário de no mínimo 25g de proteína de soja pode ajudar a reduzir o colesterol. Seu consumo deve estar associado a uma alimentação equilibrada e hábitos de vida saudáveis"*.[34] A recomendação de 25g de proteína do grão de soja equivale à inclusão diária de 1 xícara de soja cozida na dieta. Derivado das proteínas, o hidrolisado proteico de soja apresenta potencial benéfico para a saúde humana e uma revisão recente confirmou a presença de peptídeos bioativos capazes de modular a expressão de enzimas (como a enzima conversora de angiotensina), proteínas e vias metabólicas que controlam os sistemas cardiovascular, digestivo, nervoso e imunológico.[35]

▶ FEIJÃO

O feijão comum (*Phaseolus vulgaris L.*) é uma leguminosa amplamente consumida em todo o mundo e o Brasil se destaca como seu maior produtor. Apresenta composição nutricional rica em proteínas, fibras alimentares (solúvel e insolúvel) e CBAs com diversos efeitos benéficos para a saúde. No Brasil, o consumo médio anual de feijão é de 3,05 milhões de toneladas, sendo 61% do tipo "carioca", líder da preferência entre os brasileiros, seguido pelo feijão-caupi (22%) e pelo feijão preto (17%). Dentre os CBAs presentes no feijão, destacam-se os polifenóis e fitatos, saponinas, lectina, inibidores de proteases, inibidores de α-amilase, fibras alimentares e peptídeos bioativos com funções anti-aterogênicas, hipolipidêmicas, antioxidantes, hipoglicêmicas e moduladoras do sistema imune.

Diversos estudos têm mostrado as propriedades funcionais do feijão na saúde, especificamente na prevenção de DCV. Em estudos *in vitro*, amostras de isolado e hidrolisado proteico de feijão comum foram testadas em células tipo macrófagos THP-1 com indução de oxidação de LDL-colesterol. Os isolados proteicos de feijão foram capazes de inibir a expressão do receptor de LDL oxidada-1 (LOX-1), que por sua vez levaram à redução da expressão de moléculas de adesão (ICAM-1) e proteínas quimioatraentes (MCP-1) e diminuição da migração e infiltração de monócitos, sugerindo menor ativação do sistema imune na região e redução da formação de células espumosas mediadas por LOX-1.[36] Além disso, estudo *in vitro* mostrou que o hidrolisado proteico de feijão comum contém peptídeos com potencial antioxidante e anti-inflamatório capazes de inibir a produção de TNF-α e IL-1β.[37]

Assim como os achados dos ensaios *in vitro*, estudos com animais alimentados com dieta aterogênica mostraram que a suplementação nutricional com hidrolisado proteico de feijão carioca previne a inflamação por reduzir a expressão de TNF-α e inibir a disfunção do endotélio vascular. Como consequência, temos a redução da expressão e da produção de angiotensina II e o aumento da expressão da enzima sintase de óxido nítrico endotelial (e-NOS) e da produção de óxido nítrico.[38]

Além dos efeitos bioativos do hidrolisado proteico de feijão, um estudo *in vivo* avaliou os efeitos da farinha de feijão cozido (346,6g/kg de dieta) associado à dieta hipercolesterolêmica. Observou-se redução na concentração de colesterol total, de LDL-colesterol e triglicerídeos, aumento na concentração da enzima antioxidante superóxido dismutase (SOD), enquanto a expressão de HSP72 se manteve semelhante ao controle normal. A atividade das enzimas antioxidantes foi suficiente para controlar o dano oxidativo, reduzindo a concentração de TNF-α e a expressão de NF-κB, indicando que, mesmo sob dieta hipercolesterolêmica, a farinha de feijão atua nas vias antioxidantes e anti-inflamatórias e pode ser uma abordagem nutricional promissora para reduzir o risco de DCV.[39]

Apesar do grande número de estudos *in vivo* avaliando os efeitos do feijão sobre o risco de DCV, os ensaios clínicos em humanos são limitados. Recentemente, estudo piloto mostrou que o consumo de ¾ xícara de feijão de cor escura (preto ou vermelho) cozido teve efeito agudo no aumento do relaxamento vascular. Além disso, a pressão arterial e a velocidade da onda de pulso foram menores 2 horas após o consumo de feijão vermelho e feijão pinto em comparação ao controle.[40] Outro estudo piloto avaliou a capacidade do feijão preto de atenuar as respostas metabólicas pós-prandiais e o estresse oxidativo e inflamatório em indivíduos adultos com síndrome metabólica. Os investigadores observaram redução dos níveis de insulina, aumento moderado da capacidade antioxidante e tendência de declínio do LDL-colesterol oxidado, indicando potencial efeito protetor às DCV em função do elevado conteúdo de CBAs presentes nesta leguminosa.[41]

▶ CONSIDERAÇÕES FINAIS

Os compostos bioativos presentes nos alimentos podem contribuir na modulação de fatores de risco associados ao desenvolvimento e agravamento das DCVs (**Figura 32.1**). Além dos benefícios dos compostos bioativos dos alimentos aqui abordados, recomenda-se um hábito alimentar saudável composto principalmente por alimentos naturais e variados, buscando formas de processamento que mantenham ou melhorem seu valor nutricional. A cor, textura, aroma e sabor de cada alimento são únicos e dizem respeito à sua composição nutricional, onde os compostos bioativos estão presentes com propriedades funcionais relacionados a inúmeros benefícios à saúde humana.

Tópicos relevantes abordados neste capítulo:

- Os compostos bioativos estão presentes em maior concentração nos alimentos *in natura*, principalmente os de origem vegetal como cereais e leguminosas
- A chia é rica em compostos bioativos como compostos fenólicos, fibras, vitaminas, ácidos graxos e peptídeos bioativos relacionados com a redução de peso corporal, da pressão arterial, de lipídeos sanguíneos e ação antioxidante

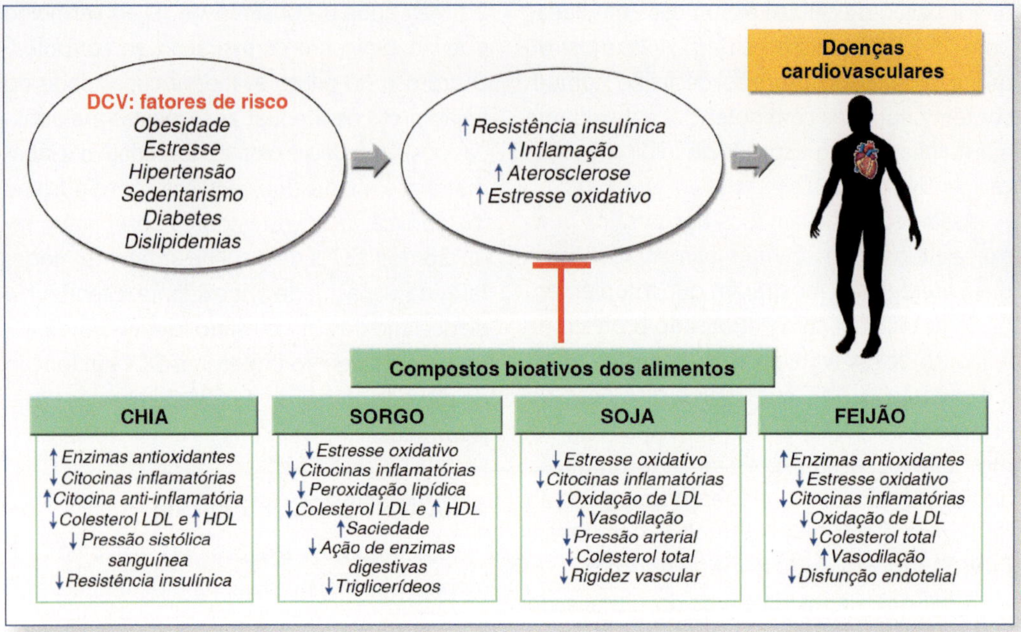

Figura 32.1. Principais mecanismos de ação de compostos bioativos implicados na proteção cardiovascular.

- Estudos *in vivo* e *in vitro* com a semente de chia e seus compostos isolados demonstram ação antioxidante, anti-inflamatória, hipolipidêmica e anti-aterosclerótica
- O sorgo é um cereal rico em fibras e compostos fenólicos com ação antioxidante, anti-inflamatória e útil para o controle do peso corporal
- A soja possui alta concentração de CBAs incluindo isoflavonas, fitoestrógenos bioativos com elevada capacidade antioxidante, anti-inflamatória e de modulação da homeostase vascular
- As proteínas da soja possuem sequências de peptídeos bioativos com potencial para inibição da expressão da enzima conversora de angiotensina, redução da pressão arterial, ação antioxidante e anti-inflamatória
- O feijão possui uma vasta diversidade de CBAs, com destaque para os polifenóis e fitatos, saponinas, lectina, inibidores de proteases, inibidores de α-amilase, fibras alimentares e peptídeos bioativos
- O feijão na forma de grão cozido, farinha e hidrolisado proteico exerce função anti-aterogênica, hipolipidêmica, antioxidante, hipoglicêmica e moduladora do sistema imune

Referências

1. Cao SY, Zhao CN, Gan RY, Xu XY, Wei XL, Corke H, et al. Effects and mechanisms of tea and its bioactive compounds for the prevention and treatment of cardiovascular diseases: An updated review. Antioxidants (Basel). 2019;8(6).
2. Biesalski HK, Dragsted LO, Elmadfa I, Grossklaus R, Müller M, Schrenk D, et al. Bioactive compounds: definition and assessment of activity. Nutrition. 2009; 25(11-12):1202-5.
3. da Silva BP, Anunciação PC, Matyelka JCDS, Della Lucia CM, Martino HSD, Pinheiro-Sant'Ana HM. Chemical composition of Brazilian chia seeds grown in different places. Food Chem. 2017;221:1709-16.
4. Grancieri M, Martino HSD, Gonzalez de Mejia E. Chia seed (Salvia hispanica L.) as a source of proteins and bioactive peptides with health benefits: A review. Compr Rev Food Sci Food Saf. 2019;18(2):480-99.
5. Marineli RDS, Lenquiste SA, Moraes É, Maróstica MR. Antioxidant potential of dietary chia seed and oil (Salvia

hispanica L.) in diet-induced obese rats. Food Res Int. 2015;76(Pt 3):666-74.

6. Toscano LT, da Silva CS, de Almeida AE, Santos AC, Silva AS. Chia flour supplementation reduces blood pressure in hypertensive subjects. Plant Foods Hum Nutr. 2014;69(4):392-8.
7. Tavares Toscano L, Leite Tavares R, da Oliveira Silva CS, Silva AS. Chia induces clinically discrete weight loss and improves lipid profile only in altered previous values. Nutr Hosp. 2014;31(3):1176-82.
8. Vuksan V, Jenkins AL, Brissette C, Choleva L, Jovanovski E, Gibbs AL, et al. Salba-chia (Salvia hispanica L.) in the treatment of overweight and obese patients with type 2 diabetes: A double-blind randomized controlled trial. Nutr Metab Cardiovasc Dis. 2017;27(2):138-46.
9. da Silva BP, Matyelka JC, Moreira ME, Toledo RC, Della Lucia CM, Pinheiro-Sant'Ana HM, et al. A high fat diet does not affect the iron bioavailability in Wistar rats fed with chia and increases gene expression of iron metabolism proteins. Food Funct. 2016;7(12):4861-8.
10. Fortino MA, Oliva ME, Rodriguez S, Lombardo YB, Chicco A. Could post-weaning dietary chia seed mitigate the development of dyslipidemia, liver steatosis and altered glucose homeostasis in offspring exposed to a sucrose-rich diet from utero to adulthood? Prostaglandins Leukot Essent Fatty Acids. 2017;116:19-26.
11. da Silva BP, Toledo RCL, Grancieri M, Moreira MEC, Medina NR, Silva RR, et al. Effects of chia (Salvia hispanica L.) on calcium bioavailability and inflammation in Wistar rats. Food Res Int. 2019;116:592-9.
12. Enes BN, Moreira LPD, Silva BP, Grancieri M, Lúcio HG, Venâncio VP, et al. Chia seed (Salvia hispanica L.) effects and their molecular mechanisms on unbalanced diet experimental studies: A systematic review. J Food Sci. 2020;85(2):226-39.
13. Enes BN, Moreira LPD, Toledo RCL, Moraes EA, Moreira MEC, Hermsdorff HHM, et al. Effect of different fractions of chia (Salvia hispanica L.) on glucose metabolism, in vivo and in vitro. J Funct Foods. 2020;71:104026.
14. Grancieri M, Martino HSD, Gonzalez de Mejia E. Digested total protein and protein fractions from chia seed (Salvia hispanica L.) had high scavenging capacity and inhibited 5-LOX, COX-1-2, and iNOS enzymes. Food Chem. 2019;289:204-14.
15. Grancieri M, Martino HSD, Gonzalez de Mejia E. Chia (Salvia hispanica L.) seed total protein and protein fractions digests reduce biomarkers of inflammation and atherosclerosis in macrophages in vitro. Mol Nutr Food Res. 2019;63(19):e1900021.
16. Martino H, Grancieri M, Toledo R, Tomaz C, Ana S, Costa N. Chia seed (Salvia hispanica L.) digested total protein prevented adipose tissue inflammation and reduce obesity complications in mice fed a high-fat diet. Curr Dev Nutr. 2020;4(Supplement 2):436–36.
17. Anunciação PC, Cardoso LM, Gomes JVP, Della Lucia CM, Carvalho CWP, Galdeano MC, et al. Comparing sorghum and wheat whole grain breakfast cereals: Sensorial acceptance and bioactive compound content. Food Chem. 2017;221:984-9.
18. Oliveira KG, Queiroz VA, Carlos LA, Cardoso LM, Pinheiro-Sant'Ana HM, Anunciação PC, et al. Effect of the storage time and temperature on phenolic compounds of sorghum grain and flour. Food Chem. 2017;216:390-8.
19. Silva TL, Lacerda UV, da Matta SLP, Queiroz VAV, Stringheta PC, Martino HSD, et al. Evaluation of the efficacy of toasted white and tannin sorghum flours to improve oxidative stress and lipid profile in vivo. J Food Sci. 2020;85(7):2236-44.
20. de Morais Cardoso L, Pinheiro SS, Martino HS, Pinheiro-Sant'Ana HM. Sorghum (Sorghum bicolor L.): Nutrients, bioactive compounds, and potential impact on human health. Crit Rev Food Sci Nutr. 2017;57(2):372-90.
21. de Sousa AR, de Castro Moreira ME, Grancieri M, Toledo RCL, de Oliveira Araújo F, Mantovani HC, et al. Extruded sorghum (Sorghum bicolor L.) improves gut microbiota, reduces inflammation, and oxidative stress in obese rats fed a high-fat diet. J Funct Foods. 2019;58:282–91.
22. de Sousa AR, de Castro Moreira ME, Toledo RCL, Dos Anjos Benjamin L, Queiroz VAV, Veloso MP, et al. Extruded sorghum (Sorghum bicolor L.) reduces metabolic risk of hepatic steatosis in obese rats consuming a high fat diet. Food Res Int. 2018;112:48-55.
23. Lopes RCSO, de Lima SLS, da Silva BP, Toledo RCL, Moreira MEC, Anunciação PC, et al. Evaluation of the health benefits of consumption of extruded tannin sorghum with unfermented probiotic milk in individuals with chronic kidney disease. Food Res Int. 2018;107:629-38.
24. Anunciação PC, Cardoso LM, Alfenas RCG, Queiroz VAV, Carvalho CWP, Martino HSD, et al. Extruded sorghum consumption associated with a caloric restricted diet reduces body fat in overweight men: A randomized controlled trial. Food Res Int. 2019;119:693-700.
25. Carneiro AM, Moreira EA, Bragagnolo FS, Borges MS, Pilon AC, Rinaldo D, et al. Soya agricultural waste as a rich source of isoflavones. Food Res Int. 2020;130:108949.
26. Birru RL, Ahuja V, Vishnu A, Evans RW, Miyamoto Y, Miura K, et al. The impact of equol-producing status in modifying the effect of soya isoflavones on risk factors for CHD: a systematic review of randomised controlled trials. J Nutr Sci. 2016;5:e30.

27. Yamagata K. Soy Isoflavones Inhibit Endothelial Cell Dysfunction and Prevent Cardiovascular Disease. J Cardiovasc Pharmacol. 2019;74(3):201-9.
28. Martino HSD, Grancieri M, Almeida CG, Andrade GF, Alves NEG, Dias DM, et al. Whole soybean flour with high concentration of isoflavone and vitamin E modulates cardiovascular risk factors in Wistar rats. Int Food Res J. 2019;26(5):1547–56.
29. Yamashita Y, Nakamura A, Nanba F, Saito S, Toda T, Nakagawa J, et al. Black soybean improves vascular function and blood pressure: a randomized, placebo controlled, crossover trial in humans. Nutrients. 2020;12(9).
30. Sathyapalan T, Aye M, Rigby AS, Thatcher NJ, Dargham SR, Kilpatrick ES, et al. Soy isoflavones improve cardiovascular disease risk markers in women during the early menopause. Nutr Metab Cardiovasc Dis. 2018;28(7):691-7.
31. Ruscica M, Pavanello C, Gandini S, Gomaraschi M, Vitali C, Macchi C, et al. Effect of soy on metabolic syndrome and cardiovascular risk factors: a randomized controlled trial. Eur J Nutr. 2018;57(2):499-511.
32. Nagata C. Soy intake and chronic disease risk: findings from prospective cohort studies in Japan. Eur J Clin Nutr. 2020. [Epub ahead of print].
33. Brasil. Ministério da Agricultura, Pecuária e Abastecimento. Agência Nacional de Vigilância Sanitária (ANVISA). Resolução no 18 de 30 de abril de 1999. Regulamento Técnico que estabelece as diretrizes básicas para análise e comprovação de propriedades funcionais e ou de saúde alegadas em rotulagem de alimentos, constante do anexo desta portaria. Disponível em: https://www.gov.br/agricultura/pt-br/assuntos/inspecao/produtos-vegetal/legislacao-1/biblioteca-de-normas-vinhos-e-bebidas/resolucao-no-18-de-30-de-abril-de-1999.pdf/view
34. Brasil. Ministério da Saúde. Agência Nacional de Vigilância Sanitária (ANVISA). Alegações de propriedade funcional aprovadas. 2019. Disponível em: https://www.gov.br/agricultura/pt-br/assuntos/inspecao/produtos-vegetal/legislacao-1/biblioteca-de-normas-vinhos-e-bebidas/alegacoes-de-propriedade-funcional-aprovadas_anvisa.pdf.
35. Ashaolu, TJ. Health applications of soy protein hydrolysates. Int J Pept Res Ther. 2020;26:2333-43.
36. Alves NEG, Vasconcelos CM, Bassinello PZ, de Mejia EG, Martino HSD. Digested protein isolate from fresh and stored Carioca beans reduced markers of atherosclerosis in oxidized LDL-induced THP-1 macrophages. J Funct Foods. 2016;24:97-111.
37. Alves NEG, de Mejía EG, Vasconcelos CM, Bassinello PZ, Martino HSD. Postharvest storage of Carioca bean (Phaseolus vulgaris L.) did not impair inhibition of inflammation in lipopolysaccharide-induced human THP-1 macrophage-like cells. J Funct Foods. 2016;23:154-66.
38. Gomes MJC, Lima SLS, Alves NEG, Assis A, Moreira MEC, Toledo RCL, et al. Common bean protein hydrolysate modulates lipid metabolism and prevents endothelial dysfunction in BALB/c mice fed an atherogenic diet. Nutr Metab Cardiovasc Dis. 2020;30(1):141-50.
39. de Lima SLS, Gomes MJC, da Silva BP, Alves NEG, Toledo RCL, Theodoro JMV, et al. Whole flour and protein hydrolysate from common beans reduce the inflammation in BALB/c mice fed with high fat high cholesterol diet. Food Res Int. 2019;122:330-9.
40. Clark JL, Taylor CG, Zahradka P. Black beans and red kidney beans induce positive postprandial vascular responses in healthy adults: A pilot randomized cross-over study. Nutr Metab Cardiovasc Dis. 2021;31(1):216-26.
41. Reverri EJ, Randolph JM, Steinberg FM, Kappagoda CT, Edirisinghe I, Burton-Freeman BM. Black beans, fiber, and antioxidant capacity pilot study: Examination of whole foods vs. functional components on postprandial metabolic, oxidative stress, and inflammation in adults with metabolic syndrome. Nutrients. 2015;7(8):6139-54.

CAPÍTULO 33

Marle dos Santos Alvarenga
Cesar Henrique de Carvalho Moraes

O Foco no Comportamento Alimentar

INTRODUÇÃO

O termo "comportamento" pode ser definido inicialmente como *"a maneira de se comportar ou de se conduzir; condutas; procedimentos; conjunto de ações ou reações do indivíduo diante das interações com o meio onde está envolvido"*. O comportamento alimentar, por sua vez, não tem definição clássica e homogênea, sobretudo na Nutrição.

O comportamento é classicamente estudado pela Psicologia, que é o estudo científico da mente e do comportamento. Enquanto atualmente o comportamento alimentar tem sido um termo verbalizado com mais frequência na área da alimentação e nutrição, há pouca padronização em seu entendimento. A Psicologia define e entende o comportamento de maneiras diferentes dependendo da linha e autores adotados. Podemos dizer que comportamentos têm eventos antecedentes e eventos consequentes e entendê-los é fundamental para compreender por que fazemos o que fazemos, segundo uma referência da psicologia comportamental e diferentes tentativas de explicação e modelos já foram propostos nesse sentido.

Esta mesma lógica pode ser aplicada para os comportamentos alimentares que envolvem nossas ações e condutas alimentares – como, com quem, com o quê, quando – mas também a estrutura comportamental que engloba o que pensamos, o que acreditamos e sentimos com relação à comida.[1]

POR QUE FOCAR NO COMPORTAMENTO ALIMENTAR?

Aristóteles já escreveu há muito séculos que fenômenos, tais como os comportamentos, têm pelo menos quatro causas: materiais, formais, eficientes e finais, uma consideração ainda atual na análise da definição de comportamentos como expressões da atividade de nosso sistema nervoso, compreendendo mecanismos de percepção, mecanismos centrais e mecanismos motores a partir de nossa interação com o ambiente.[2]

Nesse sentido, na análise dos comportamentos no contexto da Cardiologia, se o comportamento em questão for uma expressão (*i.e.*, ação) "inadequada" do coração (*e.g.*, devido a uma miocardite), esta poderia ser explicada por causas materiais, relacionadas aos sistemas biológicos em unidades básicas: as células e genes, os quais na doença estariam entre as menores estruturas que causariam a expressão inadequada. Poderia ser explicado por causas formais e relacionadas à organização destas pequenas estruturas em sistemas, de modo que a comunicação dos sistemas por vias e mecanismos de funcionamento podem ser as causas dos problemas ou alterações no comportamento cardíaco, a partir deste foco.

Usualmente, na Nutrição assim como na Medicina, valorizamos e temos muita crença nas causas materiais e formais para explicar os fenômenos em saúde e pouca atenção é dada às causas eficientes, que representam os "gatilhos", os eventos antecedentes, os *"porquês"* para nosso comportamento (alimentar, no caso). Certamente, podemos ter situações para as quais o foco deve ser o gene, a célula, o órgão ou sistema, mas em muitas situações algo foi alterado em função de sucessivos gatilhos do ambiente e os comportamentos decorrentes e atuantes também neste meio (comportamentos alimentares e estilo de vida em decorrência da interação indivíduo-ambiente), conceito que merece maior atenção.

A causa final, por sua vez, se relaciona às consequências dos comportamentos que se ligam ao propósito do organismo que, de maneira consciente ou não, estão bastante atreladas à sobrevivência da espécie, que passa por adaptações ao longo de sua existência; daí, em linhas gerais, sempre buscamos tratamentos para salvar a vida.

Além de não se olhar para as causas eficientes, há muita confusão entre sintomas e comportamento; ainda que sejam fenômenos, muitas vezes procura-se a eliminação dos sintomas, que podem ser, na verdade, adaptativos. Já comportamentos, ainda que passem pelo processo de aprendizado de extinção, como o nome diz, não são simplesmente eliminados como se procura fazer com os sintomas. Para os comportamentos, o processo de extinção diz respeito a um aprendizado que envolverá um cuidadoso trabalho profissional de saúde-paciente, no sentido de diminuir a frequência dos comportamentos prejudiciais como parte da complexa e necessária atuação voltada para a mudança de comportamentos.

Estendendo a discussão aos comportamentos alimentares, é importante considerar que eles têm múltiplos determinantes, que são fatores que afetarão as escolhas alimentares. As escolhas alimentares podem ser definidas como a seleção que fazemos de alimentos e bebidas,[1] e o mecanismo dessas escolhas é complexo. Podemos considerar que o momento da escolha alimentar é um dentre uma série de comportamentos organizados para a busca por comida, o que envolve uma rica comunicação entre os componentes de regulação homeostática e não-homeostática de nosso apetite, ambos gerenciados por processos cognitivos.[3]

Por homeostática se entende a regulação do apetite ligada aos hormônios que secretamos tanto em função daquilo que comemos (*e.g.*, colecistoquinina), de nossos sinais internos (*e.g.*, em função de tempo em jejum) e de nossa composição corporal (*e.g.*, níveis de leptina em virtude de tecido adiposo). Por não-homeostáticos compreende-se a regulação do apetite em razão das propriedades atrativas e motivacionais ligadas aos nossos comportamentos alimentares vinculados ao valor que atribuímos não só à comida em si, mas a tudo que se liga a ela (*e.g.*, experiências, memórias, aprendizado). Portanto, devido a este contexto da comida e do comer é que se dá a grande integração entre os dois componentes de regulação para determinar nossos comportamentos alimentares: tanto a regulação homeostática como a não-homeostática interagem e são gerenciadas por nossos processos cognitivos, que ocorrem em regiões específicas do sistema nervoso que se conectam para que as experiências, memórias e aprendizado em relação ao comer aconteçam. Assim, comportamentos alimentares são expressões das atividades do nosso sistema nervoso, que interagem na jornada de busca ou evitação de comida.

Listando didática e resumidamente os determinantes e consequências da escolha alimentar, vários são os fatores atuantes nesta expressão a partir da integração que se dá no nível neuronal. Há fatores relacionados aos próprios alimentos, como o sabor, a aparência, o valor nutricional entre outros; ao ambiente, envolvendo aspectos físicos (limpeza, conforto, presença de outros, distrações) e socioculturais (família, mídia, cultura local). E claro, os relacionados ao comedor, passando pelos biológicos (sempre mais valorizados em geral nas ciências médicas), sem nos esquecermos dos igualmente importantes aspectos antropológicos, sociológicos, psicológicos e socioeconômicos. Salienta-se que os fatores acima listados interagem de maneira bidirecional (influenciam e são influenciados) entre si, como quando fatores socioculturais impactam nossa percepção de sabor ou conforto.

Desta forma, o que, quando e quanto comemos é resultante de diversos fatores sob a influência das operações motivadoras, que são eventos ambientais capazes de mudar o valor das consequências. No caso da comida, como exemplos, temos o quanto alguém deseja aquela refeição ou comida ou o quanto estaria disposto a trabalhar para as conseguir.[4]

Um exemplo comum de operação motivadora no contexto cardiovascular é a privação repentina e generalizada de toda e qualquer comida com maior teor de gorduras. Sem um planejamento para mudanças paulatinas e coerentes de comportamento em relação ao comer excessivo de comida rica em gordura, a privação/restrição abrupta representa um evento ambiental que aumenta o valor recompensador desta comida específica, levando à desinibição para a comer; em outras palavras, aumenta-se o consumo da comida ou refeição disponível a qual havia sido restringida. A escolha alimentar, além de envolver esse valor recompensador atribuído à comida, depende ainda do esforço (*i.e.*, frequência de comportamentos) que temos que ter para obter a comida (*e.g.*, caminhar dois quarteirões para comprar mais vegetais), do sucesso em obter de fato a recompensa que vem da comida (*e.g.*, *"tinha minha fruta favorita na quitanda quando cheguei"*; tive sucesso com uma das recompensas decorrente daquela fruta) e por fim, depende do tempo que levamos para receber a recompensa referente à comida (*e.g.*, ter a fruta agora é mais valioso do que a ter disponível depois, o que pode nos levar a escolher outra coisa nesse caso), conceito formalmente descrito como desconto do atraso.[5]

Se quisermos compreender o porquê de alguém comer o que come, todos estes fatores devem ser considerados. Desta forma, o foco no comportamento vai muito além de considerar o consumo alimentar e nutricional, que classicamente avaliamos e calculamos na Nutrição. Comer é um comportamento, mas aquilo que as pessoas comem é na verdade uma medida de consumo alimentar (*i.e.*, volume de comida, nutrientes etc.) e não um comportamento. A comida consumida (*i.e.*, ou nutriente) é o objeto e as ações que acontecem da interação entre indivíduos e o ambiente na jornada de busca por esse objeto (a comida) são os comportamentos. Podemos dizer então que a escolha alimentar em si é um momento dentre os vários passos (*i.e.*, comportamentos) dessa trajetória de busca e que se manifesta

▶ O FOCO DO COMPORTAMENTO ALIMENTAR NAS DOENÇAS CARDIOLÓGICAS

A *American Dietetic Association* publicou em 2010 uma revisão contendo as evidências acumuladas com relação às teorias e estratégias para mudança de comportamento alimentar, destacando a TCC e a entrevista motivacional como as mais estudadas e os graus de evidência em estudos de curta ou média duração. Entre estes estudos estão aqueles focados na redução de risco cardiovascular e gerenciamento de diabetes e peso, fatores associados a problemas cardiológicos abordados em capítulos específicos neste livro.[10] Esta revisão destaca, de qualquer forma, a necessidade de se documentar e avaliar a efetividade destas teorias e modelos de mudança comportamental em mais estudos.

Ainda, uma revisão sistemática sobre educação em saúde visando mudanças comportamentais relacionadas a fatores de risco para doenças crônicas (fumo, nutrição, álcool, atividade física e peso) mostrou que as intervenções foram úteis em sustentar estas mudanças. As intervenções, individuais ou em grupo, incluíam entrevista motivacional, educação crítica envolvendo habilidades cognitivas e sociais, autoeficácia e fortalecimento das intenções comportamentais.[11]

De maneira mais específica, em relação às teorias e modelos sumarizados na Tabela 33.1 existem estudos com bons resultados no uso da TCC e entrevista motivacional, além do comer intuitivo e *mindful eating* em várias situações clínicas, sendo o diabetes, provavelmente, uma das mais estudadas.[1] Novas pesquisas têm sido conduzidas com pacientes com doença renal crônica utilizando também estes modelos, destacando-se, novamente, a necessidade de mais estudos sobre o tema e em aconselhamento nutricional, visando a maior adesão dos pacientes às intervenções.[7]

Neste cenário, cunhou-se o termo *behavioral cardiology*, ou cardiologia comportamental, uma abordagem diferente da cardiologia tradicional (chamada de *"mecanicista em relação às doenças cardíacas"*) em que se defende uma visão mais ampla na qual a doença cardíaca não é inevitável, mas se desenvolve em grande parte a partir de hábitos e estilos de vida pouco saudáveis como o tabagismo, a alimentação inadequada e a inatividade física, além do estresse psicossocial.[12]

Os domínios-chave da cardiologia comportamental incluem os comportamentos de saúde, as emoções, o estado mental, a gestão do estresse, as conexões sociais e o senso de propósito. Tal discussão parte do reconhecimento do profundo impacto do estresse psicossocial na saúde cardiovascular, incluindo afetar negativamente a homeostase de sistema nervoso autônomo e hormonal, resultando em anormalidades metabólicas, inflamação, resistência à insulina e disfunção endotelial. Além disso, o estresse está frequentemente associado ao comportamento autodestrutivo e não-conformidade com as intervenções.[12] Mesmo com este reconhecimento, admite-se a necessidade de ampla disseminação desses conceitos. Para tanto, diversas estratégias foram sugeridas como: 1) maior divulgação do impacto dos fatores de risco psicossociais; 2) eliminar a *"divisão artificial"* atual entre fatores de risco convencionais e psicossociais; 3) desenvolvimento de novas intervenções baseadas em tecnologia pelo uso da Internet e aplicativos (*apps*) e o aconselhamento em grupo; 4) individualização das intervenções comportamentais pois já se sabe que *"um tipo não serve para todos"*; 5) treinar especialistas no aconselhamento de pacientes de forma multidisciplinar, utilizando abordagens baseadas em evidências para maior motivação e engajamento dos pacientes.[13]

Por fim, considerando que o estresse psicossocial nas doenças cardíacas é um fator de risco passível de modificação, muitas estratégias têm se mostrado benéficas como o apoio psicossocial, incentivo regular para a prática de atividade física, treinamento para redução do estresse, preservação do senso de humor e sentimentos de otimismo, altruísmo ou exercício de fé,[12] intervenções que devem ser continuamente estimuladas.

Dentre as inúmeras intervenções propostas para promoção de saúde listadas na Figura 33.1, incluem-se o aconselhamento nutricional, a TCC e técnicas motivacionais.

Esta proposta associa-se diretamente à da nutrição comportamental, já mencionada anteriormente, que se vale de modelos, teorias e estratégias elencadas na Tabela 33.1, alicerçada cientificamente para oferecer uma abordagem nutricional individualizada aos pacientes e seus questionamentos, além de ser baseada no trabalho de parceria entre o profissional da saúde e o paciente. Assim agindo, oferecem-se os meios para modificações do comportamento alimentar, fugindo da perspectiva mecanicista exclusiva das prescrições nutricionais tradicionais.[1]

▶ CONSIDERAÇÕES FINAIS

A atuação focada no comportamento alimentar, como aqui descrita, não desconsidera a importância dietético-dietoterápica do indivíduo com diagnóstico de, ou sob risco aumentado de doença cardiovascular. Pelo contrário, se soma a estes cuidados ampliando a concepção usual dos tratamentos em saúde cardiovascular. Considera não só a eliminação ou manejo de sintomas de doenças a partir da gestão nutricional, mas agrega uma compreensão analítica dos comportamentos alimentares. Procurar entender as ações e estruturas que levam as pessoas a comerem o que comem e a terem condições específicas de saúde. Nesta compreensão, um funcionamento

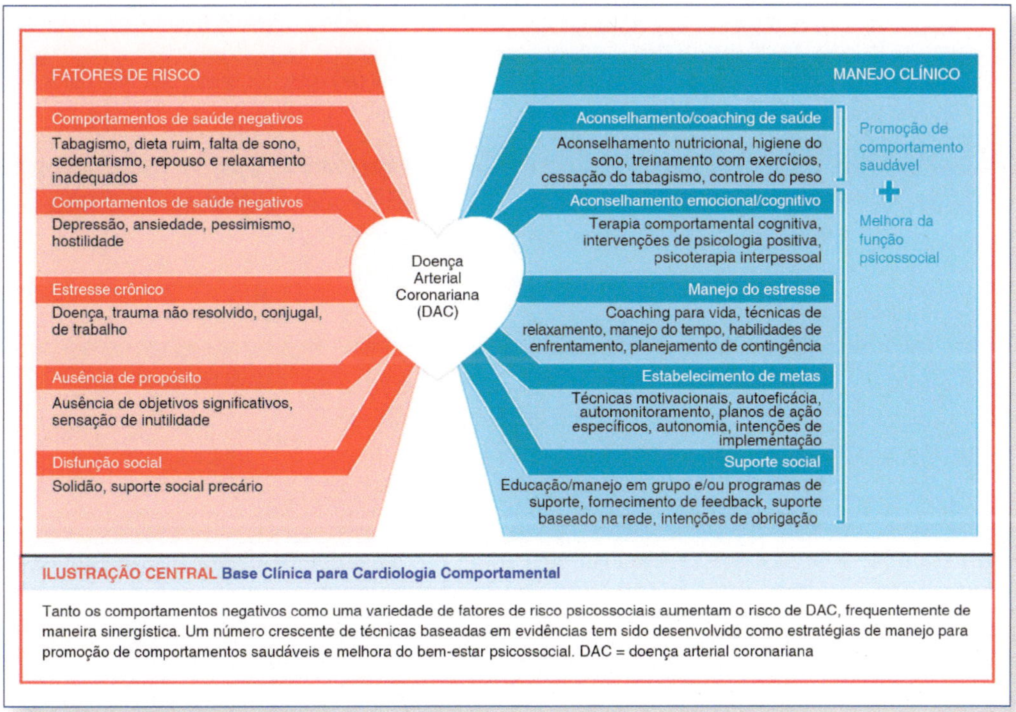

Figura 33.1. Bases clínicas da Cardiologia Comportamental.[13]

cardiovascular anômalo ou um comportamento inadequado em saúde (*e.g.*, um comer inadequado persistente) serão expressões da interação entre o ser humano e o ambiente por intermédio da percepção, da assimilação e respostas neurofisiológicas e motoras ao mundo. Assim, quando nos aproximamos desta explicação minuciosa dos porquês dos comportamentos, nos tornamos profissionais com uma perspectiva mais realista do que são os seres humanos. Consequentemente, tornamo-nos também mais humanos e assertivos na facilitação de mudanças de comportamentos alimentares daqueles com doença cardiovascular.

Referências

1. Alvarenga MS, Antonaccio C, Timmerman F, Figueiredo M. Nutrição Comportamental – Ampliada e Revisada. 2nd ed. Barueri - SP: Manole; 2019.
2. Hogan JA. A framework for the study of behavior. Behav Processes 2015;117:105-113.
3. Higgs S, Spetter MS, Thomas JM, Rotshtein P, Lee M, Hallschmid M, et al. Interactions between metabolic, reward and cognitive processes in appetite control: Implications for novel weight management therapies. J Psychopharmacol. 2017;31(11):1460-1474.
4. Aureliano LFG, Borges NB. Operações Motivadoras. In: Borges NB, Cassas FA (Editores). Clínica analítico--comportamental – Aspectos teóricos e práticos. 1ª Edição. Editora Artmed 2012. p. 312.
5. Domjan M. The Principles of Learning and Behavior. Contemporary Psychology: A Journal of Reviews. Stamford: Cenage Learning; 2015.
6. Kelly MP, Barker M. Why is changing health-related behaviour so difficult? Public Health. 2016;136:109-116.
7. Pereira RA, Alvarenga MS, Avesani CM, Cuppari L. Strategies designed to increase the motivation for and adherence to dietary recommendations in patients with chronic kidney disease. Nephrol Dial Transplant. 2020. [Epub ahead of print].
8. Précoma DB, de Oliveira GMM, Simão AF, Dutra OP, Coelho OR, Izar MC de O, et al. Updated Cardiovascular Prevention Guideline of the Brazilian Society of Cardiology – 2019. Arq Bras Cardiol. 2019;113(4):787-891.
9. Alvarenga M, Dias N. Aconselhamento Nutricional na prática clínica. In: Cuppari L, editor. Nutrição Clínica no adulto. 4a ed. Barueri - SP: Editora Manole; 2018.
10. Spahn JM, Reeves RS, Keim KS, Laquatra I, Kellogg M, Jortberg B, et al. State of the evidence regarding behavior change theories and strategies in nutrition counseling to facilitate health and food behavior change. J Am Diet Assoc. 2010;110(6):879-891.
11. Taggart J, Williams A, Dennis S, Newall A, Shortus T, Zwar N, et al. A systematic review of interventions in primary care to improve health literacy for chronic disease behavioral risk factors. BMC Fam Pract. 2012;13(49):2-12.
12. Das S, O'Keefe JH. Behavioral cardiology: Recognizing and addressing the profound impact of psychosocial stress on cardiovascular health. Curr Atheroscler Rep. 2006;8(2):111-118.
13. Rozanski A. Behavioral cardiology: Current advances and future directions. J Am Coll Cardiol. 2014;64(1): 100-110.

CAPÍTULO 34

Norka Beatriz Barrueto González

Segurança Alimentar dos Alimentos Transgênicos

"A parte que ignoramos é muito maior que tudo quanto sabemos"
(Platão)

▶ INTRODUÇÃO

No fim do século XX, a eminente introdução de alimentos transgênicos no mercado nacional despertou o interesse e o debate em nível acadêmico e social sobre os possíveis riscos à saúde humana, animal e meio-ambiente quanto ao consumo de plantas modificadas geneticamente.

A preocupação era pertinente, pois naquela época as mídias sociais mostravam os efeitos devastadores de dois sérios escândalos alimentares que assolaram a Europa, principalmente no Reino Unido: a dioxina (substância altamente tóxica oriunda de subprodutos industrializados) e a doença da encefalopatia espongiforme bovina (doença da "vaca louca"), transmitida ao gado alimentado com suplemento à base de farinha de ossos de ovelhas contaminadas.

Embora ambos os incidentes não estivessem diretamente relacionados com os organismos geneticamente modificados (OGMs), estes influenciaram a opinião pública. Os impactos da nova tecnologia sobre a saúde humana, animal e meio ambiente a curto, médio e longo prazo eram desconhecidos. A União Europeia passou a exigir rotulagens específicas para identificar os alimentos à base de soja e milho geneticamente alterados, após a importação de grãos de soja misturados com grãos transgênicos norte-americanos. Nos Estados Unidos, as culturas transgênicas já estavam aprovadas desde 1995, após 12 anos de pesquisa e estudos que comprovaram a sua eficácia e segurança. Diferentemente da Europa, a América do Norte não exigia nenhuma imposição legal de rótulos ou segregação de produtos transgênicos.

Nesse mesmo período, no Brasil, havia uma solicitação à Comissão Técnica Nacional de Biossegurança (CTNBio) para examinar a licença de comercialização da soja transgênica da empresa Monsanto, variedade resistente ao herbicida Roundup® da própria Monsanto (também conhecido genericamente como glifosato). Mesmo sob liminar obtida pelo Instituto Brasileiro de Defesa do Consumidor (IDEC) e pela organização ambientalista Greenpeace que sustava o plantio, a CTNBio foi favorável à sua liberação. A justificativa era de que nada haveria a temer do ponto de vista da biossegurança e quaisquer outros aspectos de licenciamento poderiam ser tratados pelo Ministério da Agricultura.[1]

A decisão da CTNBio foi embasada nos seguintes argumentos: 1) o cultivo da soja não era passível de polinização cruzada com espécies silvestres; 2) não havia razões para se prever a sobrevivência de plantas derivadas fora do ambiente agrícola; 3) não havia aumento da pressão em relação à seleção sobre as plantas daninhas com a introdução de cultivares tolerantes ao herbicida glifosato; 4) não havia nenhuma constatação de que a utilização do herbicida glifosato nas lavouras de soja no Brasil teria efeito negativo no processo de fixação biológica de nitrogênio; 5) não havia indícios de que o uso de cultivares derivados dessa linhagem pudesse alterar o perfil e a dinâmica das populações de insetos associados à cultura de soja convencional; 6) a introdução do transgene não alterou as características da composição química da soja com exceção do acúmulo de proteína transgênica, tendo comprovada sua segurança quanto aos aspectos de toxicidade e de alergenicidade humana e animal.[2]

Mesmo assim, permanecia a questão: tais medidas poderiam ser suficientes para garantir a segurança dos consumidores com relação aos alimentos transgênicos e seus derivados? Para responder a esta pergunta, faz-se necessário o entendimento da biotecnologia envolvida no desenvolvimento de OGMs.

▶ TRANSFORMAÇÃO GENÉTICA

A partir da descoberta da estrutura do DNA, houve uma revolução na área da genética e biologia molecular, com o surgimento da biotecnologia moderna, que consiste na manipulação controlada e intencional do DNA por meio das técnicas de engenharia genética. Em outras palavras, a biotecnologia moderna é definida como sendo a introdução controlada de ácidos nucleicos (genes) em um genoma receptor por meio da tecnologia do DNA recombinante, visando quebrar a barreira estabelecida pela compatibilidade sexual onde cruzamentos somente podem ser feitos entre organismos da mesma espécie ou de espécies muito relacionadas geneticamente. Com isso, surgem novas possibilidades para o melhoramento genético pela transferência de genes isolados para as plantas, animais ou microrganismos. O novo conhecimento técnico traz vantagens para a agricultura, meio ambiente, medicina e pesquisa básica no estudo da informação genética, uma vez que a transformação genética amplia consideravelmente a disponibilidade de genes desejáveis e diminui o tempo gasto para obtenção das plantas melhoradas.[3]

De acordo com Faleiro & Andrade,[3] as técnicas de transformação genética podem ser divididas em duas categorias: indireta e direta. Na transferência indireta, utiliza-se um vetor como *Agrobacterium tumefaciens* ou *Agrobacterium rhizogenes*, bactérias que possuem a capacidade de transferir naturalmente parte de seu DNA para as plantas, induzindo-as a sintetizar substâncias para o seu crescimento. A partir desta descoberta, cientistas alteraram o DNA de *Agrobacterium* por engenharia genética, retirando os genes nocivos à planta para colocar no lugar os genes de interesse, mantendo-se a capacidade de transferência do DNA da bactéria para a planta (**Figura 34.1**).

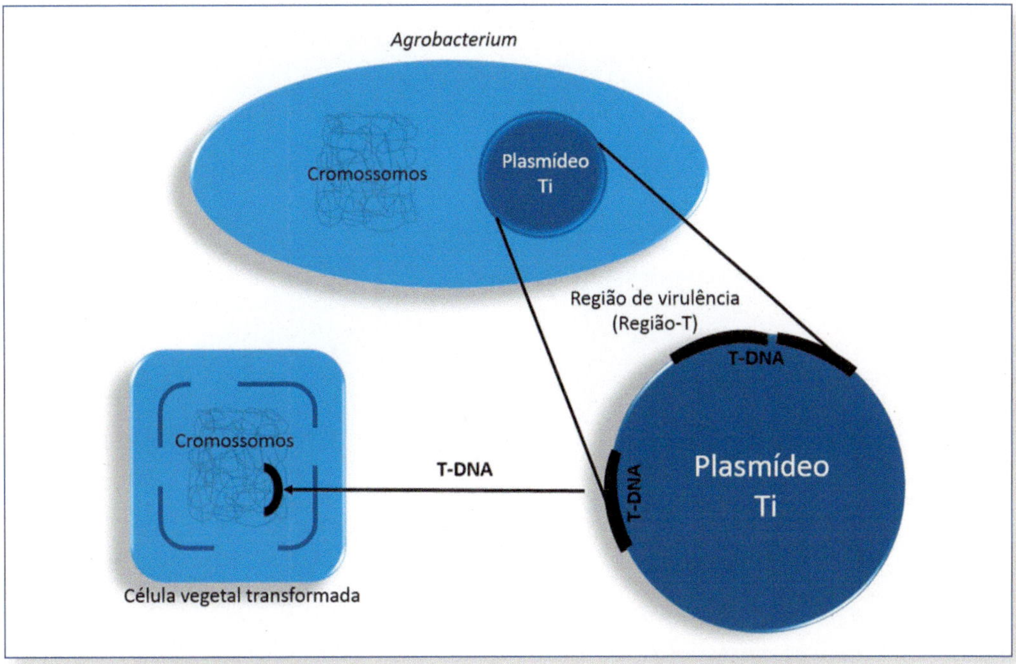

Figura 34.1. Transferência indireta. Representação de um Agrobacterium e de uma célula vegetal transformada. Em destaque os cromossomos e plasmídeo Ti (responsável pela indução da multiplicação celular). A região de virulência do plasmídeo Ti contém os genes envolvidos na síntese de proteínas responsáveis pelo processo de transferência da região-T, o T-DNA, para o núcleo da célula vegetal a ser transformada. Adaptado de Faleiro & Andrade.[3]

As agrobactérias (*Agrobacterium* spp.) são bacilos Gram-negativos medindo 0,6-1,0 x 1,5-3,0μm encontrados no solo que não formam esporos e possuem um a seis flagelos distribuídos por toda a célula (peritríquios). Em geral aeróbicas, alguns isolados de agrobactérias podem ter respiração anaeróbica em presença de nitrato e outros também podem sobreviver em ambientes com baixa tensão de oxigênio como no interior dos tecidos de plantas hospedeiras. A temperatura ótima de crescimento está na faixa de 25 a 28°C, com colônias geralmente convexas, circulares, lisas, apigmentadas ou de coloração levemente creme. Estas bactérias promovem o crescimento de galhas na raiz ou na coroa de plantas infectadas. Essas galhas, quando isoladas, são capazes de crescer indefinidamente em meio de cultura *in vitro* sem reguladores de crescimento e de maneira muito semelhante a células tumorais. Essa capacidade de formação de galhas está diretamente associada à presença de um plasmídeo de alto peso molecular (120 a 250kb) denominado plasmídeo Ti (do inglês "*tumor inducing*").[4]

Na transferência direta (Figura 34.2) são usados métodos físicos ou químicos (aceleração de partículas, polietilenoglicol, eletroporação, lipossomos, micro- e macroinjeção) que permitem o rompimento da parede celular ou membrana plasmática para a livre penetração do DNA na célula. Além do método de transformação propriamente dito, outras etapas estão envolvidas na obtenção de um organismo transgênico, como o isolamento e a caracterização do gene de interesse, a construção do cassete de expressão, a introdução e a incorporação do gene, a regeneração e a seleção

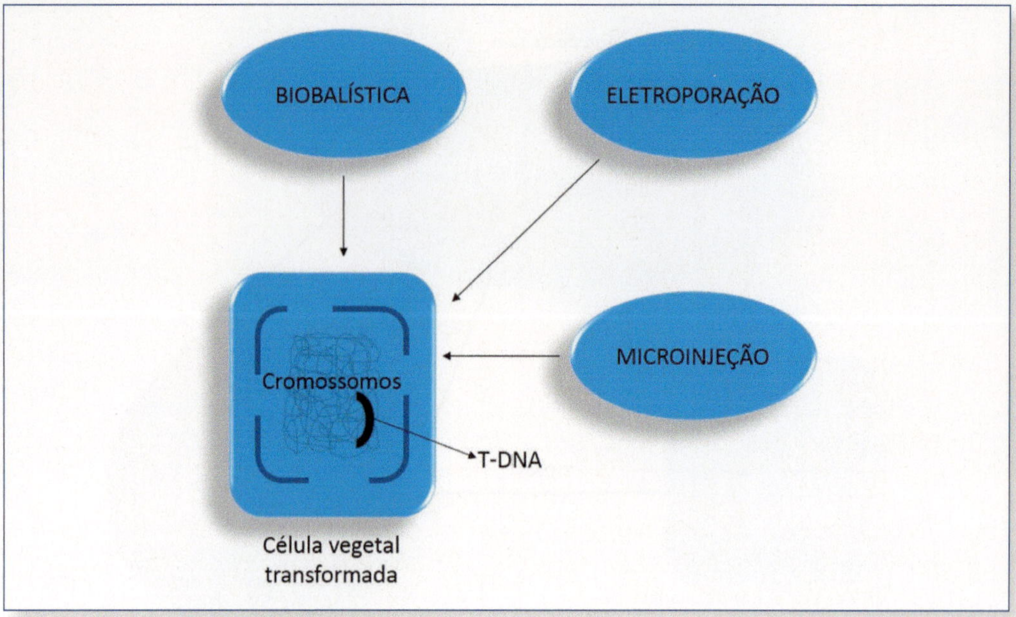

Figura 34.2. Métodos de transformação direta. **Biobalística** (método de aceleração de partículas): consiste na propulsão dos genes de interesse no interior das células-alvo com a ajuda de um canhão de micropartículas de ouro ou tungstênio cobertas com o DNA de interesse que penetram nas células-alvo e liberam esses genes que serão integrados ao genoma celular. **Eletroporação:** induz a formação de poros na membrana celular de vegetais sem protoplastos permitindo a entrada do DNA e sua integração ao genoma da estrutura vegetal. **Microinjeção:** permite a introdução do DNA diretamente dentro do núcleo; porém, trata-se de uma técnica que exige muito treinamento para a manipulação do aparelho, sendo utilizada, sobretudo, para transformação de células animais. Adaptado de Faleiro & Andrade.[3]

das células transformadas, a aclimação e, por fim, testes de genótipos (sequenciamento de genes específicos, proteínas e aminoácidos) e fenótipos (avaliação das estruturas morfológicas) das plantas e sementes transgênicas.

Assim sendo, a transgenia apenas incorporou nas variedades superiores de plantas selecionadas um ou poucos genes responsáveis por características específicas que conferem certas vantagens adicionais em relação às plantas originais como resistência a insetos (pragas), herbicidas e melhoria da composição nutricional.

A obtenção do transgênico que expresse a característica-alvo, contudo, é somente o começo de uma longa jornada de investigação e avaliação de risco, uma vez que para que ele possa ser incorporado ao sistema produtivo é necessário que o OGM seja inofensivo à saúde e ao ambiente. Para tanto, fazem-se necessários diversos estudos rigorosos envolvendo testes de laboratório, casas de vegetação (Figura 34.3) e campo experimental (Figura 34.4), além de seguir a rigorosas normas de segurança. Por isso, para liberação comercial cada transgênico deve ser avaliado individualmente de acordo com as exigências dos órgãos governamentais que regulam as pesquisas com OGMs, como discutidas a seguir.

▶ BIOSSEGURANÇA DOS OGMS

De acordo com Verseci e col.,[5] os grãos e silagens de plantas transgênicas têm sido largamente utilizados na alimentação animal com amplas vantagens quando comparados às plantas

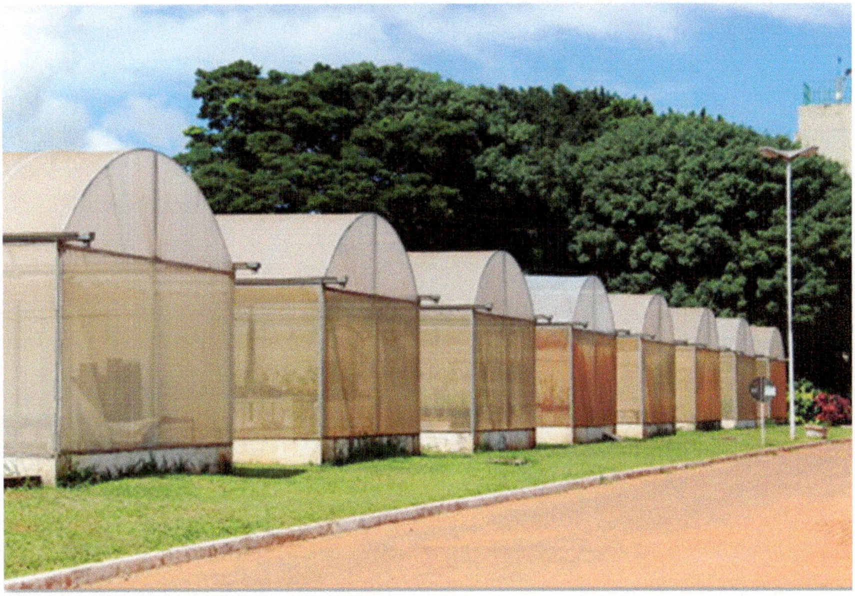

Figura 34.3. Casas de vegetação. Instrumento de proteção ambiental para produção de plantas cuja estrutura é construída de alvenaria ou outros materiais, cobertas com lona transparente permitindo iluminação natural e ventilação para crescimento e desenvolvimento de plantas evitando interferência ou contaminação do meio ambiente externo. Fonte: https://www.embrapa.br/busca-de-imagens/-/midia/4796001/casas-de-vegetacao.

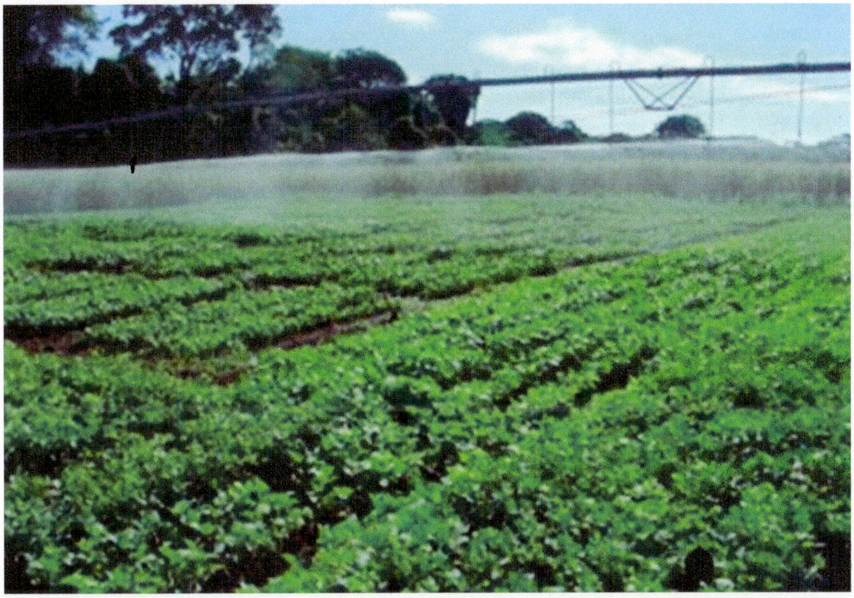

Figura 34.4. Campo experimental de cultivar de feijão transgênico. Foto: Francisco Aragão – Pesquisador Embrapa.

convencionais, tais como: maior produtividade e melhor qualidade do alimento no que se refere aos baixos índices de contaminação por agrotóxicos e por micotoxinas, bem como melhor composição nutricional. Enquanto estes avanços da biotecnologia abrem novas perspectivas para a solução de problemas em áreas como a agricultura, a liberação dos transgênicos traz novas abordagens de estudos quanto a possíveis problemas de natureza ecológica e para a saúde humana e animal. Estas abordagens deram origem a criação de agências governamentais para controlar o uso desta tecnologia e regulamentar a segurança dos alimentos transgênicos e seus derivados. Nos Estados Unidos, as agências responsáveis são a *United States Department of Agriculture* (USDA), *Environmental Protection Agency* (EPA) e a *Food and Drug Administration* (FDA). No Brasil, a Comissão Técnica Nacional de Biossegurança (CTNBio) é o órgão técnico colegiado que responde pela avaliação de biossegurança de todas as atividades envolvendo OGMs.

A CTNBio é uma instância colegiada multidisciplinar integrante do Ministério da Ciência e Tecnologia com a finalidade de prestar apoio técnico consultivo e de assessoramento ao Governo Federal na formulação, atualização e implementação da Política Nacional de Biossegurança relativa aos OGMs. Adicionalmente, estabelece normas técnicas de segurança e pareceres técnicos conclusivos referentes à proteção da saúde humana, dos organismos vivos e do meio ambiente para atividades que envolvam a construção, experimentação, cultivo, manipulação, transporte, comercialização, consumo, armazenamento, liberação e descarte de OGM e seus derivados. Tais ações estão em acordo com a Lei de Biossegurança (Lei 11.105 de 24 de março de 2005), a qual representou um marco histórico na condução de pesquisas com OGMs.[6]

Vale ressaltar que a primeira imposição da legislação de biossegurança sobre o desenvolvimento de atividades envolvendo OGM ou seus derivados é a de que essas atividades não podem ser realizadas por pessoas físicas de maneira autônoma. Há que ser uma pessoa jurídica, pública ou privada, para se obter as autorizações necessárias para o desenvolvimento desse tipo de atividade. Assim, a partir do momento que a instituição decide trabalhar com essa tecnologia, a primeira providência é a criação de uma Comissão Interna de Biossegurança (CIBio), cuja composição deve ser aprovada pela CTNBio. Além disso, é necessário a indicação de um técnico principal (pesquisador) responsável para cada projeto específico (art. 17 da Lei 11.105/2005 e cap. II da Resolução Normativa 1/2006 da CTNBio). Essa comissão deve assegurar os aspectos relacionados à biossegurança dos projetos dentro daquela instituição e tem suas competências definidas no art. 18 da Lei 11.105/2005. A edição desse marco legal surgiu para dar maior transparência e confiabilidade nas decisões de liberação comercial de OGM e seus derivados, evitando conjunturas de ordem política ou de cunho ideológico.[7]

▶ ALIMENTOS TRANSGÊNICOS

Entre a população geral, há algum receio quanto aos riscos do consumo de alimentos transgênicos. Todavia, é possível afirmar que esse risco seja menor do que aquele do consumo de outro tipo de alimento que não passou por testes tão rigorosos quanto os dos transgênicos. As avaliações exigidas pela legislação incluem a caracterização da proteína expressada, a digestibilidade *in vitro* e o risco de toxicidade aguda oral (utilizando modelos experimentais *in vivo*), homologia estrutural das proteínas com toxinas proteicas conhecidas, potencial alergênico e equivalência nutricional, sempre comparados à sua contraparte convencional não-transgênica.[3,5]

Desde a liberação comercial de grãos transgênicos em 1995 até a presente data, temos mais de 20 diferentes culturas alimentícias que atendem às crescentes demandas por alimentos, dentro e fora do país (Tabela 34.1).

Tabela 34.1. Lista de algumas culturas agrícolas transgênicas e suas respectivas características transgênicas introduzidas entre 1995 e 2011.

Cultura agrícola	Característica introduzida
Abóbora	Resistência a vírus
Alfafa	Tolerância ao herbicida glifosato
Algodão (*Gossypium hirsutum* L) Embrapa/Bioseg*	Resistência a insetos *Lepidópteros* e tolerância aos herbicidas Oxinil (bromoxinil e ioxinil), sulfonilurea, glifosato e glufosinato de amônio
Ameixa	Resistência a vírus
Arroz	Tolerância ao herbicida imidazolinona (imazetapir) e ao glufosinato de amônio
Batata (*Solanum tuberosum*, L) Embrapa/Bioseg*	Resistente ao mosaico causado pelo *Potato virus Y*
Beterraba	Tolerância aos herbicidas glifosato e glufosinato de amônio
Canola	Tolerância ao herbicida Oxinil (bromoxinil e ioxinil), ao herbicida glifosato, glufosinato de amônio, imidazolinona (imazetapir); modificações no conteúdo de ácidos graxos (altos níveis de ácido laurato, ácido oléico, baixo conteúdo de ácido linoléico e produção de ácido mirístico)
Chicória	Tolerância ao herbicida glufosinato de amônio
Cravos	Melhoria no tempo de prateleira devido à redução do acúmulo de etileno; tolerância ao herbicida sulfonilurea (triasulfon e metil metsulfuron); modificação na cor das flores
Feijão (*Phaseolus sp*) Embrapa BioSeg	Resistente ao vírus mosaico dourado transmitido pela mosca branca do feijão
Girassol	Tolerância ao herbicida imidazolinona
Lentilha	Tolerância ao herbicida imidazolinona (imazetapir)
Mamão (*Carica papaya* L.) Embrapa-BioSeg*	Resistente à mancha-anelar causada pelo *Papaya ringspot vírus*
Melão	Atraso no amadurecimento
Milho	Tolerância aos herbicidas glifosato, imidazolinona, glufosinato de amônio e cicloexanona (setoxidin); resistência a insetos do gênero *Lepidoptera* (lagartas) e *Coleoptera*; modificação na amilase para produção de etanol
Soja (*Glycine max* L) Embrapa BioSeg	Tolerância ao herbicida glifosato
Tomate	Aumento do tempo de prateleira (amadurecimento tardio); resistência a insetos *Lepidopteras* (lagartas); atraso do amolecimento; resistência ao vírus da ondulação da folha do tomateiro
Trigo	Tolerância aos herbicidas Imidazolinonas e ao glifosato

Fonte: adaptada de Vercesi e cols.[5]

No Brasil, a EMBRAPA (Empresa Brasileira de Pesquisa Agropecuária) desenvolveu um feijão transgênico resistente ao vírus mosaico dourado transmitido pela mosca branca do feijão responsável por perdas significativas na produção de feijão em áreas de clima tropical. Esta variedade de feijão transgênica modificada a partir do feijão carioca (*Phaseolus vulgaris*, L) apresentou em estudos de laboratório, casa de vegetação e campo vantagens econômicas e ambientais pela diminuição de perdas, garantia das colheitas e redução da aplicação de produtos químicos no meio ambiente. Já os testes de segurança alimentar foram conduzidos no Instituto de Biociências da Universidade Estadual Paulista Júlio de Mesquita Filho (UNESP) – Campus Botucatu, São Paulo, cujos resultados de crescimento, desenvolvimento e análises histomorfológicas (intestino, fígado e rins) demonstraram que ratos *Wistar* alimentados com extrato das folhas dos feijoeiros contendo o material genético responsável pela resistência ao vírus-do-mosaico-dourado transmitido pela mosca branca do feijão (*Bemisia tabaci* biótipo B) por um período de 120 dias não apresentaram indícios de intoxicação crônica por efeito da exposição prolongada às altas doses do extrato foliar cuja concentração testada foi equivalente a 100 vezes o valor possível de consumo humano e superior também ao encontrado nas sementes de feijão (*dados não publicados*). Testes de biossegurança e segurança alimentar de plantas transgênicas são importantes para garantir que culturas que possam causar algum grau de alergia em humanos (mesmo que em menos de 1% da população) ou exibir toxicidade em animais experimentais não sejam liberadas para comercialização. Exemplos da aplicabilidade desta avaliação incluem a soja transgênica rica em aminoácidos sulfurados, que recebeu uma proteína oriunda da castanha-do-Brasil e que poderia desencadear algum grau de alergenicidade em pessoas sensíveis a esta oleaginosa; da batata transgênica produtora de uma proteína tóxica (lectina) para controle de lagartas, que provocou alterações histológicas no intestino delgado em testes animais; e das ervilhas transgênicas com expressão da enzima α-amilase do feijão que desencadeou alterações morfológicas e imunogenicidade em animais experimentais.[8]

Dessa maneira, cientistas têm conseguido selecionar os melhores e mais promissores cultivares para atender à crescente demanda de alimentos. Segundo Delaney e col. (9), mais de 90% da biomassa produzida pela engenharia genética é destinada à criação e engorda de mais de 100 bilhões de animais em todo o mundo, os quais consomem dietas ricas em grãos transgênicos sem apresentar evidências de efeitos adversos à saúde.

Nawaz e col.,[10] em artigo de revisão sobre o possível destino do DNA derivado de alimentos transgênicos no corpo humano, concluíram que o processamento mecânico/químico prejudica a integridade do DNA modificado antes mesmo de entrar no trato gastrointestinal; após o consumo, é possível encontrar umas poucas centenas de pares de bases de fragmentos de DNA "sobrevivente" no sangue e em tecidos de humanos e animais. Há evidências limitadas de que o DNA modificado possa se integrar ao genoma de células somáticas ou de bactérias intestinais; por último, não há evidências de expressão genica do DNA modificado em células somáticas ou de bactérias intestinais, devido ao complexo mecanismo metabólico e bioquímico que envolve o processo de absorção e digestão das células somáticas.

▶ CONSIDERAÇÕES FINAIS

Os alimentos transgênicos fazem parte de nossos hábitos alimentares há mais de duas décadas, mostrando-se seguros do ponto de vista nutricional, alimentar e do meio-ambiente. Investigações adicionais, entretanto, são necessárias para o aprimoramento das técnicas de cultivo para obtenção de resultados cada vez mais confiáveis para o desenvolvimento seguro de sementes com valor nutricional agregado. Ressalte-se que o Brasil é um grande produtor de soja e de milho transgênicos, contribuindo para o Produto Interno Bruto por meio da exportação anual de milhões de toneladas de grãos para atender às demandas do mercado internacional. Por outro lado, a soja e o milho são ingredientes de diversos produtos alimentícios ultraprocessados de valor nutricional limitado e com excesso de calorias, os quais devem ser evitados ou consumidos moderadamente, não por conterem ingredientes transgênicos, mas pelas quantidades de gordura *trans* e açúcar presentes em sua composição como destaca o Novo Guia Alimentar para População Brasileira.

Referências

1. Leite M. Biotecnologias, clones e quimeras sob controle social: Missão urgente para a divulgação científica. São Paulo Perspec. 2000;14(3):40-46.
2. Comissão Técnica Nacional de Biossegurança. Ministério da Ciência, Tecnologia, Inovações e Comunicações. Legislação e Documentos. Disponível em: http://ctnbio.mctic.gov.br/instrucoes-normativas. Acesso em 25 de abril de 2021.
3. Faleiro FG, Andrade SRM. Biotecnologia e Transgênicos. In: Faleiro FG, Andrade SRM (Editores). Biotecnologia, transgênicos e biossegurança. Planaltina, DF: Embrapa-Cerrados; 2009. p.16-29.
4. Andrade GM, Sartoretto LM, Brasileiro ACM. Biologia molecular do processo de infecção por Agrobacterium spp. Fitopatol Bras. 2003;28(5):465-476.
5. Vercesi AE, Ravagnani FG, Ciero LD. Uso de ingredientes provenientes de OGM em rações e seu impacto na produção de alimentos de origem animal para humanos. R Bras Zootec. 2009;38(Supl Especial):441-449.
6. Barrueto-González NB. Orientações para manuseio, processamento e descarte de organismos geneticamente modificados (OGMs). Comissão Interna de Biossegurança do Instituto de Biociências da Universidade Estadual Paulista Campus Botucatu-SP. 3ª edição. 79p. 2020. Disponível em: https://www1.ibb.unesp.br/#!/instituicao/comissoes/comissao-interna-de-biosseguranca---cibio/manuais-de-biosseguranca/
7. Amâncio MC. Aspectos Legais da Pesquisa com Transgênicos no Brasil. In: Faleiro FG, Andrade SRM (Editores). Biotecnologia, transgênicos e biossegurança. Planaltina, DF: Embrapa-Cerrados; 2009. p.90-108.
8. Singh AK, Praveen S, Singh BP, Varma A, Arora N. Safety assessment of leaf curl virus resistant tomato developed using viral derived sequences. Transgenic Res. 2009;18(6):877-887.
9. Delaney B, Goodman RE, Ladics GS. Food and feed safety of genetically engineered food crops. Toxicol Sci. 2018;162(2):361-371.
10. Nawaz MA, Mesnage R, Tsatsakis AM, Golokhvast KS, Yang SH, Antoniou MN, et al. Addressing concerns over the fate of DNA derived from genetically modified food in the human body: A review. Food Chem Toxicol. 2019;124:423-430.

Índice Remissivo

Obs.: números em *itálico* indicam figuras; números em **negrito** indicam quadros e tabelas.

H

I